全国医药类高职高专规划教材·护理专业

内科护理学

主　编　井霖源　张建欣

副主编　南桂英　徐国莲　刘淑霞

编　委　（以姓氏笔画为序）

井霖源　山东中医药高等专科学校

尤雪剑　沧州医学高等专科学校

皮令阁　开封大学医学部

刘淑霞　漯河医学高等专科学校

朱　琳　阜阳职业技术学院

许　燕　首都医科大学燕京医学院

张世荣　南阳医学高等专科学校

张建欣　首都医科大学燕京医学院

李　密　山东中医药高等专科学校

周丽娟　商丘医学高等专科学校

南桂英　沧州医学高等专科学校

姚　壮　黑龙江中医药大学佳木斯学院

姜冬坤　安徽省阜阳卫生学校

徐国莲　江西中医药高等专科学校

曹志宏　解放军72433部队医院

曾琛琛　安徽省阜阳卫生学校

董晓红　黑龙江中医药大学佳木斯学院

西安交通大学出版社
XI'AN JIAOTONG UNIVERSITY PRESS

内容简介

本书共十章,主要介绍了内科护理学绪论,呼吸系统、循环系统、消化系统、泌尿系统、血液系统、神经系统疾病患者的护理以及内分泌代谢性疾病、风湿性疾病、传染病患者的护理。本书的编写坚持贯彻整体护理观,以护理程序为主线,注意知识的更新,紧密结合临床护理实际工作的需要与未来发展的需求。本教材适合高职高专护理专业使用,同时也可作为广大临床护理人员更新知识、提高能力的参考书。

图书在版编目(CIP)数据

内科护理学/井霖源,张建欣主编. —西安:西安交通大学出版社,2012.8
ISBN 978-7-5605-4400-7

Ⅰ.①内… Ⅱ.①井… ②张… Ⅲ.①内科学-护理学-高等学校-教材 Ⅳ.①R473.5

中国版本图书馆 CIP 数据核字(2012)第 120589 号

书　　名	内科护理学
主　　编	井霖源　张建欣
责任编辑	宋伟丽　杜玄静
出版发行	西安交通大学出版社
	(西安市兴庆南路 10 号　邮政编码 710049)
网　　址	http://www.xjtupress.com
电　　话	(029)82668357　82667874(发行中心)
	(029)82668315　82669096(总编办)
传　　真	(029)82668280
印　　刷	西安明瑞印务有限公司
开　　本	787mm×1092mm　1/16　印张　28.5　字数　695 千字
版次印次	2012 年 8 月第 1 版　　2012 年 8 月第 1 次印刷
书　　号	ISBN 978-7-5605-4400-7/R·230
定　　价	52.00 元

读者购书、书店添货、如发现印装质量问题,请与本社发行中心联系、调换。
订购热线:(029)82665248　(029)82665249
投稿热线:(029)82668803　(029)82668804
读者信箱:xjtumpress@163.com

前　言

随着社会的进步和医学模式的转变,护理工作在维护和促进人类健康过程中体现出越来越重要的作用。为了适应新形势下高职高专护理专业教育改革和发展的要求,按照高职高专护理专业知识、能力、素质综合发展和高级技术应用型护理人才的培养目标,进行教材定位和选择教材内容,我们编写了本教材。

本教材的编写坚持贯彻整体护理观,以护理程序为主线,注意知识的更新和疾病谱的变化,紧密结合临床护理实际工作的需要与未来发展的需求,反映护理学的新知识和新技术,突出护理学的专业特色。本教材适用于高职高专护理专业学生学习,同时也是广大临床护理人员更新知识、提高临床护理工作能力较好的参考书。

本教材共十章。第一章绪论,主要阐述内科护理学的概念,内科护理的范围和内容、工作要点、学习方法和要求、发展趋势及内科疾病的分期护理;第二章至第十章,每章的第一节为概述,介绍本系统疾病患者常见症状和体征,并按护理程序对其护理进行阐述,每章最后一节为该系统疾病的常用诊疗技术及护理,其余各节为某疾病患者的护理,每个疾病的编写内容包括概述、病因与发病机制、临床表现、实验室及其他检查、治疗要点、护理和健康教育。在每章前设学习目标,在每节前设案例分析,正文插入知识链接,在章后设目标检测。同时为适应护理国际化的需要,帮助学生适当掌握内科护理学专业英文单词,在重要的专业术语后给出相应的英文词汇。

本书编写的具体分工如下:第一章由井霖源和曹志宏编写,第二章由张建欣和皮令阁编写,第三章由刘淑霞和朱琳编写,第四章由南桂英和周丽娟编写,第五章由徐国莲编写,第六章由李密和许燕编写,第七章由姚壮编写,第八章由曾琛琛编写,第九章由张世荣、井霖源和尤雪剑编写,第十章由曾琛琛、董晓红、姜冬坤编写。初稿完成后,由责任副主编负责审修稿件,全书由井霖源统稿定稿。

在编写本教材的过程中,得到了山东中医药高等专科学校、首都医科大学燕京医学院等主编单位及编者单位的大力支持和帮助,山东中医药高等专科学校电教中心崔维响、焉旭光两位老师在图片制作过程中做了大量工作,在此谨表示衷心的感谢。

限于编者的能力和水平,书中难免存在疏漏之处,恳请使用本教材的师生、读者和护理界同仁指正。

井霖源　张建欣

2012 年 4 月

目 录

第一章　绪论 …………………………………………………………… (001)

　一、概述 ………………………………………………………………… (001)

　二、成年人的主要健康问题 …………………………………………… (004)

第二章　呼吸系统疾病患者的护理 …………………………………… (008)

　第一节　呼吸系统疾病患者常见症状、体征及护理 ………………… (008)

　　一、咳嗽与咳痰 ……………………………………………………… (008)

　　二、肺源性呼吸困难 ………………………………………………… (011)

　　三、咯血 ……………………………………………………………… (012)

　　四、胸痛 ……………………………………………………………… (013)

　第二节　急性呼吸道感染患者的护理 ………………………………… (014)

　　一、急性上呼吸道感染患者的护理 ………………………………… (014)

　　二、急性气管-支气管炎患者的护理 ……………………………… (016)

　第三节　支气管哮喘患者的护理 ……………………………………… (017)

　第四节　支气管扩张患者的护理 ……………………………………… (027)

　第五节　慢性阻塞性肺疾病患者的护理 ……………………………… (030)

　第六节　慢性肺源性心脏病患者的护理 ……………………………… (034)

　第七节　肺炎患者的护理 ……………………………………………… (039)

　　一、肺炎链球菌肺炎患者的护理 …………………………………… (040)

　　二、革兰阴性杆菌肺炎患者的护理 ………………………………… (044)

　　三、肺炎支原体肺炎患者的护理 …………………………………… (044)

　　四、病毒性肺炎患者的护理 ………………………………………… (045)

　第八节　肺肿脓患者的护理 …………………………………………… (046)

　第九节　肺结核患者的护理 …………………………………………… (049)

　第十节　原发性支气管肺癌患者的护理 ……………………………… (058)

　第十一节　自发性气胸患者的护理 …………………………………… (065)

　第十二节　呼吸衰竭和急性呼吸窘迫综合征患者的护理 …………… (070)

　　一、呼吸衰竭 ………………………………………………………… (070)

　　二、急性呼吸窘迫综合征 …………………………………………… (074)

　　三、呼吸衰竭和急性呼吸窘迫综合征患者的护理 ………………… (075)

　第十三节　呼吸系统疾病常用诊疗技术及护理 ……………………… (077)

　　一、动脉血气分析标本采集 ………………………………………… (077)

　　二、胸腔穿刺术 ……………………………………………………… (078)

三、纤维支气管镜检查术 ················ (079)

第三章 循环系统疾病患者的护理 ················ (082)

第一节 循环系统疾病患者常见症状、体征及护理 ········ (082)

一、心源性呼吸困难 ················ (082)

二、心源性水肿 ················ (084)

三、心悸 ················ (085)

四、心前区疼痛 ················ (086)

五、心源性晕厥 ················ (088)

第二节 心力衰竭患者的护理 ················ (089)

一、慢性心力衰竭患者的护理 ················ (090)

二、急性心力衰竭患者的护理 ················ (097)

第三节 心律失常患者的护理 ················ (100)

一、概述 ················ (100)

二、窦性心律失常 ················ (101)

三、期前收缩 ················ (103)

四、阵发性心动过速 ················ (105)

五、扑动与颤动 ················ (107)

六、房室传导阻滞 ················ (110)

七、预激综合征 ················ (111)

八、心律失常患者的护理 ················ (112)

第四节 冠状动脉粥样硬化性心脏病患者的护理 ········ (114)

一、心绞痛患者的护理 ················ (115)

二、心肌梗死患者的护理 ················ (120)

第五节 原发性高血压患者的护理 ················ (126)

第六节 心脏瓣膜病患者的护理 ················ (134)

一、二尖瓣狭窄 ················ (135)

二、二尖瓣关闭不全 ················ (136)

三、主动脉瓣关闭不全 ················ (137)

四、主动脉瓣狭窄 ················ (138)

五、心脏瓣膜病患者的护理 ················ (139)

第七节 心肌疾病患者的护理 ················ (140)

一、病毒性心肌炎患者的护理 ················ (140)

二、心肌病患者的护理 ················ (142)

第八节 感染性心内膜炎患者的护理 ················ (145)

一、自体瓣膜心内膜炎 ················ (145)

二、人工瓣膜和静脉药瘾者心内膜炎 ················ (147)

　　三、感染性心内膜炎患者的护理 ……………………………………………… (147)

　第九节　心包炎患者的护理 …………………………………………………… (148)

　　一、急性心包炎 ………………………………………………………………… (149)

　　二、缩窄性心包炎 ……………………………………………………………… (150)

　　三、心包炎患者的护理 ………………………………………………………… (151)

　第十节　循环系统疾病常用诊疗技术及护理 ……………………………… (151)

　　一、心脏电复律 ………………………………………………………………… (151)

　　二、人工心脏起搏 ……………………………………………………………… (152)

　　三、心包穿刺术 ………………………………………………………………… (153)

　　四、心导管检查术 ……………………………………………………………… (154)

　　五、心导管射频消融术 ………………………………………………………… (156)

　　六、冠状动脉造影术 …………………………………………………………… (156)

　　七、经皮穿刺冠状动脉腔内成形术和经皮冠状动脉内支架植入术 ……… (157)

第四章　消化系统疾病患者的护理 ……………………………………………… (160)

　第一节　消化系统疾病患者常见症状、体征及护理 ……………………… (160)

　　一、恶心与呕吐 ………………………………………………………………… (160)

　　二、腹痛 ………………………………………………………………………… (162)

　　三、腹泻 ………………………………………………………………………… (163)

　　四、呕血与黑便 ………………………………………………………………… (164)

　　五、黄疸 ………………………………………………………………………… (165)

　第二节　胃炎患者的护理 ……………………………………………………… (166)

　　一、急性胃炎患者的护理 ……………………………………………………… (167)

　　二、慢性胃炎患者的护理 ……………………………………………………… (168)

　第三节　消化性溃疡患者的护理 …………………………………………… (171)

　第四节　胃癌患者的护理 ……………………………………………………… (176)

　第五节　肠结核与结核性腹膜炎患者的护理 …………………………… (179)

　　一、肠结核患者的护理 ………………………………………………………… (180)

　　二、结核性腹膜炎患者的护理 ………………………………………………… (182)

　第六节　溃疡性结肠炎患者的护理 ………………………………………… (184)

　第七节　肝硬化患者的护理 …………………………………………………… (187)

　第八节　原发性肝癌患者的护理 …………………………………………… (194)

　第九节　肝性脑病患者的护理 ………………………………………………… (198)

　第十节　急性胰腺炎患者的护理 …………………………………………… (203)

　第十一节　上消化道出血患者的护理 ……………………………………… (207)

　第十二节　消化系统疾病常用诊疗技术及护理 ………………………… (210)

　　一、胃、十二指肠纤维内镜检查 ……………………………………………… (210)

3

二、腹膜腔穿刺术 ………………………………………………………… (212)

三、肝脏穿刺术 …………………………………………………………… (214)

四、双气囊三腔管压迫止血术 …………………………………………… (214)

第五章　泌尿系统疾病患者的护理 ……………………………………… (217)

第一节　泌尿系统疾病患者常见症状、体征及护理 ……………………… (217)

一、肾源性水肿 …………………………………………………………… (217)

二、肾性高血压 …………………………………………………………… (219)

三、尿路刺激征 …………………………………………………………… (220)

四、尿异常 ………………………………………………………………… (222)

第二节　肾小球疾病患者的护理 ………………………………………… (225)

一、急性肾小球肾炎患者的护理 ………………………………………… (225)

二、慢性肾小球肾炎患者的护理 ………………………………………… (228)

三、肾病综合征患者的护理 ……………………………………………… (231)

第三节　尿路感染患者的护理 …………………………………………… (236)

第四节　肾衰竭患者的护理 ……………………………………………… (241)

一、急性肾衰竭患者的护理 ……………………………………………… (241)

二、慢性肾衰竭患者的护理 ……………………………………………… (245)

第五节　泌尿系统疾病常用诊疗技术及护理 …………………………… (251)

一、血液透析 ……………………………………………………………… (251)

二、腹膜透析 ……………………………………………………………… (255)

三、肾穿刺活体组织检查术 ……………………………………………… (257)

第六章　血液系统疾病患者的护理 ……………………………………… (260)

第一节　血液系统疾病患者常见症状、体征及护理 …………………… (260)

一、贫血 …………………………………………………………………… (260)

二、出血倾向或出血 ……………………………………………………… (263)

三、继发感染 ……………………………………………………………… (266)

第二节　贫血患者的护理 ………………………………………………… (267)

一、缺铁性贫血患者的护理 ……………………………………………… (267)

二、再生障碍性贫血患者的护理 ………………………………………… (271)

第三节　出血性疾病患者的护理 ………………………………………… (276)

一、特发性血小板减少性紫癜患者的护理 ……………………………… (276)

二、过敏性紫癜患者的护理 ……………………………………………… (280)

第四节　白血病患者的护理 ……………………………………………… (283)

一、概述 …………………………………………………………………… (283)

二、急性白血病患者的护理 ……………………………………………… (284)

三、慢性白血病患者的护理 ……………………………………………… (291)

第五节　淋巴瘤患者的护理 ································ (294)

第六节　血液系统疾病常用诊疗技术及护理 ············· (297)

一、骨髓穿刺术 ···································· (297)

二、造血干细胞移植术 ······························ (299)

第七章　内分泌和代谢性疾病患者的护理 ················· (304)

第一节　内分泌代谢性疾病患者常见症状、体征及护理 ···· (304)

一、身体外形的改变 ································ (304)

二、性功能异常 ···································· (306)

第二节　腺垂体功能减退症患者的护理 ················· (307)

第三节　皮质醇增多症患者的护理 ····················· (310)

第四节　甲状腺疾病患者的护理 ······················· (313)

一、单纯性甲状腺肿患者的护理 ····················· (313)

二、甲状腺功能亢进症患者的护理 ··················· (315)

三、甲状腺功能减退症患者的护理 ··················· (321)

第五节　糖尿病患者的护理 ··························· (323)

第六节　痛风患者的护理 ····························· (332)

第七节　肥胖症患者的护理 ··························· (334)

第八节　内分泌代谢性疾病常用诊疗技术及护理 ········· (337)

一、基础代谢率测定 ································ (337)

二、血糖测定技术 ·································· (338)

第八章　风湿性疾病患者的护理 ························· (340)

第一节　风湿性疾病患者常见症状、体征及护理 ········· (341)

一、关节疼痛与肿胀 ································ (341)

二、关节僵硬与活动受限 ···························· (342)

三、皮肤损害 ······································ (344)

第二节　系统性红斑狼疮患者的护理 ··················· (345)

第三节　类风湿关节炎患者的护理 ····················· (351)

第九章　神经系统疾病患者的护理 ······················· (356)

第一节　神经系统疾病患者常见症状、体征及护理 ········· (356)

一、头痛 ·· (356)

二、意识障碍 ······································ (358)

三、言语障碍 ······································ (361)

四、感觉障碍 ······································ (362)

五、运动障碍 ······································ (364)

第二节　周围神经疾病患者的护理 ····················· (367)

一、三叉神经痛患者的护理 ·························· (367)

　　二、面神经炎患者的护理 …………………………………………………………… (369)

　　三、急性炎症性脱髓鞘性多发性神经病患者的护理 ……………………………… (371)

　第三节　脑血管疾病患者的护理………………………………………………………… (373)

　　一、概述 …………………………………………………………………………… (373)

　　二、短暂性脑缺血发作患者的护理 ……………………………………………… (375)

　　三、脑梗死患者的护理 …………………………………………………………… (377)

　　四、脑出血患者的护理 …………………………………………………………… (383)

　　五、蛛网膜下腔出血患者的护理 ………………………………………………… (387)

　第四节　帕金森病患者的护理…………………………………………………………… (390)

　第五节　癫痫患者的护理………………………………………………………………… (393)

　第六节　重症肌无力患者的护理………………………………………………………… (396)

　第七节　神经系统疾病常用诊疗技术及护理…………………………………………… (400)

　　一、腰椎穿刺术 …………………………………………………………………… (400)

　　二、脑室穿刺和持续引流术 ……………………………………………………… (401)

　　三、数字减影脑血管造影 ………………………………………………………… (403)

　　四、高压氧舱治疗 ………………………………………………………………… (404)

第十章　传染病患者的护理……………………………………………………………… (407)

　第一节　概述…………………………………………………………………………… (407)

　第二节　传染病患者常见症状、体征及护理…………………………………………… (411)

　　一、发热 …………………………………………………………………………… (411)

　　二、发疹 …………………………………………………………………………… (413)

　第三节　病毒性肝炎患者的护理………………………………………………………… (415)

　第四节　麻疹患者的护理………………………………………………………………… (421)

　第五节　水痘患者的护理………………………………………………………………… (424)

　第六节　流行性腮腺炎患者的护理……………………………………………………… (426)

　第七节　流行性乙型脑炎患者的护理…………………………………………………… (428)

　第八节　艾滋病患者的护理……………………………………………………………… (432)

　第九节　细菌性痢疾患者的护理………………………………………………………… (435)

　第十节　猩红热患者的护理……………………………………………………………… (439)

　第十一节　流行性脑脊髓膜炎患者的护理……………………………………………… (441)

第一章 绪 论

学习目标

【掌握】内科临床护理工作的主要内容,以及青年期、中年期和老年期的主要健康问题。

【熟悉】内科护理学的概念,学习内科护理学的目的与方法。

【了解】内科护理学的发展趋势。

一、概述

内科护理学(medical nursing)是关于认识内科疾病及其预防和治疗、护理患者、促进康复、增进健康的一门临床综合应用性护理学科。内科护理学是临床各科护理学的基础,又与它们有着密切的联系。学好内科护理学,有利于提高护士对疾病的观察力、配合用药的能力和解决护理问题的能力,也为其他专科护理的学习和工作奠定基础。随着医学模式从"生物医学模式"向"生物-心理-社会医学模式"的转变,健康和疾病观念的更新,整体护理观的形成及医学科学技术的蓬勃发展,拓宽了内科护理学的领域,其内容也在不断地充实和完善。

【内科护理学的范围和内容】

内科护理学建立在基础医学、临床医学和人文社会科学基础上,是临床护理学的综合性学科。内科护理学涉及范围广,根据高职高专护理专业的教学目标,本教材包括呼吸、循环、消化、泌尿、血液、内分泌代谢、风湿病、神经系统疾病和传染病的护理。

人是一个复杂的整体,各系统、各器官既有独立性,又相互联系和影响。疾病既是人体组织和器官的病理过程,又是人体与自然、心理、社会、环境相互作用的结果。当各种损害和危险因素作用于人体时,人体就会出现或可能出现健康问题(包括疾病),并由此引起生理、心理或社会行为方面的反应——即健康问题的反应。护理是诊断和处理人类对现存的或潜在的健康问题的反应的过程。因此,内科护士必须善于接触和评估患者,发现与疾病有关的健康问题,最大限度地满足内科患者的健康需要,发挥内科护士在人类健康体系中的重要作用。内科护理学主要讲述如何以内科疾病患者为中心,评估其生理、心理和社会状况,找出患者存在的健康问题,并根据健康问题的反应作出护理诊断,制订并实施相应的护理计划,同时对实施的护理活动进行评价。

【内科护理学的工作要点】

运用护理程序为患者解决健康问题,既是现代护理学对护士提出的新要求,又是当今内科护士临床护理工作的重点。内科护士应按照护理程序进行护理活动,以减轻患者痛苦、满足患者需要、促进患者康复、增进患者健康。内科护士应为患者提供以下护理服务。

(一)满足患者的生理、安全需要

生理需求是人生存的基础,生理需求包括氧气、水、营养、体温、排泄、休息与睡眠、避免疼痛等。内科护士要为患者营造整齐、清洁、安静、舒适、安全的环境,让患者在接受医疗、护理的过程中避免生理性伤害或心理性伤害。内科护士应做好基础护理,根据疾病的不同阶段、不同性质,科学调配饮食种类和饮食成分,使患者得到合理的饮食和营养,帮助患者提高抗病能力。

(二)提供心理支持,满足患者社交、自尊和自我实现的需要

内科疾病往往病程长、易反复或恶化,治疗效果不显著。住院后,因环境改变、角色变更和病痛影响等,患者社交与自尊的需求受到影响,自我实现的需求难以实现,会产生一系列不良心理反应。护士应洞悉患者错综复杂的心理活动,通过得体的语言、和蔼的态度主动地与患者沟通,给予心理安慰、支持、疏导,消除不利于患者治疗和康复的心理因素,调整患者情绪,鼓励患者树立信心,促进康复。长期患病常给患者及其家庭带来沉重的心理压力和经济负担,家属、亲友和患者单位可能逐渐产生厌烦情绪,不能善待患者,加重其不良情绪。护士需了解家庭成员对疾病的认识、对患者所患疾病的情感反应与支持程度,以及对患者进行家庭护理的质量;了解患者的社会支持情况,如工作单位、同事、朋友、社会团体对患者的支持程度。向患者及家属介绍疾病的相关知识,提供健康咨询,使患者家属学会观察病情,提高家庭护理质量。鼓励家庭成员和亲朋好友向患者提供更多的精神支持,让患者感受到家庭和亲友的关爱,并激发患者珍惜生命、热爱生活的热情,以克服寂寞、孤独、恐惧和绝望心理,保持积极、乐观情绪,调动机体潜能与疾病作斗争。

(三)保持患者生理完整性

内科疾病常影响患者某些系统的功能,导致躯体生理功能障碍。要及时明确病因,进行有效的治疗和护理,消除躯体不适,避免并发症的发生,促进躯体生理功能恢复。

1. 协助临床诊断 内科疾病由于病因复杂,患者为明确诊断往往需要接受多种实验室检查及其他检查。护士需准确及时地收集标本,为检查提供正确依据。有创性检查会给患者造成很大心理压力,故检查前应向患者说明检查的目的,讲清检查过程中的配合要求,避免患者的不安和恐惧心理,以有助于检查的顺利进行。

2. 配合药物治疗 内科疾病的主要治疗方法是药物治疗。护士是各种药物治疗的实施者,也是安全用药的监护者。护士需熟悉各种常用药物的作用、用途、使用用法、不良反应及注意事项,并在用药过程中仔细观察疗效和不良反应,做好用药监护。

3. 实施内科专科护理 专科护理包括:内科各种监测技术如心电监护,各种特殊检查(内镜检查和各种穿刺术)的操作前准备、操作中配合及操作后护理,以及各种急救技术和诊疗技术的配合及护理如心脏起搏、心脏介入治疗、血液透析、造血干细胞移植等。

4. 预防和观察、处理并发症 内科疾病患者可因机体抵抗力、反应性降低或因疾病发展而出现并发症,如长期卧床患者可出现感染、压疮,支气管扩张患者可突然发生大咯血,消化性溃疡患者发生上消化道出血,甲状腺功能亢进症(甲亢)患者出现甲状腺危象等。内科护士要采取相应的护理措施,减少、延缓或消除导致并发症的因素。同时严密监测病情变化,一旦发生并发症,及时报告医师并积极配合处理。

5. 协助康复 长期卧床的患者因缺乏活动,可出现精神萎靡,肺活量降低,血液循环减慢,肌力下降,骨质疏松,排便困难等;有些疾病可遗留躯体或心理功能障碍。因此,需尽早帮助患者有计划和循序渐进地做好功能锻炼,促进功能康复。

(四)开展健康教育,促进健康和保持健康

对患者进行健康教育,使患者正确认识自己所患疾病,熟悉所患疾病的治疗、护理及保健知识,以减轻其心理压力,主动配合治疗和护理,防止或减少并发症,促进康复。许多慢性病特别是终身疾病,患者往往仅在急性加重期住院治疗和护理,而缓解期的治疗和护理需在家庭、

社区由患者或其家属等来完成。通过健康教育向患者及其家属讲解护理知识,进行操作示范,让他们掌握自我及家庭护理的知识和方法,在家庭中继续治疗、护理和康复锻炼,以巩固疗效和促进功能恢复。随着科学技术的进步和人民生活水平的提高,人民群众对卫生服务的需求,已从治疗疾病向预防疾病、增进健康扩展。通过健康教育,帮助人们树立健康意识,养成良好的生活行为方式;通过对不良的生活行为方式进行干预,降低或消除影响健康的危险因素,可增进患者健康水平,提高患者生活质量。

【内科护理学的学习方法和要求】

内科护理学是实践性很强的一门学科,需重视理论联系实际。课程教学包括系统学习和毕业实习两个阶段。系统学习包括课堂讲授常见病、多发病和配合课堂教学进行的临床见习。通过课堂理论学习掌握内科疾病的临床过程和内科疾病带给患者的健康问题,学会评估和处理患者现存和潜在的健康问题。通过示教、观看录像和操作训练等,多动手、勤练习,掌握内科护理学常用的操作技能。在临床见习、毕业实习过程中,通过对内科患者实施整体护理,将所学理论、知识和技能综合运用于护理实践,并学会运用护理临床思维,培养、提高分析问题和解决问题的能力,逐步增强独立工作的能力。

内科护理学的学习目的:通过学习本课程,学生能较全面和系统地获得内科常见病、多发病防治和护理的基础理论、基本知识和基本技能,具备一定的对内科患者实施整体护理的能力,对内科常见急危重病的配合抢救能力,和掌握科学的学习方法以不断提高学习能力。

【内科护理学的发展趋势】

(一)护理人员知识能力要求更高

近年来,随着基础医学和临床医学的发展,许多内科疾病在病因、发病机制、检查和诊断技术、治疗技术等方面发生了巨大变化,内科护理学必须适应发展的需要,对内科护士的知识与能力提出了更新、更高的要求。病情监测技术方面,各种监护仪广泛应用于临床且不断更新,护士必须掌握各种监测仪的操作程序、使用方法,具备消除故障和维修保养的熟练技能以及处理突发事件的能力,以真正履行监测、监护的职能和适应临床监护学的发展;新的检测技术层出不穷,护士需熟悉各类检查的目的、适应证和禁忌证,做好检查前后的护理工作。内科疾病的治疗进展迅速,心脏介入治疗的开展、血液净化技术的发展、人工肝、血浆置换在临床的应用、联合化学治疗技术、器官移植和细胞移植技术的进展、临床新药的开发。各种治疗方案的实施常为医护共同或由护士单独完成的。因此,护士必须熟悉各种治疗的基本原理、方法和操作规范,掌握操作技巧,准确执行治疗项目,观察与评估治疗效果及不良反应。惟其如此,内科护士方能提供专业化的优质护理服务,与其他医务工作者一道,担当挽救生命、预防疾病和促进健康的神圣职责。

(二)大力发展社区护理和家庭护理

随着护理工作的进一步延伸,越来越多的护理人员将在社区初级卫生保健领域从事家庭护理和健康保健工作,成为初级卫生保健的主力军。其原因:人口的老龄化和生活方式的改变,老年人、慢性病患者增多,对护理的需求增大,这些护理不可能都在医院内进行,而逐渐向家庭和社区扩展;随着生活水平的提高,在家庭环境中享受健康服务的观念逐渐形成;为减轻住院医疗费用过高的压力,在家庭中获得护理支持的需求也在增加;医疗技术手段的进步,使原来需要在医院才能实施的治疗方法和技术可以在家庭中开展。

(三)大力开展健康教育

通过健康教育,帮助人们树立健康意识,采取健康的生活方式,减少或避免影响健康的危险因素,预防疾病、增进健康;通过健康教育,指导患者如何进行自我护理、建立康复的信心和科学的生活方式,促进康复,提高生活质量。内科护士应将健康教育贯穿临床内科护理全过程中,无论是在医院、还是在社区、家庭,都要进行健康教育,为人类健康作出更大贡献。

(四)护士角色功能将随职能的扩展而改变

随着护理专业的发展,卫生保健中的护理作用不断扩大,护士成为整个保健队伍中的重要成员,并与医师、营养师、药剂师、心理咨询人员、社会工作人员等紧密合作为人类健康提供服务。仅为医师助手的护士传统形象正在转变,内科护士的角色从内科疾病患者的健康照顾者,已扩展到内科护理计划的制订者和执行者、其他健康保健人员的合作者、患者及家属的健康教育者,患者、资源、环境、人员的协调者、管理者和护理科学的研究者。

二、成年人的主要健康问题

人的生命周期是一个生物、心理、社会诸方面的动态变化过程。成年人的发展可以划分为青年、中年、老年三个阶段,各国对三个阶段的年龄划分标准不同。WHO 的划分标准为 18~44 岁为青年期,45~59 岁为中年期,60~74 岁为老年前期,75~89 岁为老年期,90 岁以上为长寿老年期。我国对老年期的分段标准为:45~59 岁为老年前期,即中老年人;60~89 岁为老年期,即老年人;90 岁以上为长寿老年期,即长寿老年人。

成人发展理论认为,成人发展各阶段的表现形式可以预测,各有其表现特征,依照一定顺序发生,并且有特定发展任务需要完成。例如青年期有步入社会、开始职业生涯、恋爱择偶、成家、生儿育女等发展任务;中年期是事业上的收获期和家庭的成熟期,同时需要适应生理上的变化;老年期要适应退休、社会角色转变、健康状况减退、丧偶等变化,并据此调整和安排生活。人的任何阶段都可能面对生活发生重大变化的时刻,这种变化时刻称为关键期(critical period),人需要根据变化的性质和程度作出调适以渡过关键期。经历重大健康问题或患病时也是人的关键期,这一时期与护理工作密切相关,护士需要充分认识和理解健康问题或患病给患者可能带来的重大变化。健康的有关概念和成年人各阶段的主要健康问题分述如下。

【健康的有关概念】

1. 健康(health) "健康是生理、心理和社会适应的完好状态,而不仅是没有疾病和虚弱。"WHO 对健康的这一定义反映了生物医学模式向生物-心理-社会医学模式的转变。只有树立正确的健康观,才能建立起健康的生活方式,以维护和促进健康。

2. 亚健康(sub-health) 亚健康状态是指人的健康状态处于健康与疾病之间的质量状态,以及人对这种状态的体验。亚健康又称"第三状态",以区别于"第一状态"(即健康状态)和"第二状态"(即疾病状态)。换句话说,亚健康是指人们经身体检查无患病的客观证据,但具有发生某些疾病的危险因素或倾向,常有虚弱感觉、诸多不适和各种症状的体验。有学者将这些体验归纳为一多和三少,即疲劳多、活力减退、反应能力减退和适应能力减退。

3. 疾病(disease)与患病(illness) 疾病和患病常被通用,其含义并不同。疾病是指人的身心结构和功能上的改变,例如糖尿病、消化性溃疡、肝硬化。患病是指人对疾病的反应。这种反应的个体差异很大,它取决于患者本人对疾病的认知和态度,也取决于其周围的人对他所患疾病的认知和态度。因而,"患病"作为一种状态,不仅反映了机体的病理生理改变,而且反映了这些病理生理改变对患者心理状态、角色功能、人际关系、价值观的影响,还与患者的文化背景和信仰有关。

【成年人各发展时期的主要健康问题】

1.青年期 青年人的机体通常处于健康和功能状态的最佳时期。与老化有关的机体变化虽然从青年期已经开始,但变化程度并不明显。

(1)影响青年期健康的心理社会因素:进入成人社会后,青年人面对日益激烈的社会竞争、就业压力、经济困难、恋爱情感问题、人际关系不适等,均为影响心理健康的因素。青年学生群体除了面对上述心理、社会因素带来的压力外,还要面对学业的压力。

(2)青年期的主要健康问题:多与心理社会因素和不良生活方式有关,如意外伤害、酗酒、睡眠剥夺、缺少运动、接触环境或职业毒物等,以及与持续性心理失调有关的问题,如消化性溃疡、抑郁症、自杀等。青年学生的常见问题有:神经症状,如注意力不集中、记忆力减退等;适应不良症状,如缺乏自信心、情绪不稳定、学习紧张心理、人际关系失谐等;心理失调表现,如挫折感、失败感等。某些慢性病,如原发性高血压、冠状动脉粥样硬化性心脏病、糖尿病等,可在青年期发病,多未予重视,若干年后可发展为严重的健康问题。

(3)青年期健康教育:主要在于引导青年人认识自身的心身特点、经济条件、社会角色、责任和义务,保持乐观、自信、奋进、向上、平和、满意的健康情绪,培养坚强的意志力、完整和谐的人格,注意维持和调整心理平衡,提高社会适应能力和对挫折的承受力,以良好的心理素质面对各种挑战和机遇。

2.中年期 进入中年期,机体结构和功能上的老化表现逐渐明显。生理功能的老化表现和进展速度有明显的个体差异,故不能完全以历法年龄推测生理功能。机体外表的变化如皮肤干燥、出现皱纹、头发变白、体型改变常为最早引起注意的变化。有些人可出现肌力和敏捷性减退,但通过日常的调节和适应,可尽量减少这些功能减退的影响。组织器官的老化始于青年期,在中年期变化显著,例如心、肺、肾功能的减退。由于机体的调适和代偿,这些变化一般未引起注意。

(1)中年期的主要健康问题:除青年期已见发病的疾病外,多种慢性病的发病率在中年期上升。主要的健康问题有:亚健康状态,主要见于中年人群;六高一低倾向,多数中年人自我感觉健康状况良好,但却普遍存在六高一低倾向,即接近疾病水平的体力和心理高负荷、高血压、高血脂、高血黏度、高体重和免疫功能偏低;"五病综合征",糖尿病、高血压、高血脂、冠心病、脑卒中;另外还有恶性肿瘤、肝硬化等。这些健康问题常与不良生活方式有关,如营养结构不合理、缺乏体力活动和生活压力等。

(2)中年期健康教育:①坚持锻炼:中年期的体力和耐力均呈下降趋势,因此坚持日常运动锻炼极为重要。偶尔进行运动或过于剧烈的运动则容易受伤。②控制体重:控制体重必须节制饮食,这对某些社交活动频繁的中年人并不容易做到,需给予特别的强调和指导。③积极应对压力:中年期常要面对工作、家庭、经济、教育子女、照料年迈父母等多重生活压力,有些人依靠某些损害健康的消极行为,如吸烟、饮酒、服用药物来缓解心理压力,应引导和鼓励他们积极应对压力源。

3.老年期 我国规定 60 岁以上者为老年人。我国老年人人口绝对数居世界第一,1999年 10 月我国已进入老年型社会,60 岁以上的人口已达到总人口的 10%。今后我国老年人口占总人口的比例还将上升,故对老年人的护理需求应给予足够的重视。

（1）老年期的主要健康问题：资料表明，65岁以上的老年人口往往患有一种或多种慢性病，并伴有不同程度的功能性残疾。老年人既往健康状况及生活方式常影响其进入老年期后的健康状态。老年期的主要问题包括从青年、中年期延续而来的慢性疾患如肥胖、心血管疾病、癌症等，及老年期常见的神经精神疾患、退行性骨关节病变、视力或听力减退、营养不良、急慢性呼吸系统疾病、肾疾患等。另外，老年人承受机体或情感应激的能力减退，当机体的某个系统出现病变时，常累及其他系统，以致出现多系统功能障碍。

（2）老年期的心理特征及影响因素：老年期的心理特征主要有，近事记忆减退、固执保守、沉湎于往事、对外界事物不感兴趣、难以接受新事物、以自我为中心、猜疑、抑郁、疑病、孤独和空虚感等。老年期出现这些变化的原因主要是老化引起的生物学变化，以及老年人在精神、心理、社会等方面对老化的体验。患病和生理功能衰退带来的生活、家庭、经济和社会问题，退休、角色改变、家庭结构改变、人际关系疏远引起人情淡漠的失落感和抑郁心理等，均将加重老年人负性情绪和消极心理。维护和增进老年人心理健康的努力是全方位的，既需要关心老年人和对老年人进行心理疏导，又需要构建健全的社会支持体系，使老年人得到安度晚年的保障。

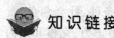 **知识链接**

老化

老年人的健康问题与患病有关，也与老化过程有关。老化是由于脏器的萎缩和实质细胞的减少而导致全身各系统的生理功能缓慢的、不可逆的下降。老化本身不可停止或逆转，但老化对健康和生活质量的影响是可以减轻的。良好的生活方式和习惯，如乐观通达的心态、均衡的营养、适当的运动和休息、注意安全和正确地使用药物等，均为减轻老化影响的有效方法。

（3）老年人意外伤害问题：老年人意外受伤的发生率较高。意外受伤如跌倒致伤，是危及老年人健康的严重问题，其中股骨颈骨折是引起老年人长期卧床的重要原因。与受伤有关的危险因素包括：老化带来的功能减退，如视力、听力、记忆力、体力和反应速度的下降；患病引起的身体不适，如头晕、肢体无力和活动障碍；环境因素，如居住环境中的不安全因素。老年人受伤的后果多较严重，康复过程缓慢或难以完全康复。受伤往往带来多方面的问题：生理方面，如伤痛、发生并发症甚至死亡；功能方面，如受伤致残使活动范围受限、生活自理能力下降；心理方面，如悲观、丧失自信心；社会方面，如经济负担加重，因活动受限无法参与社会活动、人际交往减少等。对老年人的意外受伤问题，应足够重视并采取切实的预防措施。一旦出现意外受伤，需予以积极治疗，包括创伤的治疗、保持和恢复功能的康复治疗。

（4）老年人安全用药：安全用药是老年护理的重要内容。老年期药物的体内过程和机体对药物的耐受性改变，用药时易发生药物不良反应。老年人常患有多种慢性病，大多长期同时使用多种药物，药物相互作用是不良反应发生率高的另一原因。在用药行为方面，自行购药使用可致用药不当或误用；理解能力、记忆力、视力减退，肢体运动功能障碍可致无法准确准备和服用药物；自行减量或加量服用，均可影响正常用药。对于老年人的用药护理，应认真评估老年人准确服药的能力，自行服药者予以准确的服药指导，解释依从治疗计划服药的重要性；准备药物有困难者应为其分装每次服用的药物，并督查服用情况；不能自行服药者需协助其按时服用。用药后注意观察药物的疗效和不良反应。

　　了解健康、亚健康、疾病、患病等基本概念,以及成年人各发展阶段的主要健康问题及相关因素,有助于护士从整体观念出发,理解服务的对象——人。本节内容是学习临床护理知识的基础。护理专业学生可参阅相关的教材和资料,并在学习以后各章节的内容及相应的临床见习和实习过程中加深对这些问题的理解,以更好地理解护理专业在满足人民群众对卫生保健服务的需求、在预防和治疗疾病、保持和增进健康事业中的作用和责任,从而对人、对社会提供高质量的护理服务。

 目标检测

　　1.简述内科护理学的概念及研究范围。

　　2.简述内科护理学的工作要点及如何做一个合格的内科护士。

　　3.简述健康和疾病的概念。

　　4.简述青年期、中年期和老年期的健康问题。

第二章　呼吸系统疾病患者的护理

学习目标

【掌握】呼吸系统常见疾病的临床表现、护理措施；呼吸系统疾病常用护理操作技术、常用诊疗技术的护理配合。

【熟悉】呼吸系统常见疾病的治疗原则、健康教育、重要的实验室检查和其他辅助检查。

【了解】呼吸系统常见疾病的病因与发病机制。

　　呼吸系统疾病是临床常见病、多发病，近年来，随着人口老龄化、生存环境的恶化、吸烟等不良生活习惯的滋长，支气管哮喘、肺癌等发病率明显增加，慢性阻塞性肺部疾病居高不下，特别是肺癌已经成为我国大城市居民第一位的高发肿瘤。另一方面，感染性和传染性呼吸系统疾病有增高趋势，我国每年约有 15 万人死于结核病，一些新发现的传染性呼吸系统疾病，传染性强、病死率高。了解呼吸系统的结构与功能以及常用诊疗技术，有利于对呼吸系统疾病患者做出全面、准确的护理评估和实施有效的护理措施。

第一节　呼吸系统疾病患者常见症状、体征及护理

一、咳嗽与咳痰

　　咳嗽(cough)是呼吸系统疾病最常见的症状，是一种呈突然、爆发性的呼气运动，以清除气道分泌物和进入气道的异物。咳嗽本质是一种保护反射。咳痰(expectoration)是借助支气管黏膜上皮纤毛运动、支气管平滑肌的收缩及咳嗽反射，将呼吸道分泌物从口腔排出体外的动作。

　　引起咳嗽与咳痰的常见原因有：①呼吸道疾病，如咽喉炎、气管-支气管炎、支气管扩张、支气管哮喘、支气管结核、支气管肺癌等。呼吸道感染是引起咳嗽、咳痰最常见的原因。②肺实质和胸膜疾病，如肺炎、肺脓肿、胸膜炎、自发性气胸、肺水肿等。③心血管疾病，各种原因所致左心衰竭引起肺淤血或肺水肿，肺泡及支气管内有浆液性或血性渗出物，可引起咳嗽。另外，右心或体循环静脉栓子脱落造成肺栓塞时也可引起咳嗽。④其他疾病或药物，如脑炎、脑膜炎、精神性咳嗽、食管反流性疾病、服用 β 受体阻滞剂或血管紧张素转换酶抑制剂等亦会引起咳嗽。

　　1.咳嗽性质、音色、时间和节律　咳嗽无痰或痰量很少，称为干性咳嗽。干咳或刺激性咳嗽常见于急慢性咽喉炎、急性支气管炎初期、气管受压、支气管异物或肿瘤、胸膜疾病等。伴有咳痰的咳嗽称湿性咳嗽。湿性咳嗽常见于慢性支气管炎、支气管扩张症、肺炎、肺脓肿和空洞型肺结核等。咳嗽声音嘶哑，多为声带的炎症或肿瘤压迫喉返神经所致；鸡鸣样咳嗽，多见于百日咳、会厌、喉部疾患或气管受压；金属音咳嗽，常见于因纵隔肿瘤、主动脉瘤或支气管癌直

接压迫气管所致的咳嗽;突发性咳嗽常由于吸入刺激性气体或异物;长期慢性咳嗽,多见于慢性支气管炎、支气管扩张症、肺脓肿及肺结核;夜间咳嗽常见于左心衰竭患者。

2.痰液的性状、气味和量 白色黏液痰多见于支气管炎、支气管哮喘;黄色脓痰多为细菌性感染;草绿色痰多为铜绿假单胞菌感染;铁锈样痰多为肺炎链球菌感染;红棕色胶冻状痰多与肺炎克雷白杆菌感染有关;痰呈红色或红棕色常见于支气管扩张、肺癌、肺结核;红褐色或巧克力色痰考虑阿米巴肺脓肿;果酱样痰多为肺吸虫病;粉红色泡沫痰提示急性左心衰竭;咳出的痰液有恶臭气味提示厌氧菌感染。24 小时咳痰量＞100ml 为大量咳痰。

【护理评估】

1.健康史 评估咳嗽发作或加重的诱因,如有无受凉、吸入花粉、运动等病史;评估咳嗽的性质、音色、时间和节律性如何,与体位、季节是否有关。咳嗽是否伴有咳痰,痰的颜色、性状、量,有何特殊气味,痰中是否带血,痰量多时,不同体位对咳痰有何影响,痰液静置后是否分层。评估咳嗽是否伴随发热,胸痛,呼吸困难,咯血,杵状指等。还要了解既往做过何种检查,结果如何。用药情况如用药的名称、剂量、用法、用药后的效果及是否出现不良反应等。评估患者是否有无吸烟嗜好,如吸烟,询问每天吸烟量。

2.心理-社会状况 评估患者对疾病的发生、病程、预后及健康保健知识是否了解。评估患者是否存在焦虑、恐惧、自卑、抑郁等不良心理。评估患者家庭成员组成,家庭经济、文化、教育背景,对患者所患疾病的认识、关心和支持程度;患者所在地区卫生保健资源情况以及患者所在单位的支持情况等。

3.身体评估 评估患者生命体征,尤其注意有无体温升高、呼吸的变化、脉搏增快、血压异常等;注意有无口唇、甲床发绀等缺氧的表现;重点评估胸部,如胸廓、呼吸运动、胸部的叩诊及肺部听诊等。

4.实验室及其他检查

(1)血液检查:呼吸系统感染患者,可有白细胞计数增加,中性粒细胞核左移,有时还伴有中毒颗粒;嗜酸性粒细胞增多见于哮喘或寄生虫感染。

(2)痰液检查:痰液检查是诊断呼吸系统疾病病因、进行疗效观察及判断预后的重要检查。目前留取痰液标本的方法有以下几种。

①自然咳痰法:通过患者的咳嗽将痰排出。

②经气管穿刺吸痰法:用针从环甲膜处穿刺,将痰液吸出。

③经纤维支气管镜吸引法:将气管镜插入气道,吸引出深部的痰液。

后两种方法患者难以接受,但准确性高。咳痰法简便易行,最常用,但标本容易污染。采用咳痰法留取痰液的方法如下:晨起第一口痰吐掉,用清水或淡盐水漱口后留第二口痰。咳出的痰液放在预先准备好的无菌标本盒或瓶内,尽快送去检查。咳痰困难患者可于雾化吸入或口服祛痰剂后留取。

(3)影像学检查:包括胸部 X 线透视、正侧位胸片、CT 检查及磁共振显影(MRI)等,可明确病变部位、性质以及有关气管支气管通畅程度等。

【护理诊断/问题】

清理呼吸道无效 与呼吸道分泌物过多、痰液黏稠、咳嗽无力等有关。

【护理目标】

1.患者能显示出有效咳嗽。

2.能正确运用咳嗽、体位引流排出痰液。

【护理措施】

1.环境与休息　保持室内空气新鲜流通,维持室温在 18～20℃,湿度 50%～60%,以充分发挥呼吸道的自然防御功能。咳嗽伴发热时要注意休息。

2.饮食护理　摄入高热量、高蛋白、高维生素、清淡易消化的饮食,避免辛辣、油腻、刺激性食物,每日饮水量应在 1 500ml 以上,以利于痰液稀释和排出。

3.病情观察　观察咳嗽、咳痰情况,详细记录痰液的色、量、性状,以及正确收集痰标本,及时送检,为诊断和治疗提供可靠的依据。

4.对症护理　促进有效排痰。

(1)指导有效咳嗽、咳痰:适用于神志清醒能咳嗽的患者。其方法为:根据病情需要,取舒适体位,先行 5～6 次深呼吸,于深吸气末屏气,继而咳嗽数次使痰到咽部附近,再用力咳嗽将痰排出;或患者取坐位,两腿上置一枕头,顶住腹部(促进膈肌上升),咳嗽时身体前倾,头颈屈曲,张口咳嗽将痰液排出。嘱患者取侧卧深屈膝位,有利于膈肌、腹肌收缩和增加腹压,并经常变换体位有利于痰液咳出。

(2)胸部叩击与胸壁震颤:适用于长期卧床、久病体弱、排痰无力的患者。

胸部叩击的方法为:患者取侧卧位,护士两手手指并拢,手背隆起,指关节微屈(图 2-1),以手腕力量,从肺底由下向上、由外向内叩拍胸壁,震动气道,边拍边鼓励患者咳嗽,以进一步促进痰液排出,每侧肺叶反复叩击 1～3 分钟。

胸壁震颤的方法为:双手掌重叠并将手掌放置在欲引流的部位,吸气时手掌放开,呼气时手掌紧贴胸壁,并施加压力做上下抖动,震颤患者胸壁 5～7 次,每个部位重复 3～4 个呼吸周期(图 2-2)。震颤只在呼气期进行,且在叩击后实施。

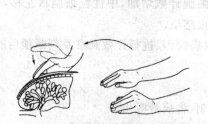
图 2-1　胸部叩击法

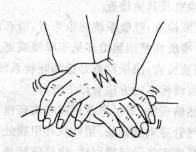
图 2-2　胸壁震颤法

胸部叩击与胸壁震颤的注意事项:①咯血、低血压、肺水肿、未经引流的气胸、肋骨骨折及有病理性骨折史者,禁做叩击和震颤;②进行叩击、震颤前要向患者作简要说明,以取得患者的理解与配合;③肺部听诊以明确痰鸣音或湿啰音的部位,操作时注意观察患者的反应,操作后询问患者的感受,观察咳嗽、排痰情况,复查肺部呼吸音变化;④叩击的力量要适中,以患者不感疼痛为宜,若叩击时发出一种空而深的拍击音则表明手法正确,若出现拍打实体的声音则说明手法错误;⑤每次叩击和震颤时间以 15～20 分钟为宜,安排在餐前进行,并在餐前 30 分钟完成;⑥震颤应在每个部位被叩击后且只在呼气期进行,震颤后要鼓励患者运用腹肌咳嗽;⑦叩击时应避开乳房和心脏,勿在骨突起部位进行,如胸骨、肩胛骨及脊柱;⑧为预防直接叩击胸壁引起皮肤发红,宜用单层薄布覆盖皮肤,而过厚的覆盖物会降低叩击时所产生的震动而影响效果,叩击时要避开纽扣、拉链。

(3)湿化呼吸道:其目的是湿化气道,稀释痰液。有超声雾化法和蒸汽吸入法。常用的湿化剂有 0.45% 低渗盐水、生理盐水、蒸馏水。可在雾化液中加入祛痰药和(或)抗生素等,排痰消炎的效果更佳。湿化气道时应注意:①防止窒息:干稠分泌物湿化后膨胀阻塞支气管,应帮助患者翻身、拍背,及时排痰;②控制湿化温度:一般在 35～37℃;③避免过度湿化:湿化时间以 10～20 分钟为宜;④防止感染。

(4)体位引流:体位引流是利用重力作用使肺、支气管内的分泌物引出体外,又称重力引流。适用于有大量痰液而排除不畅时。

(5)机械吸痰:适用于意识不清、咳嗽反射减弱使排痰困难者。经患者的口、鼻腔、气管插管或气管切开处进行负压吸痰。吸痰前应对患者或家属讲解吸痰的意义及过程。吸痰注意事项:①吸痰前应检查吸引器效能是否良好,各种连接管连接是否严密、正确;②吸痰时要遵守无菌操作的原则,各种无菌物、导管及无菌水均应每日更换,以防污染呼吸道;③吸痰时动作迅速、轻柔,无损伤。吸痰管前段用生理盐水湿润,插入深度以 15～20cm 为宜;④每次吸痰时间不超过 15 秒;两次抽吸间隔大于 3 分钟;⑤为防止吸痰引起低氧血症,重症患者应在吸痰前后适当提高吸入氧的浓度;⑥痰液黏稠时应先稀释痰液;⑦电动吸引器每次连续使用时间不超过 2 小时;⑧密切观察痰液的性质和患者的反应。

【护理评价】

1.患者能够进行有效咳嗽、呼吸道通畅。

2.患者能咳嗽减少、能配合体位引流排出痰液。

二、肺源性呼吸困难

呼吸困难(dyspnea)是指患者主观感觉空气不足、呼吸不畅,客观表现为呼吸用力,并伴有呼吸频率、深度与节律异常。肺源性呼吸困难是由于呼吸系统疾病引起的通气、换气功能障碍,导致缺氧和(或)二氧化碳潴留引起。常见于 COPD、支气管哮喘;气管与支气管的炎症、水肿、肿瘤或异物所致狭窄或梗阻;肺炎、肺脓肿、肺淤血、肺水肿、肺不张、肺栓塞等疾病;也见于胸廓疾患(气胸、大量胸腔积液、严重胸廓畸形等)、呼吸肌麻痹、膈运动障碍等。

肺源性呼吸困难临床上分三种类型:

(1)吸气性呼吸困难:吸气费力、吸气时间延长,重者出现"三凹征",即胸骨上窝、锁骨上窝和肋间隙凹陷,常伴有干咳及高调哮鸣。多见于喉水肿、痉挛,气管异物、肿瘤或受压等引起的上呼吸道机械性梗阻。

(2)呼气性呼吸困难:呼气费力、呼气时间延长,常伴有呼气性哮鸣音。多见于支气管哮喘、COPD 等。

(3)混合性呼吸困难:吸气与呼气均感费力,呼吸频率增快、变浅,常伴呼吸音减弱或消失。常见于重症肺炎、重症肺结核、大量胸腔积液和气胸等。

【护理评估】

1.健康史　评估肺源性呼吸困难的发生原因或诱因,起病急缓,呼吸困难的表现,是吸气性、呼气性还是混合性呼吸困难,呼吸困难与活动、体位的关系,昼夜是否有差别。呼吸频率、节律特点,呼出气体是否有特殊气味,是否伴随发热、胸痛、咳嗽、咳痰、发绀、咯血、意识障碍等症状。诊疗经过,治疗效果如何。

2.心理-社会状况　呼吸困难给患者带来很大痛苦,严重者生活不能自理。因此,评估患者是否存在焦虑、恐惧、烦躁等不良心理。评估患者家庭成员组成,家庭经济、文化、教育背景,对患者所患疾病的认识、关心和支持程度;患者所在地区卫生保健资源情况以及患者所在单位的支持情况等。

3.身体评估　评估患者呼吸频率、节律及深度的变化;注意患者有无烦躁不安、神志恍惚或昏迷;评估患者是否有桶状胸,双肺叩诊音以及听诊等。

4.实验室及其他检查　肺功能检查是判断气流受限的主要客观指标;血气分析对判断低氧血症、高碳酸血症及呼吸衰竭的类型有重要价值。

【护理诊断/问题】

1.气体交换受损　与呼吸道痉挛、肺部病变广泛使呼吸面积减少,换气功能障碍有关。

2.活动无耐力　与日常活动时供氧不足、疲乏有关。

【护理目标】

1.患者自诉呼吸困难减轻。

2.患者能进行有效的活动,活动耐力逐渐增加。

【护理措施】

1.休息和体位　合理安排休息和活动,有计划地增加运动量和改变运动方式,如散步、慢跑、太极拳、体操等,提高肺活量,逐渐恢复正常活动。呼吸困难严重不能平卧者采取半卧位或端坐位。保持环境安静,空气新鲜及适宜的温、湿度,避免吸入刺激性气体。

2.饮食护理　富含维生素、易消化饮食,避免刺激性强、易于产气的食物。对张口呼吸、痰液黏稠者补充足够水分,做好口腔护理。

3.病情观察　观察患者呼吸频率、节律及深度的变化;观察患者有无烦躁不安、神志恍惚或昏迷等肺性脑病的表现。

4.氧疗　保持呼吸道通畅。氧疗是纠正缺氧、缓解呼吸困难最有效的方法。可根据病情及血气分析结果合理用氧。

【护理评价】

1.患者呼吸困难明显减轻。

2.患者能从事日常活动,日常活动不感觉疲劳。

三、咯血

咯血(hemoptysis)是指喉以下呼吸道和肺部病变出血经口咳出者。呼吸系统疾病常见的咯血原因是肺结核、支气管扩张、肺炎、肺癌等。咯血量的多少视病因和病变性质而不同,但与病变严重程度不完全一致。

咯血分为痰中带血、少量咯血(<100ml/d)、中等量咯血(100～500ml/d)及大咯血(>500ml/d或一次>300ml)。发生咯血的机制主要有:炎症或肿瘤破坏支气管黏膜或病灶处的毛细血管,使黏膜下血管破裂或毛细血管通透性增加(一般咯血量较小);病变侵蚀小血管可出现中等量咯血;病变引起小动脉、小静脉瘘或曲张的黏膜下静脉破裂,或因为严重而广泛的毛细血管炎症造成血管破坏或通透性增加,多表现为大出血。大咯血常可阻塞呼吸道,导致窒息死亡。咯血的主要并发症是休克和窒息。

大咯血时出现咯血不畅、胸闷气促、情绪紧张、喉部有痰鸣音或喷射性大咯血突然中止,多是窒息的先兆表现,若出现表情恐怖、张口瞪目、抽搐、大汗淋漓、牙关紧闭或神志突然丧失,提示发生窒息,如不及时抢救可因此而死亡。

【护理措施】

1.休息与体位　安静休息,避免不必要的交谈,一般静卧休息能使小量咯血自行停止。大咯血患者应绝对卧床休息,减少翻动,协助患者取患侧卧位,有利于健侧通气,对肺结核患者还可防止病灶扩散。

2.饮食护理　大咯血者暂禁食。小量咯血者宜进少量凉或温的流质饮食,避免饮用浓茶、咖啡、酒等刺激性饮料。多饮水及多食富含纤维素食物,以保持大便通畅。

3.病情观察　观察咯血的量、颜色,呼吸和血压的变化。观察有无窒息的发生。

4.对症护理　针对咯血采取的护理措施。

(1)止血药:咯血量较大时常用垂体后叶素静脉滴注,观察有无恶心、心悸、面色苍白等药物不良反应,冠心病、高血压及妊娠者禁用。

(2)镇静药:烦躁不安者可用地西泮5～10mg肌内注射或水合氯醛灌肠,禁用吗啡、哌替啶,以免抑制呼吸。

(3)镇咳药:大咯血伴剧烈咳嗽者可用可待因口服或皮下注射,年老体弱、肺功能不全者慎用。

(4)窒息的抢救:①取头低足高位,轻拍背部以利血块排出;②迅速清除口鼻腔血凝块,或迅速用鼻导管接吸引器插入气管内抽吸,必要时立即行气管插管或气管镜直视下吸出血凝块,以解除呼吸道阻塞,保证气道通畅;③并给予高流量吸氧或呼吸兴奋剂;④密切观察病情变化,监测血气分析和凝血机制,警惕再次窒息。

四、胸痛

胸痛主要由胸部疾病引起,常见于胸膜炎、自发性气胸、肺炎、胸膜肿瘤、支气管炎等。其他原因的胸痛有:胸壁疾病(如带状疱疹、肋间神经炎等)、心脏与大血管疾病(如心绞痛、急性心肌梗死、主动脉夹层等)、纵隔疾病及其他疾病。

1.临床表现

胸痛有以下临床特点:

(1)疼痛部位:胸壁疾病疼痛部位局限且多有压痛;肺与胸膜的病变一般为单侧胸痛;心绞痛及心肌梗死的疼痛多位于胸骨后、心前区或剑突下,并向左肩、左臂内侧、左上肢放射。

(2)疼痛的性质:心肌梗死为压榨、窒息样疼痛;气胸是突然发作性锐痛;主动脉夹层疼痛呈撕裂样剧痛;肺梗死为突然发生的剧烈胸部刺痛或绞痛。

(3)疼痛的影响因素:肺炎、胸膜炎、自发性气胸可因深呼吸、咳嗽使疼痛加剧;心绞痛发作常由体力劳动或情绪激动、饱食、寒冷、吸烟、心动过速等诱发,休息或舌下含服硝酸甘油可缓解。

2.护理

(1)调整体位:嘱患者疼痛时听音乐、看书或聊天,以转移注意力。肺炎、胸膜炎患者取患侧卧位,以减少局部胸壁活动,缓解疼痛。

(2)止痛:对因胸部活动引起剧烈疼痛者,可在呼气末用15cm宽胶布固定患侧胸壁,以降低呼吸幅度,达到缓解疼痛的目的。亦可采用局部热湿敷或肋间神经封闭疗法止痛。

(3)按医嘱给予镇痛药和镇静药。

第二节 急性呼吸道感染患者的护理

一、急性上呼吸道感染患者的护理

急性上呼吸道感染(acute upper respiratory tract infection)是指鼻腔、咽、喉部急性炎症的总称,是呼吸系统常见疾病。本病发病率较高,全年均可发病,但以冬春季多发,多数为散发,但在气候突变时可引起局部或大范围的流行。其发病无年龄、性别、职业和地区的差异,病情较轻,病程较短,预后良好。

【病因与发病机制】

急性上呼吸道感染约70%~80%为病毒感染,20%~30%为细菌感染。病毒包括流感病毒(甲、乙、丙)、副流感病毒、呼吸道合胞病毒、腺病毒、鼻病毒、埃可病毒、柯萨奇病毒、麻疹病毒、风疹病毒等;细菌常直接感染或继发于病毒感染之后,以溶血性链球菌最为多见,其次为流感嗜血杆菌、肺炎链球菌、葡萄球菌等,偶见革兰阴性杆菌。本病主要通过飞沫传播,也可通过被污染的手或用具接触传播。在受凉、淋雨、过度劳累与紧张等情况下,全身或呼吸道局部防御能力降低时,原存于呼吸道或从外界入侵的病毒和细菌迅速繁殖引起本病。

【临床表现】

1.普通感冒 俗称"伤风"或"上感",常见病原体为鼻病毒、冠状病毒、流感病毒和副流感病毒。起病较急,以鼻部卡他症状为主要表现。早期咽干或咽痛、喉痒,继而出现鼻塞、喷嚏、流清水样鼻涕等症状,2~3天后鼻涕变稠;可伴听力减退、味觉迟钝、流泪、声音嘶哑、咳嗽、呼吸不畅等表现。一般无发热和全身症状,或仅有低热、不适、轻度畏寒、头痛等表现。鼻腔黏膜检查可见充血、水肿、分泌物,咽部检查可见轻度充血。

2.急性病毒性咽炎 主要由鼻病毒、腺病毒、副流感病毒等引起,以咽部炎症为主。主要表现为咽部发痒或烧灼感,咽痛不明显,咳嗽少见,可有发热、乏力等表现。咽部检查有明显充血、水肿,颌下淋巴结检查有肿痛。如有吞咽疼痛,常提示链球菌感染;如合并眼结膜炎常提示腺病毒感染。

3.急性病毒性喉炎 主要由鼻病毒、流感病毒、副流感病毒和腺病毒等引起。以声音嘶哑、说话困难、咳嗽时咽喉疼痛加重为其临床特征,可有发热或咽炎。喉部检查可见充血、水肿,有时可闻及喉部的喘息声,局部淋巴结有肿痛。

4.细菌性咽-扁桃体炎 主要为溶血性链球菌感染,其次为流感嗜血杆菌、肺炎链球菌、葡萄球菌感染。起病急,有明显咽痛、畏寒、发热,体温可达39℃以上。检查可见咽部充血明显,扁桃体充血、肿大、表面有黄色点状渗出物,颌下淋巴结肿大、压痛,肺部无异常体征。

本病如果治疗不及时,可并发急性鼻窦炎、中耳炎、气管炎-支气管炎或肺炎;少数患者可继发风湿热、肾小球肾炎、病毒性心肌炎等。

【实验室及其他检查】

1.血象 病毒性感染,白细胞计数多为正常或偏低,淋巴细胞比例偏高;细菌性感染,白细胞总数、中性粒细胞增多,有核左移现象。

2.病原学检查 检测病毒或病毒抗体有助于确定病毒的类型;细菌培养和药敏试验有助于确定细菌类型以及指导用药。

【诊断要点】

根据典型的症状,如发热、鼻塞、咽痛及局部体征,临床诊断一般无困难。但病因复杂者,进行细菌培养和免疫荧光法、酶联免疫吸附法、病毒血清学检查可确定病因。

【治疗要点】

1.对症治疗　注意休息、多饮水、戒烟,保持室内空气的流通,防止继发感染。发热、全身酸痛可选用解热镇痛剂;鼻塞可用1%麻黄碱滴鼻改善症状;咽痛时含消炎喉片等。也可应用中草药如板蓝根冲剂、感冒清热冲剂等治疗。

2.病因治疗　病毒感染,早期应用抗病毒药有一定疗效,如利巴韦林。细菌感染,可根据病原菌选用敏感药物。临床经验用药常用青霉素、红霉素、螺旋霉素等抗菌药物。

【护理诊断/问题】

1.体温过高　与病毒和(或)细菌感染有关。

2.舒适的改变　鼻塞、头痛、流涕与病毒和(或)细菌感染引起的症状有关。

3.知识缺乏　缺乏疾病保健知识。

【护理措施】

1.环境与休息　室内环境清洁、干净,温度、湿度适宜,空气流通,防止受凉。患者以休息为主,高热患者卧床休息,限制活动。

2.饮食护理　宜选择清淡、易消化的高热量、高维生素食物,避免刺激性的食物,戒烟戒酒。鼓励患者多饮水,以补充出汗、排泄等引起的消耗,保持水、电解质平衡。

3.病情观察　观察患者生命体征变化,观察患者流涕、咳嗽、咽痛等表现,观察患者有无咽部充血和咽痛,扁桃体和淋巴结有无肿大及疼痛,观察有无并发症的相应表现。

4.对症护理

(1)发热护理:观察热型、发热程度,高热患者进行物理降温,如头部冷敷、在大血管部位放置冰袋、用乙醇或温水拭浴,必要时药物降温。注意观察降温效果,老年患者应注意观察血压、脉搏变化,防止发生虚脱,退热时应及时协助患者擦干汗液、更换衣被。有咽痛、声音嘶哑等进行雾化吸入。

(2)口腔护理:发热患者唾液腺分泌减少,口腔干燥,加之机体抵抗能力降低,容易引起口腔黏膜损伤或口腔感染,应鼓励患者漱口或进行口腔护理,以保持口腔湿润和舒适,防止感染。

(3)防止交叉感染:采取消毒隔离措施,避免交叉感染。告知患者家属减少探视,特别是年老者、体弱者和儿童不宜探视;患者咳嗽、喷嚏时避免直接对向他人;患者用过的餐具、痰盂应消毒处理,房间定期消毒、通风。

5.用药护理　在用药过程中,注意观察疗效和不良反应。为减轻消化道不良反应,解热镇痛药应在饭后服用;为减轻头晕、嗜睡等不良反应,抗过敏药物宜在睡前服用;青霉素类药物用前应做过敏试验,以防过敏反应的发生。

6.心理护理　关心体贴患者,向患者解释疾病有关知识,以解除患者的焦虑和紧张情绪,使患者积极配合治疗。

【健康教育】

1.预防指导　生活环境空气新鲜,阳光充足;积极进行体育锻炼,提高机体抵抗力和防寒能力;避免受凉、过度劳累等诱发因素,注意保暖;在本病高发季节少去人多拥挤的公共场所,必要时注射呼吸道多价疫苗、室内食醋熏蒸、中药熬汤饮用。

2.并发症预防及就诊指导 告知患者在药物治疗后,如果症状不能缓解或出现耳鸣、耳痛、外耳道流脓等中耳炎症状;或头痛、发热加重,伴脓涕、鼻窦压痛等鼻窦炎症状;或恢复期出现胸闷、心悸、眼睑水肿、腰痛、关节疼痛等症状,应及时就诊。

二、急性气管-支气管炎患者的护理

急性气管-支气管炎(acute tracheo-bronchitis)是生物、物理、化学刺激或过敏等因素引起的气管-支气管黏膜的急性炎症,临床主要表现为咳嗽和咳痰。常见于寒冷季节或气候突变时,也可由急性上呼吸道感染迁延而来。

【病因与发病机制】

1.感染 可因病毒、细菌直接感染,也可因急性上呼吸道病毒、细菌感染迁延引起。常见病毒为腺病毒、流感病毒、鼻病毒、单纯疱疹病毒、呼吸道合胞病毒和副流感病毒;常见细菌为流感嗜血杆菌、肺炎链球菌等。病毒感染可继发细菌感染。近年来衣原体和支原体感染引起者有所增加。

2.物理与化学因素 过冷空气、粉尘、刺激性气体或烟雾(如二氧化硫、二氧化氮、氨气、氯气等)的吸入,可刺激气管-支气管黏膜而引起本病。

3.变态反应 吸入致敏原如花粉、有机粉尘、真菌孢子等;或对细菌蛋白质过敏,引起气管-支气管的变态反应。

【临床表现】

1.症状 起病较急,常先有鼻塞、流涕、声音嘶哑、咽痛等急性上呼吸道感染症状,继之出现干咳或少量黏液性痰,随后可转为黏液脓性或脓性,痰量增多,咳嗽加剧,甚至痰中带血。气管受累时可在深呼吸和咳嗽时感胸骨后疼痛;伴支气管痉挛时,可有气促、胸部紧缩感。全身症状一般较轻,可有发热,体温38℃左右,多于3~5天降至正常。咳嗽、咳痰可延续2~3周才消失。

2.体征 胸部听诊呼吸音正常或增粗,并可听到散在的干、湿性啰音。啰音部位不固定,咳嗽后可减少或消失。支气管痉挛时可闻及哮鸣音。

3.并发症 急性气管-支气管炎如迁延不愈可演变成慢性支气管炎。

【实验室及其他检查】

1.血常规 周围血中白细胞计数和分类多无明显改变。细菌感染较重时,白细胞总数和中性粒细胞增多。痰涂片或痰培养可发现致病菌。

2.X线胸片检查 大多数表现正常或仅有肺纹理增粗。

【诊断要点】

根据上呼吸道感染病史,咳嗽和咳痰等呼吸道症状以及两肺散在干、湿性啰音等体征,结合血常规及X线胸片检查,可做出临床诊断。

【治疗要点】

1.一般治疗 休息、保暖、多饮水,并补充足够的热量。

2.抗感染治疗 有细菌感染证据时应及时使用抗菌药物,可首选新型大环内酯类、青霉素类,亦可选用头孢菌素类或喹诺酮类等药物。多数患者口服抗菌药物即可,症状较重者可经肌内注射或静脉滴注给药,少数患者需要根据病原体培养结果指导用药。早期选用抗病毒药有一定效果,可选用利巴韦林、奥司他韦、吗啉胍和抗病毒的中成药。

3.对症治疗 咳嗽无痰,可用右美沙芬、喷托维林或可待因。咳嗽有痰而不易咳出,可选用盐酸氨溴索、溴己新等,也可雾化祛痰。发热可用解热镇痛药。发生支气管痉挛,可用平喘药物如茶碱类、β_2受体激动剂等。

【护理诊断/问题】

1.清理呼吸道无效 与支气管炎症、痰液黏稠有关。

2.气体交换受损 与痰液阻塞气管和支气管痉挛有关。

3.体温过高 与气管-支气管感染有关。

【护理措施】

1.休息与体位 保持室内空气新鲜,温度和湿度适宜。症状明显者卧床休息,症状轻者适当活动,注意劳逸结合。

2.饮食护理 饮食要清淡,少食多餐,给高蛋白质、高热量、高维生素的流质或半流质饮食。多饮温开水,以加快毒素排泄和降低体温。

3.病情观察 注意疾病流行情况、鼻咽部发生的症状和体征、血常规和X线胸片改变。

4.对症护理 进食后漱口或口腔护理,防止口腔感染;高热时可行物理降温或遵医嘱选用解热镇痛药物;咽痛、声嘶给予雾化吸入。

5.用药护理 督促患者按时服药。凡应用抗生素者,注意观察有无迟发过敏反应及副作用发生。应用解热镇痛药者注意避免大量流汗。口服氨茶碱应在饭后服用或用肠溶片,避免恶心、呕吐、胃部不适感等。

6.心理护理 本病愈后良好,仅少数患者可因咳嗽迁延不愈而发展为慢性支气管炎,护理人员应与患者进行耐心、细致沟通,对病情做客观评价,解除患者的心理顾虑,缓解患者焦躁情绪。

【健康教育】

平时应加强耐寒锻炼,增强体质。生活要有规律,避免过度劳累、受寒等诱发因素,积极预防和治疗上呼吸道感染。指导患者和家属了解引起疾病的诱发因素及本病的有关知识。避免受凉、淋雨、过度疲劳等诱发因素。寒冷季节或气候骤然变化时注意保暖。积极预防和治疗上呼吸道感染。症状改变或加重时应及时就诊。

第三节 支气管哮喘患者的护理

案例分析

患者,女,27岁,反复发作呼气性呼吸困难8年,加重3天。症状多于春季发作,发作时无明显咳嗽、咳痰,无发热、咯血及夜间阵发性呼吸困难,多次胸片检查无异常,抗生素治疗效果不明显。无高血压病史。入院体检:神清,焦虑,口唇发绀,双肺满布哮鸣音。肺功能测定:一秒钟用力呼气容积/用力肺活量为55%,残气容积/肺总量为35%。

临床诊断:支气管哮喘急性发作

支气管哮喘(bronchial asthma)简称哮喘,是由多种细胞(如嗜酸性粒细胞、肥大细胞、T淋巴细胞、中性粒细胞、气道上皮细胞等)和细胞组分参与的,以气道慢性炎症为基础、气道高反应性及可逆性气道阻塞为特征的疾病。临床表现为反复发作性的喘息、胸闷、气急或咳嗽等,常在夜间和(或)清晨发作、加剧,多数患者可自行缓解或经治疗缓解。支气管哮喘如诊治不及时,随病程的延长可产生气道不可逆性狭窄和气道重塑。因此,合理的防治至关重要。

 知识链接

哮喘小知识

哮喘是全球性疾病,全球约有1.6亿患者。国际儿童哮喘和变应性疾病研究显示,13~14岁儿童的哮喘患病率为0~30%,我国五大城市的资料显示同龄儿童的哮喘患病率为3%~5%。一般认为儿童患病率高于青壮年,老年人群的患病率有增高趋势。成人男女患病率大致相同,城市高于农村。约40%的哮喘患者有家族史。

为了让人们加强对哮喘病现状的了解,增强患者及公众对该疾病的防治和管理,世界卫生组织推出世界防治哮喘日纪念活动。自2000年起,每年5月的第1个周二为世界防治哮喘日。

【病因与发病机制】

(一)病因

哮喘的病因尚不十分清楚,目前认为与多基因遗传有关,同时受环境因素影响。哮喘患者亲属患病率高于群体患病率,并且亲缘关系越近,患病率越高,病情越严重,其亲属患病率也越高。有研究表明,气道高反应性、IgE调节和与特异性反应相关的基因在哮喘的发病中起着重要作用。

环境因素(激发因素)主要包括:①吸入变应原:如花粉、尘螨、真菌、动物毛屑、二氧化硫、氨气等各种特异和非特异性吸入物。②感染:如细菌、病毒、原虫、寄生虫等。③食物:如鱼、虾、蟹、蛋类、牛奶等。④药物:普萘洛尔(心得安)、阿司匹林等。⑤其他:如气候变化、运动、妊娠等。

(二)发病机制

哮喘的发病机制非常复杂,变态反应、气道炎症、气道反应性增高及神经学因素及其相互作用被认为与哮喘的发病密切相关。有关支气管哮喘发病机制总结见图2-3。

1.**免疫学机制** 当外源性变应原进入机体,激活 T 淋巴细胞,产生白细胞介素(IL)-4、IL-5、IL-10 和 IL-13 等进一步激活 B 淋巴细胞,后者合成特异性 IgE,并结合于肥大细胞和嗜碱性粒细胞等表面的 IgE 受体,使机体处于致敏状态。当相应变应原再次进入体内时,可与结合在细胞表面的 IgE 交联,使该细胞合成并释放多种生物活性介质,如组胺、白三烯(LT)、血小板激活因子(PAF)等,导致气道平滑肌收缩、毛细血管扩张、通透性增强和腺体分泌亢进等生物效应,引起哮喘。

根据变应原吸入后哮喘发生的时间,可分为速发型哮喘反应(IAR)、迟发型哮喘反应(LAR)和双相型哮喘反应(DAR)。IAR 几乎在吸入变应原的同时立即发生反应,15~30分钟达高峰,2 小时后逐渐恢复正常;LAR 约在吸入变应原后 6 小时左右发病,持续时间长,可达数天,而且临床症状重,常呈持续性哮喘表现,肺功能损害严重而持久,LAR 是由于气道慢性炎症反应的结果。

2.**气道炎症** 气道慢性炎症被认为是哮喘的本质,是由多种炎症细胞、炎症介质和细胞因子相互作用,导致气道反应性增高,平滑肌收缩,黏膜血管扩张、通透性增加、黏膜水肿,黏液分泌增加,气道重塑并进一步加重气道炎症过程。

3.气道高反应性(airway hyperresponsiveness,AHR)　目前普遍认为气道炎症是导致AHR的重要机制之一。AHR常有家族倾向,受遗传因素的影响。AHR为支气管哮喘患者的共同病理生理特征,然而长期吸烟、接触臭氧、病毒性上呼吸道感染、COPD等患者也可出现AHR。

4.神经机制　也被认为是哮喘发病的重要环节。支气管受自主神经支配。哮喘与 β-肾上腺素受体功能低下和迷走神经张力亢进有关,并可能存在有 α-肾上腺素能神经的反应性增强。当舒张支气管平滑肌的神经介质(如血管活性肠肽、一氧化碳)与收缩支气管平滑肌的介质(如 P 物质、神经激肽)两者平衡失调时,则可引起支气管平滑肌收缩。

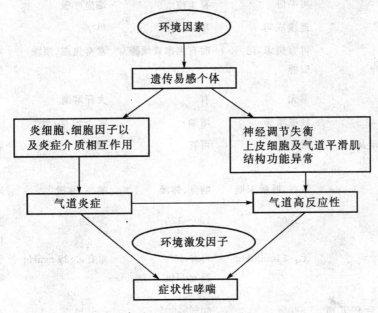

图 2-3　哮喘发病机制示意图

【病理】
　　支气管哮喘的早期病理变化不明显,随疾病发展,可出现肺泡高度膨胀,支气管及细支气管内含有黏稠的痰液和黏液栓;支气管壁增厚;黏膜及黏膜下血管增生、黏膜水肿;支气管壁有肥大细胞、嗜酸性粒细胞、中性粒细胞和淋巴细胞等多种炎性细胞浸润。

【临床表现】
　　1.症状　起病急,哮喘发作前可有干咳、打喷嚏、流泪等先兆,随之很快出现哮喘发作。典型表现为发作性的呼气性呼吸困难或发作性胸闷和咳嗽,伴有哮鸣音。严重者不能平卧,被迫采取坐位或呈端坐呼吸,发绀、干咳或咳大量白色泡沫样痰。部分患者以咳嗽为唯一症状(咳嗽变异型哮喘)。哮喘症状可在数分钟内发作,经数小时至数天,可自行或用支气管舒张剂缓解。在夜间及凌晨发作和加重常是哮喘的特征之一。有些青少年,其哮喘症状表现为运动时出现胸闷、咳嗽和呼吸困难(运动性哮喘)。

　　2.体征　哮喘发作时胸部呈过度充气状态,有广泛的哮鸣音,呼气音延长。严重发作时可有颈静脉怒张、发绀、大汗淋漓、呼吸急促、奇脉和胸腹反常运动等。但在轻度哮喘或非常严重哮喘发作,哮鸣音可不出现(寂静胸)。

3.哮喘分期与分级　哮喘可分为急性发作期、慢性持续期和缓解期。

(1)急性发作期:是指气促、咳嗽、胸闷等症状突然发生或症状加重,常有呼吸困难,以呼气流量降低为其特征,多因接触变应原等刺激物或治疗不当所致。哮喘急性发作时严重程度可分为轻度、中度、重度和危重4级(表2-1)。

表2-1　哮喘急性发作的病情严重度的分级

临床特点	轻度	中度	重度	危重
气短	步行、上楼时	稍事活动	休息时	
体位	可平卧	喜坐位	端坐呼吸	
讲话方式	连续成句	单词	单字	不能讲话
精神状态	可有焦虑,尚安静	时有焦虑或烦躁	常有焦虑、烦躁	嗜睡或意识模糊
出汗	常无	有	大汗淋漓	
呼吸频率	轻度增加	增加	常>30 次/分	
辅助呼吸肌活动及三凹征	常无	可有	常有	胸腹矛盾运动
哮鸣音	散在,呼吸末期	响亮、弥漫	响亮、弥漫	减弱、乃至无
脉率(次/分)	<100	100~120	>120	脉率变慢或不规则
奇脉	无,<10mmHg	可有,10~25 mmHg	常有,>25 mmHg	无,提示呼吸肌疲劳
使用 β_2 激动剂后 PEF 预计值或个人最佳值%	>80%	60%~80%	<60%或 < 100 L/min或作用时间 < 2 小时	
PaO_2(吸空气,mmHg)	正常	≥60	<60	
$PaCO_2$(mmHg)	<45	≤45	>45	
SaO_2(吸空气,%)	>95	91~95	≤90	
pH				降低

(2)慢性持续期:许多哮喘患者在非急性发作期,仍有不同频度和(或)不同程度的症状(喘息、咳嗽、胸闷等)出现,根据临床表现和肺功能,将慢性持续期分为间歇性、轻度持续、中度持续和重度持续4级(表2-2)。

表 2－2　哮喘慢性持续期病情严重度的分级

分级	临床表现	肺功能改变
间歇发作(第一级)	症状＜每周 1 次,短暂发作夜间哮喘症状≤每月 2 次	FEV_1≥80％预计值或 PEF≥80％个人最佳值,PEF 或 FEV_1 变异率＜20％
轻度持续(第二级)	症状≥每周 1 次,但＜每天 1 次,发作可能影响活动和睡眠,夜间哮喘症状≥每月 2 次,但＜每周 1 次	FEV_1≥80％预计值或 PEF≥80％个人最佳值,PEF 或 FEV_1 变异率 20％～30％
中度持续(第三级)	每日有症状,影响活动和睡眠,夜间哮喘症状≥每周 1 次	$FEV_1$60％～79％预计值或 PEF 60％～79％个人最佳值,PEF 或 FEV_1 变异率＞30％
重度持续(第四级)	每日有症状频繁发作,经常出现夜间哮喘症状,体力活动受限	FEV_1＜60％预计值或 PEF＜60％个人最佳值,PEF 或 FEV_1 变异率＞30％

(3)缓解期:系指经过或未经治疗,症状、体征消失,肺功能恢复到急性发作前水平,并维持四周以上。

4.并发症　可并发阻塞性肺气肿、慢性肺源性心脏病、慢性呼吸衰竭及自发性气胸等。

【实验室及其他检查】

1.血常规　合并感染时白细胞计数和中性粒细胞增高。发作时可有嗜酸性粒细胞增高,但多不明显。

2.痰液检查　涂片可见较多嗜酸性粒细胞。如合并感染时,应做痰涂片查找细菌、细菌培养及药物敏感实验。

3.肺功能检查

(1)通气功能检测:哮喘发作时呈阻塞性通气功能障碍,与呼气流速有关的指标如第一秒用力呼气量(FEV_1)、第一秒用力呼气量占用力肺活量的比值(FEV_1/FVC)、呼气峰流速值(PEF)等均显著减少,可有肺活量减少、残气容积增加、功能残气量和肺总量增加,残气量占肺总量百分比增加。症状缓解后,上述指标可逐渐恢复。

(2)支气管舒张试验:用以测定气道气流受限的可逆性。常用吸入型的支气管舒张剂有沙丁胺醇、特布他林等,如 FEV_1 较用药前增加＞15％,且其绝对值增加＞200ml,可诊断为舒张试验阳性。

(3)支气管激发试验:通过吸入某种激发剂如组胺或乙酰甲胆碱后,进行气道反应性测定称为支气管激发试验,用以测定气道反应性。由于此试验可诱发哮喘和全身反应,故只适用于 FEV_1 在正常预计值的 70％以上的患者。在设定的激发剂量范围内,如 FEV_1 下降＞20％,可诊断为激发试验阳性。通过剂量反应曲线计算使 FEV_1 下降 20％的吸入药物累积剂量($PD_{20}-FEV_1$),可对气道反应性增高的程度作出定量判断。

(4)最大呼气流量(PEF)及其变异率测定:PEF 可反映气道通气功能的变化。哮喘发作时 PEF 下降。若昼夜 PEF 变异率≥20％,则符合气道气流受限可逆性改变的特点,对诊断有意义。

4.血气分析　哮喘发作时可有不同程度的缺氧,PaO_2 降低可引起过度通气可使 $PaCO_2$ 下降,pH 值上升,表现呼吸性碱中毒。若病情进一步加剧,气道严重阻塞,可出现呼吸性酸中毒。若缺氧明显,可合并代谢性酸中毒。

5.胸部 X 线检查　发作时双肺透亮度增加,呈过度充气状态,合并肺部感染时,可见肺纹理增粗及炎症的浸润阴影。缓解期多无异常。

6.特异性变应原检测 常用放射性过敏原吸附法直接测定特异性 IgE,哮喘患者的血清 IgE 较正常人明显升高。在缓解期检查可判断变应原,但应防止发生过敏反应。

【诊断要点】

1.反复发作喘息、气急、胸闷或咳嗽,多与接触变应原、冷空气、物理、化学性刺激、病毒性上呼吸道感染、运动等有关。

2.发作时在双肺可闻及散在或弥漫性、以呼气相为主的哮鸣音,呼气相延长。

3.上述症状可经治疗缓解或自行缓解。

4.除外其他疾病所引起的喘息、气急、胸闷和咳嗽。

5.临床表现不典型者(如无明显喘息或体征)至少应有下列三项中的一项:①支气管激发试验或运动试验阳性;②支气管舒张试验阳性;③昼夜 PEF 变异率≥20%。

符合 1～4 条或 4、5 条者,可以诊断为支气管哮喘。

【治疗要点】

目前尚无特效的治疗方法。治疗目的是为了控制症状,防止病情恶化,尽可能保持肺功能正常,维持正常活动能力(包括运动),减轻并发症,防止不可逆气道阻塞,避免死亡。

(一)脱离变应原

找到引起哮喘发作的变应原或其他非特异刺激因素,并使患者立即脱离。脱离变应原是防治哮喘最有效的方法。

(二)药物治疗

治疗哮喘药物主要分为两类:

1.缓解哮喘发作 此类药物主要作用为舒张支气管,故也称支气管舒张药。

(1)β_2 肾上腺素受体激动剂:是控制哮喘急性发作的首选药物。主要作用是舒张支气管的平滑肌,改善气道阻塞。常用的短效 β_2 受体激动剂有:沙丁胺醇、特布他林和非诺特罗,作用时间约为 4～6 小时。长效 β_2 受体激动剂有福莫特罗、沙美特罗及丙卡特罗,作用时间为 10～12 小时。长效 β_2 激动剂尚具有一定的抗气道炎症,增强黏液-纤毛运输功能的作用。用药方法有吸入(包括定量气雾剂吸入、干粉吸入、持续雾化吸入等)、口服或静脉注射。首选吸入法,因药物吸入气道直接作用于呼吸道,局部浓度高且作用迅速,所用剂量较小,全身性不良反应少。常用沙丁胺醇或特布他林定量气雾剂吸入,每天 3～4 次,每次 1～2 喷。

(2)抗胆碱药:为胆碱能受体(M 受体)拮抗剂,可阻断节后迷走神经通路,降低迷走神经兴奋性而起舒张支气管作用,并有减少痰液分泌的作用。常用异丙托溴胺雾化吸入,每日 3～4 次,每次 20～40μg,约 10 分钟起效,维持 4～6 小时,尤适用于夜间哮喘及多痰的患者。

(3)茶碱类:仍是目前治疗哮喘的有效药物。茶碱类除能抑制磷酸二酯酶,提高平滑肌细胞内的 cAMP 浓度外;还能拮抗腺苷受体,刺激肾上腺分泌肾上腺素,增强呼吸肌的收缩;同时增强气道纤毛清除功能和抗炎作用。与糖皮质激素合用具有协同作用。常用氨茶碱口服,重、危症哮喘静脉给药。控(缓)释茶碱适用于控制夜间哮喘。氨茶碱临床常用剂量为每日 6～10mg/kg,静脉注射首次剂量为 4～6mg/kg,注射速度不宜超过 0.25mg/(kg·min),静脉滴注维持量为 0.6～0.8mg/(kg·h)。日注射量一般不超过 1.0g。

2.控制哮喘发作 此类药物主要治疗哮喘的气道炎症,即抗炎药。

(1)糖皮质激素:是当前控制哮喘发作最有效的药物。主要作用机制是抑制炎症细胞的迁移和活化;抑制细胞因子的生成;抑制炎症介质的释放;增强平滑肌细胞 β_2 受体的反应性。可吸入、口服和静脉用药。吸入治疗是目前推荐长期抗炎治疗哮喘的最常用方法。常用吸入药物有倍氯米松(BDP)、布地奈德、氟替卡松、莫米松等。口服常用泼尼松(强的松)、泼尼松龙(强的松龙),用于吸入糖皮质激素无效或需要短期加强的患者。重度或严重哮喘发作时应及早应用琥珀酸氢化可的松或甲泼尼龙(甲基强的松龙)静脉给药,症状缓解后逐渐减量,然后改口服和吸入制剂维持。

(2)白三烯(LT)调节剂:通过调节 LT 的生物活性而发挥抗炎作用,同时具有舒张支气管平滑肌。常用药物如孟鲁司特 10mg,每日 1 次,或扎鲁司特 20mg,每日 2 次口服。

(3)其他药物:酮替酚和新一代组胺 H_1 受体拮抗剂阿司咪唑、曲尼斯特、氯雷他定对于轻症哮喘和季节性哮喘有一定效果,也可与 β_2 受体激动剂联合用药。

(三)急性发作期的治疗

急性发作期的治疗目的是尽快缓解气道阻塞,纠正低氧血症,恢复肺功能,预防进一步恶化或再次发作,防止并发症。一般根据病情的分度进行综合性治疗。

1.轻度 每日定时吸入糖皮质激素(200～500 μg BDP)。出现症状时吸入短效 β_2 受体激动剂。效果不佳时可加用口服 β_2 受体激动剂控释片或小量茶碱控释片(200mg/d),或加用抗胆碱药如异丙托溴胺气雾剂吸入。

2.中度 每日吸入 BDP 500～1 000 μg;规则吸入 β_2 激动剂或口服其长效药,或联合抗胆碱药,亦可加用 LT 拮抗剂口服,若不能缓解,可持续雾化吸入 β_2 受体激动剂(或联合用抗胆碱药吸入),或口服糖皮质激素(<60mg/d)。必要时可用氨茶碱静脉注射。

3.重度至危重度 持续雾化吸入 β_2 受体激动剂,或合用抗胆碱药;或静脉滴注氨茶碱或沙丁胺醇。加 LT 拮抗剂口服。静脉滴注糖皮质激素如琥珀酸氢化可的松或甲泼尼龙(剂量见前)。待病情得到控制和缓解后,改为口服给药。注意维持水、电解质及酸碱失衡,病情恶化缺氧不能纠正时,进行机械通气。

(四)哮喘的长期治疗

哮喘经过急性期治疗症状得到控制,但哮喘的慢性炎症病理生理改变仍然存在,因此,必须制定哮喘的长期治疗方案。根据哮喘的控制水平选择合适的治疗方案(表 2-3)。

表 2-3 哮喘患者长期治疗方案*

严重度	每天控制治疗药物
间歇状态▲ (第一级)	不必每日用药
轻度持续(第二级)	吸入糖皮质激素(≤500 μg BDP 或相当剂量其他吸入激素)
中度持续(第三级)	吸入糖皮质激素(500～1 000 μg BDP 或相当剂量其他吸入激素),合用吸入长效 β_2 激动剂
重度持续(第四级)	吸入大剂量糖皮质激素(>1 000 μg BDP 或相当剂量其他吸入激素),联合吸入长效 β_2 激动剂,需要时可再增加 1 种或 1 种以上下列药物,如缓释茶碱、白三烯调节剂、口服长效 β_2 激动剂、口服糖皮质激素

注:*各级治疗中除了规则的每天控制药物治疗外,需要时可吸入短效 β_2 激动剂以缓解症状。其他可选择的缓解药包括:吸入抗胆碱能药物、口服短效 β_2 激动剂、短效茶碱;▲间歇状态哮喘,但发生严重性发作者,应按中度持续性哮喘患者处理

(五)免疫疗法

分为特异性和非特异性两种,前者又称脱敏疗法(或称减敏疗法)。采用特异性变应原(如螨、花粉、猫毛等)作定期反复皮下注射,剂量由低至高,以产生免疫耐受性,使患者脱(减)敏。非特异性疗法,如注射卡介苗、转移因子、疫苗等生物制品抑制变应原反应的过程。目前采用基因工程制备的人重组抗 IgE 单克隆抗体治疗中、重度变应性哮喘,已取得较好效果。

 知识链接

哮喘的阶梯式治疗方案

不同的哮喘患者、不同的病情严重程度,其症状和体征存在着很大的差异;同一患者在不同的时期,其症状和体征也会有不同,因此,每一位患者都不能使用一种固定不变的治疗方案,而是根据哮喘病情严重程度的分级采取不同的治疗措施,并根据病情控制的好与坏将治疗措施进行降级(在哮喘控制稳定后减少用药的数量和剂量)或升级(在哮喘恶化时增加用药的数量和次数)继续治疗,进一步控制病情,临床上称之为阶梯式治疗方案。这一方案的目标就是使用尽可能少的药物而达到理想控制哮喘。

【护理诊断/问题】

1.气体交换受损　与气管痉挛、气道炎症、气道阻力增加有关。
2.清理呼吸道无效　与无效性咳嗽、咳痰增加和痰液黏稠、支气管痉挛和疲乏有关。
3.知识缺乏　缺乏防治哮喘及正确使用雾化吸入器的有关知识。
4.恐惧　与呼吸困难、哮喘发作伴濒死感、健康状态不佳有关。

【护理措施】

(一)环境

应保持室内空气流通、新鲜,维持室温在 18~22℃,湿度在 50%~60%。患者对气温和气味很敏感,应注意避免房间内尘埃飞扬或避免吸入刺激性物质而导致哮喘发作。应避免环境中的过敏原,不宜在室内放置花草、地毯、皮毛及使用羽毛枕头等。

(二)休息与体位

急性发作期的患者应卧床休息,护理人员要协助患者采取半卧位或坐位,以减轻体力消耗。缓解期应注意劳逸结合,可从事适当的体育锻炼和体力劳动,如散步、慢跑、打太极拳、跳舞以及适量的家务劳动等,提高机体的抗病能力。

(三)饮食护理

给予清淡、易消化、足够热量、富含维生素 A、维生素 C、钙的食物。忌食易过敏的食物,如鱼、虾、蟹、蛋类、牛奶等;避免刺激性食物,若无心肾功能不全,鼓励患者多饮水,每日饮水 2 000~3 000ml,防脱水及痰液黏稠,保持大便通畅。

(四)病情观察

观察哮喘发作的前驱症状,如鼻咽痒、喷嚏、流涕、眼痒等黏膜过敏症状;哮喘发作时,观察患者意识状况、呼吸频率、节律、深度及辅助呼吸肌是否参与呼吸运动等,监测呼吸音、哮鸣音的变化,监测动脉血气分析和肺功能情况,了解病情及治疗效果。呼吸困难时遵医嘱给氧,注意氧疗效果。哮喘严重发作时,如经治疗病情无缓解,做好机械通气准备工作;加强对急性期患者的监护,尤其在夜间和凌晨易发生哮喘的时间段内,严密观察有无病情变化。

（五）对症护理

1.给氧　可采用鼻导管一般流量（2～4L/min）吸氧，重症患者若有明显肺气肿或伴二氧化碳潴留时，予以低流量（1～2L/min）鼻导管给氧。吸氧时应保持气道湿化、保暖和通畅，避免气道干燥痉挛。

2.协助排痰　若痰液黏稠不易咳出，可用蒸馏水或生理盐水加抗生素吸入，以湿化气道。指导患者有效咳嗽、翻身、拍背，以利于分泌物排出。无效者可用负压吸引器吸痰。

3.保持身体清洁舒适　协助并鼓励患者咳嗽后用温盐水漱口，保持口腔清洁。哮喘发作时，患者常会大汗淋漓，应每天以温水擦浴，勤换衣服和床单，保持皮肤清洁、干燥和舒适。

（六）用药护理

1.药物使用的护理

（1）β_2受体兴奋剂：①指导患者按医嘱用药，不宜长期大剂量、单一使用，否则会引起 β_2 受体功能下降，出现耐受；②静脉点滴沙丁胺醇时应注意滴速（2～4μg/min），注意观察有无心悸、骨骼肌震颤等不良反应；③指导患者正确使用雾化吸入器，以保证有效地吸入药物治疗剂量；④缓释片须整片吞服。

（2）茶碱类药物：其主要不良反应为胃肠道、心脏和中枢神经系统的毒性反应。氨茶碱用量过大或静脉注射（滴注）速度过快可引起恶心、呕吐、头痛、失眠、心律失常，严重者可引起室性心动过速、癫痫样症状、昏迷、甚至心跳骤停等。茶碱缓释片或茶碱控释片必须整片吞服。静脉注射时浓度不宜过高，速度不宜过快，注射时间应在 10 分钟以上，防止中毒症状的发生。应注意观察用药后的疗效及不良反应，最好在用药中监测血药浓度，其安全有效浓度为 6～15μg/ml。

（3）糖皮质激素：气雾吸入糖皮质激素时，指导患者掌握正确的吸入方法，喷药后应用清水漱口，以防口咽部真菌感染。当用吸入剂代替口服剂时，开始时应在口服剂量的基础上加用吸入剂，在 2 周内逐步减少口服量。嘱患者勿自行减量或停药，应遵医嘱逐渐减量停药。全身用药时应注意肥胖、高血压、糖尿病、骨质疏松、消化性溃疡等副作用；宜在饭后服用，以减少其对胃肠道的刺激。

（4）抗胆碱药：吸入后，少数患者可有口苦或口干感。

（5）色甘酸钠：少数患者吸入后有咽部不适、胸部紧迫感，偶见皮疹，孕妇慎用。

（6）白三烯调节剂：主要不良反应有轻微的胃肠道症状，少数皮疹、血管性水肿、转氨酶升高，停药后可恢复。

2.雾化器的正确使用

（1）定量雾化吸入器（MDI）：MDI 的使用需要患者协调呼吸运动，正确使用是保证吸入治疗的关键。①介绍雾化吸入器具；②掌握 MDI 的正确使用方法（图 2-4）：打开盖子，摇匀药液，头略后仰并缓慢呼气至不能再呼出时，将喷口紧紧含在口中，并屏住呼吸，以示指和拇指紧按吸入器，使药物释出，并同时做与喷药同步的缓慢深吸气，最好大于 5 秒钟。吸入后尽量屏住呼吸 5～10 秒钟，使药物充分分布到下气道，以达到良好的治疗效果。最后用清水漱口，去除上咽部残留的药物。医护人员应指导患者反复练习，直至

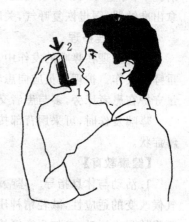

图 2-4 定量雾化吸入器（MDI）
1.喷口　2.锹钮

患者完全掌握。

（2）干粉吸入器：较常见的有蝶式吸入器、都宝装置和准纳器。

蝶式吸入器（图2-5）：指导患者正确将药物转盘装进吸入器，打开上盖至垂直部位（刺破胶囊），用嘴唇含住吸嘴用力深吸气，屏气数秒钟。重复上述动作3～5次，直至药粉吸尽为止。完全拉出滑盘，再推回原位（此时旋转转盘至一个新囊泡备用）。

都宝装置（图2-6）：使用时移去瓶盖。一手垂直握住瓶体，另一手握住底盖，先向右转到底再向左转到底，听到"喀"的一声，即完成一次剂量的充填。吸入之前先呼气，然后含住吸嘴，仰头并用力深吸气，即完成一次吸入动作。吸药后约屏气5～10秒。

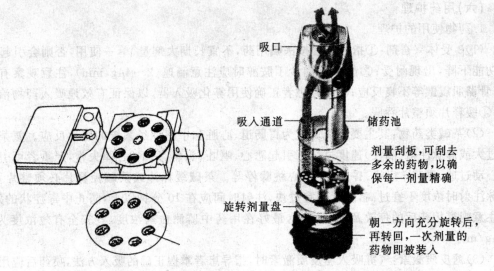

图2-5 蝶式吸入器　　　　　　图2-6 都宝装置

准纳器：使用时一手握住外壳，另一手大拇指放在拇指柄上，向外推动准纳器的滑动杆直至发出"咔哒"声，表明准纳器已做好吸药的准备。握住准纳器并使远离嘴，在保证平稳呼吸的前提下，尽量呼气。将吸嘴放入口中，深深地平稳地吸气，将药物吸入口中，屏气约10秒钟。拿出准纳器，缓慢恢复呼气，关闭准纳器。

（七）心理护理

心理护理在哮喘的发作中具有重要作用。哮喘发作时，患者精神紧张、恐惧、烦躁，常会加重哮喘发作。护理人员应向患者解释不良心理反应不利于疾病的治疗和恢复，应加强巡视，尽量守护在患者床旁，多与患者交流、沟通，使其产生信任和安全感。

哮喘发作时，可采用背部按摩，并通过暗示、说服、诱导等方法使患者身心放松，有利于缓解症状。

【健康教育】

1.活动与休息指导　哮喘患者借助于适当运动可以达到增强机体抗病能力，加强机体对气候改变的适应性，减轻精神压力、放松躯体和提高呼吸效率的目的。可经常参加一些竞争性不强的耐力运动，参加耐寒锻炼，进行腹式呼吸锻炼。对春季或夏秋季花粉过敏而诱发哮喘发作的患者，在此季节应该尽量避免过多的户外活动或外出时戴口罩，防止诱发哮喘。哮喘患者的居室应注意以下几个方面：①保持室内阳光充足，通风良好；②避免用丝棉、皮毛、羽绒等作被褥和枕芯材料；③室内家具力求简单整洁，不宜使用呢绒厚垫等制作的软椅和沙发，地面勿用地毯及草垫,室内墙上勿挂壁毯等;④室内不养猫、狗、鸟等小动物;⑤室内避免吸烟,避免杀虫剂、化妆品、樟脑丸等有挥发性气味的物品,避免浓郁的花草。

2.饮食指导　指导患者摄入营养丰富和清淡饮食,避免易诱发哮喘发作的食物,如牛奶、鱼虾等,避免食用过甜过咸食物及刺激性食物,避免饮酒,鼓励多饮水。

3.心理指导　保持有规律的生活和乐观情绪,特别向患者说明发病与精神因素和生活压力的关系。动员与患者关系密切的家人或朋友参与对哮喘患者的管理,为其身心康复提供各方面的支持,充分利用社会支持系统。

4.用药指导　哮喘患者应了解自己常用药物的名称、用量、用法、不良反应及注意事项,掌握正确的吸入技术。与医生共同制定防止复发、保持长期稳定的方案。

5.出院指导　向患者和家属介绍哮喘的有关知识,使患者认识到哮喘虽不能彻底治愈,但通过长期、适当、充分的治疗,完全可以有效地控制哮喘发作。帮助患者熟悉哮喘发作先兆表现及相应处理办法;学会在家中自行监测病情变化,并进行评定,重点掌握峰流速仪的使用方法,有条件的应记录哮喘日记;学会哮喘发作时进行简单的紧急自我处理方法;知道什么情况下应去医院就诊。

第四节　支气管扩张患者的护理

案例分析

患者,男,28岁,多年来经常咳嗽,晨间起身或晚上躺下时更剧烈,咳出多量脓痰后才好转。该患者反复咯血多次,此次因高热、咳嗽加剧入院。查体:T 38.5℃,左肺下部可闻及湿啰音。X线检查可见下肺纹理增多或增粗,有多个不规则的蜂窝状透亮阴影,呈卷发状阴影。

临床诊断:支气管扩张

支气管扩张症(bronchiectasis)是指直径大于2mm中等大小的近端支气管由于管壁的肌肉和弹性组织破坏引起的慢性异常扩张。临床表现为慢性咳嗽、大量脓痰和(或)反复咯血。患者多有童年麻疹、百日咳或支气管肺炎等病史。随着生活条件的改善,麻疹和百日咳疫苗的预防接种,以及抗生素的应用等,本病的发病率已明显降低。

【病因与发病机制】

1.支气管-肺组织感染和阻塞　婴幼儿时期支气管-肺组织感染(如婴幼儿麻疹、百日咳、支气管肺炎)是支气管扩张最常见的原因。因婴幼儿支气管壁薄弱、管腔较细狭,易阻塞,反复感染破坏支气管壁各层组织,尤其是平滑肌和弹性纤维的破坏,削弱了对管壁的支撑作用。支气管炎症引起的支气管黏膜充血、水肿和分泌物阻塞管腔,致使引流不畅而加重感染。病变常累及两肺下部支气管,且左侧更为明显。另外,肺结核纤维组织增生和收缩牵引,或因支气管结核引起管腔狭窄、阻塞,均可引起支气管扩张,好发部位于上叶尖后段或下叶背段。肿瘤、异物吸入,或因管外肿大淋巴结压迫引起支气管阻塞也可导致支气管扩张。总之,感染引起支气管阻塞,阻塞又加重感染,两者互为因果,促使支气管扩张的发生与发展。

2.支气管先天性发育缺损和遗传因素　此类支气管扩张症较少见,如支气管先天性发育障碍、肺囊性纤维化、先天性丙种球蛋白缺乏症和低球蛋白血症等患者所发生的支气管扩张。

3. 全身性疾病 如类风湿关节炎、系统性红斑狼疮、克罗恩病、溃疡性结肠炎等疾病可同时伴有支气管扩张。心脏移植术后可因慢性肺移植物排斥发生支气管扩张。另外,支气管扩张可能与机体免疫功能失调有关。

【临床表现】

1. 症状

(1)慢性咳嗽伴大量脓痰:痰量与体位改变有关,如晨起或入夜卧床时咳嗽、痰量增多;呼吸道感染急性发作时,黄绿色脓痰明显增加,一日可达数百毫升;若有厌氧菌混合感染时痰有恶臭。痰液静置后可分四层:自上而下为泡沫层、脓性黏液层、混浊黏液层、坏死组织沉淀层。

(2)反复咯血:约占50%～75%患者有反复咯血,咯血量多少不等,可为痰中带血、小量或大量咯血,与病变范围和程度不一定成正比。有的患者以咯血为主要症状,咳嗽咳痰不明显,患者一般情况较好,这一类型称"干性支气管扩张"。

(3)反复肺部感染:支气管引流不畅,痰不易咳出,可感到胸闷不适。炎症扩散到病变周围的肺组织,出现全身毒血症状如高热、食欲缺乏、盗汗、消瘦、贫血等,一旦大量脓痰排出后,患者体温下降,精神改善。

2. 体征 早期或干性支气管扩张可无异常肺部体征。病变重或继发感染时常可闻及两肺下方、背部较粗的湿啰音;结核引起的支气管扩张,湿啰音多位于肩胛间区;慢性重症支气管扩张致肺功能严重障碍时,稍活动即有气急、发绀、伴有杵状指(趾)。

【实验室及其他检查】

1. 痰涂片或细菌培养 可发现致病菌,继发急性感染时白细胞计数和中性粒细胞可增多。

2. 胸部X线检查 早期无异常或仅见患侧肺纹理增多增粗。典型者可见多个不规则的蜂窝状透亮阴影或沿支气管的卷发状阴影,感染时阴影内可有液平面。

3. CT检查 显示管壁增厚的柱状扩张和成串成簇的囊样改变。高分辨CT(HRCT)具有更高的空间和密度分辨力,已基本取代支气管造影。

4. 纤维支气管镜检查 有助于鉴别肿瘤、管腔内异物或其他阻塞性因素引起的支气管扩张,还可进行局部灌洗、活检等检查。

5. 支气管造影 可明确支气管扩张的部位、范围、严重程度,主要用于准备外科手术的患者。

【诊断要点】

根据反复发作的慢性咳嗽、咳大量脓性痰、反复咯血的典型临床表现,及支气管炎迁延不愈或幼年时患麻疹、百日咳的病史;听诊有性质恒定、持久存在、部位固定的湿啰音;X线胸片、支气管造影、纤维支气管镜检查有支气管扩张征象。

【治疗要点】

支气管扩张的治疗原则是保持呼吸道引流通畅,控制感染,处理咯血,必要时行外科手术。

1. 控制感染 是急性感染期的主要治疗措施,应根据临床表现和痰培养结果,选用有效抗菌药物。症状轻者常用阿莫西林0.5g,每日4次,口服,或选用一、二代头孢菌素,喹诺酮类药物和磺胺类药物也有一定疗效。重症患者常静脉给药,如头孢他定、头孢吡肟和亚胺培南等。如有厌氧菌混合感染,加用甲硝唑或替硝唑,或克林霉素。

2. 保持呼吸道通畅

(1)祛痰剂:可服氯溴己新8～16mg或盐酸氨溴索30mg,每日3次,口服。

（2）支气管舒张药：支气管痉挛时，用 β_2 受体激动剂或异丙托溴铵喷雾吸入，或口服氨茶碱及其缓释制剂。

（3）体位引流：体位引流有时较抗生素治疗更为重要，应根据病变部位采取相应体位进行引流。

（4）纤维支气管镜吸痰：如体位引流排痰效果不理想，可经纤维支气管镜吸痰及用生理盐水冲洗痰液，也可局部注入抗生素。

3.手术治疗　如经内科治疗后仍有反复大量咯血或急性感染发作，病变范围不超过两叶肺且全身情况较好者，可考虑手术切除病变肺段或肺叶。

4.咯血的处理　详见本章第一节"咯血"的相关内容。

【护理诊断/问题】

1.清理呼吸道无效　与大量脓痰滞留呼吸道有关。

2.有窒息的危险　与痰液黏稠及大咯血有关。

3.营养失调：低于机体需要量　与消耗增多、摄入不足有关。

【护理措施】

1.休息与体位　支气管扩张感染严重，伴有高热及咯血等全身反应的患者应卧床休息，协助患者选取舒适体位。慢性患者适当活动，如散步、参加力所能及的工作和生活活动。保持病室环境的清洁、安静、空气新鲜，随时更换卧具，保持床单整洁。

2.饮食护理　加强营养，宜摄入高热量、高蛋白、高维生素饮食，食物宜温凉，大咯血时禁食。发热患者给予高热量流质饮食，以补充机体消耗。鼓励患者多饮水，每天 1 500ml，充足的水分可稀释痰液，有利于排痰。保持口腔清洁，指导患者晨起、睡前、饭后和体位引流后漱口，防止口腔炎发生。

3.病情观察　观察体温、咳嗽、咳痰或咯血的情况，记录痰量、颜色、黏稠度、气味等。大咯血时观察患者咯血量、次数、有无窒息表现、监测生命体征。剧烈、频繁的咳嗽应注意休息，保持舒适体位，如患者能耐受，尽可能让患者采取坐位或半坐位，并注意脊柱尽量挺直以利肺部扩张。

4.对症护理

（1）体位引流的护理：向患者解释引流目的及配合方法，引流宜在饭前进行，依病变部位不同而采取不同的体位。原则上抬高患肺位置，引流支气管开口向下，由重力的作用使痰排出。引流时间可从每次 5～10 分钟加到每次 15～30 分钟，嘱患者间歇做深呼吸后用力咳痰，同时叩击患部以提高引流效果；引流完毕给予漱口并记录引流出痰液的量及性质；引流过程注意患者有无咯血、发绀、出汗、呼吸困难，如有应终止引流。高血压、心力衰竭、高龄及危重患者禁止体位引流。

（2）咯血的护理：详见本章第一节"咯血"的相关内容。

5.用药护理　遵医嘱应用抗菌、祛痰、支气管扩张剂等药物时，注意观察药物疗效及不良反应。

6.心理护理　由于疾病迁延不愈，患者极易产生悲观焦虑情绪；咯血时患者感到对生命造成威胁，会出现极度恐慌甚至绝望的心理。护理人员应关心体贴患者，讲解支气管扩张反复发作的原因及治疗进展，帮助患者树立战胜疾病的信心，消除不安心理。患者咯血时应陪伴床边，安慰患者并予以指导。

【健康教育】

支气管扩张为不可逆病变,患者对此要有充分认识,患者要戒烟,应学会自我监测病情,掌握体位引流,加强锻炼,减少急性发作。生活起居要有规律,保证适当休息,注意劳逸结合,防止情绪激动和过度活动而导致咯血的发生和加重。

第五节　慢性阻塞性肺疾病患者的护理

案例分析

患者,男,58岁,吸烟30余年。慢性咳嗽、咳痰20年,劳累后气促10年,加重10天。20年来,患者每年冬春季节咳嗽、咳痰症状明显,每次持续3～4个月;近10年来劳累后出现气促;10天前受凉后咳嗽加重,痰量增多且不易咳出,咳黄色脓性痰,气促加重,不能平卧。近日来,食欲下降,进食明显减少。体格检查:T 37.8℃,P 88次/分,R 30次/分,BP 130/80mmHg,神清,精神较差,半坐卧位,呼吸急促,口唇发绀,胸廓呈桶状,叩诊过清音,触觉语颤减弱,两肺呼吸音低,可闻及广泛湿啰音,心尖搏动剑突下明显,心率88次/分,律齐,无杂音,腹软无压痛,双下肢无水肿。辅助检查:WBC 14×10^9/L,N 0.8;呼吸功能检查:第一秒用力呼气容积占用力肺活量的百分比(FEV/FVC)<60%,残气量/肺总量>40%;胸部X线检查示肺纹理增粗,两肺野透亮度增加;血气分析:PaO_2 50mmHg,$PaCO_2$ 70mmHg。

临床诊断:慢性阻塞性肺疾病

慢性阻塞性肺疾病(chronic obstructive pulmonary diseases,COPD)简称慢阻肺,是一种具有气流受限特征的肺部疾病,气流受限不完全可逆、呈进行性发展。COPD是呼吸系统疾病中的常见病和多发病,其患病率和死亡率高。COPD目前居全球死亡原因的第4位,有研究显示,至2020年COPD将成为世界疾病经济负担的第5位。

 知识链接

有关COPD的小知识

COPD与慢性支气管炎和肺气肿密切相关。通常,慢性支气管炎是指在排除慢性咳嗽等其他已知原因后,患者每年咳嗽、咳痰3个月以上,并连续2年或以上者。肺气肿指肺部终末细支气管远端气腔出现异常持久的扩张,并伴有肺泡壁和细支气管的破坏而无明显的肺纤维化。当慢性支气管炎、肺气肿患者肺功能检查出现气流受限,并且不能完全可逆时,可诊断为COPD。如患者只有慢性支气管炎和(或)肺气肿,而无气流受限,则不能诊斯为COPD。哮喘也具有气流受限,但二者的发病机制不同,临床表现以及对治疗的反应性也有明显差异。大多数哮喘患者的气流受限具有显著的可逆性,故不属于COPD。其他一些已知病因或具有特征病理表现的气流受限疾病,如支气管扩张症、肺结核纤维化病变、肺囊性纤维化、弥漫性泛细支气管炎以及闭塞性细支气管炎等,均不属于COPD。

【病因与发病机制】

确切的病因尚不清楚,可能的危险因素有:

1.吸烟　为重要的发病因素。国内外研究证明吸烟 COPD 的发生关系密切。吸烟年龄越早、吸烟时间越长、吸烟量越多，COPD 患病率越高；减少吸烟或戒烟后 COPD 症状可减轻或消失。烟草中的焦油、尼古丁等多种有害物质，可使支气管收缩痉挛、纤毛运动抑制、支气管杯状细胞增生、黏液分泌积聚、呼吸道净化能力降低等，因而易于感染。烟草还可使氧自由基增多，诱导中性粒细胞释放蛋白酶，抑制抗蛋白酶系统，使肺组织弹力纤维破坏，诱发肺气肿形成。

2.感染因素　感染是 COPD 发生发展的重要因素之一。长期反复感染可破坏呼吸道防御功能，损害细支气管和肺泡。病原体主要是病毒和细菌，亦可是肺炎支原体。病毒以流感病毒、鼻病毒、腺病毒和呼吸道合胞病毒多见，细菌以流感嗜血杆菌、肺炎球菌、卡他莫拉菌、葡萄球菌多见。

3.空气污染　大气中的有害气体如二氧化硫、二氧化氮、氯气等损伤气道黏膜和其细胞毒作用，使纤毛清除功能下降，黏液分泌增加，为细菌感染增加条件。

4.职业性粉尘和化学物质　当职业性粉尘及化学物质（烟雾、过敏原、工业废气及室内空气污染等）的浓度过大或接触时间过久，均可导致与吸烟无关的 COPD 发生。

5.蛋白酶-抗蛋白酶失衡　蛋白水解酶对组织有损伤、破坏作用；抗蛋白酶对弹性蛋白酶等多种蛋白酶具有抑制功能。其中 α_1-抗胰蛋白酶（α_1- AT）是活性最强的一种。蛋白酶和抗蛋白酶维持平衡是保证肺组织正常结构免受损伤和破坏的主要因素。蛋白酶增多或抗蛋白酶不足均可导致组织结构破坏产生肺气肿。

COPD 对呼吸的影响，早期病变局限于细小气道，仅闭合容积增大，肺顺应性降低。病变侵入大气道时，肺通气功能明显障碍，最大通气量降低。随着肺气肿日益加重，大量肺泡周围的毛细血管受膨胀肺泡的挤压而退化，致使肺毛细血管大量减少，肺泡间的血流量减少，产生通气与血流比例失调，使换气功能发生障碍。通气和换气功能障碍可引起缺氧和二氧化碳潴留，进而发展为呼吸功能衰竭。

【临床表现】

1.症状

（1）慢性咳嗽、咳痰：通常为首发症状。随病程发展可终身不愈。晨间起床时咳嗽较重，白天较轻，睡眠时有阵咳或排痰。咳嗽后通常咳少量黏液性痰，部分患者在清晨痰量较多；合并感染时痰量增多，常有脓性痰。

（2）气短或呼吸困难：这是 COPD 的标志性症状，是使患者焦虑不安的主要原因，早期仅在劳力时出现，后逐渐加重，以致日常活动甚至休息时也感气短。

（3）喘息和胸闷：重度患者有喘息；胸部紧闷感通常在劳力后发生。

（4）其他：晚期患者有体重下降、食欲减退等。

2.体征　早期体征不明显。随着病情发展出现：桶状胸，肋间隙增宽，呼吸运动减弱；触诊语颤减弱或消失；叩诊呈过清音，心浊音界缩小，或不易叩出肺下界，肝浊音界下降；听诊心音遥远，呼吸音普遍减弱，呼气延长。肺部感染时可有湿性啰音，缺氧明显时出现发绀。

3.COPD 严重程度分级　COPD 严重程度评估需根据患者的症状、肺功能异常、是否存在并发症（呼吸衰竭、心力衰竭）等确定，其中反映气流受限程度的 FEV_1 下降有重要参考意义。根据肺功能将 COPD 严重性分为 0、Ⅰ、Ⅱ、Ⅲ、Ⅳ级等 5 级。

4.COPD 病程分期　可分为急性加重期与稳定期。前者指短期内咳嗽、咳痰、气短和（或）

喘息加重,痰量增多,呈脓性或黏液脓性,可伴发热等炎症明显加重的表现。稳定期则指患者咳嗽、咳痰、气短等症状稳定或症状轻微。

5.并发症 COPD 并发症为自发性气胸、慢性肺源性心脏病、慢性呼吸衰竭等。

【实验室及其他检查】

1.肺功能检查 是判断气流受限的主要客观指标,对 COPD 诊断、严重程度评价、疾病进展、治疗反应及预后等有重要意义。第一秒用力呼气容积占用力肺活量百分比(FEV$_1$/FVC)是评价气流受限的一项敏感指标。第一秒用力呼气容积占预计值百分比(FEV$_1$%预计值)是评估 COPD 严重程度的良好指标,吸入支气管舒张药后 FEV$_1$/FVC<70% 及 FEV$_1$<80%预计值者,可确定为不完全可逆的气流受限。肺总量(TLC)、功能残气量(FRC)和残气量(RV)增高,肺活量(VC)减低,表明肺过度充气,有参考价值。

2.动脉血气分析 早期无异常,随疾病进展可发生低氧血症、高碳酸血症、酸碱平衡失调等,对判断呼吸衰竭的类型有重要价值。

3.胸部 X 线检查 早期胸片可无变化,以后逐渐现肺纹理增粗、紊乱及肺过度充气表现即胸腔前后径增长,肋间隙增宽,肋骨平行,两肺透亮度增高,膈低平,心脏悬垂狭长,肺血管纹理减少或肺大疱形成等。X 线胸片改变对 COPD 诊断特异性不高,主要作为确定肺部并发症及与其他肺疾病鉴别之用。

4.其他 COPD 合并细菌感染时,血白细胞增高,核左移。痰培养可能检出病原菌。

【诊断要点】

主要根据吸烟等高危因素史、临床症状、体征及肺功能检查等综合分析可确定。不完全可逆的气流受限是 COPD 诊断的必备条件。吸入支气管扩张药后,FEV$_1$/FVC<60% 及 FEV$_1$<80%预计值,可确定为不完全可逆性气流受限。

【治疗要点】

1.稳定期治疗

(1)支气管舒张药:常选用 β$_2$ 肾上腺素受体激动剂如沙丁胺醇气雾剂,每次 100~200μg (1~2 喷)。抗胆碱药如异丙托溴铵气雾剂,每次 40~80μg(每喷 20μg),每天 3~4 次。氨茶碱 0.1g,每日 3 次。

(2)祛痰药:对痰不易咳出者可应用。常用药物有盐酸氨溴索 30mg,每日 3 次,或羧甲司坦 0.5g,每日 3 次。

(3)长期家庭氧疗(LTOT):可提高 COPD 患者生活质量和延长生存期。

LTOT 指征:①PaO$_2$≤55mmHg 或 SaO$_2$≤88%,有或没有高碳酸血症。②PaO$_2$ 55~60mmHg,或 SaO$_2$≤88%,并有肺动脉高压、心力衰竭水肿或红细胞增多症(血细胞比容>0.55)。一般用鼻导管吸氧,氧流量为 1~2L/min,吸氧时间>15h/d。

(4)呼吸肌功能锻炼:包括腹式呼吸法和缩唇呼气法。

2.急性加重期治疗

(1)抗生素:应根据病原菌类型及药物敏感情况积极选用抗生素治疗。如给予 β 内酰胺类/β 内酰胺酶抑制剂,第二代头孢菌素、大环内酯类或喹喏酮类。

(2)支气管舒张药:药物同稳定期。有严重喘息症状者可给予较大剂量雾化吸入治疗。

(3)控制性吸氧:发生低氧血症伴二氧化碳潴留者可鼻导管持续吸入低流量、低浓度氧。吸入氧浓度(%)=21+4×氧流量(L/min)。

（4）糖皮质激素：病情严重者可考虑口服泼尼松龙或静脉给予甲泼尼龙。

【护理诊断/问题】

1.气体交换受损　与气道阻塞、通气不足、呼吸肌疲劳、分泌物过多和肺泡呼吸面积减少有关。

2.清理呼吸道无效　与痰液增多而黏稠、气体湿度降低和无效咳嗽有关。

3.活动无耐力　与疲劳、呼吸困难、低氧血症、营养不良等有关。

4.营养失调：低于机体需要量　与食欲降低、摄入减少、腹胀、呼吸困难、痰液增多有关。

5.焦虑　与健康状况的改变、病情危重、经济状况有关。

【护理措施】

1.休息与体位　室内环境安静、舒适，保持合适的温度和湿度；冬季注意保暖、避免直接吸入冷空气；协助患者取舒适卧位，并及时更换体位，常取半卧位，借助重力作用使膈肌位置下降，胸腔容量扩大，改善呼吸困难。

2.饮食护理　①评估患者的营养状况及饮食习惯；②饮食指导：给予高热量、高蛋白、高维生素的饮食；补充适宜的水分、防止便秘，并发肺心病尿少患者，限制钠水摄入，钠盐<3g/d、水<1 500ml/d，少食多餐；③增进食欲：保持口腔清洁，进餐前适当休息，避免不良刺激，经常变换食谱，提供色、香、味、形俱全的饮食，提供舒适的进餐环境，餐后避免平卧。

3.病情观察　密切观察咳、痰、喘症状及诱发因素，尤其是痰液的性质和量；呼吸困难的程度及全身症状；有无慢性呼吸衰竭、自发性气胸、慢性肺源性心脏病等并发症的发生；监测动脉血气分析和水、电解质、酸碱平衡情况。

4.对症护理

（1）保持呼吸道通畅：鼓励患者多饮水，稀释痰液，协助患者翻身、叩背，指导患者深吸气后有意识咳嗽，以利排痰；遵医嘱使用抗感染、祛痰、镇咳药；采用生理盐水加盐酸氨溴索或生理盐水加硫酸特布他林雾化吸入，使药液直接吸入呼吸道进行局部治疗，帮助祛痰。

（2）氧疗的护理：吸氧能提高全身和呼吸道局部的免疫能力，减少急性呼吸道感染的发生；避免急性肺功能及心功能衰竭；长期家庭氧疗还可改善患者生活质量，一般采用鼻导管持续给氧，吸入氧浓度为 $25\%\sim29\%$，氧流量 $1\sim2L/min$。提倡进行每天持续 15 小时以上的家庭氧疗，尤其夜间不可间断。吸氧装置应定期清洁、消毒、更换，预防感染。

（3）呼吸功能锻炼：COPD 稳定期患者，在医护人员的指导下进行切合自身实际情况的呼吸功能锻炼，有利于预防急性发作，改善日常活动能力，恢复受损的心肺功能，防止或减缓心肺功能的继续减退，预防或减轻慢性缺氧和二氧化碳潴留所引起的各种并发症。

缩唇呼吸（图 2-7）：在呼气时将口唇缩成吹笛子状，以能将口前 20cm 处的蜡烛火焰随气流倾斜而不熄灭为宜，气体经缩窄的口唇缓慢呼出，其作用是提高支气管内压，防止呼气时小气道过早陷闭，以利肺泡气排出。

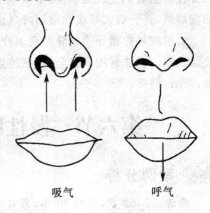

吸气　　　呼气

图 2-7　缩唇呼吸

腹式呼吸（图 2-8）：根据病情，锻炼时可取卧位、坐位或立位。如取卧位，两膝下可垫软枕，使之半屈，腹肌松弛。将左、右手分别放于上腹部和前胸部，便于观察胸腹运动情况。即用一手按在上腹部，呼气时，腹部下沉，该手稍微加压用力，以进一步增加腹内压，促使膈肌上抬；吸气时，上腹部对抗该手的压力，徐徐隆起。这样患者可通过手感，了解胸腹活动是否符合要求，注意及时纠正。要求静息呼吸，经鼻吸气，从口呼气，呼吸气应该缓慢和均匀，吸气时可见到上腹部鼓起；呼气时可见到腹部凹陷，而胸廓保持最小活动幅度或不动。逐渐延长呼气时间，呼气与吸气时间之比达到 2～3：1。腹式呼吸锻炼初期，每日 2次，每次 10～15 分钟。动作要领掌握以后，可逐渐增加次数和每次的时间。并在病情

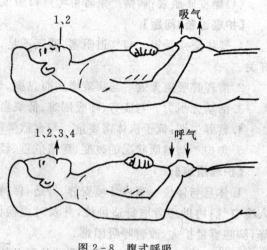

图 2-8 腹式呼吸

允许的情况下，在卧位、坐位或立位以及行走时，随时随地进行锻炼，力求形成一种不自觉的习惯呼吸方式。

5. 用药护理 遵医嘱应用抗生素、支气管舒张药、止咳和祛痰药，注意观察疗效及不良反应。

6. 心理护理 评估患者的心理活动；医护人员应关心体贴患者，多与患者沟通，向患者解释 COPD 的特点，鼓励患者积极配合治疗及护理；教会患者缓解焦虑的技巧，如散步、听音乐、养花、下棋、做游戏等，以分散注意力，减轻焦虑。

【健康教育】

1. 疾病知识指导 劝导患者戒烟，此为预防 COPD 的重要措施；避免粉尘和刺激性气体的吸入；避免和呼吸道感染患者接触，在呼吸道传染病流行期间，尽量避免去人群密集的公共场所；指导患者根据气候变化及时增减衣物，避免受凉感冒。

2. 体育锻炼和呼吸肌锻炼 告知患者康复锻炼的意义，指导患者制定个体化的锻炼计划，充分发挥患者的主观能动性，坚持全身锻炼如太极拳、散步等，以提高机体抵抗力；坚持呼吸肌功能锻炼，进行腹式呼吸和缩唇呼气训练，以改善呼吸功能，延缓病程进展。

3. 家庭氧疗指导 指导家庭氧疗患者及家属做到以下几点：①了解氧疗的目的、必要性及注意事项。②注意用氧安全，供氧装置周围严禁烟火，防止氧气燃烧爆炸。③氧疗装置定期更换、清洁、消毒。

第六节　慢性肺源性心脏病患者的护理

📋 案例分析

患者，男，62 岁，吸烟 30 年，每日 20 支。反复咳嗽、咳痰 20 年，劳累后心慌、气促 10 年，尿少伴双下肢水肿 1 年。10 天前因受凉后发热，咳嗽、咳痰加重，咳黄痰，尿量明显减少，稍事活动即感心悸、气促。体格检查：T 38.1℃，P 120 次/分，R 24 次/分，BP 130/80mmHg。慢性

病容,营养中等,神志清晰,端坐呼吸,口唇发绀。颈静脉怒张。桶状胸,肋间隙增宽,两肺叩诊过清音,两肺呼吸音低,可闻散在干湿啰音。心尖搏动位于剑突下,心率 120 次/分,律齐,心音低远,三尖瓣区闻及 2 级收缩期吹风样杂音,$P_2 > A_2$。腹软,全腹无压痛、反跳痛、肌紧张,肝肋下 2cm、剑突下 5cm,质软、光滑,肝颈回流征阳性,脾肋下未触及。双下肢凹陷性水肿。无杵状指(趾)。辅助检查:Hb 156g/L、RBC $4.8×10^{12}$/L、WBC $12.0×10^9$/L,N 0.80,血清 K^+ 4.2mmol/L、Na^+ 136mmol/L、Cl^- 100mmol/L;胸部 X 线片:两肺透亮度增高,肺纹理增多呈网状,右下肺动脉干横径 18mm,右前斜位肺动脉圆锥凸起;ECG:窦性心动过速,肺型 P 波,电轴右偏+120°;动脉血气分析:pH 7.35,PaO_2 42 mmHg,$PaCO_2$ 54 mmHg。

临床诊断:慢性肺源性心脏病

慢性肺源性心脏病(chronic pulmonary heart disease)简称肺心病,是由肺组织、肺血管或胸廓的慢性病变引起的肺组织结构和(或)功能异常,导致肺血管阻力增加、肺动脉高压,使右心室扩张、肥大,伴或不伴右心衰竭的心脏病。本病患病年龄多在 40 岁以上,随年龄增长患病率增高,好发于冬春季。急性呼吸道感染是肺心病急性发作的主要诱因,常导致肺、心功能衰竭。重症肺心病的病死率较高。

【病因与发病机制】

1. 病因　肺心病以 COPD 最为多见(约占 80%～90%),其次为支气管哮喘、支气管扩张、重症肺结核、尘肺、慢性弥漫性肺间质纤维化等;胸廓运动障碍性疾病较少见,如严重的脊椎后凸或侧凸、神经肌肉疾患(如脊髓灰质炎、多发性神经炎等);肺血管疾病甚少见,如广泛或反复发生的多发性肺小动脉栓塞及肺小动脉炎,以及原因不明的原发性肺动脉高压症。

2. 发病机制

(1)肺动脉高压:肺动脉高压是慢性肺心病形成的先决条件。缺氧、高碳酸血症和呼吸性酸中毒使肺血管收缩、痉挛,引起肺动脉高压,缺氧是产生肺动脉高压的最重要因素。支气管慢性炎症可累及邻近肺小动脉,引起血管炎,管壁增厚,管腔狭窄,甚至完全闭塞,使肺血管阻力增加,产生肺动脉高压;随肺气肿的加重,肺泡内压增高,压迫肺泡毛细血管,也引起肺动脉高压;肺泡壁的破裂造成毛细血管网的毁损,肺泡毛细血管床减损超过 70% 时则肺循环阻力增大,促使肺动脉高压的发生。低氧血症引起继发性红细胞增加,血液黏稠度增加,血流阻力随之增加;缺氧可使醛固酮增加,使水、钠潴留;缺氧使肾小动脉收缩,肾血流减少也加重水钠潴留,血容量增多;血液黏稠度增加和血容量增多,均可导致肺动脉高压。

(2)右心室肥厚扩大、右心衰竭:肺循环阻力增加时,右心发挥其代偿功能,以克服肺动脉压升高的阻力而发生右心室肥厚。肺动脉高压早期,右心室尚能代偿,舒张末期压仍正常。随着病情的进展,特别是急性加重期,肺动脉压持续升高,超过右心室的代偿能力,右心失代偿,右心排出量下降,右心室收缩末期残留血量增加,舒张末压增高,促使右心室扩大和右心室功能衰竭。

(3)其他重要器官的损害:缺氧和高碳酸血症除影响心脏外,还导致其他重要器官如脑、肝、肾、胃肠及内分泌系统、血液系统等发生病理改变,引起多器官的功能损害。见图 2-9。

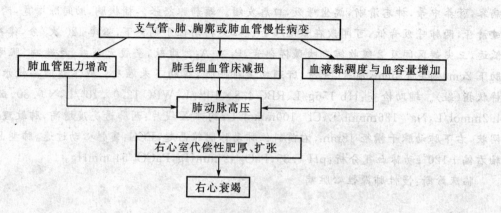

图 2-9　肺心病的发生机制示意图

【临床表现】

（一）症状与体征

本病发展缓慢,临床上除原发病的各种症状和体征外,可逐步出现肺、心功能衰竭以及其他器官损害的征象。下面按其功能的代偿期与失代偿期进行分述:

1. **肺、心功能代偿期(包括缓解期)**　此期主要是原发病的表现。慢性咳嗽、咳痰、气急或伴喘息,活动后可有心悸、呼吸困难、乏力和活动耐力下降。体检可有明显肺气肿体征,听诊多有呼吸音减弱,感染时肺部可闻及干、湿性啰音;肺动脉瓣区第二心音亢进,提示有肺动脉高压;三尖瓣区出现收缩期杂音,或剑突下可见心脏搏动,多提示右心室肥厚、扩大;部分患者因肺气肿使胸膜腔内压升高,阻碍腔静脉回流,可见颈静脉充盈。

2. **肺、心功能失代偿期(包括急性加重期)**　呼吸衰竭的表现最突出,有或无心力衰竭。由肺血管疾患引起的肺心病则以心力衰竭为主,呼吸衰竭较轻。

（1）呼吸衰竭。①症状:呼吸困难加重,夜间为甚,常有头痛、食欲下降、失眠,但白天嗜睡,严重者出现表情淡漠,神志恍惚、谵妄等肺性脑病的表现。②体征:明显发绀、球结膜充血、水肿,严重时出现视网膜血管扩张和视乳头水肿等颅内压升高表现。因高碳酸血症可出现周围血管扩张的表现,如皮肤潮红、多汗。

（2）心力衰竭。①症状:明显气促、心悸、食欲缺乏、腹胀、恶心等。②体征:发绀更明显,颈静脉怒张。心率增快,可出现心律失常,剑突下可见心脏搏动,闻及收缩期吹风样杂音,甚至出现舒张期杂音。肝大并有压痛、肝颈静脉回流征阳性,下肢及腰骶部可呈凹陷性水肿,严重右心衰者腹水征阳性。

（二）并发症

1. **肺性脑病**　因呼吸功能不全导致缺氧,CO_2 潴留而引起的神经、精神障碍称为肺性脑病。患者有头痛、神志恍惚、白天嗜睡、夜间兴奋;加重时出现谵妄、躁动、肌肉抽搐、球结膜水肿、生理反射迟钝;直至昏迷、生理反射消失。肺性脑病是肺心病死亡的首要原因。

2. **酸碱失衡、电解质紊乱**　肺心病可发生各种类型酸碱失衡及电解质紊乱,以呼吸性酸中毒最为常见。

3. **消化道出血**　严重缺氧和 CO_2 潴留使胃肠道黏膜充血水肿、糜烂,易形成溃疡。

【实验室及其他检查】

1.胸部 X 线检查 除肺、胸原发疾患的 X 线征象外,尚有肺动脉高压和右心室肥大的征象,如右下肺动脉干扩张,横径≥15mm;肺动脉段突出或其高度≥3mm;右心室肥大征等皆为诊断肺心病的主要依据。

2.心电图检查 主要为右心室肥大的改变,如电轴右偏、重度顺钟向转位、$RV_1 + SV_5 \geq$ 1.05mV 及肺型 P 波。

3.超声心动图检查 可显示右室内径增大(≥20mm),右室流出道增宽(≥30mm)及右肺动脉内径增大、右室前壁厚度增加。

4.血气分析 可出现低氧血症、高碳酸血症,呼吸衰竭时出现 $PaO_2 < 60mmHg$,$PaCO_2 >$ 50mmHg。pH 值可正常或降低。

5.血液检查 红细胞和血红蛋白可升高,全血黏度和血浆黏度可增加,红细胞电泳时间常延长,并发感染时白细胞总数增加或有核左移。部分患者血清学检查可有肾功能、肝功能的异常及电解质紊乱。

6.其他检查 如肺功能检查对早期或缓解期肺心病有意义。痰细菌学检查对急性加重期肺心病使用抗生素有指导意义。

【诊断要点】

根据患者有慢性支气管炎、肺气肿、其他胸肺疾病或肺血管病变,并已引起肺动脉高压、右心室增大或右心功能不全,心电图、X 线胸片、超声心动图有右心增大肥厚的征象,可以作出诊断。

【治疗要点】

1.急性加重期 积极控制感染;通畅呼吸道,改善呼吸功能;纠正缺氧和二氧化碳潴留;控制呼吸衰竭和心力衰竭。

(1)控制感染:参考痰涂片、痰培养和药敏试验选用抗生素。在未有培养结果前,根据感染的环境(院内或院外)及涂片结果选药。院外感染以革兰阳性菌占多数;院内感染则以革兰阴性菌为主,或选用两者兼顾的抗生素。常用的有青霉素类、氨基糖苷类、喹诺酮类及头孢类药物。

(2)氧疗:维持呼吸道通畅,纠正缺氧和二氧化碳的潴留,可用鼻导管持续低流量、低浓度给氧,氧流量 1～2L/min。

(3)控制心力衰竭:肺心病的患者一般经过积极的控制感染,改善呼吸功能后心力衰竭便可控制。但对治疗无效者,可适当选用利尿剂、血管扩张药及正性肌力药。利尿剂的选用应遵循缓和制剂、小剂量、短疗程。如氢氯噻嗪25mg,每日 1～3 次,一般不超过 4 天。重度而急需利尿者可用呋塞米(速尿)20mg,口服或肌注。强心苷原则上选用作用快、排泄快的药物,一般为常规剂量的 1/2 或 2/3 量。如毒毛花苷 K 0.125～0.25mg,或毛花苷丙 0.2～0.4mg 加于10%葡萄糖溶液内缓慢滴注。血管扩张药可减轻心脏前、后负荷,降低心肌耗氧量,增加心肌收缩力,对部分顽固性心衰有一定效果,但疗效并不显著。

(4)抗心律失常:一经抗感染、纠正缺氧等治疗,心律失常可自行消失。如持续存在,可根据心律失常的类型选用药物。

(5)抗凝治疗:应用普通肝素或低分子肝素防止肺微小动脉原位血栓形成。

2.缓解期 防治原发病,增强体质,促进肺、心功能恢复,防止反复急性发作,从而延缓病情发展。

【护理诊断/问题】

1. 气体交换受损 与低氧血症、二氧化碳潴留、肺血管阻力增高有关。

2. 清理呼吸道无效 与呼吸道感染、痰多黏稠、无力咳嗽或无效咳嗽等有关。

3. 活动无耐力 与肺部原发病及肺、心功能下降引起慢性缺氧有关。

4. 体液过多 与心输出量减少、肾血流灌注量减少有关。

5. 潜在并发症 肺性脑病、心律失常、休克、上消化道出血等。

【护理措施】

1. 休息与体位 心肺功能失代偿期应绝对卧床休息,协助患者采用舒适的体位,如坐位或半坐位,减轻心脏负荷,有利于缓解症状及心肺功能的恢复。对有肺性脑病先兆表现的患者,应以床栏或约束肢体,保证安全。代偿期,鼓励患者进行适量活动,活动以不引起疲劳、不加重症状为宜,如指导患者在床上进行上肢交替前伸、握拳,下肢交替抬离床面,使肌肉保持紧张5秒后,松弛平放床上。指导患者进行腹式呼吸、缩唇呼吸以锻炼呼吸功能。

2. 饮食护理 给予高蛋白、高热量、高维生素、高纤维、易消化、不产生气体的清淡食物,防止因腹胀、便秘而加重呼吸困难。对于水肿明显和少尿者应限制钠、水摄入(钠<3g/d,水<1 500ml/d)。少食高糖饮食以免引起痰液黏稠。少食多餐,减少用餐疲劳,进餐前后漱口,保持口腔清洁,促进食欲。

3. 病情观察 观察患者的生命体征及意识状态;观察患者的咳嗽、咳痰情况;注意有无发绀、呼吸困难,以及严重程度;观察有无心悸、胸闷、腹胀、尿量减少、下肢水肿等右心衰竭的表现;监测动脉血气分析,密切观察患者有无头痛、烦躁不安、神志改变等肺性脑病的表现。

4. 对症护理

(1)改善呼吸功能:见本章"慢性阻塞性肺疾病患者的护理"相关内容。

(2)有效清理呼吸道:见本章"慢性阻塞性肺疾病患者的护理"相关内容。

(3)合理用氧:见本章"慢性阻塞性肺疾病患者的护理"相关内容。

(4)减轻或消除水肿:评估患者有无颈静脉怒张、肝大,下肢及骶尾部有无水肿。指导患者抬高下肢,增加静脉回流,减轻下肢水肿。对老年人水肿明显卧床过久者,应加强皮肤护理防止压疮发生;患者衣服应宽大柔软,定时更换体位,受压部位垫气圈或海绵垫或使用气垫床。

5. 用药护理

(1)呼吸兴奋剂:必须在保持呼吸道通畅的基础上应用呼吸兴奋剂,同时配合氧疗,在用药过程中注意药物副作用。

(2)洋地黄类药物:遵医嘱给药,注意药效并观察毒性反应。由于肺心病患者长期处于缺氧状态,对洋地黄类药物耐受性很低,故疗效差、易中毒,用药前应注意纠正缺氧,宜选用速效、排泄快的制剂,剂量宜小。

(3)利尿剂:利尿剂的使用应以缓慢、小量和间歇用药为原则,利尿过猛易导致:①脱水使痰液黏稠不易咳出,加重呼吸衰竭;②低钾、低氯性碱中毒,抑制呼吸中枢,使通气量降低,耗氧量增加,加重神经精神症状;③血液浓缩可增加循环阻力,且易发生弥散性血管内凝血;利尿剂尽可能白天给药,以免因频繁排尿而影响患者夜间睡眠;用药后应观察精神症状、痰液黏稠度、有无腹胀、四肢无力等,准确记录给药时间和24小时尿量,如出现尿量过多、脉搏细快、血压下降、全身乏力、口渴等血容量不足现象,应立即报告医生停药。

6.心理护理　了解患者患病后的心理反应和情绪变化,因肺心病患者精神休息与体力休息同等重要,情绪波动、焦虑、紧张等不良的心理反应可导致交感神经兴奋,儿茶酚胺分泌增加,心率加快,心肌耗氧量增加,导致呼吸困难、心力衰竭加重。因此,应理解患者的反应,做好患者心理护理,帮助患者认识这些问题并指导应对措施。

【健康教育】

1.帮助患者及家属认识肺心病的病因,向患者宣传及时控制呼吸道感染、增强体质、改善心肺功能、防止肺心病进一步发展的重要性。

2.教会患者呼吸训练、呼吸体操等方法,嘱家属督促其长期坚持。

3.积极防治呼吸道慢性疾患,避免各种诱发因素。

4.告知患者增加营养,保证足够的热量和蛋白质的供应。

5.定期门诊随访。患者如感到呼吸困难加重、咳嗽剧烈、咳痰、尿量减少、水肿明显或家属发现患者神志淡漠、嗜睡或兴奋躁动、口唇发绀提示病情变化或加重,需及时就医诊治。

第七节　肺炎患者的护理

案例分析

患者,男,18岁,学生。2天前淋雨后突发寒战、高热(T 39.7℃),伴左侧胸痛、咳嗽、气急、咳铁锈色痰。体格检查:T 39.3℃,P 102次/分,R 30次/分,BP 110/70mmHg,神志清楚,急性病容,面色潮红,呼吸急促。左下肺呼吸运动减弱,语音震颤增强,叩诊浊音,可闻及支气管呼吸音及湿啰音。辅助检查:WBC $13×10^9$/L,N 0.80,X线胸片示左下肺大片浸润阴影。

临床诊断:肺炎球菌肺炎(左下肺)

肺炎(pneumonia)是指终末气道、肺泡和肺间质的炎症,可由病原微生物、理化因素、免疫损伤、过敏及药物所致,是呼吸系统的常见病。抗菌药物的出现及发展曾一度使肺炎病死率明显下降。但近年来,肺炎总的病死率又有所上升,在各种致死病因中居第5位。

肺炎可按解剖、病因或患病环境加以分类。按解剖部位分为大叶性(肺泡性)、小叶性(支气管性)肺炎、间质性肺炎。按病因可分为细菌性肺炎、病毒性肺炎、支原体肺炎、真菌性肺炎、其他病原体所致肺炎、理化因素所致的肺炎。临床上以细菌性肺炎最常见,约占肺炎的80%。主要致病菌为肺炎球菌,其次为金黄色葡萄球菌、甲型溶血性链球菌、肺炎克雷白杆菌等。

按患病环境分类有社区获得性肺炎(CAP)和医院获得性肺炎(HAP)。CAP是指在医院外罹患的感染性肺实质炎症,包括具有明确潜伏期的病原体感染而在入院后平均潜伏期内发病的肺炎,主要病原体为肺炎链球菌。HAP是指患者入院时不存在,也不处于潜伏期,而于入院48小时后在医院内发生的肺炎。无感染高危因素患者的常见病原体主要是肺炎链球菌等;有感染高危因素患者的主要病原体为金黄色葡萄球菌等。

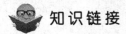 知识链接

非典型性肺炎

非典型性肺炎是指由一些不明微生物引起的肺炎,微生物如冠状病毒、肺炎支原体、肺炎

衣原体、军团菌、立克次体、腺病毒等。该病主要通过近距离飞沫传播、接触患者的分泌物及密切接触传播。青壮年多发。感染高峰在秋冬和早春。非典型肺炎的潜伏期一般认为是 2～12天,通常 4～5天。患者首先高热、干咳、气短或呼吸困难、发冷、头痛、食欲缺乏、身体不适、皮疹和腹泻。肺部听诊较少阳性体征。X线胸片主要表现为间质性浸润。非典型性肺炎可能引起休克、心律失常或心功能不全、肾功能损害、肝功能损害、DIC、败血症、消化道出血等。全球范围内死亡率约 4%。

一、肺炎链球菌肺炎患者的护理

肺炎链球菌肺炎(streptococcus pneumonia)是由肺炎链球菌或称肺炎球菌所引起的肺实质的炎症,约占社区获得性肺炎的半数。通常急骤起病,以寒战、高热、咳嗽、血痰及胸痛为特征。X线胸片呈肺段或肺叶急性炎性实变。近年来因抗菌药物的广泛使用,致使本病的起病方式、症状及X线改变均不典型。发病以冬季和初春为多,男性青壮年多见。

【病因与发病机制】

肺炎球菌为革兰阳性球菌,常成对或短链排列,有荚膜,其毒力大小与荚膜中的多糖结构及含量有关。机体免疫功能正常时,肺炎球菌是寄居在口腔及鼻咽部的一种正常菌群。机体免疫功能受损(如上呼吸道感染或淋雨、疲劳、醉酒、精神刺激等)时,细菌进入下呼吸道,在肺泡内繁殖,其荚膜对组织侵袭作用引起肺泡壁充血、水肿,迅速出现白细胞和红细胞渗出,含菌渗出液经肺泡间孔蔓延至几个肺段或整个肺叶而致肺炎。其病理分期包括充血期、红肝变期、灰肝变期和消散期。因肺炎球菌不产生毒素,故不引起原发性组织坏死和病变消散后肺组织结构多无损坏,不留纤维瘢痕。极个别可因肺泡内纤维蛋白吸收不完全,可能形成机化性肺炎。

【临床表现】

1.症状 发病前常有受凉、淋雨、疲劳、醉酒、病毒感染史,多有上呼吸道感染的前驱症状。典型表现为起病急骤,寒战、高热、全身肌肉酸痛,体温在数小时内升至 39～41℃,呈稽留热。患侧胸痛,放射到肩、腹部,咳嗽或深呼吸时加重。咳嗽、咳痰,痰中带血,典型者咳铁锈色痰。少数出现恶心、呕吐、腹泻、腹胀。当病变范围广泛时,引起呼吸功能受损,表现为呼吸困难、发绀等。

2.体征 患者呈急性热病容,皮肤灼热、干燥、呼吸急促,鼻翼扇动,口唇微绀,口角及鼻周可有单纯疱疹。患侧呼吸运动减弱,触觉语颤增强,肺实变时叩诊呈浊音,听诊呼吸音减弱,有病理性支气管呼吸音和湿啰音,累及胸膜时可闻及胸膜摩擦音。

3.并发症 近年来已很少见。严重败血症或毒血症患者易发生感染性休克,尤其是老年人。表现为血压降低、四肢厥冷、多汗、发绀、心动过速、心律失常等,而高热、胸痛、咳嗽等症状并不突出。其他并发症有胸膜炎、脓胸、心包炎、脑膜炎和关节炎等。

【实验室及其他检查】

1.血液检查 白细胞计数明显增高,可达(20～30)×10⁹/L。中性粒细胞多在 80% 以上,并有核左移或胞浆中出现中毒颗粒或空泡。年老体弱者、免疫功能低下者仅有中性粒细胞百分比增高,白细胞计数可不升高。

2.痰液检查 痰涂片可找到肺炎球菌,血培养可阳性。

3.胸部X线检查 充血期仅见病变部位肺纹理增粗、增深。肺实变期呈肺叶、肺段分布的片状、均匀、致密的阴影。消散期实变阴影密度逐渐减低,变为散在的、大小不等的片状阴影,一般常需 3 周完全消散。累及胸膜时,可见肋膈角变钝的胸腔积液征象。

【诊断要点】

根据典型症状与体征,结合胸部 X 线检查,可做出诊断。病原菌检测是确诊本病的主要依据。

【治疗要点】

1.抗菌药物治疗　一经诊断即应给予抗菌药物治疗,首选青霉素 G,用药途径及剂量视病情轻重及有无并发症而定:对于轻症患者,240 万 U/d,分 3 次肌内注射;病情稍重者,240 万～480 万 U/d,分 3～4 次静脉滴注;重症及并发脑膜炎者,可增至 1 000 万～3 000 万 U/d,分 4 次静脉滴注。对青霉素过敏者,或耐青霉素或多重耐药菌株感染者,可用氟喹诺酮类如左氧氟沙星、加替沙星等,或头孢菌素类抗生素如头孢噻肟或头孢曲松等,多重耐药菌株感染者可用万古霉素、替考拉宁等。抗菌药物疗程一般为 14 日或退热后 3 日停药或改口服。

2.支持疗法与对症治疗　患者应卧床休息,注意补充足够蛋白质、热量和维生素,多饮水,密切监测病情变化。剧烈胸痛者,可酌用少量镇痛药;高热者可采用物理降温;气急发绀者应吸氧;烦躁不安者可用镇静药物等。

3.感染性休克的治疗

①补充血容量:抗休克最基本的措施。可根据患者皮肤弹性、尿量多少、休克程度等情况及时补液以恢复血容量。一般先输低分子右旋糖酐,以迅速扩充血容量,然后酌情输 5% 葡萄糖等。输液速度应先快后慢,输液量宜先多后少,可在中心静脉压监测下决定补液量和速度。中心静脉压<$5cmH_2O$ 可较快输液,达到 $10cmH_2O$ 应慎重。下列证据提示血容量已补足:口唇红润、肢端温暖、收缩压>90mmHg、尿量>30ml/h 以上。

②纠正酸中毒:以 5% 碳酸氢钠 100～250ml 静滴,或根据检查结果补充。

③糖皮质激素:对病情严重,全身毒血症状明显,可用氢化可的松 100～300mg/d,或地塞米松 10～20mg/d,静滴,休克纠正后即可停用。

④血管活性药物:一般不作首选药物,多在经上述处理后血压不回升,微循环不改善时用。如多巴胺、间羟胺。同时密切观察血压,调整药物浓度。

⑤控制感染:加大青霉素剂量或用头孢唑啉,也可 2～3 种广谱抗生素联用。

⑥防治心肾功能不全:有心功能不全者,应减慢输液速度,控制入液量,并用毒毛花苷 K 或毛花苷 C。若血容量已补充而仍无尿,或 24 小时尿量<400ml,相对密度低于 1.018,可能并发急性肾衰竭,应紧急处理。

【护理评估】

1.健康史　询问患者发病情况,有无受凉淋雨、过度疲劳、醉酒、大手术,是否长期使用糖皮质激素或免疫抑制剂。了解患者既往的健康状况,起病前是否存在使机体抵抗力下降、呼吸道防御功能受损的因素。患病后检查经过,用药情况等。评估患者患病后对日常生活的影响,如饮食、睡眠、活动量等情况。

2.心理-社会状况　肺炎起病多急骤,短期内病情严重,加之高热和全身中毒症状明显,患者及家属常有焦虑不安;当出现较严重的并发症时,患者会表现出忧虑和恐惧。

3.身体评估

(1)一般状况:意识是否清楚,有无烦躁、嗜睡、反复惊厥、表情淡漠等;有无急性病容、鼻翼扇动。有无生命体征异常,如体温升高或下降、血压下降等。

(2)皮肤、淋巴结:有无面颊绯红、口唇发绀、皮肤黏膜出血、浅表淋巴结肿大等。

(3)胸部:有无呼吸频率、节律异常;有无三凹征;有无胸部压痛;有无叩诊实音或浊音;有无肺泡呼吸音减弱或消失、异常支气管呼吸音、干湿啰音及胸膜摩擦音等。

4.实验室及其他检查

(1)血常规:有无白细胞计数及中性粒细胞的增加。

(2)痰涂片及痰培养:是否肺炎球菌阳性;药敏试验结果如何。

(3)胸部 X 线检查:有无呈肺叶、肺段分布的片状、均匀、致密的阴影。

(4)血气分析:是否有 PaO_2 降低和(或)PCO_2升高。

【护理诊断/问题】

1.体温过高　与细菌引起肺部感染有关。

2.清理呼吸道无效　与肺部炎症、痰液黏稠或咳痰无力有关。

3.气体交换受损　与肺部广泛病变引起有效呼吸面积减少有关。

4.潜在并发症　感染性休克。

【护理目标】

1.患者体温降至正常范围。

2.患者咳嗽、咳痰明显减轻,呼吸困难减轻。

3.发生休克时能被及时发现和得到处理,减轻其休克产生的危害。

【护理措施】

(一)休息与体位

病室应空气新鲜、清洁、安静和舒适。室温 18～22℃、相对湿度 50%～60%为宜。发热患者应卧床休息,以减少组织耗氧量,利于机体组织的修复。尽量将治疗、检查与护理操作集中进行,避开患者的睡眠和进餐时间,确保患者充分休息。

(二)饮食护理

应给予高热量、高蛋白、高维生素、易消化的流质或半流质饮食。鼓励患者多饮水,每日 1 500～2 000ml 以上。高热、暂不能进食者则需静脉补液,注意控制滴速,以免引起肺水肿。若有明显麻痹性肠梗阻或胃扩张,应暂时禁食禁水,给予胃肠减压,直至肠蠕动恢复。

(三)病情观察

观察咳嗽、咳痰的变化;定时监测和记录体温、呼吸、脉搏、血压、尿量;注意患者意识和尿量的改变;监测白细胞计数和分类、动脉血气分析结果。如发现高热患者体温骤降至正常体温以下、脉搏细速、脉压变小、呼吸浅快、烦躁不安、面色苍白、四肢厥冷、尿量减少(<30ml/h)等感染性休克的表现,应立即告知医师,及时采取救治措施。

(四)对症护理

1.寒战、高热的护理　患者寒战时注意保暖,适当增加被褥;体温超过 37.5℃,每 4 小时测体温 1 次并记录,注意观察体温过高的早期症状和体征,患者高热时应予以物理降温,或按医嘱给予小剂量退热剂。退热时出汗多者应及时更换衣服和被褥,并注意保持皮肤的清洁干燥。高热使唾液分泌减少,口腔黏膜干燥,同时机体抵抗力下降,易引起口唇干裂、口唇疱疹、口腔炎症、溃疡,应在清晨、餐后及睡前协助患者漱口,或用漱口液清洁口腔,口唇干裂可涂润滑油保护。

2.呼吸困难护理　协助患者取半坐卧位,以增强肺通气量减轻呼吸困难;指导有效的咳嗽技巧,协助排痰,如拍背、雾化吸入、应用祛痰剂。气急发绀者应给予氧气吸入 4～6L/min,以提高血氧饱和度,纠正组织缺氧,改善呼吸困难。

3.胸痛护理 胸痛患者宜采取患侧卧位,通过减小呼吸幅度来减轻局部疼痛;咳嗽时可用枕头等物夹紧胸部,必要时用宽胶布固定胸廓,以降低胸廓扩张度,减轻疼痛;胸痛剧烈者,遵医嘱使用镇痛、镇咳药物(如可待因)治疗;此外还可用物理止痛和中药止痛擦剂。

4.感染性休克的预防和护理

(1)体位:取抬高头胸部约 20°,抬高下肢约 30°为仰卧中凹位,以利于呼吸和静脉血回流,增加心输出量。尽量减少搬动,并注意保暖。

(2)吸氧:迅速采用鼻导管吸氧,流量为 4～6L/min;患者发绀明显或发生抽搐时,需适当加大吸氧浓度,改善组织器官的缺氧状态。给氧前注意清除气道内分泌物,保证呼吸道通畅,达到有效吸氧。

(3)病情观察:密切观察生命体征和病情变化,当出现早期休克征象(患者神志模糊、烦躁、发绀、面色苍白、四肢湿冷、脉搏细速、呼吸浅快、尿量减少等)时,及时与医生联系并采取救治措施。

(4)补充血容量:迅速建立两条静脉输液通道,遵医嘱给予扩充血容量、纠正酸中毒、应用血管活性药物和糖皮质激素等抗休克治疗及应用抗生素抗感染治疗,恢复正常组织灌注,改善微循环功能。

(五)用药护理

遵医嘱早期应用足量、有效抗感染药物,并注意观察疗效及毒副作用,发现异常及时报告。如青霉素 G 应注意过敏反应;喹诺酮类药物偶见皮疹、恶心等;头孢唑林钠可有发热、皮疹、胃肠道不适,偶见白细胞减少和丙氨酸氨基转移酶升高;氨基糖苷类抗生素有肾、耳毒性。

(六)心理护理

急性期患者常因担心病情恶化,出现情绪急躁。护士应以诚恳、和蔼的态度耐心帮助患者,使患者产生信任感和安全感。对由疾病所引起的躯体痛苦,给予心理上的安慰和疏导,向患者解释通过应用有效抗生素治疗、大部分患者愈后良好,消除其焦虑。使患者积极配合治疗和护理,促进身体康复。

【护理评价】

1.患者体温恢复正常。

2.能进行有效咳嗽,咳嗽、咳痰症状明显减轻,呼吸困难缓解。

3.没有休克发生或休克发生时及时发现并给予及时处理。

【健康教育】

1.活动与休息指导 注意休息,劳逸结合。出院后应戒烟、避免淋雨、受寒、过劳、酗酒、避免到人多的公共场所,预防上呼吸道感染。适当参加体育锻炼增强机体抗病能力。

2.饮食指导 给予高营养饮食,鼓励多饮水。

3.心理指导 告知患者,肺炎经积极治疗后,一般可彻底治愈,以减轻患者的焦虑。

4.用药指导 出院后需继续服药者,应指导患者遵医嘱按时服药,向患者介绍药物的作用、用法、疗程和不良反应,防止自行减药或停药。

5.出院指导 1个月以后回院复查胸片。如有高热、寒战、胸痛、咳嗽、咳痰应立即就诊。必要时可接受流感疫苗、肺炎球菌疫苗注射。

二、革兰阴性杆菌肺炎患者的护理

革兰阴性杆菌肺炎(gram negative bacillary pneumonia)是院内感染的主要肺炎,好发于免疫功能低下的患者。其治疗困难,预后差,病死率较高(30%~40%)。

【病因与发病机制】

约2%~10%的正常人咽部有革兰阴性杆菌寄生,一些慢性疾病及酒精中毒、昏迷患者带菌率可达50%以上,多为条件致病菌。当有慢性肺部疾病、糖尿病、肾病等基础疾病,或长期使用肾上腺皮质激素、免疫抑制剂、细胞毒性药物,或行气管切开、气管插管、机械通气等治疗时,机体的免疫力低下,易受革兰阴性杆菌侵袭而致病。常见的致病菌有肺炎克雷白杆菌(肺炎杆菌)、铜绿假单胞菌、大肠杆菌、流感嗜血杆菌、变形杆菌、鲍曼不动杆菌等。主要感染途径是口腔吸入。炎症多见于下叶,50%以上患者双肺受累,炎症亦可累及胸膜致胸腔积液甚至脓胸。各种革兰阴性杆菌感染均易迅速导致肺叶实变或支气管肺炎的融合性实变,造成组织坏死甚至形成多发性空洞。

【临床表现】

本病多见于老年人或原有慢性疾病者。多数患者病隐袭,全身情况差,主要表现为精神萎靡、低热、咳嗽、咳痰。咳嗽痰多且痰液黏稠不易咳出,痰的性状依致病菌不同而不同,克雷白杆菌肺炎多咳黏液与血混合痰,少数咳典型的砖红色胶冻样痰;铜绿假单胞菌肺炎多咳黄脓痰,少数咳典型的翠绿色脓痰。肺部病变范围广泛时有肺实变体征,听诊两肺下方和背部有湿性啰音。早期可出现休克、肺脓肿、心包炎等并发症。

【实验室及其他检查】

白细胞计数可增高、正常或减低,中性粒细胞比例一般增高。痰涂片可见大量革兰染色阴性的杆菌,痰和血培养可有革兰阴性杆菌生长。胸部X线检查示双肺下方散在片状浸润性阴影,可有小脓肿,病变波及胸膜时有胸腔积液或液气胸。

【治疗要点】

本病治疗关键是早期选择有效抗菌药物,治疗原则为大剂量、长疗程、联合用药、静脉给药。病原菌不明时,可试用氨基苷类抗生素加半合成青霉素或头孢菌素;铜绿假单胞菌肺炎的有效抗菌药物为β-内酰胺类、氨基糖苷类和喹诺酮类;肺炎克雷白杆菌肺炎常用头孢菌素联合氨基糖苷类,或氨基糖苷类联合β-内酰胺类;流感嗜血杆菌肺炎首选氨苄西林,耐药者选用新型大环类脂类抗生素,或头孢菌素或碳青霉烯类素;大肠杆菌肺炎选用氨苄西林、羧苄西林与种氨基糖苷类抗生素合用。治疗疗程至少2~3周。此外尚需注意营养支持、补充水分及充分引流痰液。

在使用氨基糖苷类抗生素时,应注意肝、肾功能的检查,出现蛋白尿、管型尿、无尿、尿比重降低、血尿素氮和血肌酐升高等,应及时报告医生调整用药,出现耳鸣、眩晕、前庭功能障碍等,应及时报告医生停药或减少剂量。

革兰阴性杆菌肺炎病死率高,及时诊断和有效治疗可康复;高龄、原有慢性疾病、有菌血症、粒细胞减少、有并发症者预后差。

三、肺炎支原体肺炎患者的护理

肺炎支原体肺炎(mycoplasmal pneumonia)是由肺炎支原体引起的呼吸道和肺部的急性

炎症改变,常同时有咽炎、支气管炎和肺炎。支原体肺炎约占非细菌性肺炎的 1/3 以上,或各种原因引起的肺炎的 10%。秋冬季节发病较多,可散发或呈地区流行,好发于学龄儿童及青少年。

【病因与发病机制】

肺炎支原体是介于细菌与病毒之间,能独立生活的最小微生物,大小为 200nm。主要通过呼吸道传播,健康人吸入患者咳嗽、打喷嚏时喷出的口、鼻分泌物而感染,引起散发呼吸道感染或小流行。其发病机制主要由于支原体穿过宿主呼吸道黏膜表面的黏液纤毛层,黏附于黏膜上皮细胞上,且释放的有毒代谢产物导致纤毛运动减弱,细胞损伤。感染肺炎支原体后,可引起体液免疫和细胞免疫反应。病理改变主要为支气管炎、毛细支气管炎及间质性肺炎。

【临床表现】

本病通常起病较缓慢,潜伏期约 2~3 周。症状主要有乏力、咽痛、头痛、咳嗽、发热、食欲缺乏、腹泻、肌痛、耳痛等。咳嗽多为阵发性刺激性呛咳,咳少量黏液。发热可持续 2~3 周,体温恢复正常后可能仍有咳嗽。肺外表现如皮炎(斑丘疹和多形红斑)较为常见。体格检查可见咽部充血,儿童偶可并发鼓膜炎或中耳炎,颈淋巴结肿大。胸部体格检查与肺部病变程度常不相称,可无明显体征。

【实验室及其他检查】

血白细胞计数正常或略增高,以中性粒细胞为主。起病 2 周后,约 2/3 的患者冷凝集试验阳性,滴度效价大于 1∶32,如果滴度逐步升高,更有诊断价值。血清支原体 IgM 抗体的测定可进一步确诊。直接检测标本中肺炎支原体抗原,可用于临床早期快速诊断。X 线显示肺部多种形态的浸润影,呈节段性分布,以肺下野为多见,有的从肺门附近向外伸展。病变经 3~4 周后自行消散。部分患者出现少量胸腔积液。

【治疗要点】

本病有自限性,多数病例不经治疗可自愈。早期使用适当抗菌药物可减轻症状及缩短病程。大环内酯类抗菌药物为首选,如红霉素、罗红霉素和阿奇霉素。氟喹诺酮类如左氧氟沙星、加替沙星和莫西沙星等,四环素类也用于肺炎支原体肺炎的治疗。疗程一般 2~3 周。

四、病毒性肺炎患者的护理

病毒性肺炎(viral pneumonia)是上呼吸道病毒感染向下蔓延,侵犯肺实质所致的肺部炎症。多发生于冬春季,呈散发或爆发流行。婴幼儿、老年人、原有慢性心肺疾病等免疫力低下者易发病且病情严重,并有一定的死亡率。

【病因与发病机制】

本病常见病毒有流感病毒、腺病毒、副流感病毒、呼吸道合胞病毒、麻疹病毒、水痘-带状疱疹病毒、鼻病毒、巨细胞病毒等。病毒性肺炎为吸入性感染,病毒可通过飞沫和直接接触,传播广泛而且迅速。

【临床表现】

本病好发于病毒流行季节,不同病毒的感染临床表现不同,常伴气管-支气管炎。起病多较急,先有鼻塞、咽痛、发热、头痛、全身肌肉酸痛等上呼吸道感染症状,累及肺部时出现干咳、少痰、胸痛等。体征不明显,偶可闻及下肺湿啰音。如伴细菌、真菌感染则有相应症状。

【实验室及其他检查】

血白细胞计数正常、稍高或偏低。痰涂片见白细胞,以单核细胞为主。痰培养常无致病细菌生长。胸部 X 线见肺纹理增多,小片状或广泛浸润,严重时见两肺弥漫性结节性浸润。确诊有赖于病原学检查,如病毒分离、血清学检查。病毒及病毒抗原检测,尤其是发病初期和恢复期双份血清抗体呈 4 倍以上增长有诊断价值。

【治疗要点】

本病主要以对症治疗为主,鼓励患者卧床休息;注意保暖,保持室内空气流通,注意消毒隔离,避免交叉感染;提供蛋白质、维生素足够的软食,少食多餐,多饮水;必要时给予输液和吸氧;指导患者有效咳嗽,及时清除呼吸道分泌物,保持呼吸道通畅。可选择已确认的较有效的病毒抑制剂,如利巴韦林、阿昔洛韦、奥司他韦、阿糖腺苷等,并可用中草药和生物制剂辅助治疗。有细菌感染时应及时选用抗生素。

第八节　肺脓肿患者的护理

案例分析

患者,男,46 岁。既往体健。14 天前受凉后出现畏寒、持续高热,体温 39～40℃,咳嗽、咳黏液脓性痰,时有脓臭痰,每日痰量可达 300～500ml,伴右侧胸痛。体格检查:T 39.6℃,P 100 次/分,R 24 次/分,BP 135/75mmHg。神清,热病容,右上肺叩诊浊音,可听到湿性啰音,心率 100 次/分,律齐。腹软,肝脾未触及,双下肢无水肿及杵状指(趾)。辅助检查:X 线胸片示右肺上中肺野有大片致密阴影,其中央可见透亮区并有液平面。血常规:WBC 25.0×10⁹/L,N 0.9。

临床诊断:急性肺脓肿

肺脓肿(lung abscess)是由多种病原菌引起的肺实质坏死的肺部化脓性感染。早期为肺组织的感染性炎症,继而坏死液化形成脓腔。临床特点为高热、咳嗽和咳大量脓臭痰。本病可见于任何年龄,以青壮年多见,男性多于女性。自抗生素广泛应用以来,发病率已明显降低。

【病因与发病机制】

肺脓肿的病原体常为上呼吸道、口腔的定植菌,包括需氧、厌氧和兼性厌氧菌。90%肺脓肿患者合并有厌氧菌感染,毒力较强的厌氧菌在部分患者可单独致病。常见的其他病原体包括金黄色葡萄球菌、化脓性链球菌、肺炎克雷白杆菌和铜绿假单胞菌。大肠埃希杆菌和流感嗜血杆菌也可引起本病。根据感染途径,肺脓肿可分为以下 3 个类型:

1.吸入性肺脓肿　是临床上最多见的类型,病原体多为厌氧菌。病原体经口、鼻、咽吸入致病,误吸是主要原因。正常情况下,吸入物经气道黏液-纤毛运载系统、咳嗽反射和肺巨噬细胞可迅速清除。但当有意识障碍,如在麻醉、醉酒、药物过量、癫痫、脑血管意外时,或由于受寒、劳累等诱因,全身免疫力与气道防御清除功能降低,吸入的病原体可致病。此外,还可由于鼻窦炎、牙槽脓肿等脓性分泌物被吸入致病。脓肿常为单发,其部位与支气管解剖特点有关,由于右主支气管较陡直,且管径较粗大,吸入物易进入右肺。

2.继发性肺脓肿　某些细菌性肺炎,如金黄色葡萄球菌、铜绿假单胞菌和肺炎克雷白杆菌肺炎等,以及支气管扩张、支气管囊肿、支气管肺癌、肺结核空洞等继发感染可导致继发性肺脓肿。

3.血源性肺脓肿　因皮肤外伤感染、疖、痈、中耳炎或骨髓炎等所致的菌血症,菌栓经血行播散到肺,引起小血管栓塞、炎症和坏死而形成肺脓肿。

【临床表现】

1.症状　吸入性肺脓肿患者多有齿、口、咽喉的感染灶,或手术、醉酒、劳累、受凉和脑血管病等病史。急性起病,畏寒、高热,体温达 39～40℃,伴有咳嗽、咳黏液痰或黏液脓性痰,典型痰液呈黄绿色、脓性,有时带血,静止后可分三层。厌氧菌感染时痰带恶臭味。炎症累及壁层胸膜可引起患侧胸痛,且与呼吸有关。病变范围大时,可有气促,伴精神不振、全身乏力和食欲减退等。如感染不能及时控制,于发病的 10～14 天,突然咳出大量脓臭痰及坏死组织,每日可达 300～500ml。约有 1/3 患者有不同程度的咯血,偶有中、大量咯血致突然窒息而死亡者。一般情况下,数周内逐渐恢复正常。血源性肺脓肿多先有原发病灶引起的畏寒、高热等全身脓毒血症的表现,经数日或数周后才出现咳嗽、咳痰,痰量不多,极少咯血。

2.体征　肺部体征与肺脓肿的部位和大小有关。早期病变较小或位于肺深部的病变,多无阳性体征;病变较大而浅表者可有肺实变体征;病变累及胸膜时,有胸膜摩擦音或胸腔积液体征。慢性肺脓肿常有杵状指(趾)、贫血和消瘦。血源性肺脓肿多无阳性体征。

3.并发症　若脓肿临近胸膜可发生局限性纤维性胸膜炎,可引起胸膜粘连。位于肺边缘的张力性肺脓肿,破溃到胸膜腔可形成脓胸或脓气胸。

【实验室及其他检查】

1.实验室检查　急性肺脓肿血白细胞计数明显升高,可达(20～30)×10^9/L,中性粒细胞在 90% 以上,多有核左移和中毒颗粒。慢性肺脓肿血白细胞可稍高或正常,红细胞和血红蛋白减少。血源性肺脓肿患者的血培养可发现致病菌。并发脓胸时,可做胸腔脓液培养及药物敏感试验。

2.痰细菌学检查　气道深部痰标本细菌培养可有厌氧菌和(或)需氧菌存在。

3.胸部 X 线检查　肺脓肿的胸部 X 线表现可因类型、病期、支气管引流是否通畅以及有无胸膜并发症等而有所不同。吸入性肺脓肿早期可见大缘模糊的浸润阴影,脓肿形成后,脓液排出,可见圆形透亮区及气液平面(图 2-10)。经脓液引流和抗生素治疗后,周围炎症先吸收,最后可仅残留纤维条索状阴影。血源性肺脓肿两肺或一侧有多发,略呈圆形炎症性片状阴影,其中有空洞及液平面。慢性肺脓肿呈厚壁空洞,周围有纤维组织增生及邻近胸膜增厚。

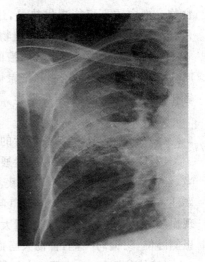

图 2-10　肺脓肿

4.纤维支气管镜检查　可以明确病因和部位,有助于病原学诊断和治疗。

【诊断要点】

对急性发生的畏寒、高热、咳嗽、咳大量脓臭痰、咯血等症状的患者,结合血白细胞总数及中性粒细胞增高及典型 X 线表现(大片浸润阴影,中有液平面的空腔),即可初步诊断。询问有无口腔手术、皮肤化脓性感染、异物吸入及醉酒等病史,对诊断有帮助。血、痰培养有助于病因学诊断及鉴别诊断。

【治疗要点】

治疗原则:抗菌药物治疗和脓液引流。

1.抗菌药物治疗　一般首选青霉素。根据病情,每日剂量为静脉点滴 240 万～1 000 万 U/d,严重感染者可用 2 000 万 U/d。对青霉素过敏或不敏感者,可选用林可霉素、克林霉素或甲硝唑等药物。开始给药采用静脉点滴,体温通常在治疗后 3～10 天降至正常,然后改为肌注或口服。疗程一般持续 8～12 周,直至胸片上空洞和炎症完全消失,或仅有少量的残留纤维化。

2.脓液引流　与抗菌药物治疗同等重要。无大咯血、中毒症状较轻者可进行体位引流,每日 2～3 次,每次 10～15 分钟。痰液黏稠可用祛痰药、支气管舒张剂或生理盐水雾化吸入以利痰液引流。也可经纤维支气管镜冲洗和吸痰。

3.手术治疗　手术适应证:①肺脓肿病程超过 3 个月,经内科治疗,病变未见明显吸收,并有反复感染,或脓腔过大(直径＞5cm)不宜吸收者。②大咯血内科治疗无效或危及生命者。③并发支气管胸膜瘘或脓胸经抽吸、冲洗治疗效果不佳者。④怀疑肿瘤阻塞时。

【护理诊断/问题】

1.体温过高　与肺组织炎症性坏死有关。

2.清理呼吸道无效　与痰液黏稠、痰液过多有关。

3.营养失调:低于机体需要量　与机体消耗增加、摄入减少有关。

4.焦虑　与疾病迁延、反复发作、个体健康受到威胁有关。

5.潜在并发症　窒息。

【护理措施】

1.休息与体位　肺脓肿患者咳痰量大,常有厌氧菌感染,痰有臭味,应保持室内空气流通,同时注意保暖,如有条件最好住单间。协助患者采取舒适的体位,保证充足的休息和睡眠。症状明显,有咯血、高热等严重症状时,应卧床休息。

2.饮食护理　肺脓肿患者,鼓励患者多饮水,进食高热量、高蛋白、高维生素等营养丰富的食物。蛋白质不仅能提供热量,还可增加机体的抗病能力及组织修复能力,患者饮食中应有鱼、肉、蛋、牛奶、豆制品等动、植物蛋白,其中优质蛋白应占一半以上。

3.病情观察　观察患者痰液的量、性状、颜色、气味和静置后是否分层等;准确记录 24 小时痰液排出量。定时监测和记录体温、呼吸、脉搏和血压。当大量痰液排出时,要注意观察患者排痰是否通畅,避免窒息发生。若发现患者咯血应及时报告医生,并严密监测神志的变化。

4.对症护理

(1)高热:见本章"肺炎患者的护理"相关内容。

(2)咳嗽、咳痰:肺脓肿患者通过咳嗽可以排出大量脓痰,因此,应鼓励患者进行有效的咳嗽,经常活动和变换体位,以利痰液排出。鼓励患者增加液体摄入量,使痰液稀释易于排出。要注意观察痰液的颜色、性质、气味和静置后是否分层。准确记录 24 小时痰液排出量。当发现血痰时及时报告医生;咯血量大时需严密观察病情变化,准备好抢救药品和物品,嘱患者取患侧卧位,头偏向一侧,警惕大咯血或窒息的突然发生。

(3)体位引流:见本章"支气管扩张患者的护理"相关内容。

5.用药护理　遵医嘱使用抗菌药物、祛痰药、支气管舒张剂等,注意观察疗效及副作用。

6.心理护理　及时向患者及其家属介绍有关疾病知识,解释各种症状和不适,说明各种诊疗和护理操作的目的及注意事项。部分患者由于疾病带来口腔脓臭气味害怕与人接近,在积极帮助患者进行口腔护理的同时要消除其紧张心理。主动关心患者,指导患者正确对待本病,鼓励患者说出内心的感受。同时,要教育患者家属及时发现病情变化,并及时向医师。

【健康教育】

1.生活指导　指导患者注意休息,生活要有规律,劳逸结合,应增加营养物质的摄入。提倡健康的生活方式,重视口腔护理,在晨起、饭后、睡前要漱口、刷牙,防止污染分泌物误吸入下呼吸道。平日多饮水,戒烟、酒。保持环境整洁舒适,维持适宜的温度和湿度,要注意保暖,避免受凉。

2.疾病知识指导　教会患者有效咳嗽、体位引流的方法,及时排出呼吸道异物,防止吸入性感染,保持呼吸道通畅,促进病变的愈合。指导慢性病、年老体弱患者家属经常为患者翻身、叩背,促进痰液排出,疑有异物吸入时要及时清除。抗生素治疗非常重要,但需时较长,为防止病情反复,应遵从治疗计划。

3.识别并发症,及时就诊　患者出现高热、咯血、呼吸困难等表现时应警惕大咯血、窒息的发生,需立即就诊。

第九节　肺结核患者的护理

案例分析

患者,女,32 岁。慢性咳嗽伴低热、盗汗半年,咯血 1 周。患者于半年前出现咳嗽,咳少量黏液痰,伴有午后低热、消瘦、乏力、盗汗等症状,未进行正规检查和治疗。1 周前,突然咳嗽加重,并痰中带血丝而入院。体格检查:T 37.8℃,P 86 次/分,R 24 次/分,BP 120/85mmHg。神清,胸廓两侧对称,呼吸微促,右上肺叩诊浊音,可听到湿性啰音。余未查及异常。辅助检查:①血液:RBC $4.0×10^{12}$/L,Hb 100g/L,N 0.50,L 0.50。②X 线胸片:右肺上野内带可见 $2.5cm×3.0cm$ 片状阴影,边界不清。③痰查抗酸杆菌:阳性。④血沉:第 1 小时 35mm。

临床诊断:浸润型肺结核　右上　涂(十)初治

肺结核(pulmonary tuberculosis)是由结核分枝杆菌引起的慢性呼吸道传染病。结核分枝杆菌可侵及全身几乎所有脏器,但以肺结核最常见。主要临床表现有低热、乏力、盗汗、消瘦等全身症状和咳嗽、咯血等呼吸系症状。20 世纪 60 年代起,结核病化学治疗成为控制结核病的有效方法,使新发结核病治愈率达 95% 以上。但 20 世纪 80 年代中期以来,结核病出现了全球恶化的趋势,WHO 于 1993 年宣布结核病处于"全球紧急状态"。据 WHO 报告:全球约 20 亿人曾受到结核分枝杆菌感染,现有肺结核患者约 2000 万,每年新发病例 800 万~1 000 万,每年死于肺结核病约 300 万。值得注意的是,全球 90% 的肺结核患者在发展中国家。

在我国,结核病流行形势仍十分严峻。中国是世界上结核病疫情负担最重的 22 个国家之一,疫情呈"三高一低"特点,即患病率高、死亡率高、耐药率高、年递减率低。全国有近半的人口(约 5.5 亿)曾受结核杆菌感染,2000 年统计结果显示,活动性肺结核患者约 500 万,占世界结核病总人数的 1/4,每年因结核病死亡的人数约 13 万,是全国十大死亡原因之一。因此,结核病的防治仍然是一个严重的、需要高度重视的公共卫生和社会问题。

【病因与发病机制】

1.病原学 结核病的病原菌为结核分枝杆菌,属放线菌目、分枝杆菌属,因其涂片耐酸染色呈红色,又称抗酸杆菌。包括人型、牛型、非洲型和鼠型,对人类致病的主要是人型,其次是牛型。对外界抵抗力较强,在阴暗潮湿环境中能生存 5 个月以上,但在烈日下暴晒 2~7 小时,1.5％的煤酚皂溶液(来苏尔)接触 2~12 小时,70％乙醇接触 2 分钟,或煮沸 100℃ 5 分钟,均能将其杀灭。将痰吐在纸上直接焚烧是最简单的灭菌方法。

2.传播途径 以呼吸道传播最常见。排菌患者是主要传染源,尤其是痰涂片阳性、未经治疗者。结核分枝杆菌主要通过咳嗽、打喷嚏、大笑或高声说话等方式把含有结核分枝杆菌的微滴排到空气中而传播。其次是消化道传播,如通过与患者共同进餐或食用患者的剩余食物而引起肠道感染。

3.人体的反应性

(1)免疫力:人体对结核分枝杆菌的免疫力分为非特异性免疫力(先天或自然免疫力)和特异性免疫力(后天性免疫力)两种。后者是通过接种卡介苗或感染结核分枝杆菌所获得的免疫力,其免疫力强于先天性免疫。机体免疫力较高时可不发病或使病情减轻,而糖尿病、老年人、婴幼儿、慢性疾病及营养不良或使用糖皮质激素、免疫抑制剂等使人体免疫功能低下时,易患肺结核或使原已稳定的病灶重新活动。结核病的免疫主要是细胞免疫。

(2)变态反应:结核分枝杆菌侵入人体 4~8 周后,机体对结核分枝杆菌及其代谢产物发生的一种敏感反应称为变态反应,为Ⅳ型(迟发型)变态反应,可通过结核菌素试验来测定。人体感染结核分枝杆菌后,发生的变态反应和获得性免疫力是同时存在的,此时结核菌素试验呈阳性反应,未感染结核分枝杆菌或未接种卡介苗者呈阴性反应。当菌量较多、变态反应较强时,结核病变以渗出、变质为主,可发生干酪样坏死;当菌量较少、机体免疫力较强时,结核病变以增生为主。

4.Koch 现象 1890 年 Koch 观察到,将结核分枝杆菌皮下注射到未感染的豚鼠,约 10~14 日后注射部位皮肤红肿、溃烂,形成深的溃疡乃至局部淋巴结肿大,长期不愈合,最后结核分枝杆菌全身播散,造成豚鼠死亡。将等量的结核分枝杆菌注射到 3~6 周前已受少量结核分枝杆菌感染的豚鼠体内,2~3 日后,注射局部皮肤出现剧烈反应,但不久即愈合且局部淋巴结肿大和全身播散,亦不致死亡。这种机体对结核分枝杆菌初感染和再感染所表现不同反应的现象称为 Koch 现象。

5.肺结核的发生和发展

(1)原发感染:是指结核分枝杆菌初次感染而在肺内发生的病灶,常见于小儿。此时人体反应性低,结核分枝杆菌可在肺泡巨噬细胞内外生长繁殖,出现炎性病变,称为原发病灶。原发病灶中的结核分枝杆菌沿着肺内淋巴管到达肺门淋巴结,引起淋巴结肿大。原发病灶和肿大的气管支气管淋巴结称为原发综合征。原发病灶继续发展,可直接或经血流播散到临近组织器官,发生结核病。当结核分枝杆菌首次侵入人体开始繁殖时,人体通过细胞介导的免疫系统对结核分枝杆菌产生特异性免疫,使原发病灶、肺门淋巴结和播散到全身各器官的结核分枝杆菌被消灭,原发病灶炎症迅速吸收或钙化痊愈,但仍然可有少量结核分枝杆菌没有被消灭,长期处于休眠状态,成为潜在病灶,当机体抵抗力低下时,这些结核分枝杆菌可重新生长繁殖而致病。

（2）继发性肺结核：是指原发性结核感染时期遗留下来的潜伏在肺内的结核分枝杆菌重新活跃或结核分枝杆菌再感染而发生的结核病。通常发生在曾受过结核分枝杆菌感染的成年人。此时人体对结核分枝杆菌有一定的免疫力和变态反应。病灶部位多位于肺尖附近，结核分枝杆菌一般不波及淋巴结，亦很少引起血行播散。但肺内局部病灶处炎症反应剧烈，容易发生干酪样坏死及空洞。肺结核的发生演变过程见图 2-11。

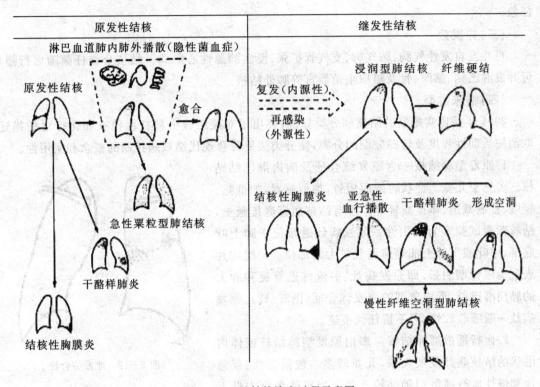

图 2-11　肺结核演变过程示意图

【临床表现】

各型肺结核的临床表现不尽相同，但有共同之处。

（一）症状

1. 全身症状　发热最常见，多为午后低热。部分患者有乏力、食欲减退、盗汗和体重减轻等全身毒性症状。若肺部病灶进展播散时，可有不规则高热、畏寒等。育龄女性可有月经失调或闭经。

2. 呼吸系统症状

（1）咳嗽、咳痰：是肺结核最常见症状。咳嗽较轻，干咳或少量黏液痰。有空洞形成时，痰量增多；合并其他细菌感染时，痰呈脓性且量增多；合并支气管结核表现为刺激性咳嗽。

（2）咯血：约 1/3~1/2 的患者有不同程度咯血，咯血量不等，多为少量咯血，少数为大量咯血，甚至发生失血性休克。

（3）胸痛：病变累及壁层胸膜时有胸壁刺痛，并随呼吸和咳嗽而加重。

（4）呼吸困难：多见于干酪样肺炎和大量胸腔积液患者，也可见于纤维空洞性肺结核。

（二）体征

取决于病变的性质、部位、范围或程度。早期无明显体征。因成人肺结核好发于肺尖和下叶背段,故在肩胛间区或锁骨上下咳嗽后可闻及湿啰音,对诊断有一定的意义。病变范围较大时,患侧呼吸运动减弱,叩诊呈浊音,听诊肺泡呼吸音减弱,可闻及支气管肺泡呼吸音或湿啰音。慢性纤维空洞性肺结核可有胸廓塌陷、气管移位,叩诊呈浊音,健侧可有代偿性肺气肿征象。

（三）并发症

可并发自发性气胸、脓气胸、支气管扩张、慢性肺源性心脏病。结核分枝杆菌随血行播散可并发淋巴结、脑膜、骨及泌尿生殖器官等肺外结核。

（四）临床类型

2004 年我国实施新的结核病分类标准,突出了对痰结核分枝杆菌检查和化疗史的描述,取消按活动性程度及转归分期的分类,使分类法更符合现代结核病控制的概念和实用性。

1.原发型肺结核　含原发综合征及胸内淋巴结结核。多见于儿童。症状轻微而短暂,类似感冒,如低热、轻咳、食欲减退、体重减轻等。多有结核病家庭接触史,结核菌素试验多为强阳性。原发病灶通常位于肺上叶底部、中叶或下叶上部等肺通气较大的部位。X线胸片表现为哑铃型阴影,即原发病灶、引流淋巴管炎和肿大的肺门淋巴结,形成典型的原发综合征(图2-12)。原发病灶一般吸收较快,可不留任何痕迹。

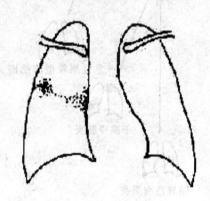

图 2-12　原发综合征

2.血行播散型肺结核　多由原发型肺结核或体内潜伏的结核病灶发展而来,儿童较多。包括急性、亚急性和慢性血行播散型肺结核 3 类。当机体免疫力低下时,结核分枝杆菌一次性或短期大量进入血液循环,在肺内形成广泛播散引起急性血行播散型肺结核(急性粟粒型肺结核),起病急,全身毒血症状严重,可有高热、盗汗、气急、发绀等,可伴发结核性脑膜炎。X线显示两肺满布大小一致、密度均匀、直径约 2mm 的粟粒状阴影(图 2-13)。当机体免疫力较强时,少量结核分枝杆菌分批经血液循环进入肺部,形成亚急性或慢性血行播散型肺结核。临床可无明显中毒症状,病情发展也较缓慢,X线显示两肺上、中肺野形成大小不均、新旧不等的结核病灶(图 2-14)。

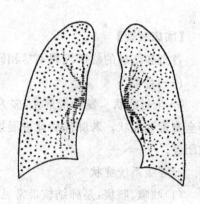

图 2-13　急性血行播散型肺结核

3.继发型肺结核　是成年人中最常见的肺结核类型,病程长,易复发。包括浸润性肺结核、空洞性肺结核、结核球、干酪样肺炎和纤维空洞性肺结核。

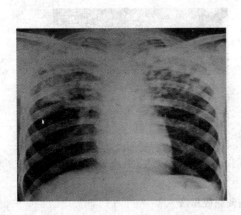
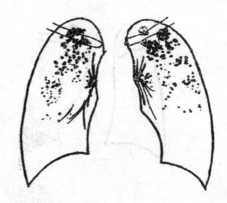

图 2-14　亚急性或慢性血行播散型肺结核

（1）浸润性肺结核：病变多发生在肺尖和锁骨下，可为浸润渗出性结核病变和纤维干酪增殖病变，渗出性病变容易吸收，而纤维干酪增殖病变吸收缓慢（图 2-15）。

（2）空洞性肺结核：空洞由于干酪渗出病变溶解形成，洞壁不明显，有多个空腔，形态不一。临床症状较多，常有发热、咳嗽、咳痰和咯血等，痰中常有结核分枝杆菌，为结核病的重要传染源。

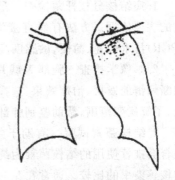

图 2-15　浸润性肺结核

（3）结核球：干酪样坏死灶部分消散后，周围形成纤维包膜；或空洞的引流支气管阻塞，空洞内干酪物质不能排出，凝成球形病灶，称为"结核球"。

（4）干酪样肺炎：当浸润性肺结核伴有大片干酪样坏死，病情呈急性进展，出现高热、呼吸困难等明显毒血症症状，临床称干酪样（或结核性）肺炎。X 线显示：呈大叶性或小叶斑片状，边缘模糊、浓密不一、密度较高的阴影。多发生于免疫力低下、体质衰弱、大量结核分枝杆菌感染的人，或有淋巴结支气管瘘，淋巴结内大量干酪样物质经支气管浸润肺内而发生。

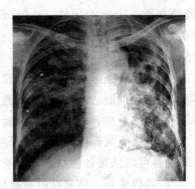

图 2-16　纤维空洞性肺结核

（5）纤维空洞性肺结核：肺结核未及时发现或治疗不当，使空洞长期不愈，出现空洞增厚和广泛纤维化；随机体免疫力的高低，病灶吸收、修复与恶化交替发生，形成纤维空洞。X 线显示一侧或两侧有单个或多个纤维厚壁空洞和广泛的纤维增生，造成肺门上抬，肺纹理呈垂柳状，患侧肺组织收缩，纵隔向患侧移位（图 2-16）。

4.结核性胸膜炎　含结核性干性胸膜炎、结核性渗出性胸膜炎和结核性脓胸。中等量积液见图 2-17。

5.其他肺外结核　按部位和脏器命名，如骨关节结核、肾结核、肠结核等。

6.菌阴肺结核　三次痰涂片及一次痰培养阴性的肺结核为菌阴肺结核。

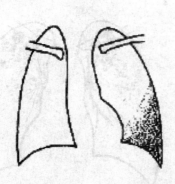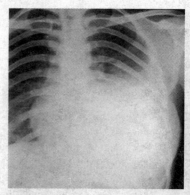

图 2-17　左侧胸腔积液

【实验室及其他检查】

1.痰结核分枝杆菌检查　是确诊肺结核最可靠的方法,同时也是制订化疗方案和考核疗效的主要依据。方法有痰直接涂片、痰集菌法、痰培养法,应连续多次送检。聚合酶链反应(PCR)技术快速、简便、敏感度高,少量结核分枝杆菌即可有阳性结果。

2.影像学检查　胸部 X 线片是早期发现肺结核和对肺结核进行临床分型的重要方法,对判断病情的发展、治疗效果、选择治疗方案有重要价值。胸部 CT 检查可发现微小或隐蔽性病灶,了解病变范围,帮助鉴别肺部病变。

3.结核菌素试验　有助于判断有无结核分枝杆菌感染。目前 WHO 和国际防痨和肺病联合会推荐使用的结核菌素为纯蛋白衍化物(purified protein derivative,PPD),以便于国际间结核感染率的比较。通常在左前臂屈侧中上部 1/3 处皮内注射 0.1ml(5IU),48～72 小时后测量皮肤硬结直径,而不是红晕的直径。硬结是特异性变态反应,红晕是非特异性变态反应。硬结直径≤4mm 为阴性,5～9mm 为弱阳性,10～19mm 为阳性,≥20mm 或局部有水泡和坏死者为强阳性。结核菌素试验阳性反应仅表示曾受过结核分枝杆菌感染,并不一定现在患病。结核菌素试验阴性反应的儿童一般可排除结核病。但在某些情况下也不能完全排除结核病,如结核分枝杆菌感染后 4～8 周变态反应才建立,在此之前,结核菌素试验可呈阴性;免疫力下降或免疫受抑制,如应用糖皮质激素或免疫抑制剂、HIV 感染、麻疹、水痘、百日咳、癌症、严重结核病和危重患者,结核菌素试验常呈阴性。

4.纤维支气管镜检查　经纤维支气管镜对支气管和肺内病灶活检,不仅能提供病理学诊断,而且可以采集分泌物或冲洗液标本做病原学诊断,可以提高诊断的敏感性和特异性。

5.其他检查　肺结核患者血象一般无异常,严重病例可有贫血,白细胞减少和类白血病反应。活动性肺结核血沉可增快。

【诊断要点】

1.诊断方法　根据结核病的症状和体征、肺结核接触史,结合结核菌素试验、影像学检查、痰结核分枝杆菌检查和纤维支气管镜检查多可作出诊断。

2.诊断程序

(1)可疑症状患者筛选:咳嗽持续 2 周以上、咯血、午后低热、乏力、盗汗、月经不调,且有肺结核接触史或肺外结核者应考虑肺结核的可能性,需进行痰抗酸杆菌和胸部 X 线检查。

(2)是否肺结核:凡 X 线检查肺部有异常阴影者,必须通过系统检查,确定病变是结核性或其他病变。如果难以确定,可经 2 周短期观察后复查,大部分炎症病变会有所变化,而肺结核变化不大。

(3)有无活动性:如果诊断为肺结核,应进一步明确有无活动性,活动性病变必须给予治疗。活动性病变在胸片上通常表现为边缘模糊不清的斑片状阴影,可有中心溶解和空洞,或出现播散病灶。胸片表现为钙化、硬结或纤维化,痰检阴性,无任何症状,为无活动性肺结核。

(4)是否排菌:确定活动性后还要明确是否排菌,是确定传染源的唯一方法。肺结核患者痰液可呈间歇排菌,故应连续多次查痰。

3.诊断记录　在临床工作中,肺结核诊断记录包括四部分。

(1)肺结核的类型:见前述。

(2)病变范围及空洞:按右、左侧,分上、中、下三野记述。以第 2 和第 4 前肋下缘内侧端将两肺分为上、中、下肺野。

(3)痰结核分枝杆菌检查:痰菌阳性或阴性分别以(＋)或(－)表示,以"涂"、"集"、"培"分别代表涂片、集菌和培养法。患者无痰或未查痰时,注明"无痰"或"未查"。

(4)治疗状况

初治:①未开始抗结核治疗的患者;②正进行标准化疗方案用药未满疗程的患者;③不规则化学治疗未满 1 个月的患者。符合 1 条即为初治。

复治:①初治失败的患者;②规则用药满疗程后痰菌又复阳的患者;③不规则化疗超过 1 个月的患者;④慢性排菌患者。符合 1 条即为复治。

诊断举例:纤维空洞性肺结核　双上　涂(＋),复治

【治疗要点】

(一)结核病的化学药物治疗(简称化疗)

1.化疗原则　肺结核的化疗原则是早期、联合、适量、规律和全程。整个治疗方案分为强化和巩固两个阶段。

(1)早期:对所有检出和确诊患者均应立即给予化学治疗。早期化疗有利于迅速发挥早期杀菌作用,促使病变吸收和减少传染性。

(2)联合:联合用药是指同时采用多种抗结核药物治疗,可提高疗效,同时通过交叉杀菌作用减少或防止耐药性的产生。

(3)适量:严格遵照适当的药物剂量用药,药物剂量过低不能达到有效血药浓度,影响疗效,易产生耐药性;剂量过大易发生药物不良反应。

(4)规律:严格按医嘱要求用药,不漏服,不停药,以避免耐药性的产生。

(5)全程:保证完成规定的治疗期,是提高治愈率和减少复发率的重要措施。

2.常用抗结核药　异烟肼(INH)和利福平(RFP)能杀灭细胞内外结核分枝杆菌,称为全杀菌剂。链霉素在碱性环境中作用最强,能杀灭细胞外的结核分枝杆菌,对细胞内的结核分枝杆菌作用较小;吡嗪酰胺只能杀灭吞噬细胞内酸性环境中的结核分枝杆菌,为半杀菌剂。乙胺丁醇、对氨基水杨酸钠为抑菌剂。常用抗结核药的成人剂量、主要不良反应见表 2-4。

3.化疗方案　目前常用短程疗法:指联用 2 个以上杀菌剂,总疗程 6～9 个月。该疗法具有使痰菌阴转快、药物副作用少、效果与标准化疗相同、患者易于坚持等优点而被临床逐渐推广。

(1)初治涂阳肺结核治疗方案(含初治涂阴有空洞形成或粟粒型肺结核):每日用药方案为

2HRZE/4HR，间歇用药方案为 $2H_3R_3Z_3E_3/4H_3R_3$。

（2）复治涂阳肺结核治疗方案：每日给药方案：2HRZSE/4～6HRE，间歇给药方案 $2H_3R_3$ $Z_3S_3E_3/4H_3R_3E_3$。

（3）初治涂阴肺结核治疗方案：每日给药方案：2HRZ/4HR。间歇给药方案：$2H_3R_3Z_3/4H_3R_3$。

（4）板式组合药和复合固定剂量组合药：把几种单药按每日剂量组合放入一个泡眼板上，每次服用一个板片称板式组合药，具有装药方便，剂量不易出错等优点。复合固定剂量组合药是将 2～3 种抗结核药物合并为 1 片或 1 个胶囊。具有服药方便、提高患者的可接受性和规律用药率，防止耐药性产生，便于医务人员的管理和监督。但有发生药物不良反应时难以判断等缺点。目前，医院执行全程督导短程化学治疗（DOTS）管理，有助于提高患者在治疗过程中的依从性，达到最高治愈率。

表 2-4　常用抗结核药成人剂量和主要不良反应

药物名称	缩写	每日剂量（g）	间歇疗法一日量(g)	主要不良反应
异烟肼	H. INH	0.3	0.6～0.8	周围神经炎、偶有肝功能损害
利福平	R. RFP	0.45～0.6	0.6～0.9	肝功能损害、过敏反应
链霉素	S. SM	0.75～1.0	0.75～1.0	听力障碍、眩晕、肾功能损害
吡嗪酰胺	Z. PZA	1.5～2.0	2～3	胃肠不适、肝功能损害、高尿酸血症、关节疼痛
乙胺丁醇	E. EMB	0.75～1.0	1.5～2.0	视神经炎
对氨基水杨酸钠	P. PAS	8～12	10～12	胃肠不适、过敏反应、肝损害

 知识链接

全程督导短程化疗（DOTS）

　　DOTS 是 WHO 积极推行的一种治疗和管理结核患者的现代有效方法，即肺结核患者在治疗过程中，每次用药都必须在医务人员的直接监督下进行，因故未用药时必须采取补救措施以按医嘱规律用药。实质就是帮助患者适应并坚持完成治疗方案，提高治疗依从性，保证规律用药，提高治愈率，降低复发率和减少耐药病例的发生。

（二）对症治疗

　　1.结核毒性症状　结核病的毒性症状在有效抗结核治疗 1～2 周内多可消退，一般不需特殊处理。对于干酪样肺炎、急性血行播散型肺结核、结核性脑膜炎有高热等严重结核毒性症状，以及伴有大量胸腔积液的患者，遵医嘱在有效抗结核治疗的基础上加用糖皮质激素如泼尼松每日 20mg，口服，1～2 周，以后每周递减 5mg，用药时间为 4～8 周，以减轻炎症和过敏反应引起的症状。

　　2.咯血　小量咯血，以卧床休息、止咳、镇静等对症治疗为主，可用氨基己酸、氨甲苯酸、酚磺乙胺等药物止血。中等或大量咯血时应严格卧床休息，应用垂体后叶素 5～10U 加入 25% 葡萄糖液 40ml，15～20 分钟缓慢静注，然后将垂体后叶素加入 5% 葡萄糖液按 0.1U/(kg·h) 静滴。必要时可经支气管镜局部止血，或插入球囊导管，压迫止血。若咯血量过多，可酌情适量输血。咯血窒息是致死的主要原因,需严加防范和紧急抢救。

(三)手术治疗

适用于经合理化疗无效、多重耐药的厚壁空洞、大块干酪灶、结核性脓胸、支气管胸膜瘘和大咯血保守治疗无效者。但如患者全身状况差,或有明显心、肺、肝、肾功能不全,则不能手术。

【护理诊断/问题】

1.体温过高 与结核分枝杆菌感染有关。

2.营养失调:低于机体需要量 与机体消耗量增加、食欲减退有关。

3.个人执行治疗方案无效 与肺结核疗程长、病情易反复、缺乏治疗信心等有关。

4.有孤独的危险 与呼吸道隔离有关。

5.潜在并发症 咯血、窒息。

6.知识缺乏 缺乏结核病治疗、自我护理与预防的有关知识。

【护理措施】

1.休息与体位 保持环境安静、整洁、舒适,室内应空气新鲜,阳光充足。肺结核患者容易疲劳,应嘱患者适当休息,并使患者了解随着治疗的进展,疲劳会逐渐缓解。部分轻症患者在坚持化疗的同时,可进行正常工作,应避免劳累和重体力劳动,要保证充足的睡眠和休息,做到劳逸结合。肺结核活动期、咯血、有高热等结核中毒症状,或结核性胸膜炎伴大量胸腔积液者,应卧床休息,并应取患侧卧位,以减少患侧活动度、防止病灶向健侧扩散,有利于健侧肺的通气功能。恢复期可以适当增加户外活动,如散步、打太极拳、做保健操等。

2.饮食护理 肺结核患者身体处于慢性消耗状态,营养状态极差,应给予高热量、高蛋白、富含维生素的食物。蛋白质不仅能提供热量,还可增加机体的抗病能力及机体修复能力,患者饮食中应有鱼、肉、蛋、牛奶、豆制品等动物、植物蛋白,成人每天蛋白质为 $1.5\sim2.0g/kg$,其中优质蛋白应占一半以上;食物中的维生素 C 有减轻血管渗透性的作用,可以促进渗出病灶的吸收;维生素 B 有促进食欲的作用。每日摄入一定量的新鲜蔬菜和水果,以补充各种维生素。并注意增加饮食的品种,采用患者喜欢的烹调方法,以增加患者的食欲。同时要补充足够的水分,每天不少于 $1.5\sim2L$,以保证机体代谢的需要和体内毒素的排泄。

3.病情观察 观察患者发热、咳嗽、咳痰性质,有无胸痛等;重症患者应监测生命体征和意识状态等方面的变化并详细记录。对大咯血患者要严密观察有无咯血不畅、烦躁不安、挣扎坐起、胸闷气促、发绀、大汗等窒息先兆及表现,并做好抢救准备。

4.对症护理

(1)结核毒性症状:一般不需要特殊处理。若患者持续高热,体温在 39℃ 以上应给予物理降温,鼓励患者多饮水,给流质或半流质饮食。夜间盗汗者,应做好皮肤护理,勤换衣物、勤洗热水澡,防止受凉。

(2)咯血:注意镇静、止血,患侧卧位,预防和抢救因咯血所致的窒息,防止结核播散(详见本章第一节相关内容)。

(3)抽液护理:见本章第十三节"胸腔穿刺术"相关内容。

5.用药护理

(1)抗结核药:帮助患者和家属系统了解结核病的防治知识,督促患者按医嘱服药,注意观察药物的不良反应,如有无巩膜黄染、肝区疼痛及胃肠道不适、眩晕、耳鸣等,应及时与医生沟通,不能自行停药。解释药物的不良反应时,要强调药物的不良反应发生率很低,只要及时发现并处理,大部分不良反应可以完全消失,鼓励患者坚持疗程,防止治疗失败所产生的耐药肺结核,增加疾病的难治性和经济负担。用药前及用药过程中应定期检查肝功能和听力等情况。

(2)止血药物:垂体后叶素能引起子宫、肠道平滑肌和冠状动脉收缩,故高血压、冠心病及孕妇忌用。静脉注射速度不能过快,以免引起恶心、心悸、面色苍白等不良反应。

6.心理护理 由于患者对结核病缺乏正确的认识,加之结核病病程长、具有传染性,需要隔离治疗,患者常出现敏感、自卑、悲观的情绪。因此,应根据患者的情绪反应,及时给予帮助指导,主动与患者交流,鼓励患者说出其心理感受,耐心细致地给患者作好解释工作,消除孤独感。指导患者自我调节情绪的方法,根据病情组织患者参加适当的活动,如看电视、听广播、户外散步等,以分散患者的注意力,消除焦虑,保持情绪稳定。动员患者的亲属及好友,给予家庭支持和关心及社会支持。对情绪低落、缺乏自信心的患者需鼓励和安慰,向患者说明肺结核是一种慢性病,治疗过程和康复期较长,只要坚持合理、全程化疗就一定能治愈,帮助患者树立战胜疾病的信心,积极配合治疗和护理,争取早日康复。

【健康教育】

1.生活指导 结核患者应做到既要重视疾病,又要乐观对待生活。制订合理的休息和活动计划,保证充足的睡眠和休息,戒烟酒,注意保暖避免呼吸道感染,有条件的患者可选择空气新鲜、气候温和的海滨或湖畔疗养,以促进身体的康复,增加抗病能力。给予饮食指导,保证营养的补充。

2.疾病知识指导 指导患者和家属了解结核病防治知识、呼吸道隔离技术。

(1)用药指导:向患者和家属讲解治疗方法,药物剂量、用法和副作用,强调坚持规律用药的重要性,要求患者配合。

(2)做好结核病的预防工作:控制传染源、切断传播途径和保护易感人群。

①控制传染源:对肺结核患者要做到早发现、早登记、早隔离、早治疗和良好护理,是预防结核病疫情的关键。肺结核病程长、易复发和具有传染性,必须长期随访。掌握患者的发病、治疗和治愈的全过程情况。

②切断传播途径:加强预防结核病的宣传,注意个人卫生,不随地吐痰,并劝告患者咳嗽、打喷嚏时应用双层纸巾掩住口鼻,纸巾用后焚烧;痰吐在纸上焚烧、或吐在痰杯内加等量1%消毒灵加盖浸泡1小时灭菌。患者用过的餐具应煮沸5分钟后再洗涤,被褥、书籍在烈日下暴晒6小时,室内隔日用15W紫外线灯照射2小时,患者外出时戴口罩。

③保护易感人群:未受过结核分枝杆菌感染的新生儿、儿童及青少年及时接种卡介苗;密切接触者定期到医院体检;对易受感染的高危人群,如HIV感染者、矽肺、糖尿病等,可应用预防性化疗。

3.定期复查 护理人员应告知患者在积极治疗期间应接受医生至少1年的随访。指导患者定期复查胸片和肝肾功能,以了解病情变化,及时调整治疗方案。

第十节 原发性支气管肺癌患者的护理

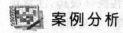 **案例分析**

患者,男,50岁。2个月前无明显诱因出现刺激性干咳并痰中带血,近1个月感胸闷、气

急,体重明显下降。在当地医院静滴抗生素,症状无改善而入院。否认既往肺结核史,吸烟史30年,约20支/天。体格检查:T 37.6℃,P 100次/分,R 24次/分,BP 135/90mmHg。神清,呼吸略促,呈吸气性呼吸困难,消瘦体质,右肺呼吸运动减弱,叩诊呈浊音,触诊语颤减弱,呼吸音减弱,可闻及局限性干啰音,余未查及异常。辅助检查:X线胸片示右侧靠肺门处,可见一3.0cm×3.5cm密度增高的块状阴影,边缘呈毛刺状,有分叶。支气管镜检查并取活检为鳞状细胞癌。

临床诊断:右肺中心型鳞癌

原发性支气管肺癌(primary bronchogenic carcinoma)简称肺癌(lung cancer),为起源于支气管黏膜或腺体的恶性肿瘤。早期常有刺激性干咳和痰中带血等呼吸道症状,逐渐出现肿瘤压迫和转移症状,病情进展的速度与细胞的生物特性有关。

【病因与发病机制】

肺癌的发病机制至今尚未阐明,一般认为与下列因素有关:

1.吸烟 已经公认吸烟是肺癌的重要危险因素。国内调查显示80%~90%的男性肺癌与吸烟有关,女性约19.3%~40%与吸烟有关。吸烟者肺癌的死亡率比不吸烟者高10~13倍。另外,被动吸烟也会增加引起肺癌的几率。吸烟量越大,吸烟年限越长、开始吸烟的年龄越早,肺癌的发病率和死亡率越高。戒烟使肺癌的危险性随戒烟年份的延长而逐渐降低,戒烟持续15年才与不吸烟者相近。烟雾中的苯并芘是主要的致癌物。吸烟可导致支气管上皮细胞纤毛脱落、上皮细胞增生、鳞状上皮化生、核异变等病理变化。有足够的证据显示,吸烟与肺鳞癌、小细胞癌关系密切。

2.职业性致癌因子 已确认的致人类肺癌的职业因素有石棉、无机砷、二氯甲醚、铬、镍、氡、氯乙烯、煤烟、焦油和多环芳烃等,这些因素可使肺癌发生危险性增加3~30倍。石棉吸入与吸烟有协同致癌作用。

3.空气污染 空气污染包括室内小环境和室外大环境污染。室内小环境污染主要是吸烟、烧煤和烹调产生的油烟。室外大环境污染主要是汽车尾气、工业废气、公路沥青等都含有致癌物,其中主要是苯并芘。有资料表明,城市肺癌的发病率明显高于农村,大城市的发病率又高于中、小城市。

4.电离辐射 大剂量的电离辐射可引起肺癌。不同射线的辐射产生的效应不同。

5.饮食与营养 营养与肺癌的关系已引起广泛重视。研究表明维生素A及其衍生物β胡萝卜素能够抑制化学致癌物诱发的肿瘤。食物中天然维生素A类、β胡萝卜素的摄入量与十几年后癌症的发生呈负相关,其中最突出的是肺癌。

6.遗传因素 肺癌的发生有明显的家族遗传性。许多基因与肺癌的易感性有关。肺癌患者常有第三条染色体短臂缺失。

7.其他 美国癌症学会将结核列为肺癌的发病因素之一。结核病患者患肺癌的危险性是正常人的10倍。此外,病毒感染、真菌毒素(黄曲霉)、机体抵抗力低下、内分泌失调等因素,对肺癌的发生也起一定作用。

【分类】

1.按解剖部位分类

(1)中央型肺癌:是指发生在段支气管至主支气管的癌肿,约占3/4,多为鳞癌和小细胞未分化癌。

(2)周围型肺癌:是指发生在段支气管以下的癌肿,约占 1/4,多为腺癌。

2.按组织病理学分类

(1)非小细胞癌:主要包括鳞状上皮细胞癌(简称鳞癌)、腺癌、大细胞癌等。鳞癌是最常见的类型,约占原发性肺癌的 50%,以中央型多见。早期引起支气管狭窄,导致肺不张或阻塞性肺炎。腺癌约占原发性肺癌的 25%,多为周围型。腺癌富有血管,局部浸润和血行转移早,易转移至肝、脑和骨骼,更易累及胸膜引起胸腔积液。大细胞癌较为少见,可发生在肺门附近或肺边缘的支气管。

(2)小细胞癌:主要包括燕麦细胞型、中间细胞型、复合燕麦细胞型,恶性程度最高,占原发性肺癌的 10%～15%,多为中央型,较早出现淋巴和血行转移,预后最差。

【临床表现】

肺癌的临床表现与肿瘤发生的部位、大小、类型、发展阶段、有无并发症或转移等密切相关。约 5%～15% 的患者于发现肺癌时无症状。

1.由原发肿瘤引起的症状和体征

(1)咳嗽:为最常见的早期症状。肿瘤刺激支气管黏膜可引起刺激性干咳,或少量黏液痰。肿瘤引起支气管狭窄时,咳嗽加重并伴金属调。当继发感染时,痰量增多且呈黏液脓性。

(2)咯血:多见于中央型肺癌,癌组织血管丰富,局部组织坏死常引起咯血。早期多为痰中带血丝或间断咯血,大血管受侵犯时,可引起大咯血。部分患者以咯血为首发症状。

(3)喘鸣:因肿瘤引起支气管部分阻塞,约有 2% 的患者出现局限性喘鸣音。

(4)胸闷、气短:肿瘤导致支气管狭窄,肺门淋巴结转移时肿大的淋巴结压迫主支气管或隆突,转移至胸膜及心包引起大量胸腔积液和心包积液,或有上腔静脉阻塞、膈肌麻痹及肺部广泛受累等,均可引起胸闷、气短。

(5)体重下降:消瘦为恶性肿瘤的常见症状之一。肿瘤发展到晚期,由于肿瘤毒素、长期消耗、感染及疼痛等原因,患者消瘦明显,表现为恶病质。

(6)发热:肿瘤组织坏死引起发热,更多见的原因是继发性肺炎所致。

2.肿瘤局部扩散引起的症状和体征

(1)胸痛:因肿瘤直接侵犯胸膜、肋骨和胸壁,引起不同程度的胸痛。若肿瘤位于胸膜附近,可产生不规则的钝痛或隐痛,于呼吸或咳嗽时加重。如发生肋骨和脊柱的转移,则有压痛点,与呼吸、咳嗽无关。肿瘤压迫肋间神经,胸痛可累及分布区。

(2)呼吸困难:肿瘤压迫大气道可出现吸气性呼吸困难。

(3)咽下困难:肿瘤侵犯或压迫食管时可引起咽下困难,亦可引起支气管-食管瘘,继发肺部感染。

(4)声音嘶哑:肿瘤直接压迫或转移至纵隔淋巴结压迫喉返神经(多见左侧)可引起声音嘶哑。

(5)上腔静脉阻塞综合征:肿瘤侵犯纵隔压迫上腔静脉,使上腔静脉回流受阻,产生头面部、颈部、上肢水肿以及胸前部淤血和静脉曲张,称为上腔静脉阻塞综合征。可引起头痛、头晕或晕厥。

(6)Horner 综合征:位于肺尖的肺癌称为肺上沟癌(Pancoast 瘤),易压迫颈部交感神经,引起病侧眼睑下垂、瞳孔缩小、眼球内陷、同侧额部与胸壁少汗或无汗。若压迫臂丛神经造成以腋下为主、向上肢内侧放射的火灼样疼痛,夜间尤甚。

3.肺外转移引起的症状和体征

(1)中枢神经系统转移:可发生头痛、呕吐、眩晕、复视、共济失调、脑神经麻痹、一侧肢体无力甚至偏瘫等。严重时出现颅内高压的症状。

(2)骨转移:特别是肋骨、脊椎、骨盆转移时,可有局部疼痛和压痛。

(3)肝转移:表现为厌食、肝区疼痛、肝大、黄疸和腹水等。

(4)淋巴结转移:锁骨上淋巴结是肺癌转移的常见部位,可无明显症状。典型的淋巴结转移多位于前斜角肌内,固定而坚硬,逐渐增大、增多,可以融合,多无疼痛感。淋巴结大小不一定反映病程的早晚。

4.癌细胞作用于其他系统引起的肺外表现　此类肺外表现包括内分泌、神经肌肉、结缔组织、血液系统和血管的异常改变,又称为副癌综合征(paraneoplastic syndrome)。可表现为:

(1)肥大性肺性骨关节病:多侵犯上、下肢长骨远端,发生杵状指(趾)和肥大性骨关节病。切除肺癌后症状可减轻或消失,肿瘤复发又可出现。

(2)异位内分泌综合征:如分泌促肾上腺皮质激素样物,可引起 Cushing 综合征;分泌促性腺激素可引起男性乳房发育;分泌抗利尿激素常引起稀释性低钠血症,出现恶心、呕吐和食欲减退等水中毒症状;肺癌骨转移致骨破坏或分泌异生性甲状旁腺样激素,导致高钙血症。

(3)神经肌肉综合征:包括小脑皮质变性、脊髓小脑变性、周围神经病变、重症肌无力和肌病等。发生原因不明确。这些症状与肿瘤的部位和有无转移无关、与是否手术无关,可以与肿瘤同时发生,也可发生在肿瘤出现前数年。

(4)类癌综合征:是由燕麦细胞癌和腺癌因分泌 5 -羟色胺过多引起。表现为喘鸣或类似哮喘样呼吸困难、阵发性心动过速、水样腹泻、皮肤潮红等。

(5)其他:如黑色棘皮症、皮肌炎、硬皮病、栓塞性静脉炎、非细菌性栓塞性心内膜炎、血小板减少性紫癜等肺外表现。

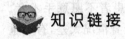 **知识链接**

副癌综合征

副癌综合征特指除肿瘤本身压迫及浸润和转移所引起的症状以外的其他全身性表现,又叫伴癌综合征。了解副癌综合征的意义在于:在肿瘤尚未暴露之前即有本征,可成为早期诊断的线索,有利于提高治愈率;有时本征(如高钙血症)对患者远较肿瘤本身更具危险性,需予以特殊的治疗;因治疗肿瘤,本症可消失,如再出现,则提示肿瘤的复发,故有利于监测肿瘤的复发。

【实验室及其他检查】

1.影像学检查　胸部 X 线检查是发现肺癌最重要的方法之一。可根据不同的情况采取透视、胸片、CT、核磁共振、支气管造影及血管造影、单光子发射计算机断层显像(SPECT)、正电子发射计算机体层显像(PET)等检查,了解肿瘤的部位、大小、肺门及纵隔淋巴结肿大及支气管阻塞情况;肺癌的分期、有无转移病灶等。

2.痰脱落细胞检查　是简单有效的早期诊断方法之一。一般收集上午 9～10 点的深部咳出的新鲜痰液送检,标本送检次数 3～4 次为宜。非小细胞肺癌痰脱落细胞多次检查阳性率可达 70%~80%，比小细胞肺癌高。

3.纤维支气管镜检查(简称纤支镜检)　对诊断、确定病变范围、明确手术指征与方式有帮助。

4.其他检查　如经胸壁细针穿刺活检、纵隔镜检查、胸腔镜检查、肿瘤标志物检查、开胸肺活检、淋巴结活检等。

【诊断要点】

一般依靠详细询问病史、体格检查和有关辅助检查进行综合判断，约 80%~90% 的患者可以确诊。影像学检查是发现肺癌常用而有价值的方法，细胞学和病理学检查是确诊肺癌的必要手段。

【治疗要点】

肺癌的治疗是根据患者的机体状况、肿瘤的病理类型、侵犯的范围和发展趋向，合理地、有计划地应用现有的治疗手段，以期提高治愈率和患者的生活质量。

肺癌的综合治疗的原则如下：小细胞肺癌以化学药物治疗(简称化疗)为主，辅以手术和(或)放射治疗(简称放疗)；非小细胞肺癌早期以手术治疗为主；病变局部可切除的晚期患者，采取新辅助化疗＋手术治疗±放疗；病变局部不可切除的晚期患者采取化疗＋放疗；远处转移的晚期患者以姑息手术治疗为主。

1.手术治疗　肺功能是评估患者能否耐受手术治疗的重要因素。当今手术治疗的新进展是扩大手术适应证、缩小手术切除范围以及气管隆突成形术。手术的方式取决于病变的部位和肿瘤的大小，常见的手术方式有肺叶切除术、肺段切除术和全肺切除术等。

2.化学药物治疗　是治疗小细胞癌的主要方法。常用的药物有依托泊苷(VP-16,足叶乙苷)、顺铂(DDP)、卡铂(CBP)、环磷酰胺(CTX)、阿霉素(ADM)、长春新碱(VCR)、异环磷酰胺(IFO)、吉西他滨(GEM)、紫杉醇(TXL)、长春地辛(VDS)等。

3.放射治疗　放疗对小细胞肺癌效果较好，其次是鳞癌和腺癌。放疗可分为根治性放疗和姑息性放疗 2 种。根治性放疗用于病灶局限、因解剖原因不便手术或患者不愿意手术者。姑息性放疗的目的在于抑制肿瘤的发展，延迟肿瘤扩散和缓解症状。对全身情况太差，有严重心、肺、肝、肾功能不全者应列为禁忌。常见的放射线有直线加速器产生的高能 X 线以及^{60}Co产生的 γ 射线。

4.生物反应调节剂(BRM)　作为辅助治疗，如干扰素、转移因子、左旋咪唑等，能刺激机体产生抵抗力以缓解癌细胞的扩散，增加机体对化疗、放疗的耐受性，提高疗效。

5.其他治疗　如中医治疗、冷冻治疗、支气管动脉灌注及栓塞治疗、经纤支镜电刀切割癌体或行激光治疗，以及经纤支镜引导腔内置入放疗源作近距离照射等，对缓解患者的症状、控制肿瘤的发展有较好的效果。

【护理诊断/问题】

1.营养失调:低于机体需要量　与癌肿致机体过度消耗、压迫食管致吞咽困难、化疗反应致食欲下降、摄入量不足等有关。

2.疼痛　与癌细胞浸润、肿瘤压迫或转移有关。

3.有皮肤完整性受损的危险　与接受放疗损伤皮肤组织或长期卧床导致局部循环障碍有关。

4.恐惧　与肺癌的确诊和预感死亡威胁有关。

5.潜在并发症　肺部感染、呼吸衰竭、化疗药物的毒性反应、放射性食管炎、放射性肺炎。

【护理措施】

1.休息与体位　保持环境安静、温暖、舒适。室内空气新鲜、温度和湿度适宜,必要时紫外线消毒,防止感染发生。化疗药物不仅杀伤癌细胞,对机体正常的白细胞也有杀伤抑制作用,当白细胞总数降至 $1×10^9/L$ 时,要进行保护性隔离,预防感染。协助患者采取舒适的体位,保证患者充足休息和睡眠。根据病情采取适当的体位,如疼痛明显者告知患者尽量不要突然扭曲或转动身体。小心搬动患者,滚动式平缓地给患者变换体位,避免拖、拉动作。必要时,寻求协助,支撑患者肢体,防止用力不当引起病变部位疼痛。

2.饮食护理　向患者及家属强调增加营养与促进康复的关系,共同制定饮食计划。一般给予高热量、高蛋白、高维生素、易消化的食物。避免产气的食物,如地瓜、韭菜等。并注意调整食物的色、香、味以增加食欲。有吞咽困难者应给予流质饮食,进食宜慢,取半卧位以免发生吸入性肺炎或呛咳,甚至窒息。病情危重者应采取喂食、鼻饲或静脉输入脂肪乳剂、复方氨基酸、全血、血浆或清蛋白等改善营养状况。

3.病情观察　监测患者的生命体征。注意观察患者常见的症状,如胸痛、呼吸困难、咽下困难、声音嘶哑等的动态变化。注意是否有肿瘤转移症状,如头痛、呕吐、眩晕、颅内高压等中枢神经系统症状和骨骼局部疼痛、压痛。严密观察是否有化疗、放疗的不良反应,如恶心、呕吐、脱发、皮肤干燥等,监测血象、肝肾功能及体重的变化。

4.对症护理

(1)疼痛:认真倾听患者对疼痛的诉说,评估疼痛的部位、性质和程度;避免加重疼痛的因素:预防呼吸道感染,尽量避免咳嗽,必要时给止咳剂。保持大便通畅,2日以上未解大便者应采取有效措施。指导患者进行有效的呼吸方法,如腹式呼吸、缩唇呼吸等,以减少呼吸时给患者带来的疼痛。疼痛时采用防松技术,分散患者注意力,如阅读书报、听音乐、看电视、与患者交谈等;必要时遵医嘱药物止痛。

癌痛的用药原则:①尽量口服给药;②按时给药:即 $3\sim6$ 小时给药 1 次,而不是只在疼痛时给药;③按阶梯给药(表 $2-5$);④用药个体化:止痛药物剂量应当根据患者的需要由小到大直至患者疼痛消失为止,不应对药量限制过严,导致用药不足。主要药物有:①非麻醉性镇痛药(阿司匹林、吲哚美辛、对乙酰氨基酚等);②弱麻醉性镇痛药(可待因、布桂嗪等);③强麻醉性镇痛药(吗啡、哌替啶等);④辅助性镇痛药(地西泮、异丙嗪、氯丙嗪等)。还可采用患者自控镇痛(PCA):该方法是用计算机化的注射泵,经静脉、皮下或椎管内连续性输注止痛药,并且患者可自行间歇给药。

表 2-5　三阶梯疗法

阶　梯	治疗药物
轻度疼痛	非麻醉性镇痛药±辅助性镇痛药
中度疼痛	弱麻醉性镇痛药±非麻醉性镇痛药±辅助性镇痛药
重度疼痛	强麻醉性镇痛药±非麻醉性镇痛药±辅助性镇痛药

(2)放疗护理

①皮肤护理:向患者说明放疗的目的、方法,以及照射后可出现红斑、表皮脱屑、色素沉着、

瘙痒感等,应注意保护,防止进一步损伤。放疗时协助患者取舒适的体位,嘱其不要随便移动,以免损伤其他部位皮肤。放疗后嘱患者:保持照射部位干燥,切勿擦去照射部位的标志;照射部位忌贴胶布,忌用任何药粉、乳液、油膏涂擦;洗澡时局部不用肥皂、不搓擦并避免阳光照射或冷热刺激;如有渗出性皮炎时可涂具有收敛、保护作用的鱼肝油。患者的衣物应宽松、柔软、避免摩擦或擦伤皮肤;长期卧床者要经常变换体位,以防止压疮形成。

②放射性食管炎的护理:有吞咽疼痛者,可给予氢氧化铝凝胶口服,必要时应用利多卡因凝胶;给予流质或半流质饮食,避免刺激性饮食。

③放射性肺炎的护理:早期给予抗生素、糖皮质激素治疗。协助患者进行有效的咳痰;咳嗽明显而痰量不多者,可适当镇咳。

5. 用药护理

(1)化疗药物护理:应用化疗药物后,应评估机体对化疗药物是否产生了毒性反应,做好动态观察并做好保护措施。除注意骨髓抑制、消化道反应、肝肾损害及脱发的护理外,还要注意保护和合理使用静脉血管。详见"白血病患者的护理"相关内容。

(2)止痛药物护理:遵医嘱用药,注意观察疗效和不良反应。一般非肠道用药者应在用药后15~30分钟评估,口服给药者1小时后评估。了解疼痛缓解的程度和镇痛作用持续的时间。当所制订的用药方案不能有效止痛时,应及时通知医生并重新调整止痛方案。阿片类药物有便秘、恶心、呕吐、镇静和精神错乱等副作用,应嘱患者多进富含纤维素的蔬菜和水果,或饮服番泻叶冲剂等缓解和预防便秘。

6. 心理护理 护理人员应根据患者不同的年龄、职业、文化、性格等情况,给予不同心理支持。确诊后根据患者的心理承受能力决定是否向其透露真情。在进行特殊检查和治疗时,向患者讲明不良反应和目的,取得患者配合。在护理过程中要用坚定的表情、不容置疑的语言取得患者的信赖,帮助患者树立战胜疾病的信心,使患者克服恐惧、绝望心理,保持积极的情绪,对抗疾病。癌症晚期患者更需要医务人员和亲人的体贴、关心,要采取各种支持措施,解除患者身心痛苦,做好临终关怀。

【健康教育】

1. 生活指导 提倡健康的生活方式,宣传吸烟对健康的危害,提倡戒烟,并注意避免被动吸烟。改善工作和生活环境,减少或避免吸入含有致癌物质的空气和粉尘。指导患者加强营养支持,合理作息,保持良好的精神状态,避免呼吸道感染以调整机体免疫力,增强抗病能力。

2. 疾病知识指导 对肺癌高危人群定期体检,争取早发现、早诊断、早治疗。对40岁以上长期重度吸烟的男性,出现刺激性咳嗽、持续性痰中带血,应立即就医检查。

3. 心理指导 做好患者及家属的心理护理,使患者尽快从痛苦中解脱出来,保持良好的精神状态,增强治疗疾病的信心,战胜癌症。向患者解释治疗中可能出现的反应,消除患者的恐惧心理,使患者做好必要的准备,完成治疗方案。可采取分散注意力的方式,如看书、听音乐等,以减轻痛苦。

4. 出院指导 督促患者坚持化疗或放疗,并告诉患者出现呼吸困难、疼痛等症状加重或不能缓解时及时随访。对晚期癌肿转移患者,要指导家属对患者临终前的护理,告诉患者及家属对症处理的措施,使患者平静地走完人生最后旅途。

第十一节　自发性气胸患者的护理

案例分析

患者,男,33岁。因运动后左侧胸痛4周,加重1小时入院。4周前,步行3~5分钟后出现左侧胸痛伴憋闷感,持续10~20分钟,休息后好转。体格检查:T 36.5℃,P 105次/分,R 30次/分,BP 120/80mmHg,身高180cm,体重60.5kg。左侧胸廓膨隆,呼吸运动减弱,触觉语颤消失,叩诊呈鼓音,听诊呼吸音消失,神清,心率105次/分,律齐。余未查及异常。辅助检查:X线胸片示左侧肺野透亮度增加,肺纹理消失,左肺被压向肺门,呈高密度阴影。纵隔向右侧移位。

临床诊断:自发性气胸

胸膜腔为不含气的密闭的潜在性腔隙,当气体进入胸膜腔造成积气状态时,称为气胸(pneumothorax)。气胸可分为自发性、外伤性和医源性三类。自发性气胸(spontaneous pneumothorax)是指肺组织及脏层胸膜的自发破裂,或靠近肺表面的肺大疱、细小气肿泡自发破裂,使肺及支气管内的气体进入胸膜腔所致的气胸;自发性气胸可分为原发性和继发性,前者发生于无基础肺疾病的健康人,后者发生于有基础疾病的患者。本病为内科急症,发病率男性高于女性。

【病因与发病机制】

1.原发性自发性气胸　多见于瘦高体型的男性青壮年,常规X线检查除可发现胸膜下肺大疱外,肺部无显著病变。好发于肺尖部,此种胸膜下大疱的产生原因尚不清楚,可能与吸烟、瘦高体型、非特异性炎症瘢痕或先天性弹力纤维发育不良等有关。

2.继发性自发性气胸　在肺疾病基础上所产生,由于病变引起细支气管不完全阻塞,形成肺大疱破裂,如COPD、肺结核、肺癌、尘肺等。

3.其他　偶因胸膜上有异位子宫内膜,在经期可以破裂而发生气胸,为月经性气胸。航空、潜水作业时如无适当防护措施或从高压环境突然进入低压环境也可发生气胸。抬举重物用力过猛、剧咳、屏气、大笑等,也可诱发气胸。

【临床类型】

根据脏层胸膜破口的情况及发生气胸后对胸膜腔内压力的影响,自发性气胸分为以下3种类型:

1.闭合性(单纯性)气胸　胸膜破裂口较小,随肺萎陷自行关闭,气体不再继续进入胸膜腔。胸膜腔内压力增高,抽气后压力下降,不再复升。

2.交通性(开放性)气胸　胸膜破口较大或两层胸膜间有粘连或牵拉,使破口持续开放,吸气和呼气时空气自由进出胸膜腔。胸膜腔内压测定在$0cmH_2O$上下波动;抽气后可恢复负压,但数分钟后压力又复升至抽气前的水平。

3.张力性(高压性)气胸　胸膜破裂口呈单向活瓣或活塞作用,吸气时开启,空气进入胸膜腔;呼气时关闭,致使胸膜腔内空气越积越多形成高压。由于肺脏明显萎缩,纵隔移位,静脉回流受阻,回心血量减少而引起急性心肺功能衰竭。此型胸膜腔内压明显升高,甚至可达20cmH$_2$O,抽气成负压后迅速转为正压,此型气胸为内科急症,需紧急处理。

【临床表现】

1. 症状

(1)胸痛:部分患者发病前可有抬举重物、用力过猛、剧咳、屏气或大笑等诱因,但多数患者发生在正常活动或安静休息时,偶有睡眠中发生。患者突感一侧针刺样或刀割样疼痛,持续时间短暂,继之出现胸闷和呼吸困难。

(2)呼吸困难:严重程度与气胸发生缓急、肺萎陷程度和肺部原发病变有关。如气胸发生前肺功能良好,尤其是年轻人,即使肺压缩80%以上也无明显呼吸困难。如原有肺功能减退,肺压缩20%~30%时即可出现明显的呼吸困难,患者不能平卧或被迫取健侧卧位,以减轻呼吸困难。大量气胸,尤其是张力性气胸,由于胸膜内压骤增、患侧肺完全压缩,纵隔移位,可迅速出现呼吸循环衰竭,表现为烦躁不安、挣扎坐起、表情紧张、胸闷、发绀、冷汗、脉速、虚脱、心律失常,甚至出现休克、意识丧失和呼吸衰竭。

(3)咳嗽:可有轻至中度刺激性咳嗽,由气体刺激胸膜所致。

2. 体征　取决于积气量,少量气胸时体征不明显。大量气胸时,呼吸增快,患侧胸廓膨隆,肋间隙增宽,呼吸运动减弱;语颤减弱,气管向健侧移位;叩诊呈鼓音,心浊音界缩小或消失,右侧气胸时肝浊音界下移;左侧气胸或并发纵隔气肿时,有时可在左心缘处听到与心脏搏动一致的气泡破裂音,称为 Hamman 征。液气胸时,可闻及胸内振水音。

3. 并发症　可并发纵隔气肿、皮下气肿、血气胸和脓气胸。

【实验室及其他检查】

1. X 线胸片　是诊断气胸的重要方法。典型表现为:被压缩肺边缘呈外凸弧形线状阴影,称为气胸线,线外透亮度增加,无肺纹理。大量积气时,肺被压向肺门,呈球形高密度阴影,纵隔和心脏向健侧移位。合并积血或积液时,可见气液平面。

2. 胸部 CT　表现为胸膜腔内极低密度气体影,伴有肺组织不同程度的萎陷改变。

【诊断要点】

根据突发性胸痛伴呼吸困难及相应的气胸体征,可初步诊断。X 线胸片或 CT 显示气胸线是确诊依据。

【治疗要点】

治疗目的:促进患侧肺复张,消除病因,减少复发。

1. 保守治疗　主要适用于稳定型小量气胸,首次发生的症状较轻的闭合性气胸。患者应严格卧床休息,酌情给予镇静、镇痛药物。气急、发绀者吸氧。

2. 排气治疗　是否抽气及如何抽气主要取决于气胸的类型和积气量的多少。闭合性气胸,症状轻微,肺萎陷<20%者可继续观察,不必抽气,胸腔内气体可自行吸收。肺萎陷>20%,症状明显者或张力性气胸,需紧急排气治疗。

(1)紧急排气:张力性气胸患者的病情危急,短时间内可危及生命。紧急情况下可立即将无菌粗针头经患侧肋间插入胸膜腔,使胸腔内高压气体得以排出,以达暂时减压和挽救患者生命的目的。亦可将橡皮指套扎在该粗针头的尾部,在指套顶端剪一裂缝,使高压气体从小裂缝排出,待胸腔内压减至负压时,套囊塌陷,裂缝关闭,外界空气不能进入胸腔。

（2）胸腔穿刺排气：适用于小量气胸、呼吸困难较轻、心肺功能尚好的闭合性气胸患者。通常选择患侧锁骨中线第 2 肋间为穿刺点，皮肤消毒后，用气胸针刺入胸腔，并用胶管将针头与50ml 或 100ml 注射器相连，进行抽气并测压，1 次抽气量不宜超过 1 000ml，每日或隔日抽气1 次。

（3）胸腔闭式引流：对于呼吸困难明显、肺压缩程度较大的不稳定型气胸患者，包括交通性气胸、张力性气胸和气胸反复发作的患者。无论气胸容量多少，均应尽早行胸腔闭式引流。插管部位一般选择在锁骨中线外侧第 2 肋间，或腋前线第 4～5 肋间。插管前，先在选定部位用气胸箱测压以了解气胸类型，然后在局麻下沿肋骨上缘平行作 1.5～2.0cm 的皮肤切口，将引流导管经胸部切口插入胸膜腔，一般导管外端连接 Heimlich 单向活瓣，或置于水封瓶的水面下 1～2cm，插管成功则导管持续逸出气泡，呼吸困难迅速缓解，肺萎陷在几小时至数日内得到复张。对于肺压缩严重、时间较长的患者，插管后应夹住引流管分次引流，避免胸腔内压力骤降产生肺复张后肺水肿。肺复张不满意时可采用负压吸引闭式引流装置，压力一般维持在 $-10～-20cmH_2O$（图 2-18）。

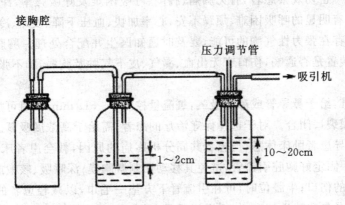

图 2-18 负压吸引水瓶装置

3.化学性胸膜固定术（又称胸膜粘连术） 对于气胸反复发生，肺功能欠佳，不宜手术的患者，可胸腔内注入硬化剂如滑石粉、多西环素等，产生无菌性胸膜炎，使两层胸膜粘连、胸膜腔闭锁，达到防治气胸复发的目的。

4.手术治疗 对于反复性气胸、长期气胸、张力性气胸引流失败、双侧自发性气胸、血气胸或支气管胸膜瘘的患者，可经胸腔镜行直视下粘连带烙断术，促使破口关闭；也可开胸行破口修补术、肺大疱结扎术或肺叶肺段切除术。手术治疗成功率高，复发率低。

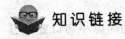知识链接

胸腔镜直视下治疗自发性气胸

胸腔镜直视下治疗自发性气胸可以完成与开胸手术相同的各种操作，具有创伤小、痛苦轻、恢复快的优点。有电凝术加粘连剂、Nd-YAG 激光或 CO_2 激光和滑石粉喷洒法，但均有一定的复发率；腔内缝合切割器能有效地自动缝合与切除肺大疱，方法简单、节省时间、并发症少、疗效可靠。但是其费用昂贵在国内不宜广泛应用；在胸腔镜下缝合加结扎法对肺大疱进行处理，费用低，疗效确切，需要一定的胸腔镜下缝合技术。

【护理诊断/问题】

1. 低效性呼吸型态　与胸膜腔内积气压迫肺脏导致的限制性通气功能障碍有关。
2. 疼痛:胸痛　与胸膜刺激、引流管置入有关。
3. 焦虑　与呼吸困难、胸痛、胸腔穿刺或胸腔闭式引流有关。
4. 潜在并发症　脓气胸、血气胸、纵隔气肿及皮下气肿等。
5. 知识缺乏　缺乏预防气胸复发的有关知识。

【护理措施】

1. **休息与体位**　保持病房环境,安静、温暖、舒适。急性自发性气胸应绝对卧床休息,避免屏气、咳嗽、用力等一切增加胸腔内压的活动,以利于胸膜破口的愈合;因半卧位有利于呼吸、咳嗽排痰及胸腔引流,所以血压平稳者易取半卧位。如有胸腔引流管,患者翻身时,应注意防止引流管脱落。

2. **饮食护理**　嘱患者多食粗纤维食物和新鲜蔬菜与水果,保持大便通畅,防止排便用力引起胸痛或伤口痛,防止气胸复发,促进裂口闭合。

3. **病情观察**　密切观察患者,有无胸痛、胸闷、呼吸困难及呼吸频率、深度,必要时监测动脉血气。如患者有明显的呼吸困难、烦躁不安、心率加快、血压下降、发绀、冷汗、甚至休克等均提示病情严重或存在张力性气胸的可能,要及时通知医生并配合处理。胸腔闭式引流术后患者,应观察引流装置是否通畅,伤口有无出血、漏气、皮下气肿及胸痛,肺不张和肺水肿等情况。

4. **对症护理**

(1)呼吸困难:给予鼻导管或鼻塞吸氧,氧流量控制 $2\sim5L/min$,吸氧可加快胸腔内的气体吸收,有助于胸膜裂口闭合。对于选择保守治疗的患者,需给予高浓度吸氧。

(2)胸痛:指导患者卧床休息,与患者共同分析疼痛的原因,教会患者床上活动的方法,如改变体位时,用手固定好胸腔引流管,避免其移动而刺激胸膜;深呼吸、咳嗽或活动时用枕头或手护住引流管处的伤口;半卧位时,可在引流管下方垫一毛巾,以减轻患者的不适及防止引流管受压。教会患者自我放松技巧,如缓慢深呼吸、听音乐、看书报,以分散注意力,减轻疼痛。

(3)排气疗法的护理:协助医生做好胸腔抽气或胸腔闭式引流的准备和配合工作,使肺尽早复张,减轻呼吸困难。

1)术前准备:向患者简要说明排气疗法的目的、意义、过程及注意事项,以取得患者配合。严格检查引流管是否通畅和整套胸腔闭式引流装置是否密闭。引流瓶内需要注入适量无菌蒸馏水或生理盐水;标记好引流瓶内最初的液面,将玻璃管一端置于水面下 $1\sim2cm$,以确保患者的胸腔和引流装置之间为一密闭系统。引流瓶塞上的另一短玻璃管为排气管,其下端应距离液面 5cm 以上。必要时按医嘱连接好负压引流装置,调节并保持压力在 $-10\sim-20cmH_2O$ 之间,避免过大的负压吸引对肺的损伤。

2)术中配合:胸腔闭式引流术在手术室或床边进行。经第 2 到第 4 肋间隙小切口置入引流管排出气体,另一导管可放置在第 8 到第 9 肋间隙引流液体。缝合导管固定于皮肤。引流管的另一端与胸腔闭式引流装置连接。引流装置由 3 部分组成:收集槽、水封槽和吸引槽。胸腔液体和气体引流到收集槽内。气体转到水封槽内可见水中有气泡。吸引压力的大小由吸引控制装置控制。吸引槽内的管道有部分水,其深度调节负压吸引力。护理人员协助医生连接引流装置。

3）术后护理

①体位与活动：术后患者宜取半卧位，有利于呼吸和引流。鼓励患者适量床上活动、深呼吸和咳嗽，利于肺的复张和气体的排出；对于有肺大疱的患者，尽量避免用力咳嗽，防止肺大疱再度破裂。

②引流装置的位置：为防止引流液倒流入胸腔及利于引流，引流瓶应放在低于患者胸部的地方，其液平面应低于引流管胸腔出口平面 60～100cm 处。

③保持引流管通畅：妥善固定引流管并留出适宜的长度，以利于患者翻身，同时注意避免扭曲、受压、或脱落；密切观察引流瓶内的水柱是否随呼吸上下波动及有无气泡逸出。必要时，可请患者做深呼吸或咳嗽。如有波动，说明引流通畅。为防止胸腔积液或渗出物堵塞引流管，应根据病情定期挤压引流管（先用一手捏住近胸腔端的引流管，另一手在其下方由胸腔端向引流瓶端的方向挤压）。

④引流记录：准确记录引流液的量、颜色和水柱的波动范围。

⑤带管患者的搬动：为防止发生引流管脱落、漏气或引流液反流等，在搬动患者时，要用两把血管钳将引流管交叉双重夹紧，更换引流瓶时应先将近心端的引流管用双钳夹住，更换完毕检查无误后方可松开血管钳，以防止气体进入胸膜腔。若胸腔引流管不慎滑出胸腔时，应嘱患者呼气，同时迅速用凡士林纱布及胶布将伤口覆盖，并立即通知医生。

⑥预防感染：在插管、引流排气和伤口护理时，要严格无菌操作，引流瓶上的排气管外端用 1～2 层纱布包扎好。引流瓶每日更换，更换时需消毒连接管和接头部位。伤口敷料每 1～2 天更换 1 次，如敷料有分泌物渗湿或污染，应立即更换。

⑦拔出导管：如引流管无气体逸出 1～2 天后，夹闭 1 天患者无气急、呼吸困难，X 线示肺已全部复张，可拔出引流管。拔管前做好患者和物品的准备，拔管后注意观察有无胸闷、呼吸困难、切口处漏气、渗出、出血、皮下气肿等情况，如发现异常应立即处理。

5. 用药护理　患者疼痛剧烈时，按医嘱给予止痛药，观察疗效和副作用。胸腔闭式引流的患者，在肺完全复张后可引起胸痛，向患者做好解释，以消除患者的紧张心理。刺激性咳嗽较剧烈时，遵医嘱给予适当的止咳药，禁用可待因等中枢性镇咳药，防止抑制咳嗽反射，咳痰不畅，造成感染，甚至呼吸抑制，发生窒息。

6. 心理护理　本病起病急骤，患者缺乏足够的思想准备，且缺乏疾病知识，对排气治疗充满担心、恐惧；要多关心、体贴患者，多与患者交谈，及时解答患者的疑惑；做各种检查、操作前，要向患者做好解释工作，取得患者的理解和配合。帮助患者树立信心，配合治疗，争取早日康复。

【健康教育】

1. 生活指导　保持心情舒畅、情绪稳定；养成良好的饮食习惯、排便习惯等。保持大便通畅。

2. 疾病知识指导　①坚持治疗肺部基础疾病：遵医嘱积极治疗肺部基础疾病对预防自发性气胸的复发极为重要。②避免各种诱因：预防上呼吸道感染，以免剧烈咳嗽而引起肺大疱的破裂；注意劳逸结合，在气胸痊愈后的 1 个月内不要剧烈运动、避免抬举重物、屏气等，以免用力过猛而增加胸腔压。③吸烟者戒烟。

3. 气胸复发时的处理　一旦出现突发性胸痛、胸闷、气急等，可能为气胸复发，应及时就诊。

第十二节　呼吸衰竭和急性呼吸窘迫综合征患者的护理

案例分析

患者,男,65 岁。慢性咳嗽、咳痰 20 年。每逢冬季复发,每年持续 2～3 月,咳嗽以早、晚为重。15 年前出现心悸,呼吸困难,乏力和劳动耐力下降。5 年前逐渐出现双下肢水肿。曾在当地医院诊断为"肺心病",治疗不详。1 周前因受凉,上述症状复发并加重,发热、咳嗽、咳黄色脓性痰、头痛、嗜睡而入院。体格检查:T 38.5℃,P 120 次/分,R 24 次/分,BP 140/90mmHg,营养欠佳,嗜睡状态。皮肤红润,温暖多汗,颜面发绀,结膜充血水肿,颈静脉怒张,桶状胸,双肺呼吸运动减弱,叩诊过清音,心浊音界不易叩出,双肺呼吸音减弱,可闻及干、湿啰音,心音遥远,心率 120 次/分,律齐。腹软,肝于右锁骨中线肋弓下 4cm,剑突下 5cm,质中等,有压痛,肝-颈静脉回流征阳性,双下肢凹陷性水肿。辅助检查:①X 线胸片:双肺纹理增强紊乱,肺动脉段明显突出,右心室肥大。②心电图:窦性心动过速,心电轴右偏,肺性 P 波,$RV_1 + SV_5 > 1.05mV$。③血常规:WBC $15.0 \times 10^9/L$,N 0.85。④血气分析:PaO_2 40mmHg,$PaCO_2$ 60mmHg,pH 值 7.35。

临床诊断:慢性支气管炎　阻塞性肺气肿　肺源性心脏病(心功能 3 级)　Ⅱ型呼吸衰竭肺性脑病

一、呼吸衰竭

呼吸衰竭(respiratory failure)是指各种原因引起的肺通气和(或)肺换气功能严重障碍,以致在静息状态下不能维持有效的气体交换,导致缺 O_2 伴(或不伴)CO_2 潴留,进而引起的一系列病理生理改变和相应临床表现的综合征。由于临床表现缺乏特异性,明确诊断需依据血气分析,若在海平面正常大气压、静息状态、呼吸空气条件下,动脉血氧分压(PaO_2)< 60mmHg,伴或不伴二氧化碳分压($PaCO_2$)>50mmHg,并除外心内解剖分流和原发于心排血量降低等因素所致的低氧,即可诊断为呼吸衰竭。

【分类】

1.按动脉血气分析分类

(1)Ⅰ型呼吸衰竭:仅有缺氧(PaO_2<60mmHg),无 CO_2 潴留,$PaCO_2$降低或正常,主要见于肺换气功能障碍疾病,如严重肺部感染性疾病、间质性肺疾病、急性肺栓塞等。

(2)Ⅱ型呼吸衰竭:既有缺氧,又有 CO_2 潴留(PaO_2<60mmHg,$PaCO_2$>50mmHg),见于肺泡通气不足。单纯通气不足,低氧血症和高碳酸血症的程度是平行的,若伴有换气功能障碍,则低氧血症更为严重,如 COPD。

2.按发病急缓分类　分为急性呼吸衰竭和慢性呼吸衰竭。

3.按发病机制分类

(1)泵衰竭:由呼吸泵(驱动或制约呼吸运动的神经、肌肉和胸廓)功能障碍所引起。

(2)肺衰竭:由肺组织及肺血管病变或气道阻塞引起。

【病因与发病机制】

(一)病因

引起呼吸衰竭的病因很多,参与肺通气和肺换气的任何一个环节的严重病变,都可导致呼吸衰竭。

1.气道阻塞性病变　如慢性阻塞性肺疾病(COPD)、重症哮喘等引起气道阻塞和肺通气不足,或伴有通气/血流比例失调,导致缺氧和二氧化碳潴留,发生呼吸衰竭。

2.肺组织病变　肺炎、肺气肿、肺水肿等,肺的有效弥散面积减少、顺应性降低、通气/血流比例失调,导致缺氧或二氧化碳潴留,发生呼吸衰竭。

3.肺血管病变　肺栓塞、肺血管炎等可引起通气/血流比例失调,或部分静脉血未经氧合直接流入肺静脉,导致呼吸衰竭。

4.胸廓与胸膜病变　严重的气胸、严重的脊柱畸形、大量胸腔积液、强直性脊柱炎等,均可引起呼吸衰竭。

5.神经肌肉疾病　脑血管病、颅脑损伤、重症肌无力及镇静催眠药中毒等,可直接或间接抑制呼吸中枢,导致呼吸衰竭。

(二)发病机制

1.缺氧和 CO_2 潴留的发生机制

(1)肺泡通气不足:健康人在静息状态下呼吸空气时,肺泡通气量达 4L/min 才能维持正常的肺泡氧分压和 CO_2 分压,使气体交换有效进行。各种原因导致肺泡通气不足时,使进出肺的气体量减少,引起肺泡氧分压降低和 CO_2 分压升高,使流经肺泡毛细血管的血液不能充分氧合,从而导致缺氧和二氧化碳潴留而发生呼吸衰竭。

(2)弥散障碍:是指 O_2、CO_2 等气体通过肺泡膜进行交换的物理弥散过程发生障碍。因 O_2 的弥散能力仅为 CO_2 的 1/20,故弥散障碍时多产生单纯缺氧。

(3)通气/血流比例(V/Q)失调:是低氧血症最常见的原因。正常成人静息状态下,通气/血流比值约为 0.8,这样才能保证有效的气体交换。当肺血管发生病变时,如肺栓塞等,使部分肺泡血流量减少,V/Q>0.8,导致病变肺区的肺泡气不能充分利用,形成功能性无效腔增大,又称无效腔样通气,出现低氧血症。由于 COPD、肺炎、肺不张和肺水肿等病变并非均匀分布,病变严重部位肺泡通气量明显减少,而血流量未相应减少,V/Q<0.8,使流经该区的静脉血未经充分氧合便进入动脉中,称为功能性动-静脉分流,使氧分压降低,而二氧化碳分压升高常不明显。

(4)氧耗量增加:发热、寒战、抽搐和呼吸困难等均可增加氧耗量,使肺泡氧分压下降。正常人借助增加通气量以防止缺氧。故氧耗量增加的患者,若同时伴有通气功能障碍,则会出现严重的低氧血症。

2.低氧血症和高碳酸血症对机体的影响　呼吸衰竭时发生的低氧血症和高碳酸血症,影响到全身各系统器官的功能和代谢紊乱。

(1)对中枢神经系统的影响:脑组织耗氧量最大,约占全身耗氧量的 1/5~1/4。中枢皮质神经元细胞对缺氧最敏感。通常完全停止供氧 4~5 分钟即可引起不可逆的脑损害。对中枢神经系统的影响的程度与缺氧的程度和发生速度有关。当 PaO_2 降至 60mmHg 时,可出现注意力不集中、智力和视力轻度减退;当 PaO_2 迅速降至 40~50mmHg 以下时,会引起一系列神经精神症状,如头痛、不安、定向与记忆力障碍、精神错乱、嗜睡等;PaO_2 低于 30mmHg 时,可引起神志丧失甚至昏迷;PaO_2 低于 20mmHg 时,只需数分钟即可造成神经细胞不可逆性损伤。

CO_2 潴留使脑脊液 H^+ 浓度增加,影响脑细胞代谢,降低脑细胞兴奋性,抑制皮质活动;但

轻度的 CO_2 增加,对皮质下层刺激加强,间接引起皮质兴奋。CO_2 潴留可引起头痛、头晕、烦躁不安、言语不清、精神错乱、扑翼样震颤、嗜睡、昏迷、抽搐和呼吸抑制,这种由缺氧和 CO_2 潴留导致的神经精神障碍症候群称为肺性脑病,又称 CO_2 麻醉作用。肺性脑病早期,往往有失眠、兴奋、烦躁不安等。除上述神经精神症状外,患者还可以出现木僵、视力障碍、球结膜水肿等。肺性脑病的发病机制尚未完全阐明,但目前认为低氧血症、CO_2 潴留和酸中毒三个因素共同损伤脑血管和脑细胞是最根本的机制。

缺氧和 CO_2 潴留均会使脑血管扩张,血流阻力降低,血流量增加以代偿脑缺氧。缺氧和酸中毒还能损伤血管内皮细胞使其通透性增加,引起脑细胞、脑间质水肿,导致颅内压增高,压迫脑组织和血管,进一步加重脑缺氧,形成恶性循环,严重时出现脑疝。

(2)对循环系统的影响:缺氧和 CO_2 潴留均可引起反射性心率增快、心肌收缩力增强、心排血量增加。缺氧引起肺小动脉收缩,肺循环阻力增加,导致肺动脉高压、右心负荷加重,同时心肌缺氧可使心肌的舒缩功能降低,最终导致肺源性心脏病。$PaCO_2$ 轻、中度升高,脑血管、冠状动脉、皮下浅表毛细血管和静脉扩张,表现为四肢红润、温暖、多汗。急性严重缺氧或酸中毒可引起严重心律失常或心脏骤停。

(3)对呼吸系统的影响:缺氧对呼吸的影响是双向的,既有兴奋作用又有抑制作用。①反射性兴奋作用:当 PaO_2 低于 60mmHg 时,可作用于颈动脉窦和主动脉体化学感受器,反射性兴奋呼吸中枢,但若缺氧缓慢加重,这种反射作用迟钝。②直接抑制作用:缺氧对呼吸中枢产生直接的抑制作用,且当 $PaO_2 < 30$mmHg 时,抑制作用占优势。CO_2 对呼吸中枢具有明显的兴奋作用,CO_2 浓度增加时,通气量也明显增加,$PaCO_2$ 每增加 1mmHg,通气量增加 2L/min。但当 $PaCO_2 > 80$mmHg 时,会对呼吸中枢产生抑制和麻痹作用,通气量反而下降,此时呼吸运动主要依靠缺氧的反射性呼吸兴奋作用维持。

(4)对消化系统和肾功能的影响:严重缺氧可使胃壁血管收缩,胃黏膜屏障作用降低,而 CO_2 潴留可增强胃壁细胞碳酸酐酶活性,使胃酸分泌增多,出现胃黏膜糜烂、坏死、溃疡和出血。缺氧可直接或间接损害肝细胞使丙氨酸氨基转移酶上升;也可使肾血管痉挛、肾血流量减少,导致肾功能不全。

(5)对酸碱平衡和电解质的影响:严重缺氧可抑制细胞能量代谢的中间过程,产生大量乳酸和无机磷,引起代谢性酸中毒。急性 CO_2 潴留加重酸中毒,并产生高钾和低氯血症。

【临床表现】

1. 症状、体征　除呼吸衰竭原发病的症状、体征外,主要为缺氧和 CO_2 潴留所致的多脏器功能障碍的表现。

(1)呼吸困难:呼吸困难是呼吸衰竭的最早、最突出的症状,多表现为呼吸急促、频率加快、辅助呼吸肌活动增强,可呈坐位、张口、点头、提肩样呼吸。严重高碳酸血症($PaCO_2 > 80$mmHg)发生 CO_2 麻醉时,可抑制呼吸中枢,出现呼吸浅慢,甚至呼吸停止。严重呼吸衰竭可并发脑水肿,累及呼吸中枢时,可出现潮式呼吸、间停呼吸等。

(2)发绀:是缺氧的典型表现。当动脉血氧饱和度低于 90% 时或 $PaO_2 < 50$mmHg 时,出现口唇、指甲和舌发绀。另外,发绀的程度与还原型血红蛋白含量有关,因此红细胞增多者发绀明显,而贫血患者则不明显。

(3)精神-神经症状:急性呼吸衰竭可迅速出现精神错乱、狂躁、昏迷、抽搐等症状。慢性呼吸衰竭随着 $PaCO_2$ 升高,出现先兴奋后抑制症状。兴奋症状包括烦躁不安、昼睡夜醒、甚至谵安。CO_2 潴留加重时导致肺性脑病,出现抑制症状,表现为表情淡漠、肌肉震颤、间歇抽搐、嗜睡、甚至昏迷等。

(4)循环系统症状:多数患者早期出现心动过速、血压升高;晚期严重缺氧和酸中毒时,可引起周围循环衰竭、血压下降、心肌损害、心律失常甚至心脏骤停。CO_2 潴留使外周体表静脉充盈、皮肤潮红、温暖多汗、球结膜充血。慢性呼吸衰竭并发肺心病时可出现体循环淤血等右心衰竭表现。因脑血管扩张,患者常有搏动性头痛。

(5)消化和泌尿系统表现:严重呼吸衰竭时可导致肝、肾功能损害,并发肺心病时出现尿量减少。部分患者可引起应激性溃疡而发生上消化道出血。

(6)酸碱平衡失调和电解质紊乱:严重缺氧抑制细胞能量代谢,产生大量乳酸和无机磷,导致代谢性酸中毒。CO_2 潴留可导致呼吸性酸中毒。常伴高钾血症和低氯血症。

2.并发症 主要并发症有感染、肺性脑病、消化道出血、休克和心力衰竭等。

【实验室及其他检查】

1.血气分析 $PaO_2 < 60mmHg$,伴或不伴 $PaCO_2 > 50mmHg$。

2.肺功能检查 有助于判断原发病的种类和严重程度

3.影像学检查 胸部 X 线、肺 CT 和肺通气/灌注扫描等,有助于分析呼吸衰竭的原因。

4.实验室检查 尿中可见红细胞、蛋白及管型。可有丙氨酸氨基转移酶和血尿素氮升高;酸中毒时常伴高血钾、低血氯、低血钠等。

【诊断要点】

有导致呼吸衰竭的病因或诱因;有低氧血症或伴高碳酸血症的临床表现;在海平面大气压下,静息状态呼吸空气时,$PaO_2 < 60mmHg$,或伴 $PaCO_2 > 50mmHg$,并可排除心内解剖分流或原发性心排血量降低时,呼吸衰竭的诊断即可成立。

【治疗要点】

治疗原则:在呼吸道保持通畅的条件下,迅速纠正缺氧、CO_2 潴留、酸碱失衡和代谢紊乱,防治多器官功能受损,积极治疗原发病,消除诱因,预防和治疗并发症。

1.保持呼吸道通畅 保持呼吸道通畅是最基本、最重要的治疗措施。气道不畅使呼吸阻力增大,可加重呼吸肌疲劳,气道分泌物积聚加重感染,并可导致肺不张,减少呼吸面积,加重呼衰。因此必须采取各种措施保持呼吸道通畅,如清除呼吸道分泌物及异物;采用祛痰药、雾化吸入、支气管舒张剂或糖皮质激素缓解支气管痉挛;必要时建立人工气道。

2.氧疗 是改善低氧血症的重要手段。目的是通过增加氧的吸入浓度,提高肺泡氧分压,增加氧的弥散能力,提高氧分压。不同类型的呼吸衰竭其氧疗的指征和给氧的方法不同。原则是Ⅱ型呼吸衰竭应给予低浓度(<35%)持续吸氧;Ⅰ型呼吸衰竭则可给予较高浓度(>35%)吸氧。

3.增加通气量,改善 CO_2 潴留

(1)呼吸兴奋剂:呼吸兴奋剂通过刺激呼吸中枢或外周化学感受器,增加呼吸频率和潮气量,改善通气,但同时增加呼吸做功,增加氧耗量和 CO_2 的产生量。所以呼吸兴奋剂的使用前提是保持呼吸道通畅,否则会促发和(或)加重呼吸肌疲劳,加重 CO_2 潴留。主要用于以中枢抑制为主所致的呼衰,不宜用于以换气功能障碍为主所致的呼衰。临床上的常用药物有尼可刹米、洛贝林、多沙普仑等。

(2)机械通气:当机体出现严重的通气和(或)换气功能障碍时,以人工辅助通气装置(呼吸

机)来改善通气和(或)换气功能,即为机械通气。呼衰时应用机械通气能维持必要的肺泡通气量。降低 $PaCO_2$;改善肺的气体交换效能;使呼吸肌得以休息,有利于恢复呼吸肌功能。近年来,临床上多用无创正压通气(NIPPV)治疗急、慢性呼衰,效果良好。

4.抗感染　感染是呼吸衰竭的重要病因之一,特别是慢性呼吸衰竭急性加重,感染是最常见的诱因,一些非感染性因素诱发的呼衰加重也常继发感染,因此需要积极抗感染治疗。

5.其他　病因治疗、纠正酸碱平衡失调和电解质紊乱、防治并发症(消化道出血、肺性脑病、脑水肿、DIC 等)。

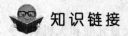 **知识链接**

无创正压通气(NIPPV)

无创正压通气(non-invasive positive pressure ventilation,NIPPV),指呼吸机与患者的连接无需建立人工气道的正压机械通气。NIPPV 在吸气相主要依靠呼吸机提供的正压(大于大气压)来保证潮气量,在呼气相则通过呼吸机保持肺内正压以实施呼气末正压。NIPPV 通过口/鼻面罩相连,无需建立有创人工气道,而有创通气时则需行气管插管或气管切开。NIPPV 的通气模式有:CPAP(持续气道正压)、BIPAP(双向气道正压)、PCV(压力控制通气)和 PAV(比例辅助通气),其中以 BIPAP 最常用。

二、急性呼吸窘迫综合征

急性呼吸窘迫综合征(acute respiratory syndrome,ARDS)是急性肺损伤(acute lung injury,ALI)的严重阶段。ARDS 是由心源性以外的各种内、外致病因素导致的急性、进行性呼吸衰竭。临床上以呼吸窘迫和顽固性低氧血症为特征。主要病理特征为肺微血管的高通透性所致的高蛋白质渗出性肺水肿和透明膜形成,可伴有肺间质纤维化。病理生理改变以肺容积减少、肺顺应性降低和严重通气/血流比例失调为主。至今死亡率较高。死亡原因主要与多器官功能衰竭有关。

【病因与发病机制】

1.病因　ARDS 的病因很多,可分为肺内(直接)因素和肺外(间接)因素两大类。

(1)肺内因素:指对肺的直接损伤,包括吸入胃内容物、毒气、烟尘及长时间吸入纯氧等;肺挫伤;各种病原体引起的重症肺炎;溺水。我国最主要的危险因素是重症肺炎。

(2)肺外因素:各种类型的休克、严重的非胸部创伤、败血症、药物或麻醉品中毒等。

2.发病机制　ARDS 的发病机制尚未完全阐明。除有些致病因素对肺泡膜的直接损伤外,更重要的是多种炎症细胞(巨噬细胞、中性粒细胞、血小板)及其释放的炎性介质和细胞因子间接介导的肺部炎症反应,最终引起肺泡膜损伤、毛细血管通透性增加和微血栓形成;并可造成肺泡上皮细胞的损伤、肺表面活性物质减少,发生渗出性肺水肿。ARDS 的主要病理生理改变为肺含水量增加,肺广泛充血、出血、水肿,渗出的纤维蛋白、血浆蛋白沉积在肺泡表面形成透明膜,以致肺的顺应性降低、通气/血流比例失调、气体交换和弥散功能障碍,造成顽固的低氧血症和呼吸窘迫。

【临床表现】

除原发病的表现外,常在原发病起病后 5 天内(约半数发生于 24 小时内)突然出现进行性呼吸窘迫、气促、常伴烦躁、焦虑、出汗等。其呼吸窘迫的特点是呼吸深快、费力,伴明显发绀,且常规氧疗无效。早期体征可无异常，或仅在双肺闻及少量细湿啰音；后期可闻及水泡音及管状呼吸音。

【实验室及其他检查】

1.X 线胸片 X 线胸片的表现以演变快速多变为特点。早期可无异常，或出现边缘模糊的肺纹理增多。发病 12～24 小时两肺出现边缘模糊的斑片状阴影、逐渐融合成大片状浸润阴影，大片阴影中可见支气管充气征。后期可出现肺间质纤维化。

2.动脉血气分析 典型改变是 PaO_2 降低，$PaCO_2$ 降低，pH 升高。氧合指数（PaO_2/FiO_2）降低是诊断 ARDS 的必要条件，正常值为 400～500mmHg，在 ALI 时≤300，ARDS 时≤200。

【诊断要点】

中华医学会呼吸病学分会 1999 年制定的诊断标准如下：

1.有 ARDS 的高危因素。

2.急性起病、呼吸频数和（或）呼吸窘迫。

3.低氧血症：氧合指数（PaO_2/FiO_2）≤200mmHg。

4.胸部 X 线检查显示两肺浸润阴影。

5.PCWP≤18mmHg 或临床上能除外心源性肺水肿。

【治疗要点】

治疗目标：改善肺氧合功能，纠正缺氧，消除肺水肿，控制原发病。

1.氧疗 迅速纠正缺氧是抢救 ARDS 的重要措施。如严重缺氧不纠正，会引起重要脏器不可逆的损害。一般需要高浓度（>50%）吸氧，才能使 PaO_2≥60mmHg。

2.机械通气 由于 ARDS 主要表现为常规吸氧难以纠正的顽固的低氧血症，故多数患者需及早应用机械通气。多采用呼气末正压通气（PEEP），有利于萎陷的小气道和肺泡重新开放，从而改善肺泡的弥散功能和通气/血流比例，提高肺的顺应性，促进肺间质和肺泡水肿的消退，提高氧分压。

3.消除肺水肿，维持体液平衡

（1）控制液体入量：原则是在保证血容量足够、血压稳定的前提下，出入液量呈轻度负平衡（-500～-1 000ml）。液体入量一般以每日不超过 1 500～2 000ml。

（2）利尿剂：使用利尿剂，促进水肿消退，常用呋塞米。

（3）血清白蛋白：ARDS 后期遵医嘱输入血清白蛋白，以提高胶体渗透压。但 ARDS 早期，由于毛细血管通透性增加，胶体液可渗入肺间质加重肺水肿，应避免使用。

4.积极治疗原发病 原发病是 ARDS 发生和发展的最重要病因，必须积极治疗，防止进一步损伤，如纠正休克、控制感染等。

5.其他 肾上腺糖皮质激素、表面活性物质替代疗法、吸入一氧化二氮等可能有一定的价值。

三、呼吸衰竭和急性呼吸窘迫综合征患者的护理

【护理诊断/问题】

1.气体交换受损 与肺功能减退、呼吸中枢受抑制有关。

2.清理呼吸道无效 与呼吸道感染、分泌物过多或黏稠、咳嗽无力等有关。

3.营养失调：低于机体需要量 与呼吸道感染和代谢增高有关。

4. 语言沟通障碍　与建立人工气道、极度衰弱有关。

5. 焦虑　与呼吸窘迫、疾病危重、失去个人控制及对预后的不能确定有关。

6. 潜在并发症　重要器官缺氧性损伤、肺性脑病、消化道出血、休克、心力衰竭。

【护理措施】

1. 休息与体位　保持环境安静,维持适宜的温度和湿度,帮助患者采取舒适的体位,保证患者充分的休息。一般呼吸衰竭患者取半卧位或坐位,趴伏在床桌上,借此增加辅助呼吸肌的效能,促进肺膨胀。呼吸困难严重的患者,应绝对卧床休息,尽量减少各项不必要的操作,以减少体力消耗,降低氧耗量。慢性呼吸衰竭尚能代偿时,可适当下床活动,指导、教会患者腹式呼吸和缩唇呼吸,以改善通气功能。

2. 饮食护理　呼吸衰竭患者由于呼吸功增加、发热等因素导致能量消耗增加,机体代谢处于负平衡。应加强营养支持,给以高蛋白、高脂肪、高维生素、低碳水化合物、易消化的流质饮食,必要时给以静脉营养。如果经口进食,应少食多餐,以提供足够的能量,降低因进食增加的氧消耗。进餐时应维持给氧,防止气短和进餐时血氧降低。肠外营养时应注意监测 CO_2 的变化,因为碳水化合物可能会加重高碳酸血症患者的 CO_2 潴留。

3. 病情观察　观察患者的呼吸频率、节律和深度,使用辅助呼吸机呼吸的情况,呼吸困难的程度,咳嗽的特征,痰的性状和量。监测生命体征,尤其是血压、心率和心律失常的情况,观察意识状态及神经精神症状。观察缺氧及 CO_2 潴留的症状和体征,如由于发绀、球结膜水肿等,有无烦躁、神志恍惚、抽搐、昏迷等肺性脑病的表现,有无心力衰竭的症状和体征,尿量及水肿情况,若有异常情况及时报告医生。及时了解血气分析、尿常规、血电解质等检查结果,以及时发现并发症。

4. 对症护理

(1) 氧疗的护理:临床上根据患者的基础疾病、呼吸衰竭的类型和血气分析结果采取不用的给氧方法和给氧浓度。Ⅰ型呼吸衰竭和 ARDS 患者需吸入较高浓度(>35%)的氧,使 PaO_2 迅速提高到 $60\sim80$ mmHg。Ⅱ型呼吸衰竭的一般给予低浓度(<35%)持续给氧,使 PaO_2 控制在 60 mmHg 或略高,以防因缺氧完全纠正,使外周化学感受器失去低氧血症的刺激而导致呼吸抑制。给氧的方法有鼻导管、鼻塞、面罩、气管内和呼吸机给氧。如缺氧严重而无 CO_2 潴留者,可用面罩给氧;如缺氧伴 CO_2 潴留者,可用鼻导管或鼻塞给氧。吸氧期间应密切观察氧疗效果,如吸氧后呼吸困难缓解、发绀减轻、心率减慢,表示氧疗有效;如果意识障碍加深或呼吸过度表浅、缓慢,可能为 CO_2 潴留加重,应根据血气分析结果、患者临床表现,及时调整吸氧流量或浓度,做到既保证氧疗效果,又防止氧中毒和 CO_2 麻醉。氧疗实施过程中还应注意保持吸入氧气的湿化,以免干燥的氧气对呼吸道产生刺激和气道黏液栓的形成。输送氧气的导管、面罩、气管导管等应妥善固定,使患者舒适;保持其清洁与通畅,定时更换消毒,防止交叉感染。

(2) 机械通气的护理:密切监测病情变化,如患者的意识状态、生命体征、准确记录出入液量等;掌握呼吸机的参数,及时分析并解除呼吸机报警的原因;加强气道的护理工作,保持呼吸道通畅;预防并及时发现、处理并发症等。

5. 用药护理　遵医嘱用药,及时观察疗效与副作用。

(1) 茶碱类、β_2 受体兴奋剂:这两类药物能松弛支气管平滑肌,减少气道阻力,改善通气功能,缓解呼吸困难。指导患者正确使用气雾剂。

（2）呼吸兴奋剂：使用此类药时应保持呼吸道通畅，适当提高吸入氧浓度，静脉点滴时速度不宜过快，注意观察呼吸频率、节律、神志的变化。若患者出现恶心、呕吐、烦躁、面色潮红、皮肤瘙痒等现象，需减慢滴速。若经过4~12小时未见效，或出现肌肉抽搐等严重不良反应时，应及时停药。

（3）禁用镇静催眠类药物：Ⅱ型呼吸衰竭的患者常因咳嗽、咳痰、呼吸困难而影响睡眠，缺氧及CO_2潴留引起烦躁不安，护士在执行医嘱时，要结合临床表现认真判别，禁用对呼吸有抑制的药物，如吗啡等。慎用镇静剂，如地西泮，以防止发生呼吸抑制。

6.心理护理　由于对病情和预后的顾虑，患者往往会产生恐惧、忧郁的心理，易对治疗失去信心；尤其气管插管或气管切开行机械通气的患者，语言表达及沟通障碍，情绪烦躁，痛苦悲观，甚至产生绝望的心理反应，表现为拒绝治疗或对呼吸机产生依赖心理。护理人员要多与患者交流，评估患者的焦虑程度，了解患者的心理状态和心理需求，以便采取有效的护理措施。教会患者各种缓解不良情绪的方法，如缓慢缩唇呼吸、渐进性放松等。对于机械通气的患者要让患者学会应用手势、写字等非语言沟通方式表达其需求，以缓解焦虑、恐惧的心理反应，增强患者战胜疾病的信心。在采用各项医疗护理措施前，应向患者作简要说明，并以同情、关切的态度和有条不紊的工作给患者以安全感，取得患者的信任和配合，同时应做好患者家属、亲友的工作，帮助患者树立治疗信心，并在精神和经济上给予大力支持，使患者更快回归社会和家庭。

【健康教育】

1.生活指导　指导患者制定合理的活动和休息计划，教会患者减少氧耗量的活动与休息方法。加强营养，增强体质。劳逸结合，适当耐寒锻炼。戒烟忌酒。避免引起病情加剧的各种诱因，如预防上呼吸道感染，避免烟雾、粉尘、寒冷空气的刺激，避免过度劳累，情绪激动，不要到人流量较大的公共场所等。

2.疾病知识指导　向患者讲解疾病的病因、诱因、发病机制、发展和防治等知识。教会患者正确的咳嗽、有效排痰措施，以保持呼吸道通畅，并教会患者进行呼吸功能锻炼。指导家属及患者学会合理的家庭氧疗方法和注意事项，以保证安全用氧。指导患者遵医嘱正确用药，掌握药物的剂量、用法、注意事项及毒副作用的预防和处理。指导患者进行自我病情监测，学会识别病情变化，如咳嗽加剧、痰量增多、色变黄、呼吸困难加重或神志改变，应及早就医。

第十三节　呼吸系统疾病常用诊疗技术及护理

一、动脉血气分析标本采集

动脉血气分析（blood gas analysis）能客观反映呼吸衰竭的性质和程度，是判断患者有无缺氧和CO_2潴留的可靠方法。对指导氧疗、调节机械通气的各种参数以及纠正酸碱平衡和电解质紊乱均有重要意义。

【适应证】

1.各种疾病、创伤或外伤手术发生呼吸衰竭的患者。

2.心肺复苏患者。

3.急慢性呼吸衰竭及进行机械通气的患者。

【操作前准备】

1. 患者准备 向患者说明穿刺的目的和注意事项,使患者在平静状态下接受穿刺。

2. 物品准备 1ml 无菌注射器,肝素溶液(1 250U/ml),软木塞,静脉穿刺盘。

【操作过程及护理】

1. 穿刺前准备 用肝素液湿润注射器内壁,来回推动针芯,使肝素溶液涂布注射器内壁,然后针尖朝上,排斥注射器内多余的肝素溶液和空气。

2. 选择血管 一般可选择股动脉、肱动脉或桡动脉为穿刺点进针,先用手指摸清动脉的搏动、走向和深度。

3. 动脉穿刺 常规消毒穿刺部位的皮肤后,用左手的示指和中指固定动脉,右手持注射器刺入动脉,血液借助动脉压推动针芯上移,采血 1ml。

4. 穿刺后处理 拔针后,立即用消毒干棉签压迫穿刺点,排除注射器内气泡后将针头刺入软木塞,以隔绝空气,用手转动注射器使血液与肝素充分混匀。

【操作后护理】

1. 防止局部出血 穿刺处需用干棉签按压 2～5 分钟,以防局部出血或形成血肿。

2. 详细填写化验单 注明采血时间、吸氧方法及浓度、机械通气参数等。

3. 立即送检 为避免氧气逸失影响测定结果,采血后立即送检。

二、胸腔穿刺术

胸腔穿刺术(thoracentesis)是自胸腔内抽出积液或积气的操作。

胸腔穿刺术的目的:①抽取胸腔积液送检,明确其性质,以协助诊断;②排除胸腔内积液或积气,以缓解压迫症状,避免胸膜粘连增厚;③胸腔内注射药物,辅助治疗。

【适应证】

1. 胸腔积液性质不明者,抽气积液检查,协助病因诊断。

2. 胸腔内大量积液或气胸者,排除积液或积气,以缓解压迫症状,避免胸膜粘连增厚。

3. 胸腔抽脓灌洗治疗,或恶性胸腔积液需胸腔内注入药物者。

【操作前准备】

1. 患者准备 术前应向患者说明,胸腔穿刺是一种有创性操作,确认患者是否签署知情同意书;向患者说明操作目的、过程及注意事项,取得患者配合;告知患者在操作过程中保持穿刺体位,不要随意活动,不要咳嗽或深呼吸,以免损伤胸膜或肺组织。必要时给予镇咳药。操作前还应询问患者有无麻醉药物过敏史。

2. 用物和药物 常规治疗盘一套,无菌胸腔穿刺包(内有接有胶管的胸腔穿刺针、5ml 和 50ml 注射器、7 号针头、血管钳、孔巾、纱布),2% 的利多卡因针剂、0.1% 的肾上腺素、无菌手套、无菌试管和量杯等。

【操作过程】

1. 患者体位 抽液时,协助患者反坐于靠背椅上,双手平放椅背上;或取坐位,使用床旁桌支托;亦可仰卧于床上,举起上臂,完全暴露胸部或背部。如患者不能坐直,还可采用侧卧位,床头抬高 30°。抽气时,协助患者取半卧位。

2. 穿刺部位 胸腔积液穿刺点选在叩诊实音最明显的部位,或结合 X 线、超声波定位;一般在肩胛线或腋后线第 7～8 肋间隙或腋前线第 5 肋间隙。气胸者取患侧锁骨中线第 2 肋间隙或腋前线第 4～5 肋间隙进针。

3.穿刺方法　常规消毒皮肤,局部麻醉。术者左手示指和拇指固定穿刺部位的皮肤,右手持穿刺针在局部麻醉处沿下位肋骨上缘缓慢刺入胸腔直达胸膜,将 50ml 注射器接至胶管,然后在协助下抽取胸水或气体。注意,当注射器吸满后要夹紧胶管,再取下注射器排液或排气,防止空气进入胸腔。术毕拔出穿刺针,再次消毒穿刺点后,覆盖无菌敷料,稍用力压迫穿刺部位片刻。

4.术中护理

(1)病情观察:穿刺过程中应密切观察患者的脉搏、面色等变化,以判断患者对穿刺部位的耐受性。注意询问患者有无异常的感觉,如患者有任何不适,应减慢或立即停止抽吸。抽吸时若患者出现头晕、心悸、冷汗、面色苍白、脉细、四肢发凉,提示患者可能发生了"胸膜反应",应立即停止抽吸,使患者平卧,密切观察血压,防止休克。必要时遵医嘱皮下注射 0.1% 的肾上腺素 0.5ml。

(2)抽液、抽气量:每次抽液、抽气时,不宜过快、过多,防止抽吸过多过快使胸腔内压骤然下降,发生复张后肺水肿或循环障碍、纵隔移位等意外。首次排液量不宜超过 600ml,抽气量不宜超过 1 000ml,以后每次抽吸量不应超过 1 000ml。如为了明确诊断,抽液 50～100ml 即可,置入无菌试管送检。如治疗需要,抽液抽气后注射药物。

【操作后护理】

1.病情观察　嘱患者平卧位或半卧位休息,观察患者的脉搏和呼吸状况,注意血胸、气胸、肺水肿等并发症的发生。观察穿刺部位,如出现红、肿、热、痛,体温升高或液体溢出等及时报告医生。

2.护理指导　鼓励患者深呼吸,促进肺膨胀;如无气胸或其他并发症,术后 1 小时可恢复活动;24 小时后方可洗澡,以免穿刺部位感染;注入药液者,应嘱患者转动体位,以便药液在胸腔内混匀,并观察患者对药液的反应。

3.书写护理记录　记录穿刺的时间、穿刺的过程、抽液抽气的量、胸水的颜色以及患者穿刺前、中及穿刺后的状态。

三、纤维支气管镜检查术

纤维支气管镜检查(fibrotic bronchoscopy,FOB)是利用光学纤维内镜对气管支气管管腔进行的检查。纤维支气管镜可经口腔、鼻腔、气管导管或气管切开套管插入段、亚段支气管,甚至更细的支气管,可在直视下行活检或刷检、钳取异物、吸引或清除阻塞物,并可作支气管肺泡灌洗,行细胞学或液体成分的分析。另外,利用支气管镜可注入药物,或切除气管内腔的良性肿瘤等。纤维支气管镜检查成为支气管、肺和胸腔疾病诊断及治疗不可缺少的手段。

【适应证】

1.原因不明的咯血,需明确病因及出血部位,或需局部止血治疗者。

2.胸部 X 线占位改变或阴影而致肺不张、阻塞性肺炎、支气管狭窄或阻塞,刺激性咳嗽,经抗生素治疗 3 周不缓解,疑为异物或肿瘤的患者。

3.用于清除黏稠的分泌物、黏液栓或异物。

4.原因不明的喉返神经麻痹、膈神经麻痹或上腔静脉阻塞。

5.行支气管肺泡灌洗及用药等治疗。

6.引导气管导管,进行经鼻气管插管。

【禁忌证】

1.严重肺功能不全,重度低氧血症,不能耐受检查者。

2.严重心功能不全、高血压或心律失常者。

3.严重肝、肾功能不全,全身状态极度衰弱者。

4.出血、凝血机制严重障碍者。

5.哮喘发作或大咯血者及近期上呼吸道感染或高热者。

6.有主动脉瘤破裂危险者。

7.对麻醉药物过敏,不能用其他药物代替者。

【操作前准备】

1.患者准备

(1)术前应向患者说明,纤维支气管镜检查是有创性操作,确认患者是否签署知情同意书。

(2)向患者说明操作目的、过程及注意事项,取得患者配合。

(3)痰多的患者,在纤维支气管镜检查前数天给予抗生素及祛痰药治疗,以免分泌物过多妨碍检查结果。

(4)了解患者对消毒剂及局麻药是否过敏;评估心、肺、肝、肾功能及出、凝血时间,血小板检查结果等。

(5)术前 4 小时禁食禁水,术前半小时遵医嘱给予阿托品 1mg 或地西泮 10mg 肌注,以减少呼吸道分泌和镇静;年老体弱、病重者或肺功能不全者,给予吸氧。

(6)如患者口腔有活动义齿,应事先取出。

2.用物准备　纤维支气管镜、活检刷、细胞刷、冷光源等附件;吸引器;注射器;药物(1%麻黄碱、2%利多卡因、阿托品、肾上腺素、生理盐水);氧气;必要时准备好心电监护仪、吸引器和复苏等抢救设备,以防术中出现喉痉挛和呼吸窘迫,或因麻醉药物的作用抑制患者的咳嗽和呕吐反射,使分泌物不易咳出。

【操作过程】

1.局部麻醉　先用 1%麻黄碱喷入鼻腔,然后用 2%利多卡因溶液喷雾鼻腔及咽喉部位作黏膜表面麻醉,每 2～3 分钟喷雾一次,共 3 次。插入纤维支气管镜过程中,根据需要可注入 2～3ml 利多卡因,总量不超过 250mg。

2.患者体位　常取仰卧位,不能平卧者可取坐位或半坐位。

3.插入途径　纤维支气管镜可经鼻腔或口腔插入,目前大多数经鼻腔插入。气管切开患者可经气管切开处插入。

4.依序检查　直视下自上而下依次检查各叶、段支气管。

5.配合　按需配合医生做好吸引、灌洗、活检、治疗等相关操作。立即将所采标本以 10%甲醛溶液固定,及时送检。

6.病情观察　操作过程中密切观察患者的生命体征和反应。

【操作后护理】

1.病情观察　密切观察患者有无发热、胸痛、呼吸困难等;观察分泌物的颜色和特征。向患者说明术后数小时内,特别是活检后会有少量咯血及痰中带血,不必担心,对咯血较多者应通知医生,并警惕窒息的发生。

2.避免误吸　术后 2 小时内禁食禁水。麻醉消失、咳嗽和呕吐反射恢复后可进温凉流质或半流质饮食。进食前试验小口喝水,无呛咳再进食。

3.减少咽喉部刺激　术后数小时内避免吸烟、谈话和咳嗽,使声带得以休息,以免声音嘶哑和咽喉部疼痛。

 目标检测

1. 促进排痰的方法有哪些?
2. 咯血的主要护理措施。
3. 支气管哮喘的主要护理措施。
4. 支气管扩张患者的主要临床表现和体位引流的注意事项。
5. 慢性阻塞性肺疾病的临床表现及治疗原则。
6. 缩唇呼吸和腹式呼吸的要点。
7. 肺源性心脏病的主要护理措施。
8. 肺炎球菌肺炎的主要临床表现及护理措施。
9. 肺结核的临床表现,抗结核药物的不良反应及肺结核的预防措施。
10. 呼吸衰竭的定义、诊断及治疗要点。

第三章　循环系统疾病患者的护理

学习目标

【掌握】循环系统疾病常见症状、体征及护理;心力衰竭、心律失常、冠状动脉粥样硬化性心脏病、原发性高血压、心脏瓣膜病、心肌病患者的临床表现、护理诊断及医护合作性问题、护理措施;循环系统常用诊疗技术的操作前准备,协助操作和操作后护理。

【熟悉】循环系统常见疾病的病因、治疗要点。

【了解】循环系统常见疾病的发病机制、实验室及其他检查。

　　循环系统包括心脏、血管和调节血液循环的神经体液系统,主要功能是为全身组织器官运输血液,将氧、营养物质和激素等供给组织,并将组织代谢废物运出,保证人体新陈代谢的正常进行。除此之外,循环系统还具有内分泌功能,如心肌细胞和血管内皮细胞能分泌心钠素和内皮素、内皮舒张因子等活性物质。循环系统疾病包括心脏病和血管病,统称为心血管病。进入21 世纪,心血管疾病给人类带来了新的挑战,全球每年因心血管疾病死亡大约 1 700 万人,是目前对人类健康造成威胁的重大疾病。近年来我国人民随着生活条件逐渐改善,饮食结构的改变及人口迅速老龄化,心血管疾病的发病率和死亡率呈上升趋势,每年约有 300 万人死于心血管疾病,给人民健康造成严重威胁的同时也给社会带来沉重负担。因此,开展心血管疾病的预防和治疗及危险因素的干预,具有重要意义。

第一节　循环系统疾病患者常见症状、体征及护理

一、心源性呼吸困难

　　心源性呼吸困难(cardiogenic dyspnea)是指由于各种心血管疾病引起患者呼吸时感到空气不足、呼吸费力,并伴有呼吸频率、深度、节律的改变,严重时可出现张口呼吸、鼻翼扇动、发绀、端坐呼吸。最常见的病因是左心衰竭,亦见于右心衰竭、心肌病、心包炎、心脏压塞时。

　　心源性呼吸困难常表现为:①劳力性呼吸困难:特点是在体力活动时发生或加重,休息后缓解或消失。呼吸困难起初发生在较重体力活动时,随着病情进展,轻微体力活动时也可出现。其发生机制与体力活动增加、静脉回心血量增多、肺淤血加重有关。②夜间阵发性呼吸困难:患者夜间睡眠中突然因憋气而惊醒,被迫坐起,呼吸深快,伴有咳嗽、咳白色泡沫痰,大多在端坐休息后自行缓解。重者可有哮鸣音,称之为"心源性哮喘"。其发生机制除因睡眠平卧血液重新分配使肺血量增加外,夜间迷走神经张力增加、横膈高位、小支气管收缩、肺活量减少等也是促发因素。③端坐呼吸:患者平卧休息时也感气短,呼吸困难加重被迫采取高枕卧位、半卧位甚至端坐时方可好转,常为严重心力衰竭的表现之一。因为肺淤血达到一定程度,平卧时回心血量增多且膈肌上抬,导致更为严重的呼吸困难。

【护理评估】

1. 健康史 评估患者呼吸困难发生和发展的特点、持续时间及严重程度,是否有咳嗽、咳痰、咯血、乏力等伴随症状,引起呼吸困难的体力活动类型,睡眠情况,以及有无呼吸困难减轻或加重原因,既往有无心脏病等疾病史。随着其呼吸困难的逐渐加重,对其日常生活活动能力的影响,生活能否自理。并询问患者的生活规律、饮食习惯及爱好。

2. 心理-社会状况 是否因呼吸困难而产生焦虑、恐惧甚至悲观绝望心理和濒死的感觉。

3. 身体评估 观察患者呼吸频率、节律及深度,脉搏,血压,面容与表情,体位,意识状况,营养状况,皮肤黏膜有无水肿、发绀,颈静脉有无充盈怒张等。注意观察双肺有无湿啰音或哮鸣音,啰音的分布是否随体位而改变。有无心率、心律、心音的改变,有无奔马律。

4. 实验室及其他检查 评估血气分析,判断患者缺氧的程度及酸碱平衡状况。胸部 X 线检查有助于判断肺淤血或肺水肿的严重程度,有无胸腔积液或心包积液。

【护理诊断/问题】

1. 气体交换受损 与肺淤血、肺水肿或伴肺部感染有关。

2. 活动无耐力 与呼吸困难所致能量消耗增加和全身组织器官缺氧有关。

3. 焦虑 与患者的日常生活及睡眠、病情逐渐加重有关。

【护理目标】

1. 患者呼吸困难减轻或消失。

2. 患者活动耐力逐渐增加,活动时心率、血压正常,无明显不适。

3. 患者情绪稳定,积极配合治疗与护理。

【护理措施】

1. 休息与活动 根据患者呼吸困难的类型和程度采取适当的体位休息,以减轻心脏负荷,利于心功能恢复。劳力性呼吸困难患者,应减轻体力劳动,呼吸困难缓解。当呼吸困难加重时,应卧床休息,根据病情取半卧位或端坐位,使肺泡通气量增加,减少静脉回心血量,以减轻肺淤血、肺水肿从而减轻呼吸困难。患者极度呼吸困难时,应立即端坐、两腿下垂,可用软垫支托臂、肩、骶、膝部,避免受压或下滑,必要时双腿下垂。患者卧床期间注意加强基础护理及生活护理,必要时进行床上主动或被动的肢体活动,以保持肌张力,防止下肢静脉血栓形成,定时翻身、拍背,鼓励患者每 2～3 小时做深而慢的呼吸,以助排痰,预防肺部感染及压疮等并发症;应保持病室安静、整洁、舒适、空气清新流通,适当开窗通风,每次 15～30 分钟。患者应衣着宽松,盖被轻软,减轻憋闷感。外出时应戴口罩,避免受凉,预防呼吸道感染。

2. 饮食护理 给予易消化、富含维生素和纤维素的饮食,保持大便通畅;避免过饱,少食多餐。

3. 病情观察 密切观察并记录呼吸困难发作的程度、特点、发生时间,有无夜间睡眠中憋醒、不能平卧或活动后心悸、气促,甚至休息时出现呼吸困难;是否有咳嗽、咳白色或粉红色泡沫痰等,如有心功能变化情况及时正确处理。

4. 对症护理

(1)氧疗:对于低氧血症者,纠正缺氧对缓解呼吸困难、保护心脏功能、减少缺氧性器官功能损害,有重要的意义。根据缺氧程度调节氧流量,一般给予 2～4 L/min,严重缺氧可给 4～6L/min,合并有肺源性心脏病者应给予 1～2 L/min。患者出现急性肺水肿时湿化瓶内加乙醇。

(2)活动训练:根据患者身体情况制订活动目标和计划,与患者和家属一起确定活动量,循序渐进增加活动量,逐步提高患者的活动耐力。患者可遵循:卧床休息→床边活动→病室内活动→病室外活动→上下楼梯的活动步骤。在活动耐力允许的情况下,鼓励患者尽可能生活自理。尽可能为患者进行自理活动提供方便条件,如抬高床头,使患者容易起身;指导自理的技巧,如何使用病房中的辅助设备,以节省体力和保证安全;常用物品置于患者易拿处;教给患者保持体力、减少氧耗的技巧等。当患者活动中或活动后出现面色苍白、头晕眼花、出汗、心悸、心前区不适、呼吸困难、极度疲乏等现象时,应立即就地休息。并以此作为最大活动量的指征。

5.用药护理　遵医嘱给予强心、利尿或扩血管等治疗时,注意观察药物疗效及不良反应。控制输液量和速度,一般 24 小时输液量控制在 1 500ml 以内,滴速 20～30 滴/分,避免加重心脏负荷,预防急性肺水肿发生。

6.心理护理　及时与患者沟通,了解患者的心理状态,给予安慰和疏导。向患者讲解疾病的有关知识,安慰鼓励患者,稳定患者情绪,降低交感神经兴奋性,从而减慢心率,心肌耗氧量减少而减轻呼吸困难。

【护理评价】

1.患者呼吸困难和发绀是否减轻或消失。

2.夜间能否平卧入睡,活动耐力是否提高。

3.能否根据自身的耐受能力完成活动计划,活动时有无明显不适。

4.恐惧、焦虑心理是否消失。

二、心源性水肿

心源性水肿(cardiac edema)是指由于心功能不全引起体循环淤血,致使机体组织间隙过多的液体积聚。最常见病因为右心衰竭或全心衰竭,亦见于心包积液或缩窄性心包炎。发病机制主要是有效循环血量不足,肾血流量减少,继发性醛固酮增多引起钠水潴留和静脉淤血,毛细血管滤过压增高、导致机体组织间隙液体积聚过多。

心源性水肿的临床表现:早期出现在身体低垂的部位,卧床患者的背骶部或非卧床患者的胫前、足踝部,颜面部一般不出现水肿,水肿自下而上发展,重者可波及全身,出现胸腔积液、腹腔积液。此外,患者还可出现尿量减少,近期体重增加等。用指端压水肿部位,局部可出现凹陷,称为凹陷性水肿。水肿在活动后加重,休息后减轻(即下午出现或加重,晨起减轻或消失)。

【护理评估】

1.健康史　水肿出现的部位、时间、程度、发展速度,水肿与饮食、体位及活动的关系,评估导致水肿的原因和诱发因素,24 小时饮水量、尿量、摄盐量等。

2.心理-社会状况　患者是否因水肿引起形象紊乱和躯体不适而心情烦躁,或因病情反复失去信心,甚至出现悲观绝望等心理反应。

3.身体评估　检查水肿的部位、范围、程度,压之是否凹陷,水肿部位皮肤是否完整。体位与水肿的关系,患者日常自理能力是否受到影响。观察生命体征、体重、胸围、腹围,还应注意有无胸水征、腹水征等。

4.实验室及其他检查　评估有无低蛋白血症及电解质紊乱。

【护理诊断/问题】

1.体液过多　与右心衰竭导致体循环淤血有关。

2.有皮肤完整性受损的危险　与水肿所致组织细胞营养不良,局部长时间受压有关。

【护理目标】

1.患者能叙述并执行低盐饮食计划,水肿减轻或消退。

2.患者皮肤完整,未发生压疮。

【护理措施】

1.休息与体位　休息可增加肾血流量,提高肾小球滤过率,使尿量增加,减轻心脏负荷。运动不仅增加氧及能量的消耗,增加心脏负担,也使蛋白分解增加,加重肾脏负担;此外,运动使肾血流量减少,醛固酮分泌,肾远曲小管对钠的重吸收增多,故可加重水肿。因此,轻度水肿者应限制活动;重度水肿者,应卧床休息。伴胸水或腹水的患者宜采取半卧位;下肢水肿者,间断抬高下肢,利于静脉回流,以减轻肢体的肿胀不适。

2.饮食护理　应给予低盐易消化饮食。钠盐限制程度应根据水肿程度、心力衰竭程度及利尿剂治疗情况而定,一般每日食盐量不超过 5g。少食多餐,不宜过饱,以免加重消化道淤血及心脏负担。水肿严重且利尿效果不佳时,每日进液量控制在前一天尿量加 500ml 左右。

3.病情观察　每天在同一时间、穿同一服装、用同一体重计测量体重,时间安排在患者晨起排尿后、早餐前。准确记录 24 小时液体出入量,如果患者尿量＜30ml/h,应告知医生。有腹水者每天测量腹围。除此之外,询问患者有无厌食、恶心、腹部不适,注意颈部静脉充盈程度、肝脏大小、水肿消退情况等,以判断病情进展及疗效。

4.对症护理　严重水肿者,由于循环及营养不良,皮肤抵抗力低、弹性差、破损后易发生压疮。故应防止皮肤破损与感染,保持床单干燥、平整、柔软,嘱患者着柔软、宽松的衣服;协助和指导患者经常更换体位,协助患者翻身或使用便器时勿强行推、拉,防止擦破皮肤。使用热水袋保暖时水温不宜太高,防止烫伤。肌注时严格消毒,深部肌注,按压针孔防药液外渗,如有外渗,局部用无菌巾包裹,防止继发感染。密切定期观察水肿部位和皮肤受压部位的情况,注意有无发红、破溃现象,发现异常及时处理。

5.用药护理　遵医嘱及时准确给予利尿剂,一般情况下利尿剂的应用时间选择早晨或日间为宜,避免夜间排尿过频而影响患者的休息。观察用药后疗效及副作用,观察尿量、体重变化及水肿消退情况,定期测量体重和腹围,必要时记录 24 小时液体出入量。监测血电解质变化,随时调整剂量,及时补充电解质,防止出现电解质紊乱。必要时静脉补充白蛋白。

【护理评价】

1.患者能否遵从低盐饮食计划,水肿是否减轻或消失。

2.皮肤有无破损,是否发生压疮。

三、心悸

心悸(palpitation)是患者自觉心脏跳动的不适感或心慌感。当心率加快时,患者感到心脏跳动不适;心率减慢时,患者感到搏动有力。常见病因有心律失常,如期前收缩、心动过速、心动过缓等;心脏搏动增强,见于健康人情绪激动、剧烈运动、吸烟、饮酒、浓茶、咖啡等,病理情况见于发热、甲状腺功能亢进、贫血、心功能代偿期;心脏神经官能症,指心脏本身无器质性病变,由于精神因素诱发心悸、胸闷、心动过速、头晕等症状,多见于青年女性,去除诱发因素后症状消失;应用某些药物如肾上腺素类、阿托品、氨茶碱等药物时,可引起心率加快,心肌收缩力增强而致心悸。

心悸严重程度与病情不成正比。初发、敏感者、安静或注意力集中时心悸明显。持续较久者适应后则减轻。慢性心律失常者因逐渐适应无明显心悸。心悸一般无危险性,但少数严重心律失常所致患者因心排血量减少可引起呼吸困难、胸痛、晕厥、抽搐及黑蒙等症状,甚至可发生猝死。因此需要对其原因和潜在危险性作出判断。

【护理评估】

1.健康史 心悸发作的时间、特点、程度,是初发还是复发,是阵发性还是持续性,持续多长时间;发作时心率快慢,节律是否整齐;是否与体力活动、情绪激动及烟酒等刺激食物有关;是否有应用肾上腺素、阿托品等药物的情况存在。了解患者既往健康状况及生活习惯。

2.心理-社会状况 心悸反复发作或发作时间较长的患者,由于心前区不适易产生恐惧、焦虑心理,担心预后而失去信心。

3.身体评估 观察患者心悸发作时心律、心率、脉搏及意识状况,对患者日常生活及自理能力的影响。

4.实验室及其他检查 常规心电图检查或24小时动态心电图,有无心律失常表现。

【护理诊断/问题】

1.活动无耐力 与心脏排血最减少,机体代谢能量减少有关。

2.焦虑 与心悸反复发作影响患者生活及工作有关。

【护理目标】

1.患者不适感减轻或消失,活动耐力逐渐增加。

2.患者情绪稳定,能积极配合治疗与护理。

【护理措施】

1.休息与体位 有心悸感应适当休息,缓解症状,症状明显者应绝对卧床休息,减少心肌耗氧量和对交感神经的刺激,待心悸缓解后逐渐增加活动量。患者上衣应宽松,避免左侧卧位,因紧束胸壁或左侧卧位可使心跳感更加明显,更易感到心悸。无器质性心脏病的心律失常患者,应鼓励其正常工作和生活,避免过度劳累,建立健康的生活方式,环境应安静、舒适,减少不良刺激,睡眠障碍者可遵医嘱服用少量镇静剂。

2.饮食护理 宜少量多餐,避免过饱,不饮浓茶、酒、咖啡等刺激性饮料,戒烟。

3.病情观察 密切观察患者的脉搏、心率、心律的变化,必要时做心电图或进行心电监护、血压监护,同时观察是否有呼吸困难、心前区疼痛、晕厥、抽搐等严重症状。发现严重心律失常立即通知医师,配合抢救。

4.用药护理 遵医嘱应用抗心律失常药物,观察药物疗效及不良反应。睡眠障碍者遵医嘱给予少量镇静剂。

5.心理护理 向患者解释心悸的有关知识,让其了解心悸与病情并非成正比,消除患者的紧张情绪;如精神紧张、焦虑可加重心悸及保持情绪稳定的重要性。指导患者进行自我调节,分散注意力,使患者放松。

【护理评价】

1.患者心悸感是否减轻或消失。

2.能否有效地调节自己的情绪,焦虑情绪是否减轻或消失。

四、心前区疼痛

心前区疼痛(precordial pain)是由于各种化学因素或物理因素刺激肋间神经的感觉纤维、

支配心脏及主动脉胸段的感觉纤维所引起,主要表现为心前区或胸骨后疼痛。常见于各种类型的心绞痛、急性心肌梗死、主动脉夹层、梗阻性肥厚型心肌病、急性心包炎,血管神经症等。

心前区疼痛的临床表现:典型心绞痛位于胸骨后,呈阵发性、压榨性剧痛伴窒息感,向左肩左臂内侧放射,一般在体力活动或情绪激动时发生,大约持续 3～5 分钟,一般不超过 15 分钟,休息或含服硝酸甘油可缓解。急性心肌梗死患者的胸痛多呈持续性剧痛、面色苍白、冷汗,可伴有心律、血压改变等,含服硝酸甘油不能缓解;主动脉夹层动脉瘤患者可出现胸骨后或心前区撕裂性剧痛或烧灼痛,并向背部放射;心血管神经症患者可出现心前区针刺样疼痛,部位常不固定,一般与体力活动无关,多在休息时发生;急性心包炎引起的疼痛因咳嗽、深呼吸、体位改变及吞咽时加重,坐位身体前倾时减轻,持续时间较长。

【护理评估】

1.健康史 评估患者疼痛的部位、程度、发作时间及持续时间,是否放射到其他部位,是首发还是经常发作,此次发作与以往有无差异,发作前有无诱发因素,有无伴随症状,了解患者以往健康状况。

2.心理-社会状况 了解患者的生活是否规律、饮食习惯及爱好,运动程度、吸烟和饮酒等情况,是否因胸痛产生焦虑、恐惧心理。

3.身体评估 评估患者有无血压升高或下降、面色苍白、大汗淋漓等表现,意识及精神状况,了解患者疼痛程度是否随呼吸或咳嗽而改变,有无心脏杂音及心包摩擦音。

4.实验室及其他检查 常规心电图或 24 小时动态心电图、心脏超声检查、冠状动脉造影、血液生化检查可协助判断疼痛原因。

【护理诊断/问题】

1.疼痛 心前区疼痛 与冠状动脉供血不足导致心肌缺血、缺氧及炎症累及心包有关。

2.恐惧 与剧烈疼痛引起的濒死感有关。

【护理目标】

1.患者了解胸痛发生的原因及预防发作的方法,胸痛明显缓解或消失。

2.患者恐惧心理消除,情绪稳定,能积极配合治疗与护理。

【护理措施】

1.休息与体位 胸痛发作时,指导患者立即停止活动,卧床休息,协助患者取舒适体位。

2.病情观察 观察生命体征、意识状况,监测血压、心电图以确定疼痛的病因,及时发现病情变化。同时密切观察胸痛情况,注意疼痛部位、性质、持续时间、伴随症状、诱因、缓解方法及与活动的关系等。

3.对症护理 心绞痛、心肌梗死引起的疼痛,发作时立即停止活动,卧床休息,遵医嘱给氧,氧流量 2～5L/min,遵医嘱用药,并陪伴患者,以增加安全感。心包炎引起的胸痛,应卧床休息,取坐位身体前倾,可减轻疼痛,避免突然改变体位,咳嗽或深吸气,遵医嘱给予镇静、止痛剂。心脏神经官能症引起者,给予安慰,为分散注意力,可鼓励患者活动。

4.用药护理 应用硝酸酯类、吗啡、溶栓剂、β 受体阻滞剂、钙通道阻滞剂等缓解疼痛,观察药物疗效及不良反应,如果疼痛不缓解及时通知医生。缓解后继续用药或非药物疗法,改善心肌供血,减少疼痛发作。

5.心理护理 解释心前区疼痛的原因和诱因,减轻患者的紧张、恐惧情绪,指导患者避免诱因,减少发作。

【护理评价】

1.患者是否掌握自行缓解疼痛的方法。

2.疼痛是否减轻或消失。

五、心源性晕厥

心源性晕厥(cardiac syncope)是由于心排血量突然骤减、中断引起一过性脑缺血、缺氧引起的短暂意识丧失。常见原因有严重的心律失常(严重窦性心动过缓、房室传导阻滞、阵发性室性心动过速、心脏停搏)和器质性心脏病(严重主动脉瓣狭窄等、心肌梗死、梗阻性肥厚型心肌病、心脏压塞)等。

晕厥发作时先兆症状常不明显,持续时间短。心脏供血暂停 3 秒以上可发生近乎晕厥;5 秒以上可发生晕厥;超过 10 秒可出现抽搐,称为阿斯综合征。反复发作的晕厥是病情严重和危险的征兆。

 知识链接

阿-斯综合征(Adams-Stokes 综合征)

阿-斯综合征即心源性脑缺血综合征,是指突然发作的严重的、致命性的缓慢性或快速性心律失常,引起心排出量在短时间内锐减,产生严重脑缺血、神志丧失和晕厥等症状。

最突出的表现为突然晕厥,轻者只有眩晕、意识丧失,重者意识完全丧失。常伴有抽搐及大小便失禁、面色苍白,进而青紫,可有鼾声及喘息性呼吸,有时可见陈-施呼吸。根据患者病史,发作时的心脏听诊、心电图检查可以明确诊断。

【护理评估】

1.健康史　询问患者发作前有无诱因及发作先兆症状(如头晕、目眩、恶心、呕吐、黑矇等),晕厥发作的频率,发作时的体位。持续时间,伴随症状,既往有无发作。发作与体位的关系。有无器质性心脏病或其他疾病史,有无服药、外伤史。

2.心理-社会状况　了解患者对晕厥发作的心理反应,有无震惊、焦虑,或因发作时失态引起的窘迫、难堪等心理反应。

3.身体评估　评估生命体征、意识状态,有无面色苍白或发绀,有无心率、心律变化及心脏杂音,是否发生外伤。

4.实验室及其他检查　常规心电图或 24 小时动态心电图检查,发作频繁者进行持续心电监护、超声心动图检查等协助查明晕厥发作的原因。

【护理诊断/问题】

1.有受伤的危险　与脑供血不足导致晕厥有关。

2.恐惧　与晕厥反复发作有关。

【护理目标】

1.患者掌握了晕厥发生的原因、诱因及预防发作的方法;晕厥发作减少或不再发作;晕厥发作时未受伤。

2.患者恐惧感减轻或消失。

【护理措施】

1. 休息与体位 晕厥发作频繁的患者应卧床休息,加强生活护理。嘱患者避免单独外出,避免从事高空作业、驾车、游泳等工作,防止意外发生。指导患者有头晕先兆时,立即下蹲或平卧,防止摔伤。

2. 对症护理

(1)发作时护理:晕厥发作时,应协助患者平卧,解开衣领及领带,保持呼吸道通畅。伴有抽搐者,应有专人守护,将压舌板用纱巾包裹置入患者上下齿之间,防止舌咬伤;床加护栏,以免患者坠床。立即进行心电监护,严密观察生命体征及意识状况,并准备好抢救药品和器械。迅速建立静脉通道,遵医嘱给予治疗。

(2)避免诱因:嘱患者避免剧烈活动、情绪激动或紧张、快速改变体位,一旦出现头晕、黑蒙等先兆表现时应立即平卧,以免摔伤。

(3)积极治疗原发疾病,以防再次发生:如根据医嘱应用抗心律失常药物,配合医师做好电复律、射频消融或心脏起搏等治疗。主动脉狭窄手术者,做好术前准备和术后护理。

3. 用药护理 心律失常者可给予抗心律失常药物治疗,观察药物疗效及副作用;心率显著减慢者可给予阿托品、异丙肾上腺素等药物或配合人工心脏起搏治疗。

4. 心理护理 患者清醒后应鼓励其诉说内心的感受,耐心做好解释工作,消除患者的紧张及恐惧不安心理。

【护理评价】

患者能否采取措施避免各种诱发因素,晕厥发作是否减少或无再次发作,发作时有无受伤。

第二节 心力衰竭患者的护理

案例分析

朱女士,70 岁,患冠心病心脏扩大 5 年,1 周前受凉后出现低热、咳嗽、咳白色黏痰,未治疗,近 3 天出现心悸、气短伴食欲缺乏、双下肢水肿入院。护士夜间巡视病房时,发现该患者突然从睡梦中憋醒,被迫坐起,咳嗽、气喘、烦躁。体格检查:T 36.8℃,P 112 次/分,R 32 次/分,BP 170/90mmHg,半卧位,口唇青紫,听诊肺部布满湿啰音和哮鸣音,心率 112 次/分,律齐,心尖部可闻及舒张早期奔马律。

临床诊断:冠心病合并心力衰竭

心力衰竭(heart failure)简称心衰,是各种心脏疾病导致心功能不全的一种综合征,绝大多数情况下是指心肌收缩力下降,心排血量不能满足机体代谢需要,器官、组织血液灌注不足,同时出现肺循环和(或)体循环淤血的表现,故又称为充血性心力衰竭,临床上以肺循环和(或)体循环淤血及组织灌注不足为其特征,是各种心脏病发展的终末阶段。少数情况下左室射血分数大致正常,但由于左心室舒张期主动松弛能力受损和心肌顺应性降低导致心搏量减少、左室舒张末期压增高而发生的心衰症状和体征,称为舒张性心力衰竭。

心力衰竭的临床分型按其发展速度可分为急性心力衰竭和慢性心力衰竭,以慢性居多;按其发展部位可分为左心衰竭、右心衰竭和全心衰竭;按有无舒缩功能障碍又可分为收缩性心力衰竭和舒张性心力衰竭。

一、慢性心力衰竭患者的护理

慢性心力衰竭是大多数心血管疾病的最终归宿,也是最主要的死亡原因。西方国家引起慢性心力衰竭的基础心脏病以高血压、冠心病为主;我国过去以心瓣膜病为主,目前冠心病和高血压的比例呈上升态势,瓣膜病和心肌病位于其后。

【病因与发病机制】

(一)基本病因

1.原发性心肌损害 冠心病心肌缺血、心肌梗死是引起心力衰竭最常见的原因;各种类型的心肌炎和心肌疾病均可导致心力衰竭,其中病毒性心肌炎和原发性扩张型心肌病最为多见;心肌代谢障碍性疾病(糖尿病心肌病最常见,维生素 B_1 缺乏、心肌淀粉样变性)等使心肌收缩力下降。

2.心肌负荷过重 ①前负荷过重:多见于瓣膜反流性疾病,如二尖瓣、主动脉瓣关闭不全;左、右心动静脉分流性疾病,如房间隔缺损、室间隔缺损、动脉导管未闭;全身血容量增加性疾病,如甲状腺功能亢进、严重贫血等。②后负荷过重:多见于原发性高血压、主动脉瓣狭窄、肺动脉高压、肺动脉瓣狭窄等。

3.心室舒张充盈受限 如缩窄性心包炎、肥厚性心肌病等。

(二)诱因

在有基础心脏病的患者中,约 80%～90% 患者心衰症状由一些增加心脏负荷的因素所诱发。常见诱因有:

1.感染 是最主要的诱因,以呼吸道感染最常见,其次为心内膜炎、全身感染等。

2.心律失常 特别是心房颤动,其他各种快速性心律失常和严重的缓慢性心律失常,均可诱发心力衰竭。

3.心理或生理压力过大 如过度疲劳、情绪激动、精神过度紧张等。

4.心脏负担过重 如妊娠、分娩、水电解质紊乱及输液过多过快、摄入钠盐过多等。

5.其他 药物使用不当(如不恰当停用洋地黄类药物或降压药等);原有心脏病变加重或合并甲状腺功能亢进、贫血、肺栓塞等。

(三)发病机制

慢性心功能不全发病机制十分复杂,其中最重要的有以下几个方面。

1.代偿机制 当心肌收缩力减弱时,为了保证正常的心排血量,机体通过以下机制进行代偿。

(1)Frank-Starling 机制:增加心脏的前负荷,使回心血量增多,心室舒张末期容积增加,相应地心房压、静脉压也随之升高,从而增加心排血量及提高心脏做功量。后者达到一定高度时即出现肺的阻力性充血或腔静脉系统充血。

(2)心肌肥厚:当心脏后负荷增高时,常以心肌肥厚作为主要的代偿机制。心肌肥厚时心肌收缩力增强,使心排血量在相当长时间内维持正常,但已使得心肌顺应性差,舒张功能降低,心室舒张末压升高,客观上存在心功能障碍。

(3)神经体液的代偿机制:①交感神经-肾上腺髓质系统激活:心力衰竭患者血中去甲肾上

腺素水平升高,使心肌收缩力增强并提高心率,以提高心排血量。同时因周围血管收缩,增加心脏后负荷,使心肌耗氧量增加。②肾素-血管紧张素-醛固酮系统(RAAS)激活:低心排血量时,肾血流量随之减低,RAAS 被激活。其有利的一面是心肌收缩力增强,周围血管收缩维持血压,保证心、脑等重要脏器的血液供应,同时促进醛固酮分泌,使水、钠潴留,增加总体液量及心脏前负荷,对心力衰竭起到代偿作用。但不利的一面是 RAAS 被激活后,血管紧张素Ⅱ及醛固酮分泌增加,使心肌、血管平滑肌、血管内皮细胞等发生一系列变化(细胞和组织的重塑),这些不利因素的长期作用,加重心肌损伤和心功能恶化,后者又进一步激活神经体液机制,如此恶性循环,导致心力衰竭进一步恶化。

2.心力衰竭时各种体液因子的改变

(1)心钠肽和脑钠肽(ANP 和 BNP):心力衰竭时,心室肌内不仅 BNP 分泌增加,ANP 的分泌也明显增加,使血浆中 ANP 及 BNP 水平升高,其增高的程度与心衰的严重程度呈正相关。

(2)精氨酸加压素(AVP):由垂体分泌,具有抗利尿和周围血管收缩的生理作用。但长期的 AVP 增加,其负面效应将使心力衰竭进一步恶化。

(3)内皮素:是由血管内皮释放的肽类物质,具有很强的收缩血管的作用。心力衰竭时,血浆内皮素水平升高并与肺动脉压力特别是肺血管阻力升高直接相关。除血流动力学效应外,内皮素还可导致细胞肥大增生,参与心脏重塑过程。

3.舒张功能不全:其机制可分为两大类。

(1)主动舒张功能障碍:多为 Ca^{2+} 不能及时地被肌浆网回摄及泵出胞外,当能量供应不足时,主动舒张功能即受影响。

(2)心室肌的顺应性减退及充盈障碍:当左心室舒张末压过高时,肺循环出现高压和淤血,即舒张性心功能不全,此时心肌的收缩功能尚可保持较好,心脏射血分数正常。

4.心肌损害和心室重塑　原发性心肌损害和心脏负荷过重使心脏功能受损,导致心室扩大或心室肥厚等各种代偿性变化。研究表明,心力衰竭发生发展的基本机制是心室重塑。由于基础心脏病的性质不同,进展速度不同以及各种代偿机制的综合作用,有些患者心脏扩大或肥厚已十分明显,临床上尚可无心力衰竭的表现,但如基础心脏疾病病因不能解除,即使没有新的心肌损害,随着时间的推移,心室重塑的病理变化仍可不断发展,心力衰竭必然会出现。

【临床表现】

(一)左心衰竭

左心衰竭以肺循环淤血和心排血量降低为主要表现。

1.症状

(1)呼吸困难:是左心衰竭最常见和最重要的症状。劳力性呼吸困难最早出现,多发生在较重的体力活动时,休息后可缓解,随病情加重,轻体力活动时即可出现。

(2)端坐呼吸:肺淤血达到一定的程度时,患者不能平卧,因平卧时回心血量增多,并且横膈上抬,呼吸更加困难,故需要端坐位以缓解症状。

(3)夜间阵发性呼吸困难:患者已入睡后突然因憋气而惊醒,被迫采取坐位,呼吸深快,重者可有哮鸣音,称之为“心源性哮喘”。大多于端坐休息后可自行缓解。其发生机制除因睡眠平卧血液重新分配使肺血量增加外,夜间迷走神经张力增加、小支气管收缩、横膈高位及肺活量减少等也是促发因素。

(4)急性肺水肿:是"心源性哮喘"的进一步发展,是左心衰呼吸困难最严重的形式(见急性左心衰竭)。

(5)咳嗽、咳痰、咯血:咳嗽、咳痰是肺泡和支气管黏膜淤血所致,咳嗽多在体力活动或夜间平卧时加重,坐、立位时可减轻或消失,痰多呈白色浆液泡沫状,偶有痰中带血丝,当明显肺淤血或肺水肿时,可咳粉红色泡沫痰。

(6)供血不足的表现:由于心排血量降低,组织、器官血液灌注不足,患者可出现疲倦、乏力、头晕、心悸、尿少等。严重时可出现肾功不全的相关症状。

2.体征 除基础心脏病的原有体征外,还可出现心脏扩大、心率加快、第一心音减弱、肺动脉瓣区第二心音亢进、心尖区舒张期奔马律和交替脉,亦可出现心律失常;两肺可闻及湿啰音、哮鸣音。

(二)右心衰竭

主要表现为体循环静脉淤血。

1.症状

(1)消化道症状:胃肠道及肝淤血引起腹胀,食欲缺乏,恶心,呕吐,上腹疼痛等,是右心衰竭最常见的症状。肝脏淤血时可出现右上腹疼痛。

(2)呼吸困难:多表现为劳力性呼吸困难,较左心衰竭患者轻。

2.体征

(1)水肿:是右心衰的典型体征。首先出现于身体下垂部位,常为对称性,严重者可出现全身水肿,并可出现胸水、腹水。胸水以双侧多见,若为单侧以右侧更为多见。

(2)颈静脉充盈或怒张:颈外静脉异常充盈、怒张,并可出现明显搏动。压迫患者的腹部或肝脏时,可见颈静脉充盈或怒张更明显,称之为肝颈静脉回流征阳性。肝颈静脉回流征阳性亦为右心衰竭重要征象之一。

(3)肝大和压痛:肝脏持续淤血肿大并伴有压痛,持续慢性右心衰竭者,可发展成心源性肝硬化,晚期则出现黄疸及大量腹水。

(4)发绀:由于体循环静脉淤血,血流缓慢使血液中还原血红蛋白增多所致。

(5)心脏体征:除基础心脏病的相应体征之外,可因右心室显著扩大而出现剑突下明显心脏搏动、心界扩大、三尖瓣听诊区可闻及收缩期吹风样杂音等。

(三)全心衰竭

同时具有左、右心衰竭临床表现,右心衰竭继发于左心衰竭而形成的全心衰竭,因右心排血量减少,呼吸困难等肺淤血症状反而有所减轻。

【实验室及其他检查】

1.X线检查 左心衰竭患者主要有左房或左室增大,尤以左室增大为主;右心衰竭患者,常见右心室增大,有时伴有胸水。肺门阴影增大,肺纹理增加等淤血表现;

2.超声心动图检查 能准确测量各心腔大小,观察心瓣膜情况;测量射血分数(EF 值)可反映心脏收缩功能,正常 EF 值$>50\%$;舒张功能不全时,心动周期中舒张早期与舒张晚期心室充盈速度最大值之比(E/A)降低。

3.有创性血流动力学检查 多用于为临床抢救患者提供可靠的血流动力学改变依据。多采用漂浮导管,测定各部位压力及血液含氧量,计算心排血指数(CI)及肺小动脉楔压(PCWP),可直接反映左心功能。正常时 $CI>2.5L/(min\cdot m^2)$;$PCWP<12mmHg$。

4.心-肺吸氧运动试验　运动状态下测定患者对运动的耐受量,更能说明心脏的功能状态。本试验仅适用于慢性稳定性心力衰竭患者。

5.放射性核素检查　放射性核素心室造影可以准确测定心室腔大小、心腔内血容量及左心室最大充盈速度,放射性核素心肌灌注显像可诊断心肌缺血和梗死。

【诊断要点】

心力衰竭的诊断是综合病因、病史、症状、体征、实验室及其他检查指标而作出的。首先应有明确的器质性心脏病或损害心功能疾病的诊断。左心衰竭肺淤血引起不同程度的呼吸困难,右心衰竭体静脉淤血引起颈静脉怒张、肝大、水肿等是诊断心力衰竭的重要依据。

【治疗要点】

(一)病因治疗

1.基本病因治疗　控制血压,用药物、介入或手术治疗改善冠心病心肌缺血、心脏瓣膜手术,治疗甲状腺功能亢进及严重贫血。

2.消除诱因　控制感染,控制心律失常、纠正电解质紊乱及酸碱平衡失调,积极治疗甲状腺功能亢进、贫血与出血,避免输液过快过多,避免情绪激动及过度劳累等。

(二)一般治疗

1.休息　避免体力活动和情绪激动,是心力衰竭最基本的治疗方法。

2.低盐饮食　如用强效排钠利尿药时,钠盐摄入控制在每天不超过5g为宜。水肿明显者要限制水的摄入量。

(三)药物治疗

1.利尿剂　是治疗心衰最常用的药物。可排除体内过多的液体,减轻心脏前负荷。

(1)噻嗪类利尿剂:以氢氯噻嗪(双氢克尿塞)为代表,为中效利尿剂,开始25mg,每日1次,逐渐加量。轻度心力衰竭可首选此药。

(2)袢利尿剂:以呋塞米(速尿)为代表,为强效利尿剂。重度慢性心力衰竭者可静脉注射,用量可增至100mg,每日2次。

(3)保钾利尿剂:常用螺内酯(安体舒通),口服20mg,每日3次。

2.肾素-血管紧张素-醛固酮系统抑制剂

(1)血管紧张素转换酶抑制剂(ACEI):除扩张血管改善心衰时的血流动力学、减轻淤血症状外并可降低心衰患者代偿性神经-体液的不利影响,限制心肌重塑。治疗应从小剂量开始,患者如能很好耐受才可以逐渐加量,至适量后长期维持。常用药物:卡托普利12.5～25mg,每日3次;贝那普利5～10mg,每日1次;其他长效制剂有培哚普利、咪达普利等均可选用,可提高患者服药的依从性。

(2)血管紧张素Ⅱ受体阻滞剂(ARB):当心衰患者因ACEI抑制剂引起的干咳不能耐受者,可改用ARB,如坎地沙坦4mg,每日1次;氯沙坦50mg,每日1次等。

3.醛固酮受体拮抗剂　螺内酯是应用最广泛的醛固酮拮抗剂。小剂量的螺内酯阻断效应,对抑制心血管的重构、改善慢性心力衰竭的远期预后有很好的作用。对中重度心衰患者可加用小剂量醛固酮受体拮抗剂,但必须注意血钾的监测。但对近期有肾功能不全、血肌酐升高或高钾血症以及正在使用胰岛素治疗的糖尿病患者不宜使用。

4.β受体阻滞剂　长期应用本类药物能达到延缓病变进展、减少复发和降低猝死率。待心力衰竭情况稳定已无体液潴留后,首先从小剂量开始,美托洛尔12.5mg/d、比索洛尔

1.25mg/d,逐渐增加剂量,适量长期维持。

5.洋地黄类药物　洋地黄可增强心肌收缩力,抑制心脏传导系统,减缓心率,从而改善心力衰竭患者的血流动力学变化。

6.非洋地黄类正性肌力药　常用药物有β受体兴奋药,如多巴胺、多巴酚丁胺;磷酸二酯酶抑制药,如氨力农、米力农等。只能短期静脉应用,过度或长期应用正性肌力药物将使心肌损害更为加重,反而导致死亡率增高。

【护理评估】

1.健康史　患者有无冠心病、高血压、风湿性心脏瓣膜病、心肌炎、心肌病等病史;有无呼吸道感染、心律失常、劳累过度、妊娠或分娩等诱发因素。

2.心理-社会状况　心力衰竭往往是心血管病发展至晚期的表现。由于患者的活动耐力与自理能力下降,生活上需要照顾,并担心预后,对工作和生活的顾虑等,患者易产生焦虑。因此应加强与患者的沟通,指导患者进行自我心理调整,同时也应与家属进行积极的沟通和宣传教育,关心患者的身体和心理的疾苦,增强战胜疾病的信心。

3.身体评估　左心衰了解患者是否有夜间睡眠中憋醒,不能平卧或活动后心悸、气促,甚至休息状态的呼吸困难,有无咳嗽、咳痰或痰中带血;有无乏力、失眠、头晕等。右心衰了解患者是否有恶心、呕吐、食欲缺乏、体重增加及身体低垂部位水肿等。观察患者呼吸状况,脉搏频率,有无交替脉,血压有无降低。评估患者精神和意识状况,观察心脏有无扩大,心尖搏动的位置和范围,有无心尖部舒张期奔马律、病理性杂音等。两肺是否有湿啰音和哮鸣音。有无胸水征、腹水征,是否有颈静脉充盈,肝脏大小、质地,水肿的部位及程度。

4.实验室及其他检查　了解心脏X线检查、心电图、超声心动图等,以判断有无心力衰竭及其程度。定期检查电解质、血气分析,以判断有无电解质紊乱和酸碱平衡失调。

【护理诊断/问题】

1.气体交换受损　与左心衰竭致肺淤血有关。

2.活动无耐力　与心排血量下降有关。

3.体液过多　与右心衰竭致体循环淤血及钠、水潴留有关,也与肾血流量减少有关。

4.皮肤完整性受损　与长时间卧床、水肿和营养不良有关。

5.潜在的并发症　洋地黄中毒、电解质紊乱。

6.焦虑　与病程漫长、病情反复及担心预后有关。

【护理目标】

1.呼吸困难改善或消失,发绀及肺部啰音消失,血气分析维持在正常范围。

2.能说出限制最大活动量的指征,活动耐力逐渐增加。

3.能够执行低盐饮食计划,水肿、腹水减轻或消失。

4.皮肤完好,无压疮发生。

5.熟悉洋地黄中毒的临床表现并能及时发现和控制。

6.焦虑减轻,治疗疾病的信心增强。

【护理措施】

1.休息与活动　环境应保持安静,利于患者充分休息,休息可减轻心脏的工作负荷、促进利尿、减轻呼吸困难、减少静脉回流、降低血压、减慢心率,利于心功能恢复。根据心力衰竭情况安排休息:心功能Ⅰ级,不限制一般的体力活动,但避免剧烈活动和重体力劳动,可适当参加体育锻炼;心功能Ⅱ级,适当限制体力活动,增加休息时间,但不影响轻体力劳动和家务劳动;心功能Ⅲ级,严格限制一般的体力活动和劳动,生活方面可在他人的协助下自理,每天有充分的时间卧床休息;心功能Ⅳ级,绝对卧床休息,由他人照顾生活,待病情许可时,应鼓励患者在床上做下肢被动或主动运动,以免肌肉萎缩、静脉血栓形成。可结合6分钟步行试验,与患者及家属一起制定个性化的运动方案。保持大便通畅;加强皮肤及口腔护理。给予氧气吸入,根据病情调节氧流量,一般2~4L/min。

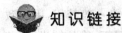 **知识链接**

6分钟步行试验

是一项简单易行、安全、方便的用以评定慢性心衰患者运动耐力的方法。要求患者在平直走廊内尽可能快步行走,测定6分钟的步行距离。若6分钟步行距离<150m,表明为重度心衰;150~425m为中度心衰;425~550m为轻度心衰。本试验除用以评价心脏的储备功能外,常用来评价心衰治疗的疗效。

2.饮食护理 应摄取低热量、低钠、高蛋白、高维生素、高纤维素、易消化、不胀气的饮食。因低热量饮食可降低基础代谢率,从而减轻心脏负荷;限制钠盐摄入可减轻水肿和减轻心脏负担,钠盐限制程度应根据水肿程度、心力衰竭程度及利尿剂治疗情况而定,一般每日食盐量应少于<5g;中度心衰每日钠摄入量宜<2g;重度心衰每日钠摄入量宜<1g。但应注意,在用强效排钠利尿剂时,可放宽限制,以防发生电解质紊乱。应限制钠盐量高的食品,如发酵面食、罐头、腌制品、海产品、味精、啤酒、碳酸饮料等。可用糖、醋、蒜调味品以增进食欲。限制饮水量,严重心力衰竭患者,24小时的饮水量一般不超过800ml。尽量安排在白天间歇饮用,避免大量饮水,导致心脏负担增加。高蛋白饮食可改善营养状况、提高机体抵抗力,且有利于减轻水肿;高维生素、高纤维,易消化,不胀气食物既可补充营养,减轻心脏负担,又可预防便秘。少食多餐,每餐不宜过饱,以免加重心脏负担及消化道淤血。

3.病情观察

(1)观察患者有无左心衰竭征象,严格控制输液的速度和量,一般以每分钟30~40滴,必要时通过监测中心静脉压或肺毛细血管楔压决定输液的速度和量。当患者出现夜间阵发性呼吸困难甚至端坐呼吸、心率增快、烦躁不安、大汗淋漓、咳粉红色泡沫痰等急性肺水肿的表现,应积极通知并配合医师进行抢救。

(2)观察患者有无右心衰竭征象,当患者出现恶心、呕吐、颈静脉怒张、肝大、水肿等提示右心衰竭,及时与医生联系并配合处理。

(3)正确记录24小时出入量,定期测体重,观察水肿的消长情况。

(4)观察感染征象,当患者出现咳嗽、咳脓痰、呼吸困难加重、体温升高可能合并呼吸道感染,应及时处理。

(5)定期监测血电解质及酸碱平衡情况,防止低钾血症诱发洋地黄中毒或加重心力衰竭。

(6)对长期卧床患者要观察有无下肢静脉血栓发生,当患者出现下肢活动受限、疼痛、肢体远端出现局部肿胀时,可能合并下肢静脉血栓形成,应及时告知医生正确处理。

4.对症护理

(1)呼吸困难:见本章第一节"心源性呼吸困难"相关内容。

(2)水肿:见本章第一节"心源性水肿"相关内容。

5.用药护理

(1)洋地黄类药物:①密切观察有无洋地黄中毒症状。每次给药前应询问患者有无胃肠道和神经系统的症状,并测量心率、心律的变化,每次测量至少1分钟,若成人心率每分钟低于60次或突然明显增快、节律由规则变为不规则或由不规则突然变为规则,应考虑为洋地黄中毒,暂缓给药,及时与医师联系后做出相应的处理。对出现洋地黄中毒反应的患者,遵医嘱立即停用洋地黄及排钾利尿药,给予补充钾盐和纠正心律失常的药物,电复律一般禁用,因易致心室颤动;②严格按时、按医嘱剂量给药;③给药时应注意不宜与钙剂、奎尼丁、维拉帕米、硝苯地平、抗甲状腺药同用,以免增加毒性;④用药后注意疗效的观察,如出现心率减慢、呼吸困难减轻、肝缩小、尿量增加、水肿减退、体重下降、食欲增加等心衰改善的表现,表示洋地黄治疗有效;⑤定期监测心电图、血钾及血中地高辛浓度。

 知识链接

洋地黄制剂中毒的常见表现

①胃肠道表现,如食欲下降、恶心、呕吐、腹胀等;②心脏方面的表现,如各种心律失常,其中以室性期前收缩形成二联律最为常见,其他如室上性心动过速伴房室传导阻滞、窦性心动过缓、房室传导阻滞等;③神经系统症状和视觉障碍,如头痛、头晕、视物模糊、黄视、绿视等。

一旦发现应立即停用洋地黄制剂并停用排钾利尿药,及时补充钾盐,立即纠正心律失常。

(2)利尿剂:①准确记录24小时出入液量,测量体重,了解利尿药效果;②定时监测血钾并观察有无乏力、腹胀等低血钾改变的临床表现,注意补充电解质,指导患者合理饮食;③一般利尿药的应用时间宜选择在早晨或日间,避免夜间用药后排尿过频而影响患者休息;④观察药物副作用:噻嗪类利尿药常可引起胃部不适、高血糖、高尿酸血症等;螺内酯则可引起嗜睡、运动失调、男性乳房发育、面部多毛等。

(3)肾素-血管紧张素-醛固酮系统抑制剂:ACEI最常见的不良反应是干咳,10%～20%的患者中可出现,停药后可消失,一般不妨碍长期用药,如果出现声带、喉头水肿,危险性较大,应考虑停药。还可有直立性低血压、胃肠道反应等,偶见变态反应,出现药物热、皮疹或血管性水肿等。应用时注意密切观察血压及心率变化,观察尿量、肾功及血电解质变化,发现异常及时协助医师处理。嘱患者起床和改变体位时宜动作缓慢以免发生体位性低血压。

(4)β受体阻滞剂:副作用有低血压、液体潴留、心动过缓、房室传导阻滞等。

①低血压:在首剂或增加剂量的24～48小时内容易发生,重复用药后可自动消失,为了降低低血压的发生,血管扩张剂、ACEI在与β受体阻滞剂合用时应减量、停用或在每天不同的时间应用,应遵循"用药过程中观察血压,在观察血压过程中调整剂量或服药时间(即"用药中观察,观察中用药"的原则)。

②液体潴留:每天测量体重,若体重增加,应立即增加利尿剂用量,直至体重恢复治疗前水平。

③心动过缓或房室传导阻滞:在增加用量过程中,如心率每分钟低于55次或出现第二度、第三度房室传导阻滞,应减量或停用。

（5）非洋地黄类正性肌力药：长期应用亦引起心律失常，应密切观察心率及心律，发现异常及时向医师汇报并积极处理。

6.心理护理　患者由于长期的疾病折磨和心力衰竭的程度进行性加重，导致患者体力活动受限程度也进行性加重，患者感到焦虑、抑郁、甚至绝望，这种负面情绪使得病情进一步恶化。因此，医护人员多与患者沟通，鼓励其说出内心的感受，向患者耐心解释病情、病程的反复性以及配合治疗方案及适度休息的重要性。指导患者保持乐观态度，进行自我心理调整，如通过交谈、看报纸、听音乐等方式转移注意力，进行深呼吸、放松疗法等调节情绪。

【护理评价】

1.患者呼吸困难改善，能平卧休息。

2.主诉活动耐力增加，能进行一般的日常活动。

3.水肿减轻或消失，皮肤完好，无压疮发生。

4.无并发症发生，了解强心苷中毒的表现，能说出低盐饮食的重要性和服用利尿剂的注意事项。

【健康教育】

1.指导患者积极治疗原发病，如控制血压、冠脉血运重建、进行心脏外科手术、纠正心律失常等。

2.避免诱因：预防各种感染，尤其是呼吸道感染；避免过度疲劳、情绪激动、精神紧张等；避免输液过多、过快及钠盐摄入过量；育龄期妇女避免妊娠。

3.进食清淡易消化食物，多食蔬菜、水果，防止便秘；进食不宜过饱，戒烟戒酒。

4.患者出院后严格遵照医嘱用药，了解应用所用药物的副作用。如出现洋地黄中毒反应及时就诊。用血管扩张药时易发生直立性低血压，应嘱患者体位改变不能过快。

5.长期需服药的患者，应在出院前将其所服药物的时间、剂量、注意事项列出，指导患者正确服药。

二、急性心力衰竭患者的护理

急性心力衰竭是指由于急性心脏病变引起的心排血量急骤下降，甚至丧失排血功能，导致组织器官灌注不足和急性淤血的综合征。临床上以急性左心衰竭为常见，表现为急性肺水肿，严重者伴心源性休克甚至心脏骤停。

【病因与发病机制】

1.病因

（1）急性心肌损害：常见于急性广泛前壁心肌梗死、急性重症弥漫性心肌炎，导致心肌收缩力减弱，心排血量急剧下降。

（2）急性心脏后负荷增加：常见于高血压危象、严重瓣膜狭窄、心室流出道梗阻等。

（3）急性心脏前负荷增加：常见于急性心肌梗死或感染性心内膜炎引起的瓣膜损害、腱索断裂所致的急性瓣膜反流、输液过多过快等。

（4）心律失常：原有心脏病的基础上快速性心律失常或严重缓慢性心律失常。

2.发病机制　心脏收缩力突然严重减弱或左室瓣膜急性反流，使心排血量急剧减少，左心室舒张末压迅速升高，肺静脉回流不畅，导致肺静脉压快速升高，肺毛细血管压随之升高，使血管内液体渗入到肺间质和肺泡内形成急性肺水肿。

【临床表现】

患者突发严重的呼吸困难,呼吸频率可达 30～40 次/分,端坐呼吸、面色灰白、发绀、大汗淋漓、极度烦躁,同时频繁咳嗽,咳出大量白色或粉红色泡沫样痰,极重者可因脑缺氧而致神志模糊。血压可一过性升高,随病情发展,血压可下降,甚至休克。听诊两肺布满湿性啰音和哮鸣音,心尖部第一心音减弱,可闻及舒张早期奔马律,肺动脉瓣区第二心音亢进。

【诊断要点】

根据患者典型的症状和体征,如突发的极度呼吸困难、咳粉红色泡沫痰、两肺布满湿啰音等,一般可较快作出诊断。

【治疗要点】

1.体位　协助患者立即取坐位,双腿下垂,以减少静脉回流。

2.吸氧　应立即高流量鼻导管给氧,对病情特别严重者应采用面罩呼吸机持续加压或双水平气道正压给氧,也可加用 50％的乙醇湿化,以降低肺泡内泡沫的表面张力,使泡沫破裂,改善通气功能。

3.吗啡　吗啡除了有镇静、解除患者焦虑情绪的作用,还有扩张动脉和静脉,减轻心脏前后负荷。5mg 静脉注射,必要时每间隔 15 分钟重复 1 次,共 2～3 次。老年患者可酌减剂量。

4.快速利尿　呋塞米 20～40mg 静注,4 小时后可重复 1 次。减少血容量和扩张静脉,利于缓解肺水肿。

5.血管扩张剂　静脉用药为主,常用制剂:①硝普钠:起始剂量 $0.3\mu g/(kg \cdot min)$ 滴入,根据血压逐步增加剂量。用药时间不宜连续超过 24 小时,滴注时应现用现配,注意控制滴速、监测血压,避光输液、防止外渗。②硝酸甘油:可先以 $10\mu g/min$ 开始,逐渐调整浓度,以收缩压达到90～100mmHg 为度。③重组人脑钠肽:具有扩管、利尿、抑制 RAAS 和交感活性的作用。

6.正性肌力药

(1)多巴胺:较大剂量多巴胺$>2\mu g/(kg \cdot min)$可增加心肌收缩力和心输出量;小剂量多巴胺$<2\mu g/(kg \cdot min)$可降低外周阻力扩张肾、冠脉和脑血管。

(2)多巴酚丁胺:起始剂量为 $2～3\mu g/(kg \cdot min)$,可增加心输出量,根据尿量和血流动力学监测结果调整剂量,最高可用至 $20\mu g/(kg \cdot min)$。

(3)米力农:$25\mu g/kg$ 起始,于 10～20 分钟静脉推注,继以 $0.375～0.75\mu g/(kg \cdot min)$速度滴注。

7.洋地黄类药物　毛花苷 C 静脉给药,首剂可给 0.4～0.8mg,2 小时后可酌情再给0.2～0.4mg。对急性心肌梗死,在急性期 24 小时内不宜用洋地黄类药物;二尖瓣狭窄所致肺水肿洋地黄类药物也无效。后两种情况如伴有心房颤动,快速室率则可应用洋地黄类药物减慢心率,减轻肺水肿。

8.机械辅助治疗　对极危重患者在有条件的医院可采用主动脉内球囊反搏和临时心肺辅助系统。

9.待急性症状缓解后,应着手对诱因及基本病因进行治疗。

【护理诊断/问题】

1.气体交换受损　与急性肺水肿影响气体交换有关。

2.恐惧 与突然病情加重、产生窒息感和担心预后有关。

3.潜在并发症 心源性休克。

【护理目标】

1.能维持良好的气体交换。

2.情绪稳定,表情安静。

3.无并发症发生。

【护理措施】

1.体位 立即协助患者取坐位,双腿下垂,四肢轮扎止血带,必要时静脉放血300～500ml(贫血者禁止放血),以利呼吸通畅、减少静脉回流。

2.病情观察 将患者安置于危重病监护病房,监测心电、呼吸、血压,并观察意识、皮肤温度颜色、尿量、肺部啰音等变化。对安置漂浮导管者应监测血流动力学指标的变化,以判断治疗效果和病情进展。

3.对症护理 立即给予高流量吸氧,6～8L/min,并用30%～50%的乙醇湿化,使肺泡内泡沫的表面张力降低而破裂,改善肺泡通气。病情特别严重者,应给予加压吸氧,机械通气辅助呼吸,采用呼气末正压通气(PEEP),使肺泡内压在吸气时增加,利于气体交换,同时可减少肺泡内液体渗出。高流量吸氧应间断以防氧中毒发生。

4.用药护理 迅速建立两条静脉通道,遵医嘱正确使用药物,观察药物的疗效及不良反应。注意严格控制输液速度和量,避免进一步加重心脏负担。

5.心理护理 给予心理支持,鼓励患者说出自己的内心感受,针对性给予疏导;陪同在患者身旁,鼓励患者保持镇静,增加战胜疾病的信心,并指导其配合治疗;避免在患者面前讨论病情,以减少误解;告知使用各种监测仪的必要性。

 知识链接

四肢轮扎止血带

指在病情危急而其他治疗措施不能马上实施时可用软橡皮管或血压计袖带充气加压以阻断静脉回流,从而减轻心脏负荷。

方法是先同时结扎三个肢体(结扎部位在肩及腹股沟以下),每15分钟放松一个肢体,同时结扎另一肢体,每个肢体结扎最长时间不超过45分钟。血压计袖带充气加压时压力应低于舒张压10mmHg,这样既能阻断静脉回流又能保持动脉供血通畅。

【护理评价】

1.呼吸困难是否缓解、肺部湿啰音和哮鸣音是否消失、血气分析是否恢复正常。

2.恐惧是否缓解和消除。

【健康教育】

1.积极宣传急性心力衰竭的病因与诱因,嘱患者积极治疗原有心脏疾病,控制诱因。

2.指导患者在静脉输液时要告之医务人员自己有心脏病史。

3.告诫患者定期复查,如有咳嗽、气急、咳粉红色泡沫痰时,应取端坐位并由他人护送至医院就诊。

第三节　心律失常患者的护理

一、概述

心律失常(cardiac arrhythmia)是指心脏冲动的频率、节律、起源部位、传导速度和激动次序的异常。

【心脏传导系统】

心脏传导系统是由具有形成冲动与传导冲动作用的特殊心肌细胞组成,包括窦房结、结间束、房室结、希氏束、左右束支和浦肯野纤维等部分。窦房结是心脏正常窦性心律的起搏点,冲动在窦房结形成后,随即由结间束和普通心房肌传达至房室结及左心房。冲动在房室结内传导速度极为缓慢,使心室收缩在心房收缩完成后才开始,从而有利于心室充分充盈。抵达希氏束后传导再度加速,经左、右束支至浦肯野纤维,浦肯野纤维传导速度极为快捷,使全部心室肌几乎同时被激动,以保证左、右心室同步收缩,完成射血。心肌传导系统接受交感与迷走神经支配。迷走神经兴奋可抑制窦房结的自律性和传导性,延长窦房结和房室结的传导时间与不应期。交感神经的作用则与迷走神经相反。

【病因与发病机制】

(一)病因

1. 生理性　健康人在运动、情绪激动、饮茶、饮酒、吸烟等情况下可出现。

2. 病理性　内分泌代谢失常、麻醉、手术、器质性心脏病(如风湿性心脏病、冠状动脉粥样硬化性心脏病、高血压心脏病等)、电击等可引起。

3. 药物性　如肾上腺素、阿托品等药物可加快心率,强心苷可减慢心率等。

(二)发病机制

1. 冲动形成异常

(1)自律性增高:自主神经系统兴奋性改变或心脏传导系统的内在病变,均可导致原有正常自律性的心肌细胞发放不适当的冲动;原来无自律性的心肌细胞,亦可在病理状态下出现异常自律性,从而引起各种心律失常发生。

(2)触发活动:当局部出现儿茶酚胺浓度增高、低血钾及洋地黄中毒等情况时,心房、心室与希氏束-浦肯野组织在动作电位后产生除极活动,若除极的振幅增高并抵达阈值,便可引起反复激动,导致持续性快速性心律失常发生。

2. 冲动传导异常　折返是快速性心律失常中最常见的发生机制。产生的基本条件是:①心脏两个或多个部位的传导性与应激性各不相同,相互连接形成一个有效的折返环路;②其中一条通道发生单向传导阻滞;③另一通道传导缓慢,使原先发生阻滞的通道有足够时间恢复兴奋性;④原先阻滞的通道再次激动,从而完成一次折返激动。冲动在环内反复循环,从而产生持续而快速的心律失常。

【分类】

1. 冲动形成异常

(1)窦性心律失常:分为窦性心动过速;窦性心动过缓;窦性心律不齐;窦性停搏。

(2)异位心律:分为被动性异位心律和主动性异位心律。

被动性异位心律：①逸搏（房性、房室交界区性、室性）；②逸搏心律（房性、房室交界区性、室性）。

主动性异位心律：①期前收缩（房性、房室交界区性、室性）；②阵发性心动过速（房性、房室交界区性、室性）；③心房扑动、心房颤动；④心室扑动，心室颤动。

2.冲动传导异常

（1）生理性：包括干扰和房室分离。

（2）病理性：分为窦房传导阻滞；房内传导阻滞；房室传导阻滞；束支或分支阻滞（左、右束支传导阻滞及左束支分支传导阻滞）或室内阻滞。

（3）房室间传导途径异常：预激综合征。

按心律失常发生时心率的快慢，还可将其分为快速性心律失常与缓慢性心律失常。

二、窦性心律失常

正常的心脏起搏点位于窦房结，由窦房结发出的冲动而引起的心律称为窦性心律。正常窦性心律心电图特征是：①P波在Ⅱ、Ⅲ、aVF导联直立，aVR导联倒置；②PR间期为0.12～0.20秒；③PP间距相差不超过0.12秒；④成人心率60～100次/分。窦性心律的频率因性别、年龄、体力活动等不同有明显差异。

窦性心律失常（sinus cardiac arrhythmia）主要包括窦性心动过速、窦性心动过缓、窦性停搏和病态窦房结综合征。

窦性心动过速

窦性心动过速（sinus tachycardia）指成人窦性心律的频率＞100次/分（儿童1岁以内超过140次/分，1～6岁超过120次/分）。

【病因】

1.生理性　如运动、情绪激动、吸烟、饮酒、喝咖啡或浓茶等。

2.病理性　如发热、贫血、休克、甲状腺功能亢进、风湿热、心肌缺血、心力衰竭等。

3.药物性　如应用阿托品、肾上腺素等药物。

【临床表现】

可无症状。心率增快时，患者主要感到心悸、烦躁不安。心脏听诊快而规则，心率多在100～180次/分（一般不超过200次/分）。

【心电图特点】

心电图特点（图3-1）：①窦性心律；②成人P波频率＞100次/分，每个P波后有一个QRS波，PR间期和QRS波均正常。

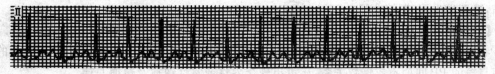

图3-1　窦性心动过速

【治疗要点】

一般不需治疗，仅对原发病作相应处理即可，如治疗心力衰竭、控制甲状腺功能亢进等。必要时用地西泮、β受体阻滞剂如普萘洛尔或美托洛尔减慢心率。

窦性心动过缓

窦性心动过缓(sinus bradycardia)指成人窦性心律的频率<60 次/分。

【病因】

1. 健康的青年人、运动员、睡眠状态。

2. 颅内高压、甲状腺功能低下、阻塞性黄疸。

3. 器质性心脏病：如急性下壁心肌梗死、心肌炎、心肌病、病态窦房结综合征等。

4. 药物：如服用 β 受体阻滞药、胺碘酮、钙通道阻滞药等。

【临床表现】

一般无症状，心率低于 50 次/分，由于心排血量减少，患者可有头晕、乏力、胸闷，严重时可诱发心力衰竭、心绞痛、低血压、昏厥等。心脏听诊心率慢而规则。

【心电图特点】

心电图特点(图 3-2)：①窦性心律；②成人 P 波频率<60 次/分，常同时伴窦性心律不齐(不同 PP 间期之间的差异大于 0.12 秒)。

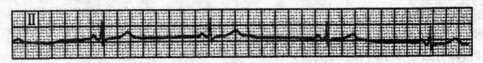

图 3-2 窦性心动过缓

【治疗要点】

无症状的窦性心动过缓常不必治疗。如心率过慢症状明显时，去除病因是治疗重点，可应用阿托品、麻黄碱或异丙肾上腺素等药物。症状不能缓解者应考虑心脏起搏治疗。

窦性停搏

窦性停搏(sinus pause)也称窦性静止(sinus arrest)，指窦房结不能产生冲动，由低位起搏点(如房室结)发出逸搏或逸搏心律控制心室。

【病因】

1. 病理性：窦房结功能低下、器质性心脏病(如急性心肌梗死、病态窦房结综合征)、脑血管意外等。

2. 药物中毒及电解质紊乱：洋地黄中毒及高钾血症等。

3. 非病理性：迷走神经张力过高或颈动脉窦过敏症。

【临床表现】

窦性停搏时间过长而逸搏发生时，患者常出现头晕、眩晕或短暂意识丧失，严重者可发生抽搐，甚至发生阿-斯综合征。

【心电图特点】

心电图特点(图 3-3)：在规律的窦性 PP 中，突然有一长间歇无 P 波(常>2 秒)，长的 PP 间期与短的 PP 间期不成倍数关系，还可出现交界性或室性逸搏及逸搏心律。

【治疗要点】

功能性窦性停搏不需特殊处理，去除有关因素可自行恢复；对病理性窦性停搏有晕厥史者，应尽早安装人工心脏起搏器。

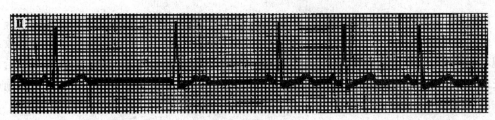

图 3-3　窦性停搏

病态窦房结综合征

病态窦房结综合征(sick sinus syndroms, SSS)简称病窦综合征,是由于窦房结和(或)其周围组织器质性病变导致功能减退,从而产生多种心律失常的综合表现。

【病因】

1. 缺血、炎症、代谢等原因(如冠心病、心肌炎、心肌病、淀粉样变性、甲状腺功能减低等)引起。

2. 迷走神经张力增高及某些抗心律失常药物抑制窦房结功能等。

【临床表现】

轻者出现头晕、乏力、心绞痛等心脑供血不足的症状,重者可出现阿-斯综合征。

【心电图特点】

心电图特点:①持续而显著的窦性心动过缓,非药物引起,阿托品不易纠正;②窦性停搏;③窦房传导阻滞、房室传导阻滞;④心动过缓-心动过速综合征(慢-快综合征),是指心动过缓与房性快速性心律失常(如房性心动过速、心房扑动、心房颤动)交替发作;⑤房室交界区逸搏心律等。

【治疗要点】

病窦综合征无症状者应定期随访密切观察;有症状者,应接受起搏器治疗。应用起搏器治疗后,患者仍有心动过速发作,可同时应用抗心律失常药物。

三、期前收缩

期前收缩(premature beats)是临床上最常见的心律失常,是由于窦房结以外的异位起搏点兴奋性增高而过早发出冲动控制心脏收缩。根据异位起搏点的部位不同,将期前收缩分为房性、房室交界性、室性 3 类,其中以室性期前收缩最常见。期前收缩可偶尔出现,称为偶发期前收缩;每分钟超过 5～6 次者称为频发期前收缩;每隔 1、2、3 次正常窦性搏动出现 1 次期前收缩,分别称为二联律、三联律和四联律;每隔 1 次正常窦性搏动而接连出现 2 个期前收缩者,称为成对出现的期前收缩;期前收缩从多个异位起搏点发出,形态不同者则称为多源性期前收缩。

【病因】

1. 生理性　可发生于健康人,如情绪紧张、精神或体力过分疲劳、过多吸烟、饮茶或饮酒时。

2. 病理性　冠心病、风湿性心脏病,心肌炎、心肌病、二尖瓣脱垂。

3. 其他　电解质紊乱、过量服用某些药物(洋地黄、奎尼丁、三环类抗抑郁药等)亦可引起期前收缩。

【临床表现】

偶发的期前收缩一般无特殊症状,部分患者可有心脏漏跳的感觉。频发室性期前收缩可出现心悸、乏力、心绞痛、胸闷、憋气甚至晕厥等症状。听诊呈心律不齐,室性期前收缩后出现较长的停顿,期前收缩的第一心音常增强,而第二心音相对减弱甚至消失。频发室性期前收缩发作时间过长可引起血压下降。

【心电图特点】

1. **房性期前收缩**　心电图特点(图 3-4):①提前出现的 P 波与窦性 P 波形态不同;②提前的 P 波后的 QRS 波形态正常,PR 间期正常;③提前的 P 波的 PR 间歇大于 0.12 秒;④期前收缩后常见不完全代偿间歇。

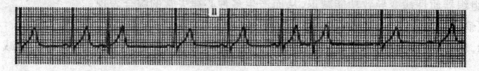

图 3-4　房性期前收缩

2. **房室交界区性期前收缩**　心电图特点(图 3-5):①提前出现的 QRS-T 波群,其形态与正常窦性的 QRS-T 波群基本相同;②提前出现的 QRS-T 波群前、中、后可见逆行 P 波(Ⅱ、Ⅲ、aVF 导联 P 波倒置),逆行 P 波在 QRS-T 波之前时,P-P 间期<0.12 秒,在 QRS 波之后时,P-P 间期<0.20 秒。

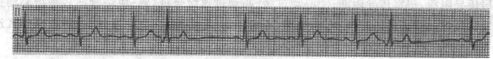

图 3-5　房室交界区性期前收缩

3. **室性期前收缩**　心电图特点(图 3-6):①提前出现的 QRS-T 波群,其前无 P 波;②提前出现的 QRS 波群宽大畸形,时限>0.12 秒;③T 波与 QRS 波群主波方向相反;④期前收缩后有完全性代偿间歇。室性期前收缩可孤立或规律出现,二联律是指每个窦性搏动后跟随一个室早;三联律是每两个正常搏动后出现一个室早;连续发生两个室早称成对室早;连续三个或以上室早称室性心动过速;同一导联内,室早形态相同者为单形性室早而形态不同者称多形或多源性室早。

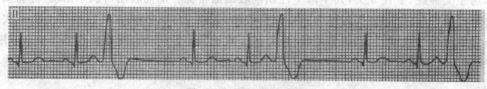

图 3-6　室性期前收缩

【治疗要点】

1. **病因治疗**　积极治疗原发病,如控制心肌炎症、改善心肌供血;消除诱因,如纠正电解质紊乱,防止情绪紧张或过度疲劳等。

2. **药物治疗**　房性、房室交界区性期前收缩通常无需治疗;严重者可选用维拉帕米、普罗帕酮、胺碘酮等药物治疗。室性期前收缩如无器质性心脏病,又无症状,不必使用药物治疗;症状明显者常选用美西律、普罗帕酮、莫雷西嗪、胺碘酮等药物治疗;急性心肌梗死伴发的室性期前收缩常用利多卡因或β受体阻滞剂静脉推注,以减少室性心动过速或心室颤动的发生。强心苷中毒所致的室性期前收缩可选用苯妥英钠或利多卡因并及时补钾。

四、阵发性心动过速

阵发性心动过速(paroxysmal tachycardia)是一种阵发性快速而规律的异位心律,由3个或3个以上连续发生的期前收缩形成,由于异位起搏点的部位不同,将其分为房性心动过速、阵发性室上性心动过速和室性心动过速。房性心动过速(atrial tachycardia)根据发生机制与心电图显示的不同,可分为自律性房性心动过速、折返性房性心动过速与紊乱性房性心动过速3种。阵发性室上性心动过速(paroxysmal supraventricular tachycardia,PSVT)简称室上速,是指起源于希氏分支以上的阵发性、规则、快速性心律。室性心动过速(ventricular tachycardia)简称室速,指连续出现3个或3个以上室性期前收缩,其间没有正常搏动。

【病因】

1.房性心动过速

(1)自律性房性心动过速:冠心病、慢性肺部疾病、大量饮酒、各种代谢障碍为常见病因,强心苷中毒尤其是低血钾时易发生。

(2)折返性房性心动过速:较少见,折返多发生在手术瘢痕,解剖部位缺陷的邻近部位。

(3)紊乱性房性心动过速:常见于老年慢性阻塞性肺部疾病与充血性心力衰竭,亦见于强心苷中毒与低血钾患者。

2.阵发性室上性心动过速 可发生于无明显器质性心脏病的患者,也可见于风湿性心脏病、冠心病、甲状腺功能亢进症、强心苷中毒等患者;预激综合征的患者常伴发阵发性室上性心动过速。

3.室性心动过速 多见于有器质性心脏病的患者,尤其是冠心病急性心肌梗死,也可见于心肌炎、心肌病、风湿性心脏病、强心苷中毒、电解质紊乱、Q-T间期延长综合征、奎尼丁或胺碘酮中毒等,亦有个别发生于无器质性心脏病者。

【临床表现】

1.房性心动过速 常有心悸、头晕等症状,发作短暂或持续数日。听诊心律规则、心率常在160~220次/分。

2.阵发性室上性心动过速 临床特点为突然发作、突然终止,可持续数秒、数小时甚至数日,发作时患者可感心悸、头晕、胸闷、心绞痛,严重者可发生心力衰竭、休克。听诊心室率可达160~250次/分,心律规则,心尖部第一心音强度恒定。

3.室性心动过速 发作时心室率、持续时间、基础心脏病变的不同临床表现也不同。非持续性室速(发作持续时间短于30秒,能自行终止)的患者通常无症状。持续性室速(发作持续时间超过30秒)则常伴有明显血流动力学障碍致心、脑、肾血液供应骤然减少,临床上可出现心绞痛、呼吸困难、低血压、少尿、晕厥、休克甚至猝死。听诊心律稍不规则,频率多在140~200次/分,第一心音强度轻度不一。

【心电图特点】

1.房性心动过速

(1)自律性房性心动过速

心电图特点(图3-7):①心房率通常为150～200次/分;②P波形态与窦性者不同,在Ⅱ、Ⅲ、aVF导联通常直立;③常出现二度Ⅰ型或Ⅱ型房室传导阻滞,呈现2:1房室传导阻滞;④发作开始时心率逐渐加速。

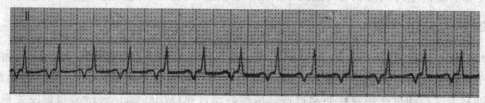

图3-7 自律性房性心动过速

(2)折返性房性心动过速

心电图特点:P波形态与窦性者不同,PR间期常延长。

(3)紊乱性房性心动过速

心电图特点(图3-8):①通常有3种或以上形态各异的P波,PR间期各不相同;②心房率100～130次/分;③大多数P波能下传心室,但部分P波因过早发生而受阻,心室率不规则。本型心律失常最终可发展为心房颤动。

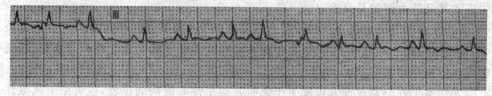

图3-8 紊乱性房性心动过速

2.阵发性室上性心动过速

心电图特点(图3-9):①心率150～250次/分,节律规则;②QRS波形态、时限正常,当发生室内差异传导时,QRS波群增宽变形;③P波逆行(Ⅱ、Ⅲ、aVF导联倒置),与QRS波群关系恒定,但常不易分辨;④起始突然,常由一个房性早搏触发。

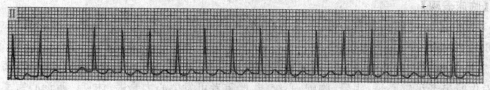

图3-9 阵发性室上性心动过速

3.室性心动过速

心电图特点(图3-10):①由3个或3个以上的室性期前收缩连续出现;②QRS波群宽大畸形,时限>0.12秒,继发ST-T改变,T波与主波方向相反;③心室率在140～220次/分,

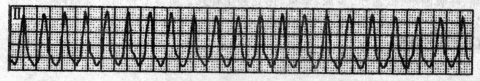

图3-10 室性心动过速

心律可略不规则;④如有 P 波,则与 QRS 波群无关,呈房室分离现象;⑤常可见心室夺获与室性融合波,是诊断室速最重要的依据。

【治疗要点】

1. 房性心动过速

(1)自律性房性心动过速:合并房室传导阻滞者,心室率通常较慢,无需紧急处理。心室率达 140 次/分以上,有严重心力衰竭或休克征象时,应迅速处理。由强心苷中毒引起者立即停用强心苷制剂,持续心电监测,若血钾不高,可口服或静脉补充氯化钾;若有高血钾,则选用利多卡因、β 受体阻滞剂。非强心苷引起者,除针对病因治疗外,可给予强心苷制剂、β 受体阻滞剂、钙通道阻滞剂等减慢心率。若无效,可应用胺碘酮、奎尼丁、普罗帕酮等。

(2)折返性房性心动过速:处理基本与阵发性室上性心动过速相同。

(3)紊乱性房性心动过速:治疗原发病,肺部疾病者给予吸氧,控制感染,停用氨茶碱、去甲肾上腺素、异丙肾上腺素、麻黄碱等药物;强心苷中毒者予以补钾。控制心动过速可补充钾、镁制剂或使用维拉帕米、胺碘酮等。

2. 阵发性室上性心动过速

(1)刺激迷走神经法:①刺激咽部诱发恶心、呕吐。②Valsalva 动作(深吸气后屏气,然后用力作呼气动作)。③按压颈动脉窦:患者取仰卧位,在颈动脉搏动最明显处用拇指向颈椎方向先按压一侧5～10 秒,无效时,再可按压另一侧,切忌两侧同时按压。按压同时监测心率,一旦心率减慢则停止按压。④将面部浸于冰水内憋气等。

(2)强心苷类药物:室上速伴心衰患者作为首选,用毛花苷丙稀释后缓慢静脉注射。

(3)抗心律失常药物:首选维拉帕米,其次为普罗帕酮、胺腆酮、ATP 等。

(4)食管心房调搏术常能有效终止发作。

(5)同步直流电复律术:以上方法无效时可采用同步直流电复律术,复律后用普罗帕酮、维拉帕米、胺碘酮等药物维持以预防复发。

(6)导管消融治疗:对于长期频繁发作、症状较重,口服药物预防效果不佳者,建议行导管消融治疗,达到根治目的。

3. 室性阵发性心动过速容易发展为心室颤动,必须给予紧急处理。

(1)药物治疗:首选药物为利多卡因。其他药物可选用普罗帕酮、胺碘酮、普鲁卡因胺、溴苄胺等。

(2)同步直流电复律术:如患者已发生低血压、休克、心绞痛、心力衰竭或脑部血流灌注不足等危急情况时,应迅速施行同步直流电复律术。

五、扑动与颤动

当自发性异位搏动的频率超过阵发性心动过速的范围时,形成扑动和颤动。按照异位搏动起源部位不同,可分为心房扑动与颤动(atrial flutter and atrial fibrillation)简称为房扑、房颤;心室扑动与颤动(ventricular flutter and ventricular fibrillation)简称为室扑、室颤。心室扑动与颤动是最严重的心律失常。

【病因】

1. 心房扑动与颤动　阵发性心房扑动可见于无器质性心脏病者,持续性心房扑动多见于各种器质性心脏病,以风湿性心脏病最常见。阵发性房颤可见于正常人,在情绪激动、手术后、运动或急性乙醇中毒时发生,多在 8 小时内自行终止,恢复为窦性心律;也可见于心脏和肺部疾病患者。持续性房颤常见于器质性心脏病患者如风湿性心脏病、冠心病、高血压心脏病等。无基础心脏病的房颤称为孤立性房颤。

2.心室扑动与颤动 常见病因为器质性心脏病、意外事件、药物中毒及其他疾病临终前的状态,如冠心病急性心肌梗死、心肌病、电击伤、严重低血钾及强心苷、胺碘酮、奎尼丁中毒等。

【临床表现】

1.心房扑动与颤动 其临床症状与心室率的快慢密切相关,心室率不快者可无任何症状;心室率快者可出现心悸、胸闷、头晕、乏力等症状。心房扑动时的心律可规则亦可不规则。心房颤动典型体征是:①心律绝对不规则;②有脉搏短绌现象;③第一心音强弱不等。

心房颤动是左心衰最常见的诱因之一,尤其是心室率超过 150 次/分时更易导致左心衰和诱发心绞痛。房颤易并发体循环栓塞,尤其是脑栓塞。因房颤时心房有效收缩减弱,使左心房淤血形成附壁血栓,血栓脱落即可发生栓塞。栓塞的危险因素有:既往有栓塞病史、严重的瓣膜性心脏病、糖尿病、高血压、冠心病、左心房扩大及年龄在 75 岁以上者。

2.心室扑动与颤动 心室扑动与颤动两者对血流动力学的影响均等于室性停搏,一旦发生患者迅速出现阿-斯综合征,表现为意识丧失、抽搐,继之呼吸停止。听诊心音消失、大动脉搏动消失、血压无法测到。如不及时治疗,患者迅速死亡。

【心电图特点】

1.心房扑动

心电图特点(图 3-11):①P 波消失,代之以振幅及形态相似、间隔均匀的 F 波,频率为 250～350 次/分;②F 波常与 QRS 波呈某种固定比例 2:1 或 4:1;③QRS 波形态一般正常,发生心室内差异性传导时 QRS 波群增宽变形。

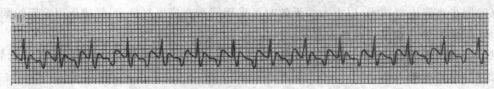

图 3-11 心房扑动

2.心房颤动

心电图特点(图 3-12):①P 波消失,代之以振幅不等、形状不同、间隔不均匀的 f 波,频率为 350～600 次/分;②QRS 波间隔绝对不规律,心室率一般在 100～160 次/分;③QRS 波群形态基本正常,发生心室内差异性传导时 QRS 波群增宽变形。

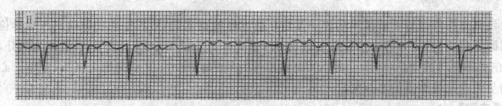

图 3-12 心房颤动

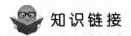
知识链接

心房颤动分类

急性心房颤动:是指初次发作的心房颤动且在 24～48 小时以内,称为急性房颤,通常发作可在短时间内自行终止。

慢性心房颤动:是根据慢性心房颤动发生的持续状况,可分为阵发性、持续性与永久性。阵发性心房颤动常能自行终止。持续性房颤不能自动转复为窦性心律,常需要药物或电复律。慢性心房颤动经复律与维持窦性心律治疗无效者,称为永久性房颤。

3. 心室扑动

心电图特点(图 3-13):①心室扑动呈正弦波图形,波幅宽大而规则,频率为 150～300 次/分,有时与室性心动过速难以鉴别。

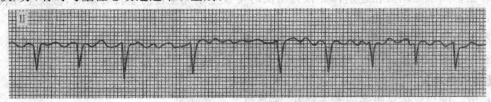

图 3-13 心室扑动

4. 心室颤动

心电图特点(图 3-14):心室颤动呈形态、振幅、频率极不规则的颤动波,频率为 150～500 次/分,无法识别 QRS-ST-T。

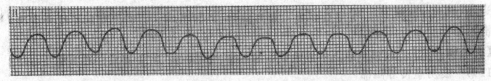

图 3-14 心室颤动

【治疗要点】

1. 心房扑动 主要针对原发病进行治疗。终止心房扑动最有效的方法是同步直流电复律。普罗帕酮、胺碘酮对转复及预防房扑复发有一定疗效;钙通道阻滞剂(如维拉帕米等)能有效减慢心室率,还可选用强心苷类制剂控制心室率。对以上方法无效的顽固性房扑患者可行导管消融治疗以求根治。

2. 心房颤动 积极治疗原发病,消除各种诱因。

(1)阵发性心房颤动:如持续时间短、发作次数少、自觉症状不明显者无需特殊治疗。

(2)药物治疗:发作时间长、频繁发作、发作时症状明显者可给予普罗帕酮、索他洛尔、胺碘酮等药物进行复律治疗;对持续心房颤动不能复律者,可应用强心苷类药物、钙通道阻滞剂等控制心室率。

(3)同步直流电复律术:目前最有效的复律手段仍为同步直流电复律术。

(4)抗凝治疗:慢性房颤有较高的栓塞发生率,如无禁忌证应采用抗凝治疗,药物有阿司匹林、华法林等。

（5）其他：导管消融治疗或植入心脏起搏器。

3. 心室扑动与颤动　应争分夺秒进行抢救，尽快恢复有效的心脏收缩。包括胸外心脏按压、人工呼吸及药物复苏。如心电图示高大的颤动波，频率快，应立即采用非同步直流电复律。

六、房室传导阻滞

房室传导阻滞(atrioventricular block，AVB)是指房室交界区脱离了生理不应期后，心房冲动传导延迟或不能传导至心室。根据阻滞程度通常分为三度：第一度、第二度称为不完全性房室传导阻滞，第三度称为完全性房室传导阻滞。第二度房室传导阻滞可分为Ⅰ型和Ⅱ型，Ⅰ型又称文氏现象(莫氏Ⅰ型)，Ⅱ型又称莫氏Ⅱ型。

【病因与发病机制】

1. 正常人或运动员在迷走神经张力增高时可发生不完全性房室传导阻滞，多发生在夜间，与迷走神经张力增高有关。

2. 器质性心脏病，如冠心病、心肌炎、心肌病、心内膜炎、先天性心脏病、原发性高血压等。

3. 还可见于洋地黄中毒、电解质紊乱、心脏手术、缺氧、甲状腺功能低下等。

【临床表现】

1. 第一度房室传导阻滞通常无症状，听诊第一心音减弱。

2. 第二度房室传导阻滞可有心悸与心搏脱漏。第二度Ⅱ型患者常有头晕、乏力、心悸等。听诊二度Ⅰ型房室传导阻滞者第一心音强度逐渐减弱并有心搏脱漏。第二度Ⅱ型房室传导阻滞者第一心音强度恒定，有间歇性心搏脱漏。

3. 第三度房室传导阻滞常见疲倦、乏力、眩晕、心绞痛、心力衰竭等，严重时可出现暂时性意识丧失、抽搐甚至猝死。听诊第一心音强度不等，第二心音可呈正常或反常分裂；还可闻及响亮清晰的第一心音(大炮音)，心率多在40次/分左右；血压偏低。

【心电图特点】

1. 第一度房室传导阻滞

心电图特点(图3-15)：①PR间期延长>0.20秒；②无QRS波群脱落。

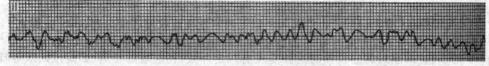

图3-15　第一度房室传导阻滞

2. 第二度房室传导阻滞

（1）第二度Ⅰ型房室传导阻滞(莫氏Ⅰ型)

心电图特点(图3-16)：表现为PR间期逐渐延长，直至QRS波群脱落，脱落后的PR间期又缩短，再逐渐延长直至QRS波群再次脱落，周而复始。最常见的房室传导比例为3∶2或5∶4。

（2）第二度Ⅱ型房室传导阻滞(莫氏Ⅱ型)

心电图特点(图3-17)：PR间期固定，可正常或延长，有间歇性的P波后QRS波群脱落，常见的房室传导比例为2∶1或3∶1。

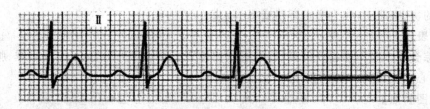

图 3-16　第二度 Ⅰ 型房室传导阻滞

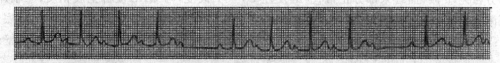

图 3-17　第二度 Ⅱ 型房室传导阻滞

3.第三度房室传导阻滞

心电图特点(图 3-18)：①所有 P 波均不能下传至心室，P 波与 QRS 波群无固定关系；②PP 间期、RR 间期基本相等，P 波频率大于 QRS 波频率；③QRS 波群形态可正常或不正常。阻滞部位在希氏束分叉以上时，QRS 波群形态正常，心室率 40～60 次/分；阻滞部位在希氏束分叉以下时，QRS 波群宽大畸形，心室率 30～40 次/分。

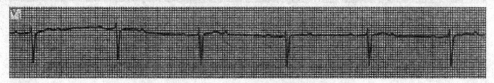

图 3-18　第三度房室传导阻滞

【治疗要点】

针对不同病因、不同阻滞程度及症状轻重进行治疗。

1.第一度或第二度 Ⅰ 型房室传导阻滞　如心室率不慢且无临床表现者，无需特殊治疗。

2.第二度 Ⅱ 型或第三度房室传导阻滞　心室率过慢伴有血流动力学障碍者。应及时提高心室率以改善症状，防止发生阿-斯综合征。常用的药物有：①阿托品，0.5～2mg，静脉推注，适用于阻滞部位在房室结的患者。②异丙肾上腺素，1～4μg/min 静脉滴注，适用于任何部位的传导阻滞，但慎用于急性心肌梗死的患者，因可能导致严重室性心律失常。对于心室率低于40 次/分，并伴有血流动力学改变及明显临床症状者，应首选临时或永久性人工心脏起搏器治疗。

七、预激综合征

预激综合征(preexcitation syndrome)又称 Wolf-Parkinson-White 综合征(WPW 综合征)，指心房冲动提前激动心室的一部分或全部，或心室冲动逆传提前激动心房的一部分或全体。WPW 综合征的患者除有典型的预激心电图特点外，临床上常有心动过速发作。

【病因与发病机制】

可发生于任何年龄，男性居多，先天性心血管病如三尖瓣下移畸形、二尖瓣脱垂及心肌病均可并发预激综合征。发生预激综合征的解剖学基础是：在房室间除有正常的传导组织外，还存在附加的房-室肌束,称为房室旁路或 Kent 束。

【临床表现】

预激综合征本身不引起任何症状,当发生快速室上性心律失常时,可出现心悸、胸闷、心绞痛、休克及心力衰竭,甚至发生猝死。

【心电图特点】

心电图特点(图 3 - 19):①PR 间期<0.12 秒,P 波正常;②QRS 波群增宽>0.12 秒,其起始部分粗钝(δ波)而终末部分正常;③继发性 ST - T 改变,与 QRS 波群主波相反;④临床上把预激综合征分为 A 型和 B 型,A 型:QRS 波群主波均向上,预激发生于左室或右室后底部;B 型:V₁ 导联 QRS 波群主波向下,V₅、V₆ 导联 QRS 波群主波向上,预激发生于右室前侧壁。

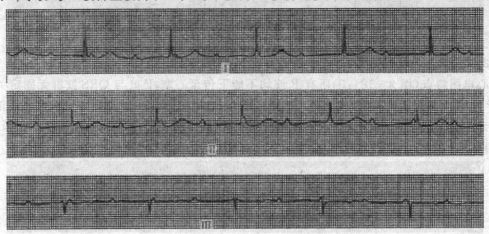

图 3 - 19　预激综合征

【治疗要点】

如不伴有心动过速发作史,或偶有发作、症状轻微,无需治疗;如伴发快速性心律失常,症状明显者应积极治疗;禁用洋地黄制剂和维拉帕米,一般选用普罗帕酮或胺碘酮;如药物治疗无效则应尽早采用同步直流电复律;如心动过速发作频繁、症状明显者可首选导管射频消融根治术。

八、心律失常患者的护理

【护理诊断/问题】

1.活动无耐力　与心律失常导致心排血量减少、重要脏器和组织缺血缺氧有关。

2.焦虑　与心律失常发作引起的心悸、停顿感有关;也与心律失常发作,对治疗缺乏信心有关。

3.潜在并发症　心绞痛、阿-斯综合征、脑栓塞、猝死等。

4.有受伤的危险　与心律失常引起晕厥有关。

【护理措施】

1.休息与体位　保持环境安静,保证患者有充足的睡眠和休息;严重心律失常者应绝对卧床休息,对无器质性心脏病的心律失常患者应鼓励其正常工作、学习和生活,避免过度劳累。

2.饮食护理　给予高蛋白、高维生素、低脂、低钠饮食,进食不宜过饱;戒烟、酒,不饮浓茶、咖啡等刺激性饮料;保持大便通畅。

3. 病情观察　心律失常发病突然,变化迅速、多样,严重者可诱发休克、心绞痛、心肌梗死、甚至导致猝死。应密切观察患者的病情变化。

(1)掌握心电图机的使用方法,患者不适时及时描记心电图。

(2)对严重心律失常者要进行持续的心电监护以便及早发现危险征兆:

①如患者出现频发、多源性室性期前收缩、R on T 现象、阵发性室性心动过速、第二度Ⅱ型及第三度房室传导阻滞等严重心律失常时,应及时报告医师并配合其积极进行处理。

②如患者出现收缩压<80mmHg(10.7kPa)、脉压<20mmHg(2.7kPa)、脉搏细速、面色苍白、四肢发凉、烦躁、尿少等时,应通知医师并配合医师进行积极的抗休克治疗。

③如患者发生心室颤动或心脏骤停时会出现意识丧失、抽搐、心音和大动脉搏动消失、血压测不出等表现,应立即配合医师组织实施人工心肺复苏术。

4. 对症护理　患者如有头晕、乏力、心悸、气短,让患者注意休息,同时对患者的生活提供必要的帮助和照顾;患者如有晕厥,立即扶患者平卧、头部放低、松解衣领及裤带、保持呼吸通畅,同时注意空气流通、新鲜,防止受凉;患者如有严重心律失常,嘱其卧床休息、吸氧、立即建立静脉通道并同时准备好抗心律失常药物、其他抢救药品及除颤器、临时起搏器等。对发生心室颤动者,当无医师在场,护士也应立即为患者施行非同步直流电除颤及胸外心脏按压。

5. 用药护理　遵医嘱使用抗心律失常药物。口服给药应定时定量,静脉给药应注意输液的浓度和速度,密切观察用药后的疗效及不良反应,防止药物毒副反应的发生。

(1)奎尼丁:为ⅠA类抗心律失常药物,可治疗各种快速型心律失常。常见不良反应:消化道症状、奎尼丁晕厥、尖端扭转型室速、窦性停搏、心力衰竭、低血压等。

(2)利多卡因:为ⅠB类抗心律失常药物,主要治疗室性心律失常。常见不良反应:眩晕、意识模糊、感觉异常、窦房结抑制、室内传导阻滞、低血压等。

(3)普罗帕酮:为ⅠC类抗心律失常药物,可治疗各种类型室上性心动过速,室性期前收缩,难治性、致命性室速。常见不良反应有恶心、呕吐、味觉障碍、窦房结抑制、房室传导阻滞、低血压等。

(4)普萘洛尔:为β肾上腺素受体阻断药(Ⅱ类抗心律失常药物),主要用于治疗室上性心律失常及交感神经兴奋性过高、甲亢及嗜铬细胞瘤等引起的窦性心动过速。常见不良反应:窦性心动过缓、房室传导阻滞、低血压等,并能诱发心衰和支气管哮喘;长期应用影响脂质代谢和糖代谢;停药有反跳现象。

(5)胺碘酮:为延长动作电位时程药(Ⅲ类抗心律失常药物),主要用于治疗房颤、房扑室上性心动过速、室性心动过速及室早等。常见不良反应:窦性心动过缓、房室传导阻滞、偶尔发生尖端扭转型室速等;间质性肺炎或肺纤维化等。

(6)维拉帕米:为钙通道阻滞药(Ⅳ类抗心律失常药物),治疗阵发性室上性心动过速首选药物。常见不良反应:便秘、腹胀、头痛、低血压、房室传导阻滞、心动过缓等。

(7)腺苷:主要用于阵发性室上性心动过速的治疗。常见不良反应:注射过快可致短暂心脏停搏;治疗剂量可有胸闷、呼吸困难、皮肤潮红、心动过缓、房室传导阻滞等。

6. 心理护理　心律失常的患者常因出现心悸不适或头晕等重要器官供血不足症状导致其出现抑郁或焦虑、恐惧心理,应加强与患者的沟通,了解患者的家庭、工作学习及生活背景,了解患者的生活习惯、生活中的重要事件及患者的心理需要,有针对性地做好患者的心理护理,教会患者及家属本病的护理知识以消除其恐惧等不良心理,耐心解释治疗的目的及意义,安慰鼓励患者,帮助患者树立信心并积极配合治疗及护理。

【健康教育】

1. 疾病知识指导　向患者讲解心律失常的原因及常见诱发因素,如情绪紧张、过度劳累、急性感染、寒冷刺激、不良生活习惯(吸烟、饮浓茶和咖啡)等。

2. 生活指导　注意生活规律、情绪稳定、劳逸结合;无器质性心脏病者应积极参加体育锻炼。保持情绪稳定,避免精神紧张、激动。改变不良饮食习惯,戒烟、酒,避免浓茶、咖啡、可乐等刺激性食物。保持大便通畅,避免排便用力而加重心律失常。

3. 自我监测　指导教会患者及家属测量脉搏的方法,心律失常发作时的应对措施及心肺复苏术,以便于自我监测病情和自救。对安置心脏起搏器患者,讲解自我监测与家庭护理方法。有晕厥史的患者应避免从事高危险性工作。

4. 用药指导　说明患者所用药物的名称、剂量、用法、作用及不良反应,嘱患者坚持服药,不得随意增减药物的剂量或种类。

5. 复诊　定期复查心电图和随访,发现异常及时就诊。

第四节　冠状动脉粥样硬化性心脏病患者的护理

冠状动脉粥样硬化性心脏病(coronary atherosclerotic heart disease,CHD)是指冠状动脉粥样硬化使血管腔狭窄或阻塞,或(和)因冠状动脉功能性改变(痉挛)导致心肌缺血、缺氧或坏死而引起的心脏病,统称为冠状动脉性心脏病(coronary heart disease),简称冠心病。亦称缺血性心脏病(ischemic heart disease)。

【病因】

本病的病因尚未完全确定,目前认为是多种因素作用于不同环节所致,这些因素也称为危险因素,主要危险因素有:

1. 年龄　多见于40岁以上人群,近年来发病年龄有年轻化趋势。

2. 性别　男性多于女性,但女性在更年期后发病率增加。

3. 血脂异常　脂质代谢异常是动脉粥样硬化最重要的危险因素。血清总胆固醇(TC)、甘油三酯(TG)、低密度脂蛋白(LDL)、极低密度脂蛋白(VLDL)升高;高密度脂蛋白(HDL)以及载脂蛋白A(ApoA)降低和载脂蛋白B(ApoB)升高。已证实TC和LDL升高,HDL的降低是CHD的主要危险因素,ApoB升高是独立的危险因素。

4. 高血压　是导致冠心病发生的最常见因素。据统计60%～70%的冠状动脉粥样硬化患者有高血压,高血压患者患本病较血压正常者高3～4倍。收缩压或舒张压升高都与本病关系密切。高血压损伤动脉内皮引发动脉硬化,并加速硬化过程,血压水平越高,动脉硬化程度越重。

5. 吸烟　吸烟者冠心病的发病率与病死率是不吸烟者的2～6倍,与每日吸烟支数成正比,被动吸烟也是冠心病的危险因素。因烟中的尼古丁使心率加快、心肌需氧量增加、外周血管和冠状动脉收缩、血压升高,还可使血中一氧化碳浓度增高,血携氧能力下降,动脉壁供氧不足,促进动脉粥样硬化的形成。

6. 糖尿病和糖耐量异常　糖尿病患者冠心病发病率较无糖尿病者高 3 倍,且加快动脉粥样硬化、血栓形成和引起动脉堵塞。本病患者糖耐量降低者较多见。

7. 其他危险因素　①肥胖;②高热量、高动物脂肪、高胆固醇、高糖、高盐饮食习惯;③遗传因素;④职业:从事脑力劳动,工作压力大者,易患本病;⑤微量元素摄入不平衡;⑥性格:性情急躁、竞争性强的 A 型性格易患本病。

【临床类型】

根据冠状动脉病变的部位、范围及病变严重程度、心肌缺血程度,1979 年世界卫生组织将冠心病分为以下 5 型:

1. 无症状性心肌缺血　患者无临床症状,但静息、动态或运动心电图检查有心肌缺血的表现。

2. 心绞痛　有发作性胸骨后疼痛,为一过性心肌供血不足所引起。

3. 心肌梗死　症状严重,由于冠状动脉闭塞致心肌急性缺血坏死所致。

4. 缺血性心肌病　表现为心脏增大、心力衰竭和心律失常,因长期心肌缺血引起心肌纤维化所致,临床表现与扩张型心肌病类似。

5. 猝死　因原发性心脏骤停而猝死,多为缺血心肌局部发生电生理紊乱,引起严重的心律失常所致。

近年来根据冠心病临床研究进展,将本病分为两类:①急性冠脉综合征:包括不稳定型心绞痛、非 ST 段抬高性心肌梗死、ST 段抬高性心肌梗死、猝死;②慢性冠脉病(慢性缺血综合征):包括稳定型心绞痛、冠脉正常的心绞痛、无症状性心肌缺血和缺血性心肌病。

一、心绞痛患者的护理

心绞痛(angina pectoris)是由于冠状动脉供血不足,导致心肌急剧、暂时的缺血、缺氧,引起发作性胸骨后或心前区压榨性疼痛或胸部不适为特点的临床综合征。心绞痛可分为稳定型心绞痛和不稳定型心绞痛。

稳定型心绞痛是在冠状动脉固定性严重狭窄基础上,由于心肌负荷的增加引起心肌急剧而暂时性缺血缺氧的临床综合征。其特点为发作性的胸骨后压榨性疼痛,可向左上肢、左肩、左臂的前内侧及小指放射,持续数分钟,经休息或含服硝酸甘油后消失。多数患者年龄在 40 岁以上,劳累、饱食、受寒、情绪激动、急性循环衰竭等为常见的诱因。

不稳定型心绞痛是介于稳定型心绞痛与急性心肌梗死和猝死之间的临床表现。由于其具有独特的病理生理机制及临床预后,如果不能恰当及时的治疗,患者可能发展为急性心肌梗死。

【病因与发病机制】

1. 稳定型心绞痛　冠状动脉粥样硬化是主要病因,或者由主动脉瓣狭窄、肥厚型梗阻性心肌病等引起。正常情况下冠状动脉循环储备能力很强,剧烈活动或缺氧时,冠状动脉血流量可比静息时增加 6～7 倍。冠脉粥样硬化时可致冠状动脉狭窄、部分分支闭塞、代偿储备能力降低及冠状动脉顺应性降低,引起血流量减少。心肌血液供应如果降低到尚能应付心脏平时的需要,则休息时可无症状。但当心脏负荷突然增大(如劳累、激动、左心衰竭等)或循环血量锐减(如休克、心动过速等)或内皮损伤、粥样斑块破裂引起血小板聚集和血栓形成等,造成冠状动脉血流量急剧减少,其他侧支循环又未及时有效建立,则导致心肌需氧和供氧严重失衡,即引起心绞痛。产生心绞痛的直接原因是在缺血缺氧时,心肌积聚过多的代谢产物,如乳酸、丙酮酸、多肽类等物质,刺激心脏内自主神经的传入神经末梢,传至大脑产生疼痛感觉。

2.不稳定型心绞痛　与稳定型心绞痛的区别主要在于冠脉内不稳定的粥样斑块继发病理改变,如斑块内出血、斑块纤维帽出现裂隙、表面有血小板聚集或刺激冠状动脉痉挛使局部心肌血流量明显下降,导致心绞痛。虽然也可因劳力负荷诱发,但劳力负荷终止后,胸痛并不能缓解。

【临床表现】

1.症状

(1)稳定型心绞痛:以发作性胸痛为主要表现,疼痛的特点为:①部位:典型部位是在胸骨中、上段后方,范围有手掌大小,边界不清,可波及整个心前区或放射至左肩、左臂内侧、小指和无名指,或至颈、咽、下颌以及上腹部。②性质:为压榨性、紧缩性可伴窒息感、濒死感或恐惧感。发作时患者常不自觉地停止活动。③持续时间:疼痛逐渐加重,3～5分钟内逐渐消失,最长不超过15分钟。可数天或数周发作一次,也可一日内发作多次。④诱因:以体力劳累为主,其次为情绪激动、饱餐、寒冷、恐惧、休克、吸烟、心动过速等诱发。疼痛发作在劳累或激动当时,而不是劳累或激动之后。典型的心绞痛常在相似的条件下重复发生。⑤缓解方式:休息或舌下含化硝酸甘油1～3分钟内缓解。

(2)不稳定型心绞痛:胸痛的部位、性质与稳定型心绞痛相似,但具有以下表现之一:①原有的稳定型心绞痛性质发生改变,即心绞痛频繁发作、程度加重和持续时间延长。②休息时心绞痛发作。发作时表现有ST段抬高的称为变异型心绞痛。③最近1个月内发生的、轻微体力活动亦可诱发的心绞痛。此外,由于贫血、感染、甲亢、心律失常等原因诱发的心绞痛称之为继发性不稳定型心绞痛。

2.体征　一般无异常体征。心绞痛发作时可出现面色苍白、冷汗、焦虑、心率增快、血压升高,心尖部听诊有时出现第四心音奔马律,可有暂时性心尖部收缩期杂音。

【实验室及其他检查】

1.稳定型心绞痛

(1)心电图检查:是诊断心绞痛最常用、最简便的检查方法。

①静息时心电图:心绞痛不发作时,大多数患者心电图正常,也可能会出现陈旧性心肌梗死的改变或非特异性ST段和T波异常,有时有房室或束支传导阻滞或室性、房性期前收缩等心律失常。

②发作时心电图:可出现相应导联暂时性、缺血性ST段压低(≥0.1mV)或T波倒置。

③运动负荷试验:如分级踏板、蹬车、活动平板等,大多数患者可出现以R波为主的导联上ST压低,T波倒置、低平。

④24小时动态心电图:可发现缺血性ST-T改变和各种心律失常。

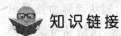 **知识链接**

运动负荷试验

大多数冠心病患者,尽管冠状动脉扩张的最大储备能力已下降,但在静息状态下冠状动脉血流量尚可维持正常,而无心肌缺血现象,心电图完全正常。为了证明已减少或相对固定的冠状动脉血流量,可通过运动负荷试验来揭示,方法是通过运动给心脏以负荷,增加心肌耗氧量,诱发心肌缺血,辅助临床对心肌缺血作出诊断。这种通过运动增加心脏负荷而诱发心肌缺血,从而出现缺血性心电图改变的试验方法,叫心电图运动负荷试验。目前常用踏车及活动平板运动试验,优点是运动中便可观察心电图和血压的变化,运动量可按预计目标逐步增加。

(2)放射性核素检查:利用放射性核素铊,可显示心肌缺血的部位和范围,对心肌缺血诊断很有价值。

(3)冠状动脉造影:目前公认的冠心病诊断的"金标准"。通过造影,可以明确冠状动脉狭窄的部位、程度、分支走向等。

(4)其他检查:X线检查除了可见心脏形态改变外,多无异常发现。二维超声心动图可检测到心室壁节段性运动不协调,冠状动脉内超声显像可显示血管壁粥样硬化病变。血管镜检查有助冠状动脉病变的诊断。

2.不稳定型心绞痛　除按稳定型心绞痛的检查外,应注意以下两点:

(1)血心肌坏死标记物测定:肌酸激酶同工酶(CK－MB)小于正常上限的 2 倍,但肌钙蛋白 T(cTnT)、肌钙蛋白 I(cTnI)均正常。

(2)心电图:变异型心绞痛可表现为 ST 段抬高。

【诊断要点】

根据典型的发作性胸痛,结合年龄和存在的冠心病危险因素,除其他原因所致的心绞痛,一般即可作出诊断。诊断仍有困难者,可考虑作运动心电图、冠状动脉造影等。

【治疗要点】

(一)稳定型心绞痛

原则是改善冠状动脉供血;减少心肌耗氧量;防治动脉粥样硬化。

1.发作时的治疗

(1)休息:立即休息,一般患者停止活动后症状即可消除。

(2)药物治疗:硝酸酯类药物是终止心绞痛发作最有效、作用最快的药物,可扩张冠状动脉,增加冠脉血流量,改善心肌供血,缓解心绞痛。常用制剂:①硝酸甘油:0.3～0.6mg 舌下含化,1～2 分钟开始起效,作用持续 30 分钟左右,大多数患者有效;②硝酸异山梨醇酯(消心痛):常用 5～10mg 舌下含化,2～5 分钟见效,作用维持 2～3 小时。

2.缓解期治疗　主要预防心绞痛复发。

(1)一般治疗:避免各种诱因,调节饮食、劳逸结合、戒烟酒、减轻精神负担。

(2)药物治疗

硝酸酯类:①硝酸异山梨酯 5～20mg 口服,每日 3 次;缓释剂维持药效 12 小时,20mg 口服,每日 2 次;②单硝酸异山梨酯 20～40mg 口服,每日 2 次;③2％硝酸甘油油膏或贴剂涂或贴在胸前或上臂,预防心绞痛夜间发作。

β受体阻滞剂:防治心绞痛有明显的作用,其机制是阻断拟交感胺类对心率和心收缩力的刺激作用,减慢心率,降低血压,使心肌收缩减弱,耗氧量减少。常用美托洛尔 25～100mg 口服,每日 2 次;阿替洛尔 12.5～25mg 口服,每日 1 次。

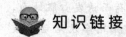 **知识链接**

β 受体阻滞剂

β受体阻滞剂疗效可靠,可提高患者的运动耐量,减少冠心病的猝死率和心肌梗死发生率,是治疗心绞痛的重要药物。其可与硝酸酯类药物配合使用,在作用上可相互补充,克服硝酸酯药物的耐受性,并可避免各自的不良反应,如心率的改变等,被认为是一种很好的配伍。应用时应注意:①小剂量开始,逐渐加量,剂量需个体化;②避免突然停药,以免反跳,诱致心绞痛或诱发心肌梗死和猝死;③支气管哮喘、心动过缓、糖尿病者不宜用。

钙通道阻滞剂:①硝苯地平缓释剂20mg 口服,2 次/日,明显减少了反射性心率增快和心血管事件的发生;②地尔硫䓬30~60mg 口服,3 次/日,其缓释剂90mg,口服,1 次/日;③利多氟嗪60mg 口服,3 次/日。

抗血小板治疗:阿司匹林75~150mg 口服,1 次/日。

其他治疗:低分子右旋糖酐250~500ml/d 静滴,14 天一疗程。

(3)介入治疗:介入治疗是用心导管技术疏通狭窄甚至闭塞的冠状动脉管腔,从而改善心肌血流灌注的方法。近年来主要的治疗技术是冠状动脉支架植入术。

(4)外科手术治疗:行冠状动脉旁路移植术,即冠脉搭桥术。适用于内科治疗无效,冠状动脉造影显示冠状动脉主干或主要分支明显狭窄,但狭窄远端血流通畅者。

(5)运动锻炼疗法:安排适宜的运动锻炼有助于促进侧支循环的形成,可提高体力活动的耐受量而改善症状。

(二)不稳定型心绞痛

不稳定型心绞痛是内科急症,应在冠心病监护病房进行监护治疗。应卧床休息、吸氧,连续监护心电图,24 小时内动态监测血清心肌酶变化等。心绞痛剧烈者遵医嘱应用吗啡5~10mg 皮下注射。其他治疗同稳定型心绞痛。

【护理诊断/问题】

1.疼痛:胸痛　与心肌缺血缺氧有关。

2.活动无耐力　与心肌氧的供需失调有关。

3.焦虑　与心绞痛反复频繁发作有关。

4.知识缺乏　缺乏控制心绞痛诱发因素及药物预防等方面的知识。

5.潜在并发症　急性心肌梗死、心律失常。

【护理措施】

1.休息与活动　心绞痛发作时应立即停止正在进行的活动,就地休息。不稳定型心绞痛者,应卧床休息。缓解期患者一般不需要卧床休息。根据患者的活动能力制定合理的活动计划,鼓励其参加适当的体力活动,以最大活动量不发生心绞痛症状为度,避免过度活动、情绪激动、屏气、用力等增加心脏负荷的因素,避免精神过度紧张和长时间工作。观察并处理活动中不良反应,监测活动中有无出现胸痛、呼吸困难等反应,有异常情况出现应立即停止活动,并给予吸氧和含服硝酸甘油等处理。

2.饮食护理　合理膳食,以低盐、低脂、低胆固醇、低热量、高维生素、易消化饮食为原则。

(1)控制热量摄入:热量应控制在8 370kJ(2 000kcal)左右,主食每日不超过500g,少食甜食,避免过饱。

(2)低脂饮食:限制动物脂肪、动物内脏及蛋黄摄入。

(3)低盐饮食:通常以不超过4g/d为宜,若有心功能不全,则应更少。

(4)戒烟限酒。

(5)多吃新鲜蔬菜、水果,增加维生素的摄入。

3.病情观察　心绞痛发作时应观察胸痛的部位、程度、性质、持续时间、缓解因素等。对于不稳定型心绞痛患者应给予心电监护,严密监测血压、心率、心律、脉搏、体温及心电图变化,观察有无心律失常、急性心肌梗死等并发症的发生,如有异常及时通知医师。识别心绞痛和心肌梗死,如果服用硝酸甘油不缓解或心绞痛频繁发作、程度加重、疼痛时间延长,应考虑心肌梗死的发生。

4.对症护理

(1)缓解疼痛:①患者立即停止活动,卧床休息,保持环境安静,安慰患者,耐心解释病情,消除患者紧张情绪,以减少心肌的耗氧;②立即舌下含服硝酸甘油0.3～0.6mg,必要时用硝酸甘油静脉滴注,观察用药效果;③氧气吸入(2～4L/min);④疼痛严重者遵医嘱给予镇静止痛药,必要时可用哌替啶50～100mg肌内注射;⑤指导患者避免心绞痛的诱发因素。

(2)防止发生急性心肌梗死:指导患者避免心肌梗死的诱发因素,识别心肌梗死的先兆表现,如出现心绞痛发作加重、发作频繁应及时告知医师、护士,以免延误治疗。

(3)保持大便通畅:便秘时患者用力排便可增加心肌耗氧量,诱发心绞痛。因此,应指导患者养成按时排便的习惯,同时增加富含纤维素的食物、多饮水,适当增加活动,必要时遵医嘱给予通便药。

5.用药护理

(1)硝酸甘油类药物

①疗效观察:硝酸甘油舌下含服,服药1～2分钟后开始起作用,半小时后作用消失。延迟见效或不见效者可能是由于患者长期反复应用产生耐药性,或药物保存不善或药物过期而失效,应警惕急性心肌梗死的发生。

②不良反应观察:告诉患者用药后感头昏、头胀或跳痛、面红、心悸等反应,为药物导致头面部血管扩张造成的,以解除其顾虑;含服者舌上有烧灼感、麻辣感;静脉滴注过快者会有血压下降,甚至晕厥等。

③注意事项:硝酸甘油舌下含服者,不可整片吞服,舌下唾液不可过少,也不可不断的将含有硝酸甘油的唾液咽下;第一次用药时,患者宜平卧片刻,必要时给予吸氧;静脉滴注硝酸甘油时速度宜慢,以免造成低血压,并嘱患者不可擅自调节滴速。

(2)β受体阻滞剂:与硝酸酯类合用有协同作用,使用时宜从小量开始,以免引起直立性低血压;停用时应逐渐减药,若突然停用有诱发心肌梗死的可能;低血压、心动过缓、第二度或第三度房室传导阻滞者不宜应用。

(3)钙通道阻滞剂:副作用有头晕、恶心、呕吐、乏力、血压下降等。使用本类药物停用时应逐渐减量,以免发生冠状动脉痉挛,应用时需密切观察脉搏、血压情况。

6.心理护理　心绞痛发作时患者常感到焦虑,而焦虑能增强交感神经兴奋性,增加心肌需氧量,加重心绞痛。因此,主动倾听患者倾诉,亲切安慰患者,教会患者一些放松技巧,如听音乐、意向引导等。注意休息,保持平和心态。发作时应专人守护,给予心理安慰,增加患者的安全感,必要时可遵医嘱给予镇静药。

【健康教育】

1. 改变生活方式　生活方式改变是治疗冠心病的基础,指导患者:①合理膳食:选择低盐、低脂、低胆固醇、高纤维素饮食,避免暴饮暴食,少量多餐;②维持理想的体重;③适当运动,以有氧运动为主;④戒烟;⑤减轻精神压力:逐渐改变急躁易怒的性格,保持平和心态。

2. 避免诱发因素　保持情绪稳定,避免过于兴奋、激动及紧张;生活有规律,保证充足的休息。避免饱餐、剧烈运动、过度劳累、受寒。

3. 病情自我监测　教会患者及家属心绞痛发作时的缓解方法,胸痛时应立即停止活动或舌下含服硝酸甘油,随身携带硝酸甘油片,注意有效期,定期更换,避免药效降低。

4. 用药指导　患者出院后遵医嘱服药,勿擅自增减药量,自我监测药物的不良反应,使用硝酸甘油的注意事项。

(1)随身携带硝酸甘油,以备急用。

(2)避光保存,因硝酸甘油见光易分解,保存在棕色瓶内存放干燥处,以免潮湿失效。

(3)禁忌与酒精、咖啡、浓茶同时服用。

(4)药物一旦开瓶后每6个月更换一次,以保证疗效。

(5)服药后应采取坐位或卧位,若3次仍无效则警惕心肌梗死的发生,立即送医院就诊。

5. 定期复查　告知患者定期复查心电图、血脂、血糖等。

二、心肌梗死患者的护理

案例分析

患者,男,61岁,反复发作性心前区疼痛6年,每次发作均与过度劳累有关,休息3~5分钟或含服硝酸甘油后可缓解。1小时前因饱餐后出现持续性心前区压榨性疼痛,向左肩部放射,舌下含服硝酸甘油不缓解,并伴恶心、呕吐、大汗淋漓、濒死感。遂来院就诊。既往有高血压、冠心病病史6年,否认胃病、肝病史。体格检查:T 37.5℃,R 62次/分,BP 90/58mmHg,律齐,心音低钝。患者颈静脉怒张,肝脏于右锁骨中线肋缘下2.0cm,双下肢水肿。心电图Ⅱ,Ⅲ,aVF导联ST段明显抬高,T波倒置。

临床诊断:急性心肌梗死

心肌梗死(myocardial infarction,MI)是指冠状动脉闭塞,血流突然急剧减少或中断,使相应心肌发生严重持久的缺血导致心肌坏死。表现为剧烈持久的胸骨后疼痛、特征性心电图改变和血清酶增高,并可有严重心律失常、休克、心衰等,是冠心病的严重类型。本病冬春季节发病较多,可能与气候寒冷和气温变化有关。男性多于女性,多发生于40岁以后。目前,全球每年1 700万死于心血管疾病者中,有一半以上死于急性心肌梗死。

【病因与发病机制】

本病的基本病因是冠状动脉粥样硬化（偶为冠状动脉栓塞、炎症、先天性畸形、痉挛和冠状动脉口阻塞所致）,造成一支或多支血管管腔严重狭窄和心肌供血不足,而侧支循环未完全建立。在此基础上,一旦血供进一步急剧减少或中断,使心肌严重而持久地急性缺血达20~30分钟以上,即可发生心肌梗死。

导致血供急剧减少或中断的情况有：管腔内血栓形成、粥样斑块破溃、出血，或冠脉持续痉挛，使管腔完全闭塞；饱餐特别是进食多量高脂饮食后，血脂增高，血黏稠度增高；重体力活动、情绪过分激动、血压剧升或用力大便时，致左心室负荷明显加重，心肌需血量猛增，冠状动脉供血明显不足；休克、脱水、出血、外科手术、或严重的心律失常致心排血量骤降，冠状动脉灌注量锐减。

心肌梗死后发生的严重心律失常、休克或心力衰竭，均可使冠状动脉灌流量进一步减少，心肌坏死范围进一步扩大，严重者可导致死亡。心肌梗死既可发生在频发心绞痛的患者，也可发生在原来从无症状的患者中。

【临床表现】

1.症状

(1)先兆：50%～81.2%的患者在发病前数日有乏力，胸部不适，活动时心悸、气急、烦躁、心绞痛等前驱症状，其中以新发生心绞痛或原有心绞痛加重为最突出。心绞痛发作频率较以往频繁、程度较重、持续时间长、硝酸甘油疗效差、诱因不明显。心绞痛发作时伴恶心、呕吐、大汗和心动过速，或伴急性心功能不全、严重心律失常、血压大幅度波动等，同时心电图示ST段一过性明显抬高(变异型心绞痛)或压低，T波倒置或增高，应警惕近期内发生心肌梗死的可能。发现先兆，及时处理，可使部分患者避免发生心肌梗死。

(2)疼痛：是最早出现的最突出症状，多发生在清晨，多无明显诱因。疼痛部位和性质与心绞痛相同，但程度较重，持续时间较长，可达数小时或数天，含服硝酸甘油片多不能缓解。患者常烦躁不安、大汗、恐惧，或有濒死感。少数患者无疼痛，开始即表现为休克或急性心力衰竭。部分患者疼痛位于上腹部，或放射至下颌、颈部、背部，易被误诊为急腹症。

(3)全身症状：一般在疼痛后24～48小时出现发热、白细胞增高和血沉增快等，这是由于坏死物质被吸收所引起。程度与梗死范围常呈正相关。患者体温在38℃左右，很少超过39℃，约持续1周。

(4)胃肠道症状：剧烈疼痛常伴有频繁的恶心、呕吐和上腹胀痛，与迷走神经受坏死心肌刺激、心排血量降低、组织灌注不足等有关。重症患者可发生呃逆。

(5)心律失常：见于75%～95%的患者，可伴乏力、头晕、昏厥等症状，多发生在起病1～2天，24小时内最多见。以室性心律失常最多见，尤其是室性期前收缩。频发、多源、成对或R on T现象的室性期前收缩及短阵室性心动过速，常为心室颤动的先兆。前壁心肌梗死易发生室性心律失常，下壁心肌梗死易发生房室传导阻滞。

(6)低血压和休克：心肌梗死疼痛期间血压常下降，但未必是休克，若疼痛缓解而收缩压仍低于80mmHg，有烦躁不安，面色苍白，皮肤湿冷，脉细数，大汗淋漓，尿量减少(少于20ml/h)，反应迟钝，甚至昏厥者，则是休克表现。休克多在起病后数小时至数日内发生，主要为心源性休克，为心肌广泛(40%以上)坏死，心排血量急剧下降所致。

(7)心力衰竭：主要是急性左心衰竭，发生率约为32%～48%。可在起病最初几天内发生或在疼痛、休克好转阶段出现，为梗死后心肌舒缩力显著减弱或不协调所致。患者常表现为突然出现呼吸困难、咳嗽、发绀、烦躁等，严重者可发生肺水肿，随后可发生右心衰竭表现，伴血压下降。

2.体征 心浊音界可正常也可轻度至中度增大；心率多增快，少数也可减慢；心尖区第一心音减弱、可出现第四心音(房性)奔马律，少数有第三心音(室性)奔马律；10%～20%患者在起病第 2～3 天出现心包摩擦音,为反应性心包炎所致;心尖区可出现粗糙的收缩期杂音或伴收缩中晚期喀喇音,为二尖瓣乳头肌功能失调或断裂所致;除早期血压可增高外,基本上所有患者血压都会降低。起病前高血压患者,血压可降至正常,且可能不再恢复到起病前的水平;可有各种心律失常。

3.并发症

(1)乳头肌功能失调或断裂:发生率 50%。二尖瓣乳头肌因缺血、坏死等使收缩功能发生障碍,造成不同程度的二尖瓣脱垂和关闭不全。心尖区出现收缩中晚期喀喇音和吹风样收缩期杂音,重者发生心力衰竭。

(2)心脏破裂:少见,常在起病 1 周内出现,多为心室游离壁破裂,造成心包积血引起急性心包压塞而死亡,亚急性患者能存活数月。

(3)栓塞:发生率 1%～6%。见于起病后 1～2 周出现,以脑栓塞最为常见。尚有肾、脾、四肢等动脉栓塞;下肢静脉血栓脱落产生肺栓塞。

(4)室壁瘤:主要见于左心室,发生率 5%～20%。心电图有病理性 Q 波,ST 段抬高持续1 月以上,X 线、超声心动图及放射性核素检查显示心室壁瘤表现。

(5)心肌梗死后综合征:发生率约 10%。心肌梗死后数周至数月内出现,可反复发生,表现为心包炎、胸膜炎或肺炎,有发热、胸痛等症状,可能为机体对坏死物质过敏反应。

【实验室及其他检查】

(一)心电图

常有进行性的改变,对 AMI 的诊断、范围和位置的了解及病情估计都有帮助。

1.特征性改变

(1)ST 段抬高性 MI 者其心电图表现特点为:①宽而深 Q 波;②ST 段呈弓背向上型抬高;③T 波倒置。

(2)非 ST 段抬高性 MI 者心电图有 2 种类型:①无病理性 Q 波,有普遍性 ST 段压低,对称性 T 波倒置为心内膜下 MI 所致;②无病理性 Q 波,也无 ST 段变化,仅有 T 波倒置改变。

2.动态演变

ST 段抬高性 MI:①超急性损伤期:最初几小时,可出现异常高大的 T 波;②急性期:数小时后 ST 段呈弓背向上抬高,与直立的 T 波形成单向曲线,1～2 天出现病理性 Q 波,大多永久出现;③亚急性期:抬高的 ST 段持续数天或两周左右逐渐回到等电位线,T 波由深而倒置逐渐恢复平坦或倒置;④慢性稳定期(陈旧梗死期):数周至数月后 ST 段、T 波逐渐恢复正常,仅有病理性 Q 波。少数 T 波可永久性倒置。

非 ST 段抬高性 MI:①先是 ST 段普遍压低,继之 T 波倒置加深呈对称型;ST 段和 T 波的改变持续数日或数周后恢复。②T 波改变在 1～6 个月内恢复。

心电图定位诊断:通常根据病理性 Q 波出现的导联而定:①前间壁:V_1～V_3;②前壁:V_3～V_5;③前侧壁:V_5～V_7;④广泛前壁:V_1～V_5;⑤下壁:Ⅱ、Ⅲ、aVF;⑥高侧壁:Ⅰ、aVL;⑦后壁:V_7～V_8。

(二)放射性核素检查

可显示梗死的范围、部位和程度,判断心室功能、梗死后的室壁运动失调和室壁瘤。

(三)超声心动图

二维超声心动图可检查室壁运动和左室功能,诊断梗死部位、室壁瘤和乳头肌功能失调。

（四）实验室检查

1.血液检查　发病后 24～48 小时白细胞可增高,中性粒细胞增多,嗜酸性粒细胞减少或消失;血沉增快;C 反应蛋白(CRP)增高可持续 1～3 周。

2.血心肌坏死标记物测定　心肌损伤标记物增高水平与心肌梗死范围及预后明显相关。

（1）肌酸激酶同工酶(CK-MB):在发病后 4 小时开始升高,16～24 小时达高峰,72 小时恢复正常,其增高的程度可反映梗死的范围,其高峰出现的时间是否提前有助于判断溶栓治疗的成败。

（2）肌红蛋白:发病后 2 小时开始升高,12 小时达高峰,24～48 小时降至正常。

（3）肌钙蛋白 T 和肌钙蛋白 I:发病后 3～4 小时开始升高,24 小时达高峰,1～2 周恢复正常。这些心肌结构蛋白含量的出现与增高是早期诊断急性心肌梗死较为敏感的指标。

【诊断要点】

急性心肌梗死的诊断标准,必须具备下列标准中的 2 条:①缺血性胸痛的病史;②心电图的动态演变;③心肌坏死的血清心肌标记物浓度的动态改变。

对于年龄较大患者,突然发生严重心律失常、休克、心力衰竭而原因未明,或突然发生较重而持久的胸闷和胸痛者,都应可虑本病的可能,并先按急性心肌梗死来处理。

【治疗要点】

治疗原则是尽可能恢复心肌血供(到达医院后 30 分钟内开始溶栓或 90 分钟内开始介入治疗),挽救因缺血而濒死的心肌,防止梗死面积扩大,缩小心肌缺血范围;减少心肌耗氧,保护心脏功能;防治严重心律失常、心力衰竭和各种并发症,防止猝死。

1.一般治疗

（1）休息:急性期需卧床休息 1 周,保持环境安静。减少探视,防止不良刺激,解除焦虑。若无并发症,24 小时鼓励患者在床上进行被动运动,若无低血压,第 3 日在病房内走动,第 4～5 日,逐步增加活动直至每日 3 次步行 100～150 米。

（2）吸氧:间断或持续鼻导管吸氧 2～3 天,氧流量一般 2～4L/min;重者可以面罩给氧,氧流量 4～6L/min。

（3）监测:急性期入冠心病监护室(CCU)进行心电图、血压、呼吸等监测 3～5 天,有血流动力学改变者可行漂浮导管作肺毛细血管楔压和静脉压监测。

2.解除疼痛

（1）首选哌替啶 50～100mg 肌内注射或吗啡 5～10mg 皮下注射,必要时可重复应用。

（2）疼痛较轻者可用可待因或罂粟碱 0.03～0.06g 肌内注射或口服。

（3）试用硝酸甘油 0.3mg、硝酸异山梨醇 5～10mg 舌下含服或静脉滴注。

3.再灌注心肌　积极的治疗措施是起病 3～6 小时(最多 12 小时)内使闭塞的冠状动脉再通,心肌得到再灌注,濒临坏死的心肌可能得以存活或使坏死范围缩小,改善预后。

（1）介入治疗:经皮腔内冠状动脉成形术(PTCA)及冠脉内支架置入术。

（2）溶栓治疗:在起病 12 小时内使用,常用药物有:①尿激酶(UK)150 万～200 万 U,在 30 分钟内静脉滴注;②链激酶(SK)150 万 U,在 1 小时内静脉滴注;尿激酶和链激酶都需要辅以肝素皮下注射 7 500～10 000U,每 12 小时一次,共用 3～5 天;③重组组织型纤维蛋白溶酶原激活剂(rt-PA)先静脉注射 15mg,继之 30 分钟内静脉滴注 0.75mg/kg(<50mg),再后 60 分钟内滴注 0.5mg/kg(<35mg)。用 rt-PA 时必须在用药前后联合应用肝素抗凝治疗,否则

血管早期再闭塞率较高。

4.消除心律失常 心肌梗死后的心律失常必须及时消除,以免演变为严重心律失常甚至猝死。

(1)一旦发现室性期前收缩或室性心动过速,首选利多卡因 50～100mg 静脉注射,必要时 3～5 分钟后重复,心律失常控制后以 1～4mg/min 静脉滴注维持 1～2 天。

(2)发生心室颤动时,应立即行非同步直流电复律。

(3)发生二度或三度房室传导阻滞,尽早使用经静脉右心室心内膜临时起搏治疗。

5.控制休克 心肌梗死时休克有心源性、血容量不足、外周血管舒缩障碍等因素存在,因此,治疗措施有补充血容量、应用升压药即血管扩张剂、纠正酸中毒、糖皮质激素的应用等。如上述治疗无效时,应在主动脉内气囊反搏术的支持下,即刻行 PTCA 或支架植入,使冠脉及时再通。亦可作急诊冠脉旁路移植术(CABG)。

6.治疗心力衰竭 主要是治疗急性左心衰竭,以应用吗啡、利尿剂为主,亦可选用血管扩张剂减轻左心室负荷。急性心肌梗死发生后 24 小时尽量避免使用洋地黄制剂,有右心室梗死的患者慎用利尿剂。

7.其他治疗

(1)抗凝疗法:在溶栓疗法之后,对防止梗死面积扩大及再梗死有积极疗效。常用药物为肝素 500～1 000U/h 静脉滴注,维持凝血时间在正常的 1.5～2 倍左右。亦可选用抗血小板聚集的药物,如阿司匹林,每日 150～300mg。

(2)极化液疗法:氯化钾 1.5g,胰岛素 10U 加入 10％葡萄糖液 500ml 静脉滴注,每日 1 次,7～14 天为 1 个疗程。促进心肌摄取葡萄糖,使钾离子进入细胞内,从而恢复细胞膜的极化状态,利于心脏收缩,减少心律失常。

(3)β受体阻滞剂、钙通道阻滞剂:在急性心肌梗死早期应用 β 受体阻滞剂对伴有交感神经功能亢进者防止梗死范围扩大、改善预后有利。常用药物有阿替洛尔、美托洛尔等。

(4)血管紧张素转化酶抑制剂(ACEI):有助于改善恢复期心肌的重构,降低心律失常的发生率,如卡托普利等。可降低心力衰竭的发生率和死亡率。

(5)促进心肌代谢药物:1 次/日,2 周为一疗程。5％～10％葡萄糖液中加入维生素 C(3～4g)、辅酶 A(50～100U)、肌苷(200～600mg)、细胞色素 C(30mg)、维生素 B_6(50～100mg)等静脉滴注。

【护理诊断/问题】

1.疼痛:胸痛 与心肌缺血缺氧坏死有关。

2.潜在并发症 心律失常、心力衰竭、心源性休克、栓塞。

3.活动无耐力 与心肌氧的供需失调有关。

4.焦虑/恐惧 与剧烈疼痛伴濒死感及担心预后有关。

5.有便秘的危险 与进食少、活动少、不习惯床上排便有关。

【护理措施】

1.休息与活动 向患者及家属解释休息与活动的意义,并根据病情指导患者活动。

(1)心肌梗死后 1～3 天应绝对卧床休息,日常生活(进食、排便、洗漱、翻身等)需由护理人员协助完成。为保证患者充足的休息和睡眠,保持病室安静、减少探视,护理操作尽量集中进行,以减轻心脏负荷,减少心肌耗氧。限制或缩小心肌梗死范围。

(2)4～6天卧床休息,鼓励患者深呼吸、活动肢体,以防止深静脉血栓形成、肺部并发症等。

(3)病后1～2周,若无并发症(低血压、心律失常、心力衰竭等),可由床上坐起逐渐过渡到坐床边、椅子上及在病房内走动,日常生活自理;每次活动20～30分钟,每日3～5次,动作要缓慢,根据病情而定。

(4)第2～3周可在走廊内活动;第4～6周可试着上下一层楼梯。避免长期卧床。以减少下肢深静脉血栓、肌肉萎缩和肺部感染的发生机会。梗死后第7～9周每天步行、打太极拳等;第10～12周进行较大活动量的锻炼如洗衣、骑自行车等;第3～6个月可部分或全部恢复工作,从事重体力劳动、驾驶员、高空作业及其他精神紧张或工作量过大的工种应予更换。

2.饮食护理　疼痛剧烈时应暂禁食,缓解后进流质、半流质食物,2～3天后逐渐过渡到软饭、普通饮食。宜低钠、低脂、低胆固醇、高维生素、易消化的饮食,少食产气食物,多吃水果、蔬菜。禁烟酒,避免浓茶、咖啡及过冷、过热、辛辣刺激性食物。进食不宜过饱,少食多餐。

3.病情观察　入院后安置于冠心病监护病房(CCU),严密监测心电图、血压、呼吸、神志、出入水量、末梢循环等情况3～5日,有条件还可进行血流动力学监测。及时发现心律失常、心力衰竭、休克等并发症的早期表现及时报告医师,备好各种急救药品和设备配合抢救。观察肢体活动情况,有下肢静脉血栓形成和栓塞表现及时处理。

4.对症护理

(1)疼痛:疼痛可使交感神经兴奋,心肌缺血缺氧加重,促使梗死面积扩大,应尽快解除患者的疼痛症状。遵医嘱给予吗啡或哌替啶止痛,给予硝酸甘油或硝酸异山梨酯,烦躁不安者可肌注地西泮,并及时询问患者疼痛及其伴随症状的变化情况。吸氧可使血液中氧的张力升高,使氧气易向缺氧的心肌层扩散。采用鼻导管吸氧(4～6L/min)或面罩吸氧(6～8L/min),若无并发症,一般吸氧3～5天。解除疼痛的最根本方法是溶栓疗法和急诊PTCA,能使闭塞的冠状动脉再通,心肌得到再灌注。对于有适应证的患者,应配合医师积极做好各项准备工作,密切观察病情变化。

(2)并发症的观察及处理:①急性期患者住CCU 3～5日,持续心电监护,观察患者有无头晕、晕厥等表现;注意心律失常的发生;评估有无电解质紊乱的征象。发现异常及时通知医师并随时做好急救准备;②避免情绪烦躁、饱餐、用力排便等加重心脏负担的因素;注意控制患者液体入量及速度,防止发生急性左心衰;严密观察患者有无咳嗽、咳痰及呼吸困难表现;③监测生命体征及意识状况,若患者出现表情淡漠、血压下降、心率增快等情况,应及时通知医师处理。

(3)保持大便通畅,急性心肌梗死患者由于卧床休息、进食少、使用吗啡等药物易引起便秘,用力排便易诱发心力衰竭甚至心脏骤停。因此,必须加强排便护理,保持大便通畅,指导患者养成每日定时排便的习惯,多吃蔬菜、水果等高纤维食物,或清晨给予蜂蜜20ml加适量温开水饮服。每日腹部按摩(顺时针)数次促进排便。必要时遵医嘱用缓泻药或给予甘油灌肠。

5.用药护理　注意药物疗效及不良反应。

(1)硝酸甘油:见本节"心绞痛患者的护理"相关内容。

(2)溶栓疗法:目前我国应用最广的溶栓剂是尿激酶,主要副作用是易引起组织或器官出血。

①溶栓前准备:询问患者有无出血病史及近期有无出血倾向或潜在的出血危险;溶栓前常规描记心电图,迅速建立静脉通道,备好起搏器、除颤器。

②溶栓中护理:守护在患者身边,严格调节滴速,保证药物在 30 分钟内滴完。

③溶栓后观察并判断疗效:注意有无寒战、发热、皮疹等过敏反应,如果发生,给予抗过敏治疗;观察是否有皮肤、黏膜、内脏出血等副作用,一旦出血严重立即终止治疗,且给予相应处理。询问患者胸痛是否缓解,监测心肌酶、心电图变化,如胸痛消失、ST 段回降 50%、CPK 峰值前移和出现再灌注心律失常等是溶栓成功的指标。在溶栓治疗时,容易出现再灌注心律失常,一旦出现严重心律失常应及时配合医师处理。

6.心理护理　心肌梗死病情危急,患者易产生焦虑、抑郁、恐惧等负性心理反应,应加强心理护理,增加患者的安全感。

(1)护理人员应尽量陪伴在患者身边,耐心倾听患者的诉说,了解患者感受、减轻恐惧。指导患者保持乐观的平和心情,正确对待自己的病情。

(2)向患者讲明住进 CCU 后,在医护人员的严密监护下,能得到及时治疗,增加患者的安全感。

(3)护理人员工作应紧张有序、忙而不乱,增加患者的信任感,帮助患者树立战胜疾病的信心。

【健康教育】

1.生活指导　合理膳食,低饱和脂肪酸、低胆固醇饮食,均衡营养,防止过饱。戒烟酒,保持理想体重。根据天气变化适当增减衣服,防止感冒受凉。

2.用药指导　告知患者遵医嘱服药及药物的作用和不良反应,教会患者测量脉搏,定期门诊随诊。若出现胸痛频繁发作、程度加重、持续时间长、服硝酸酯制剂疗效差,提示病情严重,应及时就医。

3.心理指导　心肌梗死患者多因担心今后的工作能力和生活质量而产生焦虑情绪,应指导患者正确对待疾病,保持乐观、平和的心情。指导家属对患者要积极配合与支持,创造一个良好的身心休养环境,必要时争取工作单位同事的支持,避免生活和工作压力。

4.康复指导　建议患者出院后进行适当的运动,适当的运动可以提高患者的心理健康水平和生活质量。运动内容应根据患者的病情、年龄、身体状况等选择。运动方式包括步行、慢跑、太极拳、骑自行车、健美操等,在正式的有氧运动前应进行 5～10 分钟的热身运动。心肌梗死后 6～8 周可恢复性生活。

5.照顾者指导　心肌梗死是心脏性猝死的高危因素,应教会患者家属心肺复苏的基本技术,以备急用。

第五节　原发性高血压患者的护理

案例分析

患者,男,36 岁。发现"血压升高"3 年,间断性服用降压药,血压波动较大。近两天诉有视力模糊、起床时头晕。检查:T 37℃,P 102 次/分,R 22 次/分,BP 180/118mmHg,神志清楚,焦虑不安。心尖搏动位于左侧第六肋间锁骨中线外 1cm，$A_2 > P_2$，心律齐。眼底检查可见小动脉变细、扭曲、反光增强。

临床诊断：原发性高血压

原发性高血压（primary hypertension）是以血压升高为主要表现的临床综合征，通常简称为高血压。高血压是多种心、脑血管疾病的重要病因和危险因素，影响重要脏器如心、脑、肾的结构和功能，最终导致这些器官的功能衰竭，迄今仍是心血管疾病死亡的主要原因之一。在血压升高的患者中，约有 95％为原发性高血压，只有 5％为继发性高血压，继发性高血压系指由某些明确而独立的疾病引起的血压升高。

高血压的患病率在欧美等国家高于亚非国家，工业化国家较发展中国家高。我国的高血压患病率较西方国家低，但却呈上升趋势。我国高血压患病率存在地区、城乡和民族差别，东部高于西部，北方高于南方，城市高于农村，高原少数民族地区患病率较高。高血压病的患病率也随年龄而上升，女性更年期前患病率低于男性，更年期后高于男性。据 2002 年卫生部组织的全国居民营养与健康状况调查资料显示，我国 18 岁以上成人高血压的患病率为 18.8％，全国有高血压患者约 1.6 亿。

【血压分类和定义】

人群中血压水平呈连续性正态分布，正常血压和血压升高的划分并无明确界线。高血压的标准是根据临床及流行病学资料界定的。目前我国采用国际上统一的高血压诊断标准，即收缩压≥140mmHg（18.7kPa）和（或）舒张压≥90mmHg（12kPa）。根据血压升高的水平，又进一步将高血压分为 1～3 级（表 3-1）。

表 3-1　血压水平的定义和分类

类　别	收缩压(mmHg)		舒张压(mmHg)
理想血压	<120	和	<80
正常血压	<130	和	<85
正常高值	130~139	或	85~89
高血压	≥140	或	≥90
1 级高血压(轻度)	140~159	或	90~99
2 级高血压(中度)	160~179	或	100~109
3 级高血压(重度)	≥180	或	≥110
单纯收缩期高血压	≥140	和	<90

注：当收缩压和舒张压分属于不同分级时，以较高的级别作为标准；此标准适用于任何年龄的成人

【病因与发病机制】

1. 病因　目前认为，原发性高血压是在一定的遗传背景下由于多种后天环境因素作用，使正常血压调节机制失代偿所致。一般认为，遗传因素占 40％，环境因素约占 60％。

（1）遗传因素：高血压具有明显的家族聚集性。父母均有高血压，子女的发病率高达

46%。约60%高血压患者可询问到有高血压家族史。高血压的遗传可能存在主要基因显性遗传和多基因关联遗传两种方式。在遗传表型上,不仅血压升高发生率体现遗传性,而且在血压高度、并发症发生以及其他有关因素(如肥胖)方面,也有遗传性。

(2)环境因素

①饮食:不同地区人群血压水平和高血压患病率与钠盐平均摄入量呈正相关。但改变钠盐摄入并不能影响所有患者的血压水平,摄盐过多导致血压升高主要见于对盐敏感的人群中。另外,有人认为低钙、低钾、高蛋白质摄入、饮食中饱和脂肪酸或饱和脂肪酸与不饱和脂肪酸比值较高也可能属于升压因素。饮酒量与血压水平线性相关,尤其与收缩压,每天饮酒量超过50g乙醇者高血压发病率明显升高。

②精神应激:人长期精神紧张、压力、焦虑或长期环境噪音、视觉刺激下也可引起高血压的出现,因此,城市脑力劳动者高血压患病率超过体力劳动者,从事精神紧张度高的职业和长期噪声环境中工作者患高血压较高。高血压患者经休息后往往症状和血压可获得一定改善。

(3)其他因素

①体重:超重或肥胖是血压升高的重要危险因素。一般采用体重指数(BMI)来衡量肥胖程度,即体重(kg)/身高(m)^2(20~24为正常范围)。腰围反映向心性肥胖程度。高血压患者约1/3有不同程度肥胖。血压与BMI呈显著正相关。

②避孕药:服避孕药妇女血压升高发生率及程度与服用时间长短有关。口服避孕药引起的高血压一般为轻度,并且可逆转,在终止服避孕药后3~6个月血压常恢复正常。

③阻塞性睡眠呼吸暂停综合征(SAHS):阻塞性睡眠呼吸暂停综合征患者50%有高血压,血压高度与SAHS病程有关。

 知识链接

阻塞性睡眠呼吸暂停综合征(SAHS)

阻塞性睡眠呼吸暂停综合征是指每晚7小时睡眠过程中呼吸暂停反复发作30次以上或者睡眠呼吸暂停低通气指数(AHI)≥5次/小时并伴有嗜睡等临床症状。有中枢性和阻塞性之分,后者主要是上呼吸道特别是鼻咽部有狭窄的病理基础,如腺样体肥大、扁桃体肥大,软腭低垂、腭垂过长、舌根淋巴组织增生等。

2.发病机制 影响血压的因素众多,从血流动力学角度,主要决定于心输出量和体循环周围血管阻力。平均动脉血压(MBP)=心输出量(CO)×总外周血管阻力(PR)。高血压的血流动力学特征主要是外周血管阻力相对或绝对增高,从这个角度出发,目前高血压的发病机制主要在于以下几个环节。

(1)交感神经系统活性亢进:各种病因因素使大脑皮质下神经中枢功能发生变化,各种神经递质浓度与活性异常,包括去甲肾上腺素、肾上腺素、多巴胺、血管加压素等,导致交感神经系统活性亢进,血浆儿茶酚胺浓度升高,阻力小动脉收缩增强。

(2)肾性水钠潴留:各种原因引起肾性水钠潴留,通过全身血流自身调节使外周血管阻力和血压升高,压力-利尿钠机制再将潴留的水钠排泄出去。也可能通过排钠激素分泌释放增加使外周血管阻力增加。

(3)肾素-血管紧张素-醛固酮系统(RAAS)激活:经典的RAAS包括肾小球入球动脉的球旁细胞分泌肾素,可激活从肝脏产生的血管紧张素原(AGT),生成血管紧张素Ⅰ(AI),然后经肺循环的转换酶生成血管紧张素Ⅱ(AⅡ)。AⅡ是RAAS的主要效应物质,作用于血管紧张素Ⅱ受体,使小动脉平滑肌收缩,引起血管阻力增加,还可刺激肾上腺皮质分泌醛固酮,使肾小管对钠的重吸收增加,造成水钠潴留,血容量增加。AⅡ还可通过交感神经末梢突触前膜的正反馈使去甲肾上腺素分泌增加。以上机制均可使血压升高,参与高血压发病并维持。

(4)细胞膜离子转运异常:血管平滑肌细胞有许多特异性的离子通道、载体和酶,组成细胞膜离子转运系统,维持细胞内外钠、钾、钙离子浓度的动态平衡。遗传性或获得性细胞膜离子转运异常,可导致细胞内钠、钙离子浓度升高,膜电位降低,激活平滑肌细胞兴奋-收缩耦联,使血管收缩反应性增强和平滑肌细胞增生与肥大,血管阻力增高。

(5)胰岛素抵抗:胰岛素抵抗(insulin resistance)简称IR,是指必须以高于正常的血胰岛素释放水平来维持正常的糖耐量,表示机体组织对胰岛素处理葡萄糖的能力减退。约50%原发性高血压患者存在不同程度的IR,在肥胖、血甘油三酯升高、高血压与糖耐量减退同时并存的四联症患者中最为明显。近年来认为胰岛素抵抗是2型糖尿病和高血压发生的共同病理生理基础。胰岛素的以下作用可能与血压升高有关:①使肾小管对钠的重吸收增加;②增强交感神经活动;③使细胞内钠、钙浓度增加;④刺激血管壁增生肥厚。

【临床表现】

1.症状 大多数患者起病缓慢、渐进,早期常无症状,可偶于体格检查时发现血压升高,少数患者则在发生心、脑、肾等并发症后才被发现。一般常见症状有头晕、头痛、颈项板紧、疲劳、心悸等,呈轻度持续性,多数症状可自行缓解。在紧张或劳累后加重。也可出现视力模糊、鼻出血等较重症状。

2.体征 高血压时体征一般较少。周围血管搏动、血管杂音、心脏杂音等是重点检查的项目。高血压时心脏听诊可有主动脉瓣区第二心音亢进、主动脉瓣区收缩期杂音或收缩早期喀喇音;长期持续高血压可有左心室肥厚并可闻及第四心音。

3.恶性高血压或急进型高血压病 多见于中青年人;起病及进展急骤,血压显著增高,舒张压多持续在130mmHg或以上,并有头痛、视力模糊、眼底出血、视乳头水肿;肾脏损害突出,持续蛋白尿、血尿与管型尿,并很快出现肾衰竭;进展迅速,如不及时有效治疗,常在短期内死于脑卒中、心力衰竭和肾衰竭。

4.并发症

(1)高血压危象:因紧张、疲劳、寒冷、突然停服降压药等诱因,小动脉发生强烈痉挛,血压急剧升高,影响主要脏器血液供应而产生危急症状。患者表现为头痛、烦躁、眩晕、恶心、呕吐、心悸、多汗、面色苍白或潮红、视力模糊等症状。伴靶器官损害病变者可出现心绞痛、肺水肿或高血压脑病。

(2)高血压脑病:发生在重症高血压患者,由于血压过高突破了脑血流的自动调节范围,脑组织血流灌注过多引起脑水肿。临床表现为严重头痛、呕吐及不同程度的意识障碍、昏迷或惊厥,血压降低即可逆转。

(3)脑血管病:包括短暂性脑缺血发作、脑血栓形成、腔隙性脑梗死、脑出血。

(4)心力衰竭:左心室后负荷长期增高可致心室肥厚、扩大,最终导致心力衰竭。

(5)慢性肾衰竭:长期持久血压升高可致进行性肾小球硬化,并加速肾动脉粥样硬化的发生,可出现蛋白尿、肾损害,晚期出现肾衰竭。

(6)主动脉夹层:严重高血压可促使主动脉夹层形成,血液渗入主动脉壁中层形成夹层血肿,并沿着主动脉壁延伸剥离,为严重的血管急症,常可致死。

【实验室及其他检查】

1.实验室检查　检查血常规、尿常规、肾功能、血糖、血脂分析、血尿酸等。这些检查有助于发现相关的危险因素和靶器官损坏。

2.血压测量　包括诊所偶测血压、自测血压、动态血压监测,特别是24h动态血压监测有助于判断高血压的严重程度,了解其血压变异性和血压昼夜节律,指导降压治疗和评价降压药物疗效。

3.心电图　可见左心室肥大、劳损。

4.X线检测　胸片可见主动脉迂曲延长,左室增大,出现心力衰竭时肺野可有相应的变化。

5.超声心动图　了解心室壁厚度、心腔大小、心脏收缩和舒张功能、瓣膜情况等。

6.眼底检查　有助于对高血压严重程度的了解,其分级标准如下:Ⅰ级:视网膜动脉变细,反光增强;Ⅱ级:视网膜动脉狭窄,动静脉交叉压迫;Ⅲ级:眼底出血或棉絮状渗出;Ⅳ级:视乳头水肿。

【诊断要点】

1.高血压诊断　主要根据测量的血压值,采用经核准的水银柱或电子血压计,测量安静休息时上臂肱动脉部位血压。但必须以非药物状态下2次或2次以上非同日血压测定所得的平均值为依据。同时应排除其他疾病导致的继发性高血压。原发性高血压患者需做相关检查,评估靶器官损害和相关危险因素。

2.高血压危险度分层　高血压预后与血压升高水平、有无其他心血管危险因素存在及靶器官损害程度有关,现主张对高血压进行危险程度的分层,将高血压患者分为低危、中危、高危和极高危,分别表示10年内将发生心脑血管病事件的概率为<15%、15%~20%、20%~30%和>30%。治疗目标和预后判断也应以此为基础。具体分层标准根据血压升高水平、心血管疾病危险因素、靶器官损害以及并存临床情况(表3-2)。

(1)用于分层的心血管疾病危险因素包括:①血压水平(1~3级);②吸烟;③血胆固醇>5.72mmol/L;④糖尿病;⑤男性>55岁;⑥女性>65岁;⑦早发心血管疾病家族史(发病年龄女性<65岁,男性<55岁)。

(2)靶器官损害:①左心室肥厚(心电图或超声心动图);②蛋白尿和(或)血肌酐轻度升高(106~177μmol/L);③超声或X线证实有动脉粥样硬化斑块(颈动脉、髂动脉、股动脉或主动脉);④视网膜动脉局灶或广泛狭窄。

(3)并存临床情况

①心脏疾病:心肌梗死、心绞痛、冠状动脉血运重建术后、心力衰竭。

②脑血管疾病:短暂性脑缺血发作、缺血性脑卒中、脑出血

③肾脏疾病:糖尿病肾病、血肌酐升高超过177μmol/L或2.0mg/dl。

④血管疾病:主动脉夹层、外周血管病。

⑤重度高血压性视网膜病变:出血或渗出、视乳头水肿。

表 3-2　高血压患者心血管危险分层标准

危险因素和病史	血压水平(mmHg)		
	1 级	2 级	3 级
Ⅰ.无其他危险因素	低危	中危	高危
Ⅱ.1～2 个危险因素	中危	中危	极高危
Ⅲ.3 个以上危险因素或靶器官损害或糖尿病	高危	高危	极高危
Ⅳ.并存临床情况	极高危	极高危	极高危

【治疗要点】

有效的治疗必须使血压降至正常范围,目前主张高血压患者血压应降到 140/90mmHg 以下,对于高血压合并糖尿病或慢性肾脏病变的患者,应降到 130/80mmHg 以下。老年收缩期性高血压应使收缩压降至 140～150mmHg,舒张压<90mmHg 但不低于 65～70mmHg。

(一)改善生活行为

适合于所有高血压患者,包括使用降压药物治疗的患者。

(1)减轻体重:尽量将体重指数(BMI)控制在<25。

(2)减少钠盐摄入:膳食中约 80%钠盐来自烹调用盐和各种腌制品,所以应减少烹调用盐,每人每日食盐量以不超过 6g 为宜。

(3)补充钙和钾盐:每人每日吃新鲜蔬菜 400～500g,牛奶 500ml,可以补充钾 1 000mg 和钙 400mg。

(4)减少食物中饱和脂肪酸的含量和脂肪总量:膳食中脂肪量应控制在总热量的 25%以下。

(5)戒烟、限制饮酒:饮酒量不可超过相当于 50g 乙醇的量。

(6)适当运动:较好的运动方式是低或中等强度的等张运动,可根据年龄及身体状况选择慢跑或步行,一般每周 3～5 次,每次 20～60 分钟。

(7)减少精神压力,保持心理平衡。

(二)降压药物治疗

凡高血压 2 级或以上患者(≥160/100mmHg);高血压合并糖尿病,或者已经有心、脑、肾靶器官损害和并发症患者;血压持续升高 6 个月以上,改善生活行为后血压仍未获得有效控制患者;从心血管危险分层的角度,高危和极高危患者必须使用降压药物治疗。

1.降压药物种类与作用特点　目前常用的降压药物可归纳为 5 类,即利尿剂、β 受体阻滞剂、钙通道阻滞剂(CCB)、血管紧张素转换酶抑制剂(ACEI)和血管紧张素Ⅱ受体阻滞剂(ARB)。各类代表药物名称、剂量、用法见表 3-3。

表 3-3　各类降压药物代表药的名称、剂量及用法

药物分类	药物名称	剂量	用法(每日)
利尿剂			
噻嗪类	氢氯噻嗪	12.5mg	1~2 次
	氯噻酮	25~50mg	1 次
袢利尿剂	呋塞米(速尿)	20~40mg	1~2 次
醛固酮受体拮抗剂	螺内酯	20~40mg	1~2 次
保钾利尿剂	氨苯蝶啶	50mg	1~2 次
	阿米洛利	5~10mg	1 次
β 受体阻滞剂	普萘洛尔	10~20mg	2~3 次
	美托洛尔	25~50mg	2 次
	阿替洛尔	50~100mg	1 次
	比索洛尔	5~10mg	1 次
	卡维洛尔	12.5~25mg	1~2 次
钙通道阻滞剂	硝苯地平	5~10mg	3 次
	硝苯地平控释剂	30~60mg	1 次
	氨氯地平	5~10mg	1 次
	维拉帕米缓释剂	240mg	1 次
	地尔硫䓬缓释剂	90~180mg	1 次
血管紧张素转换酶抑制剂	卡托普利	12.5~50mg	2~3 次
	伊那普利	10~20mg	2 次
	贝那普利	10~20mg	1 次
	培哚普利	4~8mg	1 次
血管紧张素 II 受体阻滞剂	氯沙坦	50~100mg	1 次
	缬沙坦	80~160mg	1 次
	伊贝沙坦	150~300mg	1 次
	替米沙坦	40~80mg	1 次

2.降压药物应用方案　药物治疗应从小剂量开始,逐步递增剂量,达到满意血压水平所需药物的种类和剂量后进行长期降压治疗。推荐应用长效制剂可以减少血压的波动,并提高用药的依从性。联合用药治疗可以增强药物疗效,减少不良反应,目前比较合理的 2 种降压药物联合治疗方案是利尿剂与 β 受体阻滞剂;钙通道阻滞剂与 ACEI 或 ARB。降压药物和治疗方案选择应个体化。

3.高血压急症的治疗　高血压急症是指短时间内(数小时或数天)血压重度升高,舒张压>130mmHg和(或)收缩压>200mmHg,伴有重要器官组织如心脏、脑、肾脏、眼底、大动脉的严重功能障碍或不可逆性损害。

(1)迅速降低血压:在监测血压的前提下选择适宜有效的降压药物静脉滴注给药,但短时间血压骤降,可能造成重要器官的血流灌注明显减少,应采取逐步控制性降压的方式,即开始的 24 小时内血压降低 20%~25%,48 小时内血压不低于 160/100mmHg,再将血压逐步降到正常水平。常用的降压药物包括:①硝普钠:为首选药物,能同时直接扩张动脉和静脉,降低心脏前、后负荷。②硝酸甘油:扩张静脉和选择性扩张冠状动脉与大动脉。③尼卡地平:降压同

时改善脑血流量。④地尔硫草:降压同时有改善冠状动脉血流量。

（2）有高血压脑病时宜给予脱水剂,如甘露醇;或选择快速利尿剂如呋塞米静注。

（3）伴烦躁、抽搐者应用地西泮、巴比妥类药物肌注或水合氯醛灌肠。

（4）脑出血急性期原则上实施血压监控与管理,不实施降压治疗。只有在血压＞200/130mmHg时,才考虑在严密监测血压的情况下将血压控制在不低于160/100mmHg的水平。

（5）急性冠状动脉综合征患者血压控制目标是疼痛消失,舒张压＜100mmHg。

【护理诊断/问题】

1.疼痛:头痛　与血压升高有关。

2.有受伤的危险　与头晕、视力模糊、意识改变或发生直立性低血压有关。

3.潜在并发症　高血压急症。

【护理措施】

1.休息与活动　①保证身心休息与适当活动,提高机体活动能力。高血压初期可适当休息,保证足够睡眠,安排合适的运动,如散步、打太极拳、气功等,不宜登高、提取重物等。②保持病室安静,避免环境嘈杂,光线柔和,尽量减少探视。护理人员操作亦集中,动作轻柔,防止过多干扰患者。改变体位时动作宜缓慢。③指导患者合理安排休息与工作,避免脑力过度兴奋,可组织患者听音乐、看画报、下棋等,以调节紧张情绪,放慢生活节奏,保持稳定的心态。④避免潜在的危险,如剧烈运动、迅速改变体位、地面光滑、厕所无扶手等。

2.饮食护理　①减轻体重:尽量将体重指数（BMI）控制在＜25。②减少钠盐摄入:膳食中约80％钠盐来自烹调用盐和各种腌制品,所以应减少烹调用盐,每人每日食盐量以不超过6g为宜。③补充钙和钾盐:每人每日吃新鲜蔬菜400～500g,牛奶500ml,可以补充钾1 000mg和钙400mg。④减少食物中饱和脂肪酸的含量和脂肪总量:膳食中脂肪量应控制在总热量的25％以下。⑤戒烟、限制饮酒:饮酒量不可超过相当于50g乙醇的量。

3.病情观察

（1）血压及症状监测:观察患者血压改变,每天测血压两次,必要时进行动态血压监测。评估患者头痛、头晕程度、持续时间,是否伴有眼花、耳鸣、恶心、呕吐等症状。

（2）严密观察并发症征象:观察患者有无呼吸困难、咳嗽、咳泡沫痰,突然胸骨后疼痛等心脏受损的表现;观察头痛性质、精神状态、视力、语言能力、肢体活动障碍等急性脑血管疾病的表现;注意有无尿量变化,有无水肿以及肾功能检查结果是否异常,以便及早发现肾衰竭。

（3）防止低血压发应,避免受伤:指导患者改变体位时动作宜缓慢以免发生急性低血压反应。避免用过热的水洗澡或蒸气浴,防止周围血管扩张导致晕厥。患者有头痛、头晕、眼花、耳鸣等症状时应嘱其卧床休息,并抬高床头,协助其日常活动。

4.对症护理

（1）一旦发生高血压急症,应绝对卧床休息,抬高床头,避免一切不良刺激和不必要的活动,协助生活护理,安定情绪,必要时遵医嘱应用镇静剂。

（2）定期监测血压,严密观察病情变化,做好心电、血压、呼吸监测,一旦发现血压急剧升高、剧烈头痛、呕吐、大汗、视力模糊、面色及神志改变、肢体运动障碍等症状,立即通知医生。

（3）吸氧,保持呼吸道通畅。

（4）立即建立静脉通道,遵医嘱尽早准确给药,以达到快速降压和脱水降颅内压的目的。

一般首选硝普钠,应避光,现用现配,根据血压水平仔细调节给药速度,开始以每分钟 10～25μg 速率静脉点滴,严密监测血压,每 5～10 分钟测血压一次。若患者发生脑水肿时,应用脱水剂快速静脉点滴,250ml 甘露醇 30 分钟内滴完,以达到快速脱水作用。

5. 用药护理

(1)药物副作用的观察:遵医嘱给予降压药物治疗,测量用药前后的血压以判断疗效,并观察药物的副作用。使用噻嗪类和祥利尿剂时应注意补钾,防止低钾血症,β受体阻滞剂可抑制心肌收缩力,延长房室传导时间,应用时应注意患者心率,是否有心动过缓,此外,还可引起支气管痉挛、低血糖以及血脂升高。钙通道阻滞剂硝苯地平可使交感神经反射性增强,致头痛、面部潮红、下肢水肿、心动过速等不良反应,地尔硫䓬可因抑制心肌收缩力及自律性和传导性而致心动过缓,加重心衰等;血管紧张素转换酶抑制剂可引起刺激性干咳及血管性水肿等不良反应。

(2)用药注意事项:降压药物使用小剂量开始,遵医嘱调整剂量,不可自行增减药量或突然撤换药物,多数患者需长期服用维持量。注意降压不宜过快过低,服药后如有昏厥、恶心、乏力应立即平卧,并取头低脚高位以增加脑部血流量。老年患者,服药后不要站立太久,因长时间站立会使脚部血管扩张,血液淤积于下肢,脑部血流量减少,导致昏厥。用药期间应指导患者起床不宜太快,动作不宜过猛,防止头晕加重;外出活动应有人陪伴,以防晕倒引起外伤。

6. 心理护理

(1)减轻压力,保持心理平衡:长期的抑郁或情绪激动、急剧而强烈的精神创伤科使交感-肾上腺素活性增加,血压升高,因此,指导患者学会自我调节,减轻精神压力,避免情绪激动、紧张等不良刺激,保持健康的心理状态。

(2)指导患者使用放松技术:如心理训练、音乐治疗和缓慢呼吸等。

【健康教育】

1. 疾病知识指导　向患者及家属解释引起原发性高血压的生理、心理、社会因素及高血压对机体的危害,以引起高度重视,坚持长期的饮食、运动、药物治疗,将血压控制在正常的水平,以减少对靶器官的进一步损害。

2. 用药指导　告诉患者药物的名称、剂量、用法及副作用。指导患者及家属坚持服药治疗,帮助患者建立长期治疗的思想准备。教育患者服药剂量必须按医嘱执行,不可随意增减药量或突然撤换药物。提醒患者注意药物的不良反应,学会自我观察及护理。

3. 生活方式指导　合理安排休息和活动,戒烟限酒,低盐、低脂饮食,多食新鲜蔬菜、水果,避免过饱,少量多餐,防止便秘,控制体重,劳逸结合,保证充足的睡眠,根据病情选择合适的运动,学会自我心理平衡调整,保持乐观情绪,家属也应给患者以理解、宽容与支持。

4. 自我监测指导　教会患者或家属及时测量血压并记录,定期门诊随访复查,病情变化时立即就医。

第六节　心脏瓣膜病患者的护理

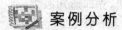 案例分析

患者,女,34 岁,于 5 年前劳累后自觉心悸、气短,休息后可缓解,近一年反复发作,近 2 天

由于感冒,再次出现气短、呼吸困难,不能平卧、水肿,来院求治。护理体检:T 36.5℃,P 120 次/分,R 24 次/分,BP 100/70mmHg,呼吸略促,口唇发绀,叩诊心界向左扩大,心尖区触及舒张期震颤,心律规整,心尖部听到舒张中晚期隆隆样杂音,第一心音亢进,双下肢水肿,辅助检查:血 K$^+$、Na$^+$、Cl$^-$ 均在正常范围,心电图:窦性心律,电轴右偏,P 波双峰型。

临床诊断:二尖瓣狭窄

心脏瓣膜病(valvular heart disease)是由于炎症、缺血性坏死、黏液瘤样变性、退行性改变、先天性畸形、创伤等原因引起的单个或多个瓣膜结构(包括瓣叶、瓣环、腱索或乳头肌)的解剖结构或功能上的异常,导致瓣口狭窄和(或)关闭不全。最常累及的瓣膜为二尖瓣,其次为主动脉瓣,三尖瓣和肺动脉瓣较少累及。

风湿性心瓣膜病(rheumatic valvular heart disease)简称风心病,是风湿性炎症过程所致瓣膜损害,主要累及 40 岁以下人群,女性多于男性。我国风心病的人群患病率已有所下降,但仍是我国常见的心脏病之一,而瓣膜黏液瘤样变性和老年人的瓣膜钙化在我国日益增多。

一、二尖瓣狭窄

【病因及病理】

虽然青霉素在预防链球菌感染的应用,使风湿热和风湿性瓣膜病的发病率有所下降,但风湿性二尖瓣狭窄仍是我国主要的瓣膜病。二尖瓣狭窄(mitral stenosis)最常见的病因是风湿热。2/3 的患者为女性,约半数患者无急性风湿热史,但多有反复链球菌感染的扁桃体炎或咽峡炎史。急性风湿热后,至少需 2 年始形成明显二尖瓣狭窄,多次反复发作急性风湿热较一次发作后出现狭窄早。单纯二尖瓣狭窄占风心病的 25%,二尖瓣狭窄伴二尖瓣关闭不全占40%。常同时合并主动脉瓣病变。

风湿热导致二尖瓣瓣膜交界处粘连、瓣叶游离缘粘连和腱索粘连融合等,致使二尖瓣狭窄。严重狭窄的二尖瓣口呈"鱼口"状,此时常伴明显的关闭不全。

【临床表现】

1. 症状　一般在二尖瓣中度狭窄(瓣口面积<1.5 cm^2)时方有明显症状。

(1)呼吸困难:为最常见的早期症状,运动、精神紧张、性交、感染、妊娠或心房颤动为其常见诱因。多先出现劳力性呼吸困难,随狭窄加重,出现夜间阵发性呼吸困难和端坐呼吸,甚至发生急性肺水肿。

(2)咯血:可有以下几种表现:①突然咯大量鲜血,通常见于严重二尖瓣狭窄,可为首发症状。支气管静脉同时回流入体循环静脉和肺静脉,当肺静脉压突然升高时,黏膜下已淤血、扩张而壁薄的支气管静脉破裂引起大咯血,咯血后肺静脉压减低,咯血可自止。②阵发性夜间呼吸困难或咳嗽时的血性痰或带血丝痰。③急性肺水肿时咳大量粉红色泡沫状痰。④肺梗死伴咯血为本症晚期伴慢性心力衰竭时少见的并发症。

(3)咳嗽:常见,尤其在冬季明显,有的患者在平卧时干咳,可能与支气管黏膜淤血水肿易患支气管炎或左心房增大压迫左主支气管有关。

(4)声嘶:较少见,由于扩大的左心房和肺动脉压迫左喉返神经致其麻痹引起。

2. 体征　重度二尖瓣狭窄者常有"二尖瓣面容",双颧绀红,口唇发绀。心尖区可触及舒张期震颤;心尖区可闻及第一心音亢进和二尖瓣开瓣音,提示前叶柔顺、活动度好。心尖区可有低调的隆隆样舒张中晚期杂音,局限,不传导。肺动脉高压时肺动脉瓣区第二心音亢进或伴分裂。右心室扩大伴相对性三尖瓣关闭不全时,在三尖瓣区可闻及全收缩期吹风样杂音。

3.并发症

(1)心房颤动:为相对早期的常见并发症。起始可为阵发性,之后可转为慢性心房颤动。突发快速心房颤动常为左房衰竭和左心衰竭甚至急性肺水肿的常见诱因。

(2)心力衰竭:是晚期常见并发症及主要死亡原因。

(3)急性肺水肿:为重度二尖瓣狭窄的严重并发症,如不及时治疗,可能致死。

(4)栓塞:栓子大多来自左心房,伴房颤者更易发生,因左心房扩大和淤血易形成血栓,血栓脱落引起动脉栓塞。20%以上的患者可发生体循环栓塞,以脑动脉栓塞最多见。

(5)肺部感染:较常见,可诱发或加重心力衰竭。

(6)感染性心内膜炎:较少见。

【实验室及其他检查】

1.X线检查 轻度二尖瓣狭窄时,X线表现可正常。中、重度二尖瓣狭窄左心房显著增大时,心影呈梨形(二尖瓣型心脏),是肺动脉总干、左心耳和左心室扩张所致。

2.心电图 左心房扩大,可出现“二尖瓣型P型”,P波宽度>0.12秒,伴切迹。QRS波群示电轴右偏和右心室肥厚。

3.超声心动图 为明确和量化诊断二尖瓣狭窄的可靠方法。M型示二尖瓣城墙样改变(EF斜率降低,A峰消失)。二维超声心动图可显示狭窄瓣膜的形态和活动度,测量瓣口面积。彩色多普勒血流显像可实时观察二尖瓣狭窄的射流。经食管超声心动图有利于左心房附壁血栓的检出。

【诊断要点】

心尖区有舒张期隆隆样杂音伴X线或心电图示左心房增大,一般可诊断二尖瓣狭窄,超声心电图检查可确诊。

【治疗要点】

1.预防风湿热复发和感染性心内膜炎 有风湿活动的患者应长期甚至终身应用苄星青霉素,120万U,每4周肌注一次。感染性心内膜炎的预防措施见本章第八节。无症状者避免重体力活动,定期(6~12月)复查。

2.并发症治疗 急性肺水肿患者做好相应的抢救配合与处理,但避免使用扩张小动脉为主的药物,应选用扩张静脉、减轻心脏前负荷为主的硝酸酯类药物。慢性心房颤动者如无禁忌证应长期服用华法林,预防血栓栓塞。右心衰竭者应限制钠盐摄入,应用利尿药和地高辛。

3.介入和外科治疗 包括经皮球囊二尖瓣成形术、二尖瓣分离术、人工瓣膜置换术等。

二、二尖瓣关闭不全

【病因及病理】

心脏收缩期二尖瓣关闭依赖二尖瓣装置(瓣叶、瓣环、腱索、乳头肌)和左心室的结构、功能的完整性,其中任何部分的异常均可致二尖瓣关闭不全(mitral incompetence)。风湿性炎症引起瓣叶纤维化、增厚、僵硬和缩短,使心室收缩时两瓣叶不能紧密闭合,如有乳头肌纤维化、融合和缩短,更加重关闭不全。

【临床表现】

1. 症状　轻度二尖瓣关闭不全者可终身无症状,严重反流时有心排血量减少,首先出现的突出症状是疲乏无力,左心功能不全所致肺淤血的症状如呼吸困难出现较晚。但是一旦出现左心衰竭后,病情进展迅速。

2. 体征　心尖搏动呈高动力型,左心室增大时向左下移位。心尖区第一心音减弱,可闻及全收缩期高调一贯性吹风样杂音,可向左腋下和左肩胛下区传导,可伴震颤。

3. 并发症　与二尖瓣狭窄相似,但感染性心内膜炎较二尖瓣狭窄时多见,而体循环栓塞比二尖瓣狭窄时少见。

【实验室及其他检查】

1. X线检查　慢性重度反流常见左心房、左心室增大,左心衰竭时可见肺淤血和间质性肺水肿征。

2. 心电图　主要为左心房增大,部分有左心室肥厚和非特异性 ST-T 改变,心房颤动常见。

3. 超声心动图　M 型和二维超声心动图不能确定二尖瓣关闭不全。脉冲多普勒超声和彩色多普勒血流显像可在二尖瓣左心房侧探及收缩期反流束,诊断二尖瓣关闭不全的敏感性几乎达 100%,且可半定量反流程度。二维超声可显示二尖瓣结构的形态特征,有助于明确病因。

4. 其他　放射性核素心室造影,可测定左心室收缩、舒张末容量以及休息、运动时的射血分数,以判断左心室收缩功能。左心室造影,造影剂注入左心室,收缩期造影剂反流入左心房的量,可半定量反流程度。

【诊断要点】

主要诊断依据为心尖区典型收缩期杂音伴 X 线或心动图示左心房、左心室增大,超声心动图检查有确诊价值。

【治疗要点】

内科治疗包括预防风湿活动和感染性心内膜炎,针对并发症治疗。外科治疗为恢复瓣膜关闭完整性的根本措施,包括瓣膜修补术和人工瓣膜置换术。

三、主动脉瓣关闭不全

【病因及病理】

由于主动脉瓣及(或)主动脉根部疾病所致。

1. 急性　主动脉瓣膜穿孔或瓣周脓肿、创伤、主动脉夹层和人工瓣膜撕裂。

2. 慢性　约 2/3 的主动脉瓣关闭不全(aortic incompetence)为风心病所致,由于瓣叶纤维化、增厚和缩短,影响舒张期瓣叶边缘对合。感染性心内膜炎的感染性赘生物妨碍主动脉瓣闭合而引起关闭不全。另外,先天畸形和主动脉瓣黏液样变化也可引起主动脉瓣关闭不全。

【临床表现】

1. 症状

(1)急性:轻者无症状,重者出现急性左心衰竭和低血压。

(2)慢性:多年可无症状,最先出现的症状为心悸、心前区不适、头部动脉搏动感等,晚期出现左心衰竭的表现。心绞痛较主动脉瓣狭窄少见。常有体位性头晕。

2.体征 心尖搏动向左下移位,呈心尖抬举样搏动。胸骨左缘第3、4肋间可闻及高调叹气样递减型杂音,舒张早期向心尖部传导。严重主动脉瓣关闭不全时,收缩压升高,舒张压降低,脉压增大。可出现周围血管征:随心脏搏动的点头征(De Musset征)、颈动脉搏动明显、水冲脉、股动脉枪击音(Traube征)、毛细血管搏动征等。

3.并发症 感染性心内膜炎、室性心律失常较常见,心脏性猝死少见。

【实验室及其他检查】

1.X线检查 左心室增大,升主动脉继发性扩张明显。

2.心电图 左心室肥厚及继发性ST-T改变。

3.超声心动图 M型超声示二尖瓣前叶或室间隔纤细扑动;二维超声可显示瓣膜和主动脉根部的形态改变;脉冲多普勒和彩色多普勒血流显像在主动脉瓣的心室侧可探及全舒张期反流束,为最敏感的确定主动脉瓣反流的方法,并可通过计算反流血量与搏出血量的比例,判断其严重程度。

4.放射性核素心室造影 可测定左心室收缩、舒张末容量和静息、运动时射血分数,判断左心室功能。

5.主动脉造影 当无创技术不能确定反流程度,并考虑外科治疗时,可行选择性主动脉造影,半定量反流程度。

【诊断要点】

根据胸骨左缘第3、4肋间典型舒张期杂音伴周围血管征可诊断为主动脉瓣关闭不全。超声心动图可助确诊。

【治疗要点】

1.内科治疗 包括预防感染性心内膜炎和风湿热复发。如有频发房性期前收缩,应予抗心律失常药物预防心房颤动,一旦出现应及时转复为窦性心律。心绞痛者可试用硝酸酯类药物。心力衰竭者宜限制钠盐摄入,可小心应用洋地黄和利尿剂。

2.外科治疗 严重主动脉瓣关闭不全的主要治疗方法是实行人工瓣膜置换术。

四、主动脉瓣狭窄

【病因及病理】

风湿性炎症导致主动脉瓣膜交界处粘连融合、瓣叶纤维化、僵硬、钙化和挛缩畸形,因而瓣口畸形。风湿性主动脉瓣狭窄(aortic stenosis)大多伴有关闭不全或二尖瓣病变。

【临床表现】

1.症状 出现较晚。呼吸困难、心绞痛和晕厥为典型的主动脉瓣狭窄常见的三联征。

(1)呼吸困难:劳力性呼吸困难为晚期肺淤血引起的常见首发症状,见于90%的有症状患者。进而可发生阵发性夜间呼吸困难、端坐呼吸和急性肺水肿。

(2)心绞痛:见于60%的有症状患者。常由运动诱发,休息后缓解。主要由心肌缺血所致。

(3)晕厥:见于1/3的有症状患者。多发生于直立、运动中或运动后即刻,少数在休息时发生,由于脑缺血引起。

(4)猝死:可见于少数病例。

2.体征 心尖搏动相对局限、持续有力。第一心音正常,第二心音常为单一性,严重狭窄者呈逆分裂。主动脉瓣第一听诊区可触及收缩期震颤,并可闻及粗糙而响亮的喷射性收缩期吹风样杂音,主要向颈动脉传导。

3.并发症

(1)心房颤动:约10%的患者可发生心房颤动,可致严重低血压、晕厥或肺水肿。主动脉瓣钙化侵及传导系统可致房室传导阻滞;左心室肥厚、心肌缺血可致室性心律失常;这两种情况均可导致晕厥,甚至猝死。

(2)心脏性猝死:仅见于1%～3%的患者。

(3)感染性心内膜炎:不常见。

【实验室及其他检查】

1.X线检查 心影正常或左心室轻度增大,左心房可能轻度增大,升主动脉根部常见狭窄后扩张。在侧位透视下可见主动脉瓣钙化。晚期可有肺淤血征象。

2.心电图 重度狭窄者有左心室肥厚伴 ST-T 继发性改变和左心房大。可有心律失常。

3.超声心动图 为明确诊断和判定狭窄程度的重要方法。M 型诊断本病不敏感和缺乏特异性。二维超声心动图探测主动脉瓣异常十分敏感,有助于显示瓣膜结构。多普勒超声可测出主动脉瓣口面积及跨瓣压差。

4.心导管检查 当超声心动图不能确定狭窄程度并考虑人工瓣膜置换时,应行心导管检查。可同步测定左心室与主动脉内压力并计算压差。

【诊断要点】

根据主动脉瓣区典型收缩期杂音伴震颤,较易诊断。确诊有赖于超声心动图。

【治疗要点】

1.内科治疗 参考主动脉瓣关闭不全

2.介入和外科治疗 包括经皮球囊主动脉瓣成形术、人工瓣膜置换术。

五、心脏瓣膜病患者的护理

【护理诊断/问题】

1.体温过高 与风湿活动或并发感染有关。

2.潜在并发症 充血性心力衰竭、栓塞等。

3.有感染的危险 与机体抵抗力下降有关。

4.焦虑 与担心疾病预后、工作、生活与前途有关。

【护理措施】

1.休息与活动 心功能代偿期,一般体力活动不限制,但要注意多休息,以降低氧耗量,减轻心脏负担。心功能失代偿期,卧床休息,限制活动量,协助生活护理,待病情好转,实验室检查正常后逐渐增加活动。左心房内有巨大附壁血栓者应绝对卧床休息,以防血栓脱落造成其他部位栓塞。病情允许时应鼓励并协助患者翻身、活动下肢或下床活动,防止下肢深静脉血栓形成。

2.饮食护理 给予高热量、高蛋白、高维生素易消化饮食。有心力衰竭时应限制钠盐摄入、少量多餐、多吃蔬菜、水果,保持大便通畅。

3.病情观察 监测患者的生命体征及伴随症状,注意患者的精神状态及意识变化。观察有无风湿活动的表现,如皮肤环形红斑、皮下结节、关节红肿及疼痛等。观察患者有无呼吸困难、乏力、食欲减退、尿少等心力衰竭的征象。密切观察有无栓塞的征象。一旦发生,立即报告医师并给予相应的处理。

4.对症护理　每 4 小时测量一次体温,超过 38.5℃给予物理降温并记录降温效果。根据病情给予间断或持续吸氧。关节炎时可局部热敷以减轻关节炎性水肿对神经末梢的压迫,改善血液循环,使疼痛减轻。

5.用药护理　遵医嘱给予抗生素及抗风湿药物治疗,观察其疗效和副作用等。注意药物不良反应如低血钾、洋地黄中毒等。

6.心理护理　加强与患者的沟通,耐心向患者解释病情,消除患者的焦虑紧张情绪,使其积极配合治疗。向患者和家属详细介绍治疗的方法和目的,缓解患者或家属因不了解介入或手术治疗的效果和顾虑费用而产生的压力。

【健康教育】

1.疾病知识指导　告诉患者及家属本病的病因和病程进展特点,鼓励患者树立信心。告诉患者坚持按医嘱用药的重要性,并定期门诊复查。有手术适应证者劝患者尽早择期手术,提高生活质量,以免失去最佳手术时机。

2.避免诱因　避免重体力劳动、剧烈运动或情绪激动。育龄妇女要根据心功能情况在医师指导下选择好妊娠与分娩时机,病情较重不能妊娠与分娩者,做好患者及其配偶的思想工作。

3.预防感染　日常生活中适当锻炼,加强营养,提高机体抵抗力。注意防寒保暖,避免感冒,避免与上呼吸道感染、咽炎患者接触,一旦发生感染应立即用药治疗。同时应尽可能改善居住环境中潮湿、阴暗等不良条件,保持室内空气通畅、温暖、干燥,阳光充足。行拔牙、内镜检查、导尿术、分娩、人工流产等手术操作要预防性使用抗生素。

第七节　心肌疾病患者的护理

案例分析

患者,女性,日常工作繁忙。3 周前曾患过感冒,很快康复。前几天,突感胸闷、心悸、乏力、头晕,去附近医院做检查。心电图提示有室性早搏,伴 T 波变化,X 线检查心影扩大,听诊心尖部第一心音减弱。血液检查,心肌肌酸激酶、血清肌钙蛋白(T 或 I)明显增高。

临床诊断:病毒性心肌炎

一、病毒性心肌炎患者的护理

病毒性心肌炎(viral myocarditis)是指嗜心肌性病毒感染引起的,以心肌非特异性间质性炎症为主要病变的心肌炎。病毒性心肌炎包括无症状的心肌局灶性炎症和心肌弥漫性炎症所致的重症心肌炎。

【病因与发病机制】

多种病毒都可引起心肌炎,其中以柯萨奇 A 和 B 组病毒、ECHO 病毒、脊髓灰质炎病毒等较常见。尤其是柯萨奇 B 组病毒,约占病毒性心肌炎病因的 30%～50%。此外,流感病毒、风疹病毒、单纯疱疹病毒、肝炎病毒及 HIV 病毒等也能引起心肌炎。

病毒性心肌炎主要为病毒的直接作用,包括急性病毒感染及持续病毒感染对心肌的损害;病毒介导的免疫损伤作用主要是 T 细胞免疫;以及多种细胞因子和一氧化氮介导的心肌损害和微血管损伤,这些变化均可损害心脏功能和结构。

【临床表现】

病毒性心肌炎临床表现各异,主要取决于病变的广泛程度和严重性,轻者可无明显症状,严重者可猝死。

1.前驱症状　约半数患者于发病前 1～3 周有病毒感染的前驱症状,如发热,全身倦怠感,即所谓"感冒"样症状或恶心、呕吐等消化道症状。

2.心脏受累症状　患者常出现心悸、胸闷、胸痛、呼吸困难、乏力等表现,严重者甚至出现阿-斯综合征、心力衰竭、心源性休克、猝死。

3.体征　可见与发热程度不平行的心动过速,各种心律失常,心尖区第一心音减弱,可出现第三心音或杂音。或有心脏扩大、下肢水肿、颈静脉怒张、肺部啰音、肝大等心力衰竭体征。

【实验室及其他检查】

1.血液检查　血沉加快、C 反应蛋白增高。急性期或心肌炎活动期心肌肌酸激酶(CK－MB)、血清肌钙蛋白(T 或 I)增高。

2.病原学检查　血清柯萨奇病毒 IgM 抗体滴度明显增高、外周血肠道病毒核酸阳性或肝炎病毒血清学检查阳性,心内膜心肌活检有助于病原学诊断。

3.心电图检查　常见 ST-T 改变和各型心律失常,特别是房室传导阻滞、室性心律失常等。

4.胸部 X 线检查　可见心影扩大或正常。

【诊断要点】

目前病毒性心肌炎的临床诊断主要依据病毒前驱感染史、心脏受累症状、心肌损伤表现及病原学检查结果等综合分析,同时排除风湿性心肌炎、中毒性心肌炎等其他疾病而做出诊断。但其确诊有赖于病毒抗原、病毒基因片段或病毒蛋白的检出。

【治疗要点】

1.一般治疗　急性期应卧床休息,补充富含维生素和蛋白质的食物。

2.对症治疗　频发室性期前收缩或有快速性心律失常者,可选用抗心律失常药物;完全性房室传导阻滞者,可考虑使用临时性心脏起搏器;心力衰竭者给予利尿剂和血管紧张素转换酶抑制剂等。目前不主张早期使用糖皮质激素,但对有房室传导阻滞、难治性心力衰竭、重症患者或考虑有自身免疫的情况下可慎用。

3.抗病毒治疗　近年来采用黄芪、牛磺酸、辅酶 Q_{10} 等中西医结合治疗,有抗病毒、调节免疫功能等作用;干扰素也具有抗病毒、调节免疫等作用,但价格昂贵。

【护理诊断/问题】

1.活动无耐力　与心肌受损、并发心律失常或心力衰竭有关。

2.潜在并发症　心力衰竭、心律失常。

3.体温过高　与心肌炎症有关。

4.焦虑　与担心疾病预后有关。

【护理措施】

1.休息与活动　急性期卧床休息可减轻心脏负荷,减少心肌耗氧,有利于心功能的恢复。

无并发症者,急性期应卧床休息 1 个月;重症病毒性心肌炎患者应卧床休息 3 个月以上,直至症状消失、血液学指标等恢复正常后方可逐渐增加活动量。保持环境安静,减少不必要的干扰。

2.饮食护理　指导患者进食高蛋白、高维生素、易消化的饮食,多吃新鲜蔬菜和水果,戒烟酒。

3.病情观察　急性期应行心电监护,密切观察生命体征及心电图变化,有无胸闷、呼吸困难、颈静脉怒张等表现。一旦发生,立即报告医师,同时准备好抢救仪器及药物。如发现频发室早、短阵室速、房室传导阻滞等及时报告医师,并遵医嘱给予抗心律失常药物或配合临时起搏、电复律等。

4.用药护理　病毒性心肌炎患者可发生心力衰竭,对于应用洋地黄的患者应特别注意其毒性反应,因为心肌炎时心肌细胞对洋地黄的耐受性差。

5.心理护理　向患者耐心解释卧床休息的必要性,解释病情和治疗方案,告诉患者不良情绪会加重心脏负荷,给予患者心理安慰,解除患者的焦虑、恐惧心理,减轻心理压力,主动配合治疗,早日康复。

【健康教育】

1.饮食指导　患者应进食高蛋白、高维生素、易消化饮食,尤其是补充富含维生素 C 的食物如新鲜蔬菜、水果,以促进心肌代谢与修复。戒烟酒及刺激性食物。

2.活动指导　急性病毒性心肌炎患者出院后需继续休息 3～6 个月,无并发症者可考虑恢复学习或轻体力工作,6 个月至 1 年内避免剧烈运动或重体力劳动、妊娠等。

3.自我保健及监测　注意防寒保暖,预防病毒性感冒。适当锻炼身体,增强机体抵抗力。教会患者及家属测脉率、节律,发现异常或有胸闷、心悸等不适及时就诊。

二、心肌病患者的护理

心肌病(cardiomyopathy)是指伴有心肌功能障碍的心肌疾病。1995 年世界卫生组织和国际心脏病学会工作组根据病理生理学将心肌病分为扩张型心肌病、肥厚型心肌病、限制型心肌病、致心律失常型右室心肌病、未分类心肌病、特异性心肌病六型。其中以扩张型心肌病的发病率最高,其次为肥厚型心肌病。据统计,在住院患者中,心肌病可占心血管病的 0.6%～4.3%,近年心肌病有增加趋势。在因心血管病死亡的尸体解剖中,心肌病占 0.11%。

扩张型心肌病

扩张型心肌病(dilated cardiomyopathy,DCM)主要特征是一侧或双侧心腔扩大,心肌收缩功能减退,伴或不伴有充血性心力衰竭。本病常伴有心律失常,病死率较高,男性多于女性(2.5：1),我国发病率为 13/10 万～84/10 万。

【病因】

病因迄今不明,除特发性、家庭遗传性外,近年来认为持续病毒感染是其重要原因,持续病毒感染对心肌组织的损伤,自身免疫包括细胞、自身抗体或细胞因子等介导的心肌损伤可导致或诱发扩张型心肌病。此外,围生期、酒精中毒、抗癌药物、心肌能量代谢紊乱和神经激素受体异常等多因素也可引起本病。

【临床表现】

起病缓慢,早期患者可有心脏轻度扩大而无明显症状。当患者有气急甚至端坐呼吸、肝大、水肿等心力衰竭的症状和体征时,才被诊断。常出现各种心律失常,部分患者可发生栓塞或猝死。主要体征为心脏扩大,常可闻及第三或第四心音,心率快时呈奔马律。

【实验室及其他检查】

1.胸部 X 线检查　可见心影明显增大,心胸比>50%,可见肺淤血征象。

2.心电图检查　可见多种心律失常如室性心律失常、心房颤动、房室传导阻滞等。此外尚有 ST-T 改变、低电压,少数可见病理性 Q 波。

3.超声心动图　心脏各腔均增大而以左心室扩大早而显著,室壁运动减弱,提示心肌收缩力下降。

4.其他　心导管检查和心血管造影、心内膜心肌活检、放射性核素检查等。

【诊断要点】

本病缺乏特异性诊断指标,临床上看到心脏增大、心律失常和充血性心力衰竭的患者时,如超声心动图证实有心脏扩大与心脏弥漫性搏动减弱,即应考虑有本病的可能,但应除外各种病因明确的器质性心脏病后方可确立诊断。

【治疗要点】

本病病因未明,尚无特异防治方法。目前治疗原则是针对心力衰竭和各类心律失常。一般是限制体力活动,低盐饮食,应用洋地黄和利尿剂,但本病较易发生洋地黄中毒,故应慎用。近年来发现,在心力衰竭时能使肾上腺素能神经过度兴奋,选用 β 受体阻滞剂从小剂量开始,视症状、体征调节用量,长期使用可使心肌内 β 受体密度上调而延缓病情进展。中药黄芪、生脉散和牛磺酸等有抗病毒,调节免疫改善心功能等作用,长期使用对改善症状及预后有辅助作用。

肥厚型心肌病

肥厚型心肌病(hypertrophic cardiomyopathy,HCM)是以心肌非对称性肥厚、左心室血液充盈受阻、舒张期顺应性下降为主要特征的心肌病。根据左心室流出道有无梗阻,又可分为梗阻性和非梗阻性肥厚型心肌病。本病常为青年猝死的原因。

【病因】

本病常有明显家族史(约占 1/3),目前认为是常染色体显性遗传疾病,肌节收缩蛋白基因突变是主要的致病因素。还有人认为儿茶酚胺代谢异常、高血压、高强度运动等均可作为本病发病的促进因子。

【临床表现】

部分患者可无自觉症状,因猝死或在体检时才被发现。许多患者有心悸、胸痛、劳力性呼吸困难,伴有流出道梗阻的患者由于左心室舒张期充盈不足,心排血量减低可在起立或运动时出现眩晕,甚至神志丧失等。

主要体征有心脏轻度增大,可听到第四心音;流出道有梗阻的患者可在胸骨左缘第 3～4 肋间听到较粗糙的喷射性收缩期杂音;凡能使心肌收缩力下降或使左心室容量增加的因素,如使用 β 受体阻滞剂、取下蹲位或举腿,均可使杂音减轻;相反,使心肌收缩力增加或使左心室容量减少得因素,如含服硝酸甘油片,可使杂音增强。

【实验室及其他检查】

1.胸部 X 线检查　心影增大多不明显,如有心衰则心影明显增大。

2.心电图　最常见的表现为左心室肥大,ST-T 改变,深而不宽的病理性 Q 波,室内传导阻滞和室性心律失常也常见。

3.超声心动图 临床上主要的诊断手段。可显示室间隔的非对称性肥厚,舒张期室间隔的厚度与左心室后壁厚度之比≥1.3,间隔运动低下。

4.心导管检查和心血管造影 对确诊有重要价值。

【诊断要点】

对临床或心电图表现类似冠心病的患者,如患者较年轻,诊断冠心病依据不充分又不能用其他心脏病来解释,则应想到本病的可能。结合心电图、超声心动图及心导管检查作出诊断。如有阳性家族史(猝死、心脏增大等)更有助于诊断。

【治疗要点】

目前主张应用β受体阻滞剂及钙通道阻滞剂治疗,以减慢心率、降低心肌收缩力,减轻流出道梗阻。常用药物有美托洛尔或维拉帕米、地尔硫䓬。对重症梗阻性肥厚型心肌病者可作无水乙醇化学消融术或植入 DDD 型起搏器,或外科手术切除肥厚的室间隔心肌。有些肥厚型心肌病患者随着病程进展,伴发左心室扩张和心力衰竭,对此应用扩张型心肌病伴心力衰竭时的治疗措施进行治疗。

心肌病患者的护理

【护理诊断/问题】

1.潜在并发症 心力衰竭、心律失常、栓塞、猝死。

2.疼痛:胸痛 与心肌肥厚耗氧量增加有关。

3.气体交换受损 与心力衰竭有关。

【护理措施】

1.休息与活动 心肌病患者应限制体力活动,可使心率减慢,减轻心脏负荷,增加心肌收缩力,改善心功能。有心衰症状者应绝对卧床休息。肥厚型心肌病患者体力活动后有晕厥和猝死的危险,故应避免持重、屏气及剧烈的活动等。有晕厥史者避免独自外出活动,以免发生意外。

2.饮食护理 给予高蛋白、高维生素的清淡饮食,以促进心肌代谢,增加机体抵抗力。应多食新鲜蔬菜与水果、少量多餐及增加粗纤维食物,防止便秘。心衰时低盐饮食,限制水分摄入。

3.病情观察 密切观察患者的生命体征,必要时进行心电监护。观察有无乏力、颈静脉怒张、肝脏肿大、水肿等心力衰竭的表现;及时发现心律失常的先兆,防止发生猝死。本病猝死机会多,应备好抢救用物和药品,以及电复律等急救措施。

4.对症护理 患者发作时,立即停止活动,卧床休息;安慰患者,解除紧张情绪;遵医嘱使用β受体阻滞剂或钙通道阻滞剂,注意有无心动过缓等不良反应;不宜用硝酸酯类药物;持续吸氧,氧流量 3~4L/min。

5.用药护理 遵医嘱用药,以控制心衰为主,同时给予改善心肌代谢药物,观察疗效及副作用,严格控制输液速度。扩张型心肌病用洋地黄因其耐受性差,故尤应警惕发生中毒。

6.心理护理 心肌病患者由于长期疾病的折磨会出现焦虑、抑郁、甚至绝望,不良的情绪会使交感神经兴奋,心肌耗氧增加,护理人员应多与患者交谈,安慰鼓励患者,加强心理支持。

【健康教育】

1.疾病知识指导 保证充足的休息与睡眠,症状轻者可参加轻体力工作,但要避免劳累。

防寒保暖,预防感冒和上呼吸道感染。合理营养,增强机体抵抗力。

2.用药与随访　坚持服用抗心力衰竭、纠正心律失常的药物,以提高存活年限。说明药物的名称、剂量、用法,教会患者及家属观察药物疗效及不良反应。嘱患者定期门诊随访,症状加重时立即就诊,防止病情进展、恶化。

第八节　感染性心内膜炎患者的护理

案例分析

患者,男性,15 岁,1 个月前患者在街头摊点"打耳洞",随后耳洞处出现红肿、疼痛,间断出现发热、乏力和食欲缺乏等症状,后自行好转。两天前在无诱因下出现眼睑及双下肢水肿,再次出现发热入院,测 T 38.3℃,BP 150/87 mmHg,血常规 WBC $26.2\times10^9/L$,Hb 95g/L,血沉增快。心脏超声证实患者主动脉瓣和二尖瓣存在多个赘生物形成,主动脉瓣上见长约 7mm 条带状回声漂浮,二尖瓣后叶腱索见约 6mm×7mm 团状强回声附着。

临床诊断:感染性心内膜炎

感染性心内膜炎(infective endocarditis,IE)为心脏内膜表面的微生物感染,伴赘生物形成。赘生物为大小不等、形态不一的血小板和纤维素团块,内含大量微生物和少量炎症细胞。瓣膜为最常受累部位,但感染也可发生在间隔缺损部位、腱索或心壁内膜。根据病程分为急性和亚急性。感染性心内膜炎又可分为自体瓣膜、人工瓣膜和静脉药瘾者的心内膜炎。

一、自体瓣膜心内膜炎

【病因与发病机制】

（一）病因

链球菌和葡萄球菌分别占自体瓣膜心内膜炎病原微生物的 65% 和 25%。急性者主要由金黄色葡萄球菌引起,少数为肺炎球菌、淋球菌、A 族链球菌和流感杆菌等所致。亚急性者以草绿色链球菌最常见,其次为 D 族链球菌、表皮葡萄球菌、其他细菌较少见。真菌、立克次体和衣原体为自体瓣膜心内膜炎的少见致病微生物。

（二）发病机制

1.亚急性　至少占 2/3 的病例,发病与以下因素有关。

(1)血流动力学因素:亚急性者主要发生于器质性心脏病,首先为心脏瓣膜病,尤其是二尖瓣和主动脉瓣;其次为先天性心血管病,如室间隔缺损、动脉导管未闭、法洛四联症和主动脉缩窄。赘生物常位于血流从高压腔经病变瓣口或先天缺损至低压腔产生高速射流和湍流的下游,可能与这些部位的压力下降和内膜灌注减少,有利于微生物沉积和生长有关。高速射流冲击心脏或大血管内膜处致局部损伤易于感染。

(2)非细菌性血栓性心内膜炎病变:实验研究证明,当心内膜的内皮受损暴露其下结缔组织的胶原纤维时,血小板在该处聚集,形成血小板微血栓和纤维蛋白沉着,成为结节样无菌性赘生物,称非细菌性血栓性心内膜病变,是细菌定居瓣膜表面的重要因素。

(3)短暂性菌血症:各种感染或细菌寄居的皮肤黏膜的创伤(如手术、器械操作等)常导致暂时性菌血症,循环中的细菌若定居在无菌性赘生物上,感染性心内膜炎即可发生。

(4)细菌感染无菌赘生物:此取决于:①发生菌血症的频度和循环中细菌的数量。②细菌黏附于无菌性赘生物的能力。草绿色链球菌从口腔进入血液的机会频繁,黏附性强,因而成为亚急性感染性心内膜炎的最常见致病菌,而大肠埃希杆菌的黏附性差,虽然其菌血症常见,但极少致心内膜炎。

细菌定居后,迅速繁殖,促使血小板进一步聚集和纤维蛋白沉积,感染性赘生物增大。厚的纤维蛋白层覆盖在赘生物外,防止吞噬细胞进入,为其内细菌生存繁殖提供良好的庇护所。

2.急性 发病机制尚不清楚,主要累及正常心瓣膜。病原菌来自皮肤、肌肉、骨骼或肺等部位的活动性感染灶。循环中细菌量大,细菌毒力强,具有高度侵袭性和黏附于内膜的能力。主动脉瓣常受累。

【临床表现】

1.发热 是最常见的症状,除有些老年或心、肾衰竭重症患者外,几乎均有发热。亚急性者起病隐匿,可有全身不适、乏力、食欲缺乏和体重减轻等非特异性症状。可有弛张性低热,一般不超过 39℃,午后和晚上高热。头痛,背痛和肌肉关节痛常见。急性者出现高热寒战,突发心力衰竭者较为常见。

2.心脏杂音 80%～85%的患者可闻及心脏杂音,可由基础心脏病和(或)心内膜炎导致瓣膜损害所致。急性者要比亚急性者更易出现杂音强度和性质的变化,或出现新的杂音。

3.周围体征 多为非特异性,近年已不多见。包括:①瘀点:可出现于任何部位,以锁骨以上皮肤、口腔黏膜和睑结膜常见;②指或趾甲下出血;③Osler 结节:为指或趾垫出现的豌豆大的红或紫色痛性结节;④Roth 斑:为视网膜的卵圆形出血斑,中心呈白色;⑤Janeway 损害:是位于手掌或足底直径 1～4mm 无压痛性出血红斑。

4.动脉栓塞 赘生物引起动脉栓塞占 20%～40%。栓塞可发生在机体的任何部位。脑、心脏、脾、肾、肠系膜和四肢为临床所见的体循环动脉栓塞部位。

5.其他 贫血,较常见。15%～50%病程超过 6 周的患者可有脾大。部分患者可见杵状指(趾)。

6.并发症 心力衰竭为最常见并发症;细菌性动脉瘤约占 3%～5%;迁移性脓肿多见于急性患者;约 1/3 患者有神经系统受累的表现,表现为脑栓塞、脑细菌性动脉瘤、脑出血、中毒性脑病等;大多数患者有肾脏损害,包括:肾动脉栓塞和肾梗死、肾小球肾炎和肾脓肿。

【实验室及其他检查】

1.常规检查

(1)尿液:可见镜下血尿和轻度蛋白尿。肉眼血尿提示肾梗死。红细胞管型和大量蛋白尿提示弥漫性肾小球性肾炎。

(2)血液:正常色素型正常细胞性贫血常见,白细胞计数正常或轻度升高,红细胞沉降率均升高。

2.血培养 是诊断感染性心内膜炎最重要的方法,药物敏感试验可为治疗提供依据。近期未接受过抗生素治疗的患者阳性率可高达 95%以上。

3.免疫学检查 25%的患者有高丙种球蛋白血症,80%的患者出现循环中免疫复合物。病程 6 周以上的亚急性患者中 50%类风湿因子试验阳性。

4.超声心动图检查 经胸超声检查可检出 50%～75%的赘生物。经食管超声可检出<

5mm 的赘生物,敏感性高达 95％以上。超声心动图未发现赘生物时,必须密切结合临床。

【诊断要点】

阳性血培养对本病诊断有重要价值。根据临床表现、实验室及超声心动图检查制定了感染性心内膜炎的 Duke 诊断标准,凡符合 2 项主要诊断标准,或 1 项主要诊断标准和 3 项次要诊断标准,或 5 项次要诊断标准可确诊。主要诊断标准:①2 次血培养阳性,而且病原菌完全一致,为典型的感染性心内膜炎致病菌;②超声心动图发现赘生物,或新的瓣膜关闭不全。次要标准:①基础心脏病或静脉滥用药物使;②发热,体温≥38℃;③血管征象:栓塞、细菌性动脉瘤、颅内出血、结膜瘀点以及 Janeway 损害;④免疫反应:肾小球肾炎、Osler 结节、Roth 斑及类风湿因子阳性;⑤血培养阳性,但不符合主要诊断标准;⑥超声心动图发现符合感染性心内膜炎,但不符合主要诊断标准。

【治疗要点】

1.抗微生物药物治疗 为最重要的治疗措施。

(1)用药原则为:①早期应用,在连续 3～5 次血培养后即可开始治疗;②充分用药,大剂量、长疗程应用杀菌性抗微生物药物;③静脉用药为主,保持高而稳定的血药浓度;④病原微生物不明时,急性者选用针对金黄色葡萄球菌、链球菌和革兰阴性杆菌均有效的广谱抗生素,亚急性者选择针对大多数链球菌的抗生素;⑤已知致病微生物时,应根据药物敏感试验结果选择抗生素。

(2)经验治疗方法:在病原菌尚未培养出时,急性者采用奈夫西林加氨苄西林静脉注射或点滴;亚急性者按常见致病菌链球菌的用药方案,以青霉素(静脉点滴)为主或加庆大霉素(静脉注射)。

(3)已知致病微生物的治疗

①对青霉素敏感的细菌:首选青霉素 1 200 万～1 800 万 U/d,每 4 小时 1 次静脉点滴;青霉素联合庆大霉素静脉或肌内注射;青霉素过敏时可选择头孢曲松。所以患者至少用药 4 周。

②对青霉素耐药的链球菌和肠球菌:青霉素加庆大霉素静脉点滴,疗程 4～6 周。

2.手术治疗 一般情况下,感染性心内膜炎应先行内科治疗。某些严重的心内并发症或抗生素治疗无效的应考虑手术治疗。

二、人工瓣膜和静脉药瘾者心内膜炎

1.人工瓣膜心内膜炎 发生于人工瓣膜置换术后 60 日以内者为早期人工瓣膜心内膜炎,60 日以后发生者为晚期人工瓣膜心内膜炎。早期者,致病菌约 1/2 为葡萄球菌。晚期者以链球菌最常见。除赘生物形成外,常致人工瓣膜部分破裂、瓣周漏及瓣环周围组织和心肌脓肿。最常累及主动脉瓣。

2.静脉药瘾者心内膜炎 多见于年轻男性。致病菌最常来源于皮肤,药物污染所致者少见。主要致病菌为金黄色葡萄球菌,其次为链球菌、革兰阴性杆菌和真菌。大多累及正常瓣膜,三尖瓣受累占 50％以上,其次为主动脉瓣和二尖瓣。急性发病者多见,常伴有迁移性感染灶。

三、感染性心内膜炎患者的护理

【护理诊断/问题】

1.体温过高 与感染有关。

2.潜在并发症　栓塞。

3.营养失调:低于机体需要量　与感染所致的机体代谢率增高和食欲下降有关。

【护理措施】

1.休息与活动　急性感染性心内膜炎患者应卧床休息,限制活动,保持环境安静,减少探视。亚急性者可适当活动,但应避免剧烈运动及情绪激动。

2.饮食护理　给予高热量、高蛋白、高维生素、低胆固醇、易消化的半流质或软食,补充营养和水分。有心力衰竭者,适当限制钠盐的摄入。注意变换饮食口味,做好口腔护理,以增进食欲。

3.病情观察　观察患者的体温,每4~6小时测量体温一次,以便了解患者病情进展及治疗效果;观察患者的皮肤黏膜有无皮肤瘀点、指或趾甲下出血、Osler 结节等。

4.对症护理　患者发热护理时,应卧床休息,给予物理降温如冰袋或温水擦浴等,准确记录体温变化。及时擦干汗液和更换衣被,增进患者的舒适感。

5.用药护理　遵医嘱给予抗生素治疗,观察用药效果、可能产生的不良反应,并及时报告医生。坚持大剂量全疗程长时间的抗生素治疗,以确保维持有效的血药浓度。注意保护静脉,可使用静脉留置针,避免多次穿刺而增加患者的痛苦。

6.心理护理　由于发热、感染不易控制、疗程长,甚至出现并发症,患者常出现情绪低落、恐惧心理,应加强与患者沟通,安慰鼓励患者,给予心理支持,使其积极配合治疗。

【健康教育】

1.疾病知识指导　向患者和家属讲解本病的病因与发病机制、致病菌侵入途径、坚持足够剂量和足够疗程抗生素治疗的重要性。在施行侵入性诊治或其他外科手术治疗前,应预防性使用抗生素。

2.生活指导　嘱患者注意防寒保暖,避免感冒,加强营养,增强机体抵抗力,合理安排休息。保持口腔和皮肤的清洁性,减少病原体入侵的机会。

3.病情自我监测指导　教会患者自我监测体温变化,定期门诊随访。

第九节　心包炎患者的护理

案例分析

患者,男性,37 岁,因胸痛 3 天入院。既往有吸烟史。胸痛以夜间明显,与呼吸运动有关,常因咳嗽、吞咽动作而加重,每次持续约 10 余分钟,呈隐痛。入院前一天夜间出现持续性心前区闷痛,休息后无缓解,于次日凌晨到我院就诊,血常规示 WBC 25.2×10^9/L,并出现血沉增快。心脏听诊可闻及明显的心包摩擦音。心电图示 ST 段抬高呈弓背向下型。

临床诊断:急性心包炎

心包疾病除原发感染性心包炎症外,尚有肿瘤、代谢性疾病、自身免疫性疾病、尿毒症等所致非感染性心包炎。按病程进展,可分为急性心包炎、慢性心包积液、粘连性心包炎、亚急性渗出性缩窄性心包炎、慢性缩窄性心包炎等。临床上以急性心包炎和慢性缩窄性心包炎为最常见。

一、急性心包炎

急性心包炎(acute pericarditis)为心包脏层和壁层的急性炎症,可有细菌、病毒、自身免疫、物理和化学等因素引起。心包炎常是某种疾病表现的一部分或为其并发症,因此常被原发疾病所掩盖,但也可单独存在。

【病因与发病机制】

1. 病因　急性心包炎过去常见的病因是风湿热、结核及细菌性感染。近年来,病毒感染、肿瘤、尿毒症性和心肌梗死性心包炎发病率明显增多。

(1)感染性:细菌、病毒、真菌、寄生虫、立克次体等感染引起。

(2)非感染性:常见的有急性非特异性心包炎、肿瘤性、自身免疫性(如风湿热、系统性红斑狼疮、类风湿关节炎等)、代谢性疾病(尿毒症、痛风)、外伤等物理因素及急性心肌梗死等邻近器官疾病。

2. 发病机制　心包腔是心包脏层和壁层之间的间隙,正常腔内约有 50ml 左右的浆液,以润滑心脏,减少搏动时的摩擦。急性炎症反应时,心包脏层和壁层出现纤维蛋白、白细胞和少量内皮细胞组成的炎性渗出,此时尚无明显液体积聚,为纤维蛋白性心包炎。随着病程发展,心包腔渗出液增多,则转变成渗出性心包炎,常为浆液纤维蛋白性,液体量由 100ml 至 2 000~3 000ml 不等,可呈血性或脓性。当渗出液短时间内大量增多时,心包腔内压力迅速上升,导致心室舒张期充盈受限,并使外周静脉压升高,最终导致心排血量降低,血压下降,出现急性心脏压塞的临床表现。

【临床表现】

1. 症状

(1)心前区疼痛:为主要症状,多见于急性非特异性心包炎和感染性心包炎,缓慢进展的结核性或肿瘤性心包炎疼痛可能不明显。疼痛可位于心前区,性质呈尖锐性,与呼吸运动有关,常因咳嗽、深呼吸或变换体位而加重。疼痛也可为压榨样,位于胸骨后。

(2)呼吸困难:是心包积液时最突出的症状,可能与肺、支气管受压或肺淤血有关。严重时可有端坐呼吸、身体前倾、呼吸浅慢、面色苍白、发绀等。

(3)其他:因压迫气管、食管而产生干咳、声音嘶哑、吞咽困难等。此外可有发热、出汗、乏力、烦躁等。

2. 体征

(1)纤维蛋白性心包炎:典型体征为心包摩擦音,因炎症而变得粗糙的壁层和脏层在心脏活动时相互摩擦而产生。在胸骨左缘第 3~4 肋间最清楚。部分患者可有心包摩擦音。

(2)渗出性心包炎:体征为心尖搏动减弱或消失,心浊音界向两侧扩大,心率快,心音低而遥远。大量心包积液可使收缩压下降,而舒张压变化不大,故脉压减少;可累及静脉回流,出现颈静脉怒张、肝大、水肿及腹水等。

(3)急性心脏压塞:表现为急性循环衰竭、休克等。如积液聚集较慢出现亚急性或慢性心脏压塞,表现为体循环静脉淤血、奇脉等。

【实验室及其他检查】

1. 血液检查　感染性者常有外周血白细胞计数增多及红细胞沉降率增快等炎症反应。

2. X 线检查　当心包内积液量超过 300ml 时,可见心脏阴影普遍性向两侧增大,呈烧瓶样,心脏搏动减弱或消失。

3.心电图 常规导联(除 aVR 外)皆呈弓背向下型 ST 段抬高、T 波低平或倒置。渗液性心包炎时可有 QRS 波群低电压,无病理性 Q 波。

4.超声心动图 对诊断简单易行,迅速可靠,可见明显的液性暗区。

5.心包穿刺 主要适用于心脏压塞和未能明确病因的渗出性心包炎。

6.心包镜及心包活检 有助于明确病因。

【诊断要点】

一般根据临床表现、X 线检查、心电图、超声心动图可作出心包炎的诊断,再结合心包穿刺、心包活检等作出病因诊断。

【治疗要点】

1.病因治疗 针对病因,应用抗生素、抗结核药物、化疗药物等治疗。

2.对症治疗 呼吸困难者给予半卧位、吸氧;疼痛者应用镇痛剂。

3.手术治疗 行心包穿刺可解除心脏压塞和减轻大量渗液引起的压迫症状,必要时可经穿刺向心包腔内注入抗菌药物或化疗药物等;也可行心包切开引流及心包切除术等。

二、缩窄性心包炎

缩窄性心包炎(constrictive pericarditis)是指心脏被致密厚实的纤维化或钙化心包所包围,使心脏舒张期充盈受限而产生的一系列循环功能障碍的病症。

【病因与发病机制】

缩窄性心包炎继发于急性心包炎,在我国仍以结核性心包炎最常见,其次见于化脓性心包炎、外伤性心包炎,少数为非特异性心包炎、肿瘤性心包炎等。急性心包炎后,随着渗出液逐渐吸收可有纤维组织增生,心包增厚粘连、钙化,最终形成坚厚的瘢痕,使心包失去伸缩性,致使心室舒张期充盈受限而产生血液循环障碍。

【临床表现】

起病缓慢,心包缩窄多见于急性心包炎后 1 年内形成,少数可长达数年,常见症状为呼吸困难、疲乏、食欲缺乏、上腹胀满或疼痛;呼吸困难为劳力性,主要与心搏量降低有关。体征有颈静脉怒张、肝大、腹水、下肢水肿等,心浊音界正常或稍增大,心尖搏动减弱或消失,心音低远,心率快,可触及奇脉。约有半数患者可在胸骨左缘第 3、4 肋间听到心包叩击音。

【实验室及其他检查】

1.X 线检查 可示心脏阴影偏小、正常或轻度增大。

2.心电图 QRS 波群低电压,T 波低平或倒置。

3.超声心动图 可见心包增厚、室壁活动减弱、室间隔矛盾运动等。

4.心导管检查 血流动力学可有相应改变。

【诊断要点】

根据临床表现及实验室检查可明确诊断。

【治疗要点】

早期实施心包切除术。通常在心包感染被控制,结核活动已静止即应手术,并在术后继续用药 1 年。

三、心包炎患者的护理

【护理诊断/问题】

1.气体交换受损 与肺淤血、肺或支气管受压有关。

2.疼痛:胸痛 与心包炎症有关。

3.体温过高 与心包炎症有关。

4.活动无耐力 与心排血量减少有关。

【护理措施】

1.休息与活动 保持环境安静,限制探视。根据病情帮助患者采取半卧位或前倾坐位,减轻呼吸困难,提供床上小桌依靠,并保持舒适。疼痛时卧床休息,减少活动,并保持情绪平稳。

2.饮食护理 给予高热量、高蛋白、高维生素、易消化的半流质或软食,保证合理营养,适当限制钠盐摄入。

3.病情观察 观察患者的意识、生命体征、胸痛的性质及部位、呼吸困难的程度,有无心包摩擦音和心脏压塞的表现。吸氧者根据缺氧程度调节氧流量,并观察用氧效果。

4.用药护理 遵医嘱给予解热镇痛药,注意有无胃肠道反应、出血等副作用。若疼痛加重,可应用吗啡类药物。遵医嘱给予糖皮质激素、抗菌、抗结核、抗肿瘤等药物治疗并注意观察药物的疗效及副作用。

【健康教育】

1.疾病知识指导 嘱患者注意休息,避免剧烈运动,加强营养,增强机体抵抗力。注意防寒保暖,防止呼吸道感染。

2.用药与治疗指导 告诉患者药物的名称、剂量、作用和副作用,以及坚持足疗程药物治疗的重要性,勿擅自增减或停药,防止复发。注意药物不良反应,定期随访。对缩窄性心包炎的患者应讲明行心包切除术的重要性,解除其思想顾虑,尽早接受手术治疗。

第十节 循环系统疾病常用诊疗技术及护理

一、心脏电复律

心脏电复律是在短时间内向心脏通以高压强电流,使心肌瞬间同时除极,消除异位性快速心律失常,使之转复为窦性心律的方法。最早用于消除心室颤动,故亦称为心脏电除颤。

【适应证】

1.心室颤动和扑动是电复律的绝对指证。

2.心室颤动和扑动伴血流动力学障碍者。

3.药物及其他方法治疗无效或有严重血流动力学障碍的阵发性室上性心动过速、室性心动过速、预激综合征伴快速心律失常者。

【禁忌证】

1.伴高度或完全性房室传导阻滞的心房颤动或扑动。

2.病史多年,心脏明显增大及心房内有新鲜血栓形成或近3个月有栓塞史。

3.伴病态窦房结综合征的异位性快速心律失常。

4.有洋地黄中毒、低钾血症时,暂不宜电复律。

【操作前准备】

1.向患者介绍电复律的目的和必要性、操作过程、可能出现的不适及并发症,以取得患者的合作。

2.遵医嘱进行行术前的血电解质等各项检查。

3.遵医嘱停用洋地黄类药物 24～48 小时,给予改善心功能、纠正低血钾和酸中毒的药物。有心房颤动的患者术前应进行抗凝治疗。

4.复律前 1～2 天口服奎尼丁,预防转复后复发,服药前做心电图检查。

5.复律术前当天晨禁食,排空膀胱。

6.准备好相应的物品,备齐所需的抢救设备与药品。

【操作过程】

1.患者平卧于绝缘的硬板床上,松开衣领,建立静脉通路并吸氧。

2.清洁电击处的皮肤,连接好心电导联线。连接除颤器的电源,打开开关。

3.遵医嘱用地西泮 0.3～0.5mg/kg 缓慢静注,至患者睫毛反射开始消失的深度。麻醉过程中严密观察呼吸。

4.充分暴露患者前胸,将涂满导电糊的两个电极板分别置于胸骨右缘第 2～3 肋间和心尖部,按充电钮充电到所需功率,两电极板同时放电,通过心电示波器观察患者的心律是否转为窦性。根据情况决定是否需要再次电复律。

【操作后护理】

1.患者需卧床休息 24 小时,清醒后 2 小时内避免进食,以免恶心、呕吐。

2.持续心电监护 24 小时,注意心律、心率变化。

3.密切观察病情变化,如神志、瞳孔、呼吸、血压、皮肤及肢体活动情况等。

4.遵医嘱继续服用洋地黄、奎尼丁或其他抗心律失常药物以维持窦性心律。

5.及时发现有无因电击而导致的各种心律失常及栓塞等并发症,并协助医生给予处理。

二、人工心脏起搏

心脏起搏技术是心律失常介入治疗的重要方法之一。心脏起搏器是一种医用电子仪器,它通过发放一定形式的电脉冲,刺激心脏,使之激动和收缩,即模拟正常心脏的冲动形成和传导,以治疗由于某些心律失常所致的心脏功能障碍。起搏治疗的主要目的就是通过不同的起搏方式纠正心率和心律的异常,提高患者的生存质量,减少病死率。

【起搏器种类与方法】

1.起搏器类型 临床工作中常根据电极导线植入的部位分为:单腔起搏器;双腔起搏器;三腔起搏器。

2.起搏器应用的方式

(1)临时心脏起搏:采用体外携带式起搏器。

(2)植入式心脏起搏:起搏器一般埋植在患者胸部(偶尔植入其他部位)的皮下组织内。

【适应证】

1.植入式心脏起搏

(1)伴有临床症状的任何水平的完全或高度房室传导阻滞。

（2）伴有症状的束支-分支水平阻滞，间歇性第二度Ⅱ型房室传导阻滞。

（3）病态窦房结综合征或房室传导阻滞，有明显临床症状或虽无症状，但逸搏心律＜40 次/分或心脏停搏时间＞3 秒。

（4）有窦房结功能障碍或房室传导阻滞的患者，必须采用具有减慢心率作用的药物治疗时，应该植入起搏器。

（5）反复发生的颈动脉窦性晕厥和血管迷走性晕厥，以心脏反应为主者。

（6）药物治疗效果不满意的顽固性心力衰竭。

2.临时心脏起搏　适用于急需起搏、房室传导阻滞有可能恢复；超速抑制治疗异位快速心律失常或需"保护性"应用的患者。

【手术前准备】

1.心理护理　向患者及家属介绍手术的必要性和安全性，手术的过程、方法和注意事项，以解除思想顾虑和精神紧张。必要时手术前应用地西泮，保证充足的睡眠。

2.辅助检查　指导患者完成必要的检查，如血、尿常规、血型、出凝血时间、心电图等。

3.皮肤准备　手术部位常规备皮。通常经股静脉临时起搏，备皮范围是会阴部及双侧腹股沟；植入式起搏备皮范围是左上胸部，包括颈部和腋下。

4.用药准备　遵医嘱做青霉素皮试，术前 2 小时内应用抗生素。

5.其他　术前应用抗凝剂者需停用至凝血酶原时间恢复在正常范围内。

【手术过程】

1.植入式心脏起搏　适用于所有需长期起搏的患者。单腔起搏：将电极导线从头静脉、锁骨下静脉或颈内静脉跨越三尖瓣送入右心室内嵌入肌小梁中，脉冲发生器多埋藏在胸壁胸大肌前皮下组织中。双腔起搏：一般将心房起搏电极导线顶端置于右心房，心室起搏电极置于右心室。三腔起搏时如行双房起搏则左房电极放置在冠状窦内，如行心脏再同步治疗（双心室）时，左室电极经过冠状窦放置在左室侧壁。

2.临时心脏起搏　采用电极导线经外周静脉（常用股静脉或锁骨下静脉）送至右心室，电极接触到心内膜，起搏器置于体外。放置时间不能太久，一般不能超过 1 个月，以免发生感染。

【手术后护理】

1.休息与活动　术后将患者平移至床上，嘱患者保持平卧位或略向左侧卧位 1～3 天，如患者平卧极度不适，可提高床头 30°～60°。术侧肢体不宜过度活动，勿用力咳嗽，以防电极脱位，如出现咳嗽症状，尽早应用镇咳药。安置临时起搏器患者需绝对卧床，术侧肢体避免屈曲或活动过度。卧床期间做好生活护理。术后第 1 次活动应动作缓慢，防止跌倒。

2.病情监测　遵医嘱给患者持续心电监护 24 小时，监测起搏和感知功能。观察有无腹壁肌肉抽动、心脏穿孔等表现；监测脉搏、心率、心律、心电变化及患者自觉症状，及时发现有无电极导线移位或起搏器起搏感知障碍，立即报告医生并协助处理。出院前常规拍摄胸片。

3.伤口护理　伤口局部以沙袋加压 6 小时，且每间隔 2 小时解除压迫 5 分钟。定期更换敷料，一般术后 7 天拆线，临时起搏器应每天换药 1 次。观察起搏器囊袋有无出血或血肿，观察伤口有无渗血、红、肿、等情况，有异常及时通知医生。

三、心包穿刺术

心包穿刺术（thoracentesis）是经皮肤将穿刺针穿入心包腔，用于抽取心包腔内积液、积血,或心包腔内给药,从而诊断和治疗心包疾病的临床操作技术。

【适应证】

1.引流心包腔内积液,降低心包腔内压,是急性心包压塞的急救措施。

2.通过穿刺抽取心包积液,作生化测定,涂片寻找细菌和病理细胞、作结核杆菌或其他细菌培养,以鉴别诊断各种性质的心包疾病。

3.通过心包穿刺,注射抗生素等药物,进行治疗。

【禁忌证】

1.出血性疾病、严重血小板减少症及正在接受抗凝治疗者为相对禁忌证。

2.拟穿刺部位有感染者或合并菌血症或败血症者。

3.不能很好配合手术操作的患者。

【操作前准备】

心包穿刺有一定危险性,应由有经验医师操作或指导,并在心电监护下进行穿刺。

1.心理准备　向患者及家属说明手术目的及方法,解除紧张情绪,并嘱其在穿刺过程中切勿咳嗽或深呼吸,必要时术前用少量镇静剂。

2.完善检查　术前行超声心动图检查以确定积液量与穿刺部位。

3.操作前建立静脉通路,备齐所需的抢救设备与药品。

【操作过程】

1.穿刺定位　患者一般取坐位或半卧位,暴露前胸、上腹部。仔细叩出心浊音界,选好穿刺点。目前,多在穿刺术前采用心脏超声定位,决定穿刺点、进针方向和进针的深度。通常采用的穿刺点为剑突与左肋弓缘夹角处进针或心尖部穿刺点,采用后者进针时,根据横膈位置高低,一般在左侧第5肋间或第6肋间浊音界内2cm左右的部位进针,沿肋骨上缘向背部并稍向正中线进入心包腔。

2.局部麻醉　常规消毒局部皮肤,术者及助手戴无菌手套,铺无菌洞巾,在穿刺点自皮肤至心包壁层以2%利多卡因做局部麻醉。

3.术中配合　术者持穿刺针穿刺,助手以血管钳夹持与其连接之导液橡皮管。在心尖部进针时,应使针自下而上,向脊柱方向缓慢刺入;剑突下进针时,应使针体与腹壁成30°～40°,向上、向后并稍向左刺入心包腔后下部。待针尖抵抗感突然消失时,示针已穿过心包壁层,同时感到心脏搏动,此时应稍退针少许,以免划伤心脏。助手立即用血管钳夹住针体固定其深度,术者将注射器接于橡皮管上,然后放松橡皮管上止血钳。缓慢抽吸,记录液体量,留标本送检。抽液过程中注意随时夹闭胶管,防止空气进入心包腔;第一次抽液量不宜超过100～200ml,若抽出鲜血,立即停止抽吸,密切观察有无心脏压塞症状出现。准备好抢救器材和药品;注意观察患者的反应,如有异常,应及时通知医师。

【操作后护理】

术毕夹闭橡皮管拔出针后,盖消毒纱布、压迫数分钟,用胶布固定。心包引流者需做好引流管护理。

四、心导管检查术

心导管检查是通过心导管插管术进行心脏各腔室、瓣膜与血管的构造及功能的检查,包括右心导管检查与选择性右心造影、左心导管检查与选择性左心造影,其目的是明确诊断心脏和大血管病变的部位和性质、病变是否引起了血流动力学改变及其程度,为采用介入性治疗或外科手术提供依据。

【适应证】

1.先天性心脏病,特别是有心内分流的先心病诊断。

2.需作血流动力学检测者,从静脉置入漂浮导管至右心及肺静脉。

3.心内电生理检查。

4.室壁瘤需了解瘤体大小与位置以决定手术指征。

5.静脉及肺动脉造影。

6.选择性冠状动脉造影术。

7.心肌活检术。

【禁忌证】

1.感染性疾病,如感染性心内膜炎、败血症、肺部感染等。

2.严重出血性疾病。

3.严重心律失常及严重的高血压未加控制者。

4.电解质紊乱,洋地黄中毒。

5.外周静脉血栓性静脉炎者。

6.严重肝肾损害者。

【操作前准备】

1.完善检查　指导并协助患者完成必要的实验室检查如凝血时间、肝肾功能、胸片、超声心动图等。

2.心理准备　术前向患者及家属介绍心导管检查的目的、方法及手术的安全性,以解除患者的思想顾虑和精神紧张,必要时手术前夜口服地西泮5mg,保证充足睡眠。

3.皮肤准备　会阴部及两侧腹股沟进行常规备皮。

4.用药准备　遵医嘱进行青霉素皮试和造影剂碘过敏实验。

5.动脉观察　穿刺动脉者应检查两侧足背动脉搏动情况并标记,以便与术中、术后对照观察。

6.配合训练　在医护人员指导下,进行必要的术前配合训练,如吸气和屏气、咳嗽训练和床上排尿训练等。

【操作过程】

一般采用Seldingers经皮穿刺法,局麻后自股静脉、上肢贵要静脉或锁骨下静脉(右心导管术)或股动脉、肱动脉(左心导管术)插入导管到达相应部位。整个检查均在X线透视下进行,并作连续的心电和压力监测。动脉穿刺成功后应注入肝素3 000U,随后操作每延长1小时追加肝素1 000U。

【操作后护理】

1.卧床休息,穿刺侧肢体制动10～12小时,卧床期间做好生活护理。静脉穿刺者局部沙袋压迫4～6小时;动脉穿刺者压迫止血后进行加压包扎,以1kg沙袋加压伤口6小时。并观察动、静脉穿刺点有无出血与血肿,如有异常立即通知医生。检查足背动脉搏动情况,比较两侧肢端的颜色、温度、感觉与运动功能情况。

2.监测患者的一般状态及生命体征。观察术后并发症,如心律失常、空气栓塞、出血、感染等,如发现异常,立即通知医生,采取相应的治疗措施。

3.常规使用抗生素,预防感染。

五、心导管射频消融术

心导管射频消融术是治疗心律失常的一种导管治疗技术。射频电能是一种低电压高频(30kHz～1.5MHz)电能。射频消融仪通过导管头端的电极释放射频电能,在导管头端与局部的心肌内膜之间电能转化为热能,达到一定温度(46～90℃)后,使特定的局部心肌细胞脱水、变形、坏死,自律性和传导性能均发生改变,从而使心律失常得以根治。

【适应证】

1.预激综合征合并阵发性心房颤动和快速心室率。

2.房室折返性心动过速、房室结折返性心动过速、房速和无器质性心脏病证据的室性期前收缩和室性心动过速呈反复发作性,或合并有心动过速心肌病,或者血流动力学不稳定者。

3.发作频繁和(或)症状重、药物治疗不能满意控制的心肌梗死后室速。

4.顽固性心房扑动。近年来特发性心房颤动也逐渐成为适应证。

5.不适当窦速合并心动过速心肌病。

【禁忌证】

同心导管检查术。

【操作前准备】

基本同心导管检查术,另外,应注意以下几点:

1.术前停用抗心律失常药物5个半衰期以上。

2.常规12导联心电图检查,必要时进行食管调博、Holter等检查。

【操作过程】

首先行电生理检查以明确诊断并确定消融靶点。选用射频消融导管引入射频电流。消融左侧房室旁路时,消融导管经股动脉逆行或股静脉经房间隔置入;消融右侧房室旁路或改良房室结时,大头导管经股静脉置入。确定电极到位后,能量5～30W放电10～60秒。重复电生理检查,确认异常传导途径或异位兴奋灶消失。

【操作后护理】

基本同心导管检查术,同时,应注意以下几点:

1.描记12导联心电图。

2.观察术后并发症,如房室传导阻滞、血栓与栓塞、气胸、心脏压塞等。

六、冠状动脉造影术

冠状动脉造影术(CAG)是目前诊断冠心病最为可靠的方法和最主要的手段之一,它可提供冠状动脉病变的部位、性质、范围、侧支循环状况等的准确资料,有助于选择最佳治疗方案。

【适应证】

凡疑有冠状动脉病变者:

1.对药物治疗中心绞痛仍较重者,明确动脉病变情况以考虑介入性治疗或旁路移植手术。

2.胸痛似心绞痛而不能确诊者。

3.中老年患者心脏增大、心力衰竭、心律失常、疑有冠心病而无创性检查未能确诊者。

【禁忌证】

1.严重心功能不全。

2.外周动脉血栓性脉管炎。

3.造影剂过敏。

4.严重心动过缓者应在临时起搏保护下手术。

5.电解质紊乱,尤其是低钾血症未纠正者。

【操作前准备】

除与心导管检查术相同外,术前需训练床上排尿及连续咳嗽动作;术前 6 小时禁食水,但正常服药。

【操作过程】

将心导管经皮穿刺插入股动脉、肱动脉或桡动脉,推送至主动脉根部,使导管顶端进入左、右冠状动脉开口,注入造影剂而使其显影。采用的造影剂为 76% 的泛影葡胺及其他非离子型碘造影剂如优维显。

【操作后护理】

除与心导管术基本形同外,术后动脉穿刺部位按压 15~20 分钟以彻底止血,加压包扎,沙袋压迫 6 小时,术侧肢体制动 12 小时,注意观察穿刺部位有无出血、血肿及足背动脉搏动情况,观察心率、血压及心电图变化。

七、经皮穿刺冠状动脉腔内成形术和经皮冠状动脉内支架植入术

【适应证】

1.经皮穿刺冠状动脉腔内成形术(PTCA)的适应证

(1)冠状动脉不完全狭窄,狭窄程度在 75% 以上。

(2)冠状动脉单支或多支孤立、向心性、局限性、长度＜15mm 的无钙化病变。

(3)有临床症状的 PTCA 术后在狭窄。

(4)新近发生的单支冠状动脉完全阻塞。

(5)冠状动脉旁路移植血管再狭窄病变。

2.经皮冠状动脉支架植入术适应证

(1)冠状动脉分支起始部或近端病变。

(2)行 PTCA 后夹层形成和弹性回缩病变。

(3)病变血管直径＞3mm。

【禁忌证】

1.PTCA 的禁忌证

(1)冠状动脉僵硬或钙化性、偏心性狭窄。

(2)慢性完全阻塞性伴严重钙化的病变。

(3)多支广泛性弥漫性病变。

(4)冠状动脉病狭窄程度≤50% 或仅有痉挛者。

(5)无侧支循环保护的左主干病变。

2.经皮冠状动脉内支架置入术的禁忌证　无绝对禁忌证。但有出血倾向者,血管直径≤2.0mm,主要分支血管的分叉部、血管严重迂曲的病变不宜选用。

【操作前准备】

基本与冠状动脉造影相同。但作 PTCA 及支架置入术前必须口服抗血小板聚集药物如阿司匹林、波立维等,使用抗凝剂如低分子肝素。

【操作过程】

先作冠状动脉造影,再用指引导管将带球囊导管置入,通过细钢丝引至狭窄病变处,以1:1 稀释的造影剂注入球囊,加压,使之扩张膨胀,待血管已经扩张后逐渐减压,回抽造影剂,将球囊抽成负压状态撤出。冠状动脉内支架置入术即在 PTCA 术后将金属支架置入病变的冠状动脉内,支撑其管壁。支架的大小依血管直径来选择,以 1:1 为宜。

【操作后护理】

1.一般护理 术后即可进易消化清淡饮食,但避免过饱;鼓励患者多饮水,以加速造影剂的排泄。加强生活护理,保证患者日常生活需要。24 小时后指导患者逐渐增加活动量,起床、下蹲时动作应缓慢,不要突然用力,术后一周内避免抬重物,防止穿刺部位再出血。一周后有可能恢复日常生活与轻体力工作。

2.病情监测 持续心电监护 24 小时,严密观察有无心律失常、心肌缺血、心肌梗死等急性期并发症。定期监测血小板、出凝血时间的变化。

3.预防感染 常规应用抗生素 3～5 日,预防感染。

4.防止出血 一般术后 4 小时拔除动脉鞘管,按压穿刺部位 15～20 分钟以彻底止血,以弹力绷带加压包扎,沙袋压迫 6 小时,右下肢制动 24 小时,防止出血。如病情严重,一般于拔管后 1 小时根据出凝血时间决定使用肝素进行抗凝治疗,为了保证计量准确,需用输液泵控制滴速。并注意观察有无出血倾向,如穿刺点渗血、牙龈出血、血尿、便血等。指导患者不要用硬、尖物剔牙,挖鼻孔或耳道。

5.术后负性效应的观察与护理

(1)腰酸、腹胀:多数由于术后平卧、术侧下肢伸直 24 小时的体位所致。应告诉患者起床活动后会自然消失,可适当活动另一侧肢体,严重者可适当按摩腰背部以减轻症状。

(2)穿刺局部出血或血肿:嘱患者术侧下肢保持伸直位,须在拔管后 24 小时方可活动;患者咳嗽及需用力小便时压紧穿刺点;术后严密观察伤口情况,如有出血应重新包扎;对于局部血肿及淤血者,可用 50% 的硫酸镁湿热敷或理疗。

(3)栓塞:栓子可来源于导管或导丝表面的血栓,或因操作不当致粥样硬化斑块脱落等。因此,术后应注意观察双下肢足背动脉搏动情况、皮肤颜色、温度、感觉改变,下床活动后肢体有无疼痛或跛行等,发现异常及时通知医师。

(4)尿潴留:系因患者不习惯床上解小便而引起。护理人员应训练患者床上排便;作好心理疏导,解除床上排便时的紧张心理;诱导排尿如用温水清洗会阴部、听流水声、热敷等,或按摩膀胱并适当加压。以上措施均无效时可行导尿。

(5)低血压:为伤口局部加压引发血管迷失反射所致,少数为硝酸甘油滴速过快引起。因密切观察血压变化;学会判断迷失反射性低血压,常表现为血压下降伴心率减慢、恶心、呕吐、出冷汗,严重时心跳停止。一旦发生则立即报告医师,给予阿托品 1mg 静注;静滴硝酸甘油时要严格控制滴速,并监测血压。

(6)造影剂反应:极少数患者注入造影剂后出现皮疹或寒战感觉,使用地塞米松后可缓解。肾功能损害及严重过敏反应罕见。

（7）心肌梗死：由于病变处血栓形成导致急性闭塞所致。故术后要经常了解患者有无胸闷、胸痛症状，并注意有无心肌缺血的心电图变现。

6.用药指导　继续按医嘱服用硝酸酯类、钙通道阻滞剂、ACEI类药物，继续口服抗血小板聚集药物，如阿司匹林、波立维、噻氯匹啶等。

7.定期随访　PTCA术后3～6个月约有30%的患者发生在狭窄，故应定期门诊随访。

目标检测

1.循环系统疾病常见的症状有哪些？应如何进行护理？

2.洋地黄中毒的主要表现有哪些？如何进行护理？

3.心绞痛和心肌梗死患者各有哪些临床特点？应如何护理？

4.原发性高血压的非药物治疗包括哪些？应用降压药物降压时，如何做好用药护理？

5.风湿性心脏病常见的类型有哪些？易发生哪些并发症？如何对患者进行健康教育？

（6）心血管反应：如无禁忌证应及早使用β受体阻滞剂，术后有严重窦性心动过速时应禁用，并及时对症处理；并密切观察心血压和心电图改变。

第四章　消化系统疾病患者的护理

🔘 学习目标

【掌握】急慢性胃炎、消化性溃疡、胃癌、肠结核及结核性腹膜炎、溃疡性结肠炎、原发性肝癌、肝硬化、肝性脑病、急性胰腺炎、上消化道出血患者的临床表现、护理诊断及医护合作性问题、护理措施；胃十二指肠纤维内镜、腹腔穿刺、肝脏穿刺、双气囊三腔管压迫止血治疗的操作前准备，操作中配合和操作后护理。

【熟悉】消化系统常见疾病的病因、治疗要点。

【了解】消化系统常见疾病的发病机制、实验室及其他检查。

第一节　消化系统疾病患者常见症状、体征及护理

消化系统是人体获得能源、维持生命的重要器官，其主要生理功能是消化、吸收营养物质和排泄废物，还可分泌多种激素参与全身和消化系统生理功能的调节。消化系统疾病主要包括食管、胃、肠、肝、胆、胰等功能性和器质性疾病。病变可局限于本系统或累及其他系统，而其他系统及全身疾病亦可引起消化系统的疾病和症状。因此，在评估消化系统疾病时，要透过现象看本质，对患者病情做出正确判断，有的放矢地对患者实施护理。消化系统疾病常见症状和体征有恶心与呕吐、腹痛、腹泻、呕血与黑便、黄疸等。

一、恶心与呕吐

恶心（nausea）与呕吐（vomiting）是消化系统疾病的常见症状。恶心为一种上腹部不适、紧迫欲吐的感觉。呕吐是指胃或部分小肠内容物，通过食道、口腔排出体外的现象。两者可单独发生，但多数患者先有恶心，继而呕吐。呕吐是机体的一种保护性防御反射，可将有害物由胃排出，从而起到保护作用。消化性溃疡并发幽门梗阻时常在餐后呕吐大量酸性发酵宿食；急性胰腺炎可出现频繁剧烈的呕吐，吐出胃内容物甚至胆汁；上消化道出血时呕吐物呈咖啡色甚至鲜红色；低位肠梗阻时呕吐物带粪臭味；消化系统功能性疾病引起的呕吐多与精神因素有关，可有恶心感，进食后即发生呕吐，量不多。

【护理评估】

1.健康史　询问患者有无胃炎、消化性溃疡病史；有无肝、胆、胰腺等急性炎症病史；有无脑出血、尿毒症、甲状腺功能亢进等疾病病史；询问有无妊娠及服用药物情况；询问有无体位变化、咽部刺激等诱发因素。

2.心理-社会状况　反复恶心与呕吐，甚至焦虑和恐惧，而不良的心理反应，又可加重病情，应注意评估患者的精神状态，有无疲乏无力，有无焦虑、抑郁及其程度，呕吐是否与精神因素有关等。

3.身体评估　评估患者的全身情况：神志、生命体征、营养状况，注意有无迷走神经兴奋的

表现,如面色苍白、流涎、出汗、心率减慢、血压降低等。有无口渴、皮肤弹性下降、尿量减少、眼球下陷等失水表现。腹部体征:有无胃肠型及蠕动波、腹痛、腹胀、腹肌紧张、压痛、反跳痛及其部位,有无振水音,肠鸣音是否正常。

4.实验室及其他检查　化验血、尿、便常规,必要时对呕吐物做毒物分析或细菌培养检查,血液生化检查判断水电解质紊乱、酸碱失衡的程度。

【护理诊断/问题】

1.有体液不足的危险　与大量呕吐导致失水有关。

2.活动无耐力　与频繁呕吐导致失水、电解质丢失有关。

3.焦虑　与频繁呕吐、不能进食有关。

【护理目标】

1.患者生命体征在正常范围内,无失水、电解质紊乱和酸碱失衡。

2.呕吐减轻或停止,逐步恢复进食。

3.能保证机体所需热量、水分、电解质的摄入。

4.活动耐力恢复或有所改善。

5.焦虑程度减轻。

【护理措施】

1.休息与体位　病房环境清洁、安静、舒适,空气新鲜,适宜的温湿度。呕吐时应协助患者取坐位或侧卧位,使其头部偏向一侧,并用容器接取呕吐物;对昏迷患者可取仰卧位,头偏向一侧,应尽可能吸尽口腔呕吐物,以防发生误吸导致吸入性肺炎或窒息。

2.饮食护理　呕吐停止后,给患者提供清淡、易消化的饮食,注意少量多餐,逐渐增加进食量。呕吐剧烈不能进食时,遵医嘱静脉补液。避免发生水、电解质紊乱及酸碱平衡紊乱。

3.病情观察　观察患者呕吐的特点,记录呕吐的次数,呕吐物的性质和量、颜色、气味。准确测量和记录患者每日的出入量、尿比重、体重,动态观察实验室检查结果,例如血清电解质、酸碱平衡状态等。

4.对症护理

(1)指导患者进行缓慢的深呼吸,使声门开放、减少进入胃内的空气,从而减轻或控制恶心、呕吐。

(2)遵医嘱给予镇静剂如地西泮、巴比妥类药物,解痉剂如阿托品、654-2 和止吐剂,如甲氧氯普胺等。

(3)呕吐后将患者的呕吐物清理干净,用温开水漱口,做好口腔护理,及时更换脏污的床褥、衣被。

5.用药护理　阿托品可缓解胃肠痉挛,用药后可有面部潮红、口干、心动过速等药物反应,告知患者不要过于紧张。甲氧氯普胺可增加胃的排空、减轻胃与十二指肠的逆蠕动,从而起到止吐的作用,有时可出现直立性低血压,嘱患者在用药后由坐位站起时动作应缓慢。门诊患者服用镇吐药时,应避免开车或高空作业等危险性工作。

6.心理护理　耐心解答患者及家属提出的问题,向患者解释精神紧张不利于呕吐的缓解,特别是有的呕吐与精神因素有关。紧张、焦虑还会影响食欲和消化能力,而治病的信心及情绪稳定则有利于症状的缓解。

【护理评价】

1.患者恶心、呕吐是否减轻或消失,生命体征是否在正常范围,有无脱水、电解质紊乱和酸碱失衡发生

2.焦虑症状是否减轻。

二、腹痛

腹痛(abdominal pain)主要是腹部感觉神经纤维受到某些因素刺激后产生的一种疼痛或不适感。腹痛多由腹部脏器疾病、腹腔外疾病及全身性疾病引起,临床上将腹痛按起病急缓、病程长短分为急性与慢性腹痛。急性腹痛多由腹腔脏器的急性炎症、扭转或破裂,空腔脏器梗阻或扩张,腹腔内血管阻塞等引起。慢性腹痛的原因常为腹腔脏器的慢性炎症、腹腔脏器包膜的张力增加、消化性溃疡、胃肠神经功能紊乱、肿瘤压迫及浸润等。中上腹痛见于胃、十二指肠、胰腺疾病;脐周疼痛见于小肠疾病;右上腹痛见于胆囊、肝脏疾病;右下腹麦氏点疼痛见于急性阑尾炎;左下腹疼痛见于结肠疾病;下腹痛见于膀胱、盆腔、异位妊娠破裂;弥漫性或不定位腹痛见于急性腹膜炎、肠梗阻或坏死性炎症、铅中毒、腹型过敏性紫癜。胃、十二指肠穿孔为突发、剧烈刀割样痛或烧灼痛;急性胃炎、胆囊炎为持续疼痛阵发性加剧;胆石症或泌尿系结石常为阵发性绞痛;胆道蛔虫症为钻顶样疼痛;急性弥漫性腹膜炎为持续广泛性剧烈疼痛。

【护理评估】

1.健康史 应询问疼痛发生的急缓、原因和诱因,腹痛的部位、性质、严重程度、持续时间、有无放射痛、伴随症状;有无诱发、加剧和缓解等因素。对慢性腹痛患者还应询问其疼痛的周期性。既往健康史,目前治疗及用药情况,患者的生活习惯、职业等。

2.心理-社会状况 评估患者有无因疼痛或其他因素而产生的精神紧张、焦虑不安等。

3.身体评估 评估有无全腹压痛或局部压痛、腹肌紧张与反跳痛,有无包块,有无胃型、肠型,肠鸣音是否正常等。

4.实验室及其他检查 血、尿、便常规检查,大便隐血试验,影像学检查、消化道内镜检查,超声波检查等有助于病因诊断。

【护理诊断/问题】

1.疼痛 与腹腔脏器或腹外脏器的炎症、缺血、梗阻、溃疡、肿瘤有关。

2.焦虑 与剧烈腹痛、反复或持续腹痛不易缓解有关。

【护理目标】

患者的疼痛逐渐减轻或消失,焦虑程度减轻。

【护理措施】

1.休息与体位 急性腹痛患者应卧床休息,以增加脏器血流量,促进组织修复,减少疲劳感和能量消耗,提高对疼痛的耐受力;体位以患者舒适为原则,一般取仰卧位或侧卧位、下肢屈曲,以避免腹肌紧张,减轻疼痛。

2.饮食护理 急性腹痛患者,诊断未明时宜禁食,必要时胃肠减压。慢性腹痛患者,应进食营养丰富、易消化、富含维生素饮食。

3.病情观察 观察并记录患者腹痛的部位、性质及程度,发作时间、频率、持续时间,观察非药物和(或)药物止痛治疗的效果。

4.对症护理

（1）指导腹痛患者分散注意力以减轻疼痛,如深呼吸、谈话等,或运用行为疗法,如听音乐、生物反馈、冥想等,以缓解疼痛。

（2）除急腹症外,疼痛局部可用热水袋进行热敷,以解除胃肠平滑肌痉挛而减轻疼痛。

5.用药护理　腹痛剧烈时,遵医嘱给予解痉、镇痛药,并观察记录治疗效果和药物不良反应,如恶心、呕吐、口干及用药后的镇静状态等;对癌性腹痛患者应遵循按需给药的原则,疼痛缓解或消失后及时停药,以减轻患者对药物的耐受性和依赖性。

6.心理护理　有针对性的给予心理疏导,说明情绪紧张可加剧疼痛,避免刺激性语言,使患者保持精神放松、情绪稳定,增强对疼痛的耐受性,以减轻疼痛。

【护理评价】

1.患者叙述疼痛减轻或消失。

2.情绪稳定,能应用适当的技巧减轻焦虑和疼痛。

三、腹泻

腹泻(diarrhea)是指排便次数增多,粪质稀薄,或带有黏液、脓血和未完全消化的食物。根据腹泻程度分为急性和慢性。起病急,病程不足 2 个月为急性腹泻;起病缓慢,病程超过 2 个月为慢性腹泻。腹泻多由肠道疾病引起,其他原因有药物、全身性疾病、过敏和心理因素等。发生机制为肠蠕动亢进、肠液分泌增加或回吸收障碍。小肠疾病引起的腹泻粪便呈糊状或水样,含有未完全消化的食物成分,大量腹泻易引起水和电解质紊乱。大肠疾病引起的腹泻粪便可含脓、血、黏液,病变累及直肠时可出现里急后重。

【护理评估】

1.健康史　腹泻发生的时间、起病原因或诱因、病程长短;粪便的性状、次数和量、气味和颜色;有无腹痛及疼痛的部位,有无里急后重、恶心呕吐、发热等伴随症状;有无口渴、疲乏无力等失水表现。

2.心理-社会状况　频繁腹泻影响患者的工作和社会活动,使患者产生自卑心理,应注意评估患者有无自卑、忧虑等心理反应,腹泻是否与心理精神反应有关。

3.身体评估　急性严重腹泻时,应观察患者的生命体征、神志,尿量、皮肤弹性等,注意有无水电解质紊乱、酸碱失衡。慢性腹泻时应注意患者的营养状况,有无消瘦、贫血的体征。腹部触诊有无包块,有无腹痛,肠鸣音有无异常。肛周皮肤有无因排便频繁及粪便刺激,引起肛周皮肤糜烂。

4.实验室及其他检查　常规进行新鲜标本检查,必要时做细菌学检查,影像学检查及纤维结肠镜检查,有助于病因诊断。

【护理诊断/问题】

1.腹泻　与肠道疾病或全身性疾病有关。

2.有体液不足的危险　与大量腹泻引起失水有关。

【护理目标】

1.患者的腹泻及其引起的不适症状减轻或消失。

2.能保证机体所需水分、电解质、营养素的摄入。

3.生命体征、尿量、血生化指标在正常范围。

【护理措施】

1. 休息与体位　急性腹泻患者、全身症状明显的患者,应卧床休息;慢性轻症腹泻者应增加休息时间。同时注意腹部保暖。

2. 饮食护理　急性腹泻的患者,根据病情和医嘱给予禁食、流质、半流质或软食,腹泻好转后鼓励患者逐渐增加食量,促进体力恢复。避免发生营养障碍。慢性腹泻患者,饮食以营养丰富、少纤维素、低脂肪、易消化为宜,适当补充水分和食盐。忌食生冷及刺激性食物,以免刺激肠黏膜引起肠蠕动亢进,加重腹泻。

3. 病情观察　观察大便次数、量及性状。每日准确记录出入量,监测生命体征和血生化指标,观察患者有无脱水、电解质紊乱、酸碱平衡失调等表现。

4. 对症护理　排便频繁时,因粪便的刺激,可使肛周皮肤损伤,引起糜烂及感染。排便后应用温水清洗肛周,保持清洁干燥,涂无菌凡士林或抗生素软膏以保护肛周皮肤,促进损伤处愈合。

5. 用药护理

(1)解痉止痛药,如阿托品,可抑制肠蠕动而止痛、止泻,用药时要注意口干、视力模糊、心动过速等副作用。

(2)止泻药,遵医嘱选用鞣酸蛋白、碱式碳酸铋、活性炭等,以减少水和电解质的丢失,应注意腹泻控制后及时停药。

(3)液体、电解质、营养物质等,一般多用口服补液。严重腹泻、伴恶心呕吐、禁食或全身症状明显时,可通过静脉补充。口服补液要少量、多次,注意液体保温,以防服用时刺激患者的消化道,为改善口感和预防恶心,可在口服液中加入少量果汁或柠檬汁。静脉补液时,要注意补液速度的调节,特别是老年患者输液时速度不宜过快,以免诱发肺水肿。

6. 心理护理　慢性腹泻治疗效果不明显时,患者往往对预后感到担忧,纤维结肠内镜等检查有一定痛苦,某些腹泻如肠易激综合征与精神因素有关,应注意患者的心理状况,通过解释、鼓励提高患者对配合检查和治疗的认识,稳定患者情绪。

【护理评价】

1. 患者排便次数是否减少,大便是否恢复正常。

2. 有无失水、电解质紊乱的表现。

3. 能否合理饮食,体重是否恢复正常。

4. 肛门周围皮肤有无糜烂。

四、呕血与黑便

呕血(hematemesis)主要是指屈氏韧带(Treitz)以上的消化道,包括食管、胃十二指肠、胆道、胰腺等部位的出血或反流入胃的血液经口呕出。黑便(black stool)是指消化道出血后,血液在肠道内停留时间过长,血红蛋白中的铁在肠道内硫化物作用,形成黑色的硫化铁随大便排出使其呈柏油样黑色。

【护理评估】

1. 健康史　重点评估患者呕血和黑便的性状,生命体征,尿量,皮肤状况和意识状态,以及患者的心理反应。

2. 心理-社会状况　呕血和黑便患者常伴有恐惧等心理反应,表现为精神紧张、烦躁不安或恐慌等。

3.身体评估　上消化道出血量少时,症状不明显或有头晕、乏力;出血时间短且出血量大时,有头昏、眼花、心悸、脉搏细速、血压下降、面色苍白、四肢湿冷、尿量减少等。

4.实验室及其他检查　血常规、血细胞比容测定、网织红细胞计数、血小板计数、大便隐血试验、肝肾功能及 X 线钡餐检查、内镜检查、B超检查等。

【护理诊断/问题】

1.恐惧　与上消化道大量出血有关。

2.潜在并发症　失血性休克。

【护理目标】

患者呕血与黑便次数减少或停止,情绪稳定。

【护理措施】

1.休息与体位　保持病室安静,大出血时患者绝对卧床休息,取中凹卧位,呕血时头偏向一侧,以防止误吸或窒息,呕血停止后协助患者漱口,保持口腔清洁。

2.饮食护理　严重呕血者应禁食 8～24 小时,少量出血时,可进温凉清淡流质饮食,出血停止后给予营养丰富、易消化、无刺激性的半流质饮食,少量多餐逐步过渡到正常饮食。

3.病情观察　密切观察患者病情变化,注意休克的早期表现,一旦出现休克征象,报告医生并配合抢救。密切观察呕血、黑便的性状、量、次数、尿量、生命体征、意识状态、肠鸣音等,判断有无活动性出血或再次出血。

4.对症护理　对食管、胃底静脉曲张破裂出血的患者,配合医生施行双气囊三腔管压迫止血或内镜直视下止血,并做好术后护理。

5.用药护理　建立静脉通路,遵医嘱及时补充血容量和使用止血药物,并做好输血准备,注意观察疗效和不良反应。对老年或伴有心血管疾病患者,补液量不宜过多,速度不宜过快,以防发生急性肺水肿。

6.心理护理　呕血和黑便患者常伴有恐惧等心理反应,应关爱患者,给予心理支持。告知安静休息、情绪稳定有助于止血,而过度的精神紧张则可加重出血。

【护理评价】

1.呕血与黑便有无减少或已停止。

2.紧张、恐惧等心理反应有无减轻或已消失。

五、黄疸

黄疸(juandice)是指由各种原因引起的胆红素代谢障碍致使皮肤、黏膜和巩膜发黄的症状和体征。正常血清总胆红素含量为 1.71～17.1μmol/L (1.0mg/dl),当胆红素在 17.1～34.2μmol/L,临床不易察觉,称为隐性黄疸,当胆红素超过 34.2μmol/L (2.0mg/dl) 时,临床可见巩膜、皮肤、黏膜及其他组织发黄的现象,称显性黄疸。

【护理评估】

1.健康史　询问既往有无肝炎、肝硬化、胆石症、胆道蛔虫症、胆囊炎、胆管手术及溶血性疾病史;有无与肝炎患者接触史;有无输血史;有无长期用药或饮酒史;黄疸的发生与饮食有无关系等。询问有无伴随症状,如伴发热、乏力、恶心、呕吐、食欲下降等多为病毒性肝炎;伴有寒战、高热、头痛、呕吐、腰背四肢疼痛多为急性溶血;伴有右上腹痛、寒战、高热多为化脓性梗阻性胆管炎;伴有上消化道出血、腹水可见于肝硬化;伴有肝区疼痛、肝大且质地坚硬表面不平者多见于肝癌。

2.心理-社会状况　严重黄疸患者外观形象发生改变,患者害怕他人的反应或被别人排斥,感到无助,容易产生焦虑、恐惧和自卑等心理。

3.身体评估　皮肤、黏膜黄染的程度一般与血胆红素的升高成正比,当黄疸的颜色较深,呈暗黄色,伴皮肤瘙痒,为胆汁淤积性黄疸的特征;当黄疸的颜色变浅,瘙痒减轻,则提示梗阻减轻。急性溶血性黄疸时尿呈酱油色;肝细胞性和胆汁淤积性黄疸时尿色加深如浓茶样。胆汁淤积性黄疸时粪便颜色变浅或呈白陶土样。

4.实验室及其他检查　注意观察尿、大便颜色及皮肤的色泽,是否伴有瘙痒等。

【护理诊断/问题】

1.舒适的改变　与皮肤瘙痒、胆汁淤积有关。

2.有皮肤完整性受损的危险　与胆汁淤积性黄疸致皮肤瘙痒有关。

3.自我形象紊乱　与黄疸所致外形改变有关。

4.焦虑　与皮肤严重黄染有关。

【护理目标】

1.黄疸减轻或消失,未发生皮肤破损。

2.情绪稳定。

【护理措施】

1.休息与体位　急性期患者应卧床休息,病情康复时可逐步恢复活动,急性病毒性肝炎所致的肝细胞性黄疸患者应隔离治疗。

2.饮食护理　饮食宜清淡、易消化、富含维生素。蛋白质供应视肝功能情况而定。伴有胆道阻塞的患者因肠道内胆汁缺乏而致脂肪和脂溶性维生素吸收代谢障碍,故应给予低脂和含丰富脂溶性维生素的饮食,必要时可肌内注射,补充脂溶性维生素。

3.病情观察　注意观察患者的尿色、大便颜色和皮肤、巩膜黄染的动态变化及治疗效果,注意观察意识和精神状态的变化,以及时发现肝性脑病的先兆症状。

4.对症护理　有皮肤瘙痒者,常用温水清洗,局部涂擦炉甘石洗剂等止痒剂以减轻症状,必要时遵医嘱使用氯苯那敏、异丙嗪等。建议患者穿棉质、柔软舒适的衣服。

5.用药护理　观察氯苯那敏、异丙嗪等药物的副作用。

6.心理护理　向患者解释黄疸的原因,说明随着病情的恢复,肤色会逐渐恢复正常,告知患者和周围人群,应以关爱、接纳的态度对待患者,不能歧视或用负性语言去刺激患者,以减轻患者因黄疸而引起的焦虑、恐惧心理,使其度过黄疸期。

【护理评价】

1.黄疸是否减轻或消失,皮肤有无破损或发生破损后是否能得到及时处理。

2.对黄疸有无正确的认识,情绪是否稳定。

第二节　胃炎患者的护理

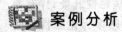 案例分析

患者,男,35岁。主因反复上腹部不适、食欲差2年,加重2天入院。患者近2年来反复

上腹部胀痛,无规律,伴反酸、嗳气、食欲缺乏。近 2 天吃硬食后上述症状加重,为求诊治入院。平时嗜酒和咖啡。体格检查:T 36.7℃,P 80 次/分,R 20 次/分,BP 110/70mmHg。消瘦体型。心肺(一)。腹平软,中上腹压痛,无肌紧张和反跳痛,肠鸣音正常存在,肝脾肋下未及。双下肢无水肿。辅助检查:大便潜血试验(十)。胃镜:见胃黏膜呈颗粒状,黏膜血管显露,色泽灰暗,皱襞细小。幽门螺杆菌检测:(十)。

　　临床诊断:慢性胃炎

一、急性胃炎患者的护理

　　急性胃炎(acute gastritis)是指多种原因引起的急性胃黏膜炎症。其主要病理表现为充血、水肿、糜烂、出血等,病变可局限于胃窦、胃体或弥漫分布于全胃。临床上包括幽门螺杆菌(Hp)感染引起的急性胃炎、除 HP 的病原体感染引起的急性胃炎以及以胃黏膜糜烂、出血为主要表现的急性糜烂出血性胃炎。急性糜烂出血性胃炎临床最常见,本节重点讨论。

　　【病因与发病机制】

　　1.理化因素　包括药物、刺激性(过冷、过热、辛辣、粗糙)食物、咖啡、浓茶、烈酒等。引起急性胃炎最常见的药物是非甾体类抗炎药(NASAID),如阿司匹林、吲哚美辛等,其机制可能是通过抑制胃黏膜生理性前列腺素的合成,剥弱其对胃黏膜的保护作用。此外,某些抗肿瘤药、铁剂或氯化钾口服液等也可引起胃黏膜上皮损伤。

　　2.急性应激　各种严重的脏器病变、严重创伤、大面积烧伤、大手术、颅脑病变、休克,甚至精神心理因素等均可引起胃黏膜糜烂、出血,严重者发生急性溃疡,并可导致大量出血。发病机制未完全明确,可能是胃黏膜的微循环不能正常运行导致胃黏膜局部缺血、缺氧,进一步引起黏膜黏液及碳酸氢盐分泌不足、前列腺素合成不足、上皮细胞再生能力减弱等,使胃黏膜屏障受到损害,H^+ 反弥散进入黏膜,引起胃黏膜糜烂和出血。

　　3.生物因素　细菌及病毒感染,常见的细菌有沙门菌、致病性大肠埃希菌、幽门螺杆菌、病毒等。

　　4.胆汁和胰液的反流　常见于毕Ⅱ式胃切除术后,胆汁和胰液中的胆盐、磷脂酶 A 和其他胰酶破坏胃黏膜,引起多发性糜烂。

　　【临床表现】

　　大多数患者无明显症状,少数有上腹部不适、腹胀、食欲减退、恶心、呕吐等消化不良的表现。急性糜烂出血性胃炎常以呕血和(或)黑便为首发症状,大量出血可引起晕厥或休克,伴贫血,体检时上腹部可有不同程度的压痛。

　　【实验室及其他检查】

　　1.粪便检查　粪便隐血试验阳性。

　　2.纤维胃镜检查　急性糜烂出血性胃炎的确诊有赖于急诊胃镜检查,一般应在大出血后24~48 小时内进行,镜下可见多发性糜烂、出血和胃黏膜水肿,表面附有黏液和炎性渗出物。

　　【诊断要点】

　　有应激史,服用非甾体类抗炎药等药物,饮酒或细菌、病毒感染等病因;大便隐血试验阳性或出现呕血、黑便应考虑本病。但确诊则有赖于胃镜检查。

　　【治疗要点】

　　1.积极治疗原发疾病,去除病因　由药物引起者立即停止用药;有急性应激因素者可预防

性服用 H_2 受体拮抗剂或质子泵抑制剂;嗜酒者应戒酒。

2.对症治疗　以恶心、呕吐或上腹痛为主要表现者应用莨菪碱等药物。细菌感染者选用抗生素治疗。有胃黏膜糜烂、出血者,可服用抑制胃酸分泌的药物,如铝镁合剂、H_2 受体拮抗剂,或硫糖铝胃黏膜保护剂等。脱水者补充水和电解质。

3.止血　具体措施参阅本章第十一节"上消化道出血"。

【护理诊断/问题】

1.疼痛　与急性胃黏膜病变有关。

2.知识缺乏　缺乏本病的防治知识。

3.焦虑　与消化道出血及病情反复有关。

【护理措施】

1.休息与体位　患者应注意多休息,减少活动,避免劳累、过度紧张,病重者应卧床休息,以减少胃肠蠕动,缓解腹痛。

2.饮食护理　一般给予温凉、清淡、无渣、半流质饮食。少量出血可给牛奶、米汤等流质以中和胃酸,有利于胃黏膜的修复。急性大出血应暂禁食,以免加重出血。平时注意保持规律进食,避免摄入生冷、辛辣、过热的刺激性食物,以免加重病情。

3.病情观察　监测生命体征,询问患者有无上腹部不适,观察患者呕吐情况,了解呕吐次数、呕吐物性状。准确记录患者出入量,观察患者皮肤颜色、温度、弹性,以及有无消化道出血,是否出现呕血、黑便等。

4.对症护理　对上腹部疼痛者局部可用热水袋进行热敷以解除肌肉痉挛减轻疼痛。或遵医嘱选择内关、合谷、足三里等穴位进行针灸止痛。对有腹胀者,进食后鼓励其做适当的活动,以增加肠蠕动,减轻症状。

5.用药护理　遵医嘱用药,严格掌握给药时间和方式。告知患者应用 H_2 受体阻断剂或质子泵抑制剂等药物,要观察其疗效和注意事项。如 H_2 受体阻断剂应在餐中与食物同时服用或餐后立即服用,但不宜与抗酸剂同时服用;静脉滴注时应注意控制速度,过快可引起高血压和心律失常;质子泵抑制剂类药物可引起头晕,特别是用药初期,应嘱患者避免开车或做其他注意力高度集中的工作。

6.心理护理　安慰患者,特别是出血的患者,说明紧张、焦虑可造成血管收缩,血压升高,诱发和加重病情,不利于病情的控制、减轻,使其认识到消除紧张、焦虑心理,保持轻松愉快的情绪对疾病康复的重要性。结合患者实际情况介绍急性胃炎的原因、如何治疗、日常生活中如何预防等方面的知识。

【健康教育】

1.生活指导　教育患者平时要注意劳逸结合,生活规律,避免紧张劳累。合理膳食,均衡营养,保持轻松愉快的心情。注意锻炼身体,增强抵抗力。

2.疾病知识指导　向患者及家属介绍急性胃炎的相关知识、预防方法以及自我护理措施,根据病因及具体病情进行指导。积极治疗原发病,告知患者及家属出院后如有病情变化,应及时就诊。注意饮食卫生,避免辛辣、过冷、过热等刺激性饮食,慎用对胃黏膜有刺激的药物。

二、慢性胃炎患者的护理

慢性胃炎(chronic gastritis)是由多种病因引起的胃黏膜慢性炎症性病变。慢性胃炎的分类方法很多,我国采用的是国际上新悉尼系统的分类方法,根据病理组织学改变和病变在胃的部位、病因,将慢性胃炎分为浅表性、萎缩性、特殊类型三类。慢性浅表性胃炎是指不伴有胃黏膜萎缩性改变、病变只局限于黏膜层,幽门螺杆菌感染是此类慢性胃炎的主要病因。慢性萎缩性胃炎是指胃黏膜发生萎缩性改变,伴有肠上皮化生。慢性萎缩性胃炎可再分为多灶萎缩性胃炎(B 型胃炎)和自身免疫性胃炎(A 型胃炎)。特殊类型临床少见。

【病因与发病机制】

1.幽门螺杆菌(Hp)感染　目前认为 Hp 感染是慢性胃炎最主要的病因。90％以上的慢性胃窦胃炎(B 型)患者有 Hp 感染,其致病机制可能与下列因素有关:Hp 具有鞭毛,可穿过黏液层,并依靠其黏附素与胃黏膜上皮细胞紧密接触,直接侵袭胃黏膜;Hp 产生多种酶如尿素酶及其代谢产物对黏膜有破坏作用;Hp 分泌的细胞毒素可导致胃黏膜细胞的空泡样变性与坏死;Hp 菌体胞壁可作为抗原产生免疫反应。

2.饮食和环境因素　流行病学资料显示,饮食中高盐和缺乏新鲜蔬菜水果与胃黏膜萎缩、肠化生及胃癌关系密切。

3.自身免疫　自身免疫性胃炎易富含壁细胞的胃体黏膜萎缩为主,壁细胞损伤后能作为自身抗原刺激机体的免疫系统而产生相应的壁细胞抗体(PCA)和内因子抗体(IFA),破坏壁细胞,使胃酸分泌减少乃至缺失,使维生素 B_{12} 吸收障碍,导致恶性贫血。

4.其他因素　十二指肠液反流,长期饮浓茶或咖啡,过热、过冷、过于粗糙的食物,长期大量服用非甾体类抗炎药,吸烟、饮酒等,皆可导致胃黏膜损害。

 知识链接

幽门螺杆菌

1979 年,科学家在慢性胃炎患者的胃窦黏膜组织切片上观察到一种弯曲状细菌,并且发现这种细菌和慢性胃炎有密切关系,随后证明这种细菌的存在确实与胃炎有关,此外他们发现,这种细菌还存在于所有十二指肠溃疡患者、大多数胃溃疡患者和约一半胃癌患者的胃黏膜中。1982 年 4 月,终于从胃黏膜活检样本中成功培养和分离出了这种细菌。1994 年,美国国立卫生研究院提出大多数常见的胃炎疾病均有幽门螺杆菌所造成,在治疗过程应加入抗生素。幽门螺杆菌是人类至今唯一一种已知的胃部细菌。

【临床表现】

慢性胃炎病程迁延,缺乏特异性症状,并且症状轻重与胃黏膜的病变的程度并非一致。大多无明显症状,部分有上腹痛或不适、食欲缺乏、饱胀、嗳气、反酸、恶心和呕吐等消化不良的表现,这些症状一般无明显的节律性,进食后较重。胃黏膜有糜烂者可有少量上消化道出血。病程较长的患者可出现全身症状,如乏力、消瘦、头晕、舌炎等。自身免疫性胃炎患者可出现明显畏食、贫血和体重减轻。体征多不明显,有时上腹轻压痛。

【实验室及其他检查】

1.胃镜及胃黏膜活组织检查　是诊断慢性胃炎的最可靠方法。通过胃镜在直视下观察黏膜病变,取活组织检查可进一步证实为何种类型胃炎同时检测幽门螺杆菌。

2.胃炎胃液分析　B 型胃炎胃酸正常,有时增多;A 型胃炎则胃酸减少。

3.血清学检查　自身免疫性胃炎时血清促胃泌素含量明显增高,壁细胞抗体和内因子抗体均可测得,多灶萎缩性胃炎血清促胃泌素正常或偏低,壁细胞抗体滴度低。

【诊断要点】

临床上有反复上腹胀痛及消化不良表现,病程迁延,确诊则有赖于胃镜检查和直视下胃黏膜活组织病理学检查。Hp检测有助于病因诊断。

【治疗要点】

1.根除Hp感染 对Hp感染引起的慢性胃炎尤其在活动期,目前多采用的治疗方案为一种胶体铋剂或一种质子泵抑制剂加两种抗菌药物。具体方案见本章第三节"消化性溃疡"。

2.病因治疗 若因非甾体类抗炎药引起,应停药并给予抗酸药;若因胆汁反流,可用氢氧化铝凝胶来吸附,或予以硫糖铝及胃动力药以中和胆盐,防止反流。

3.对症处理 消化不良以反酸、上腹痛为主要表现者,服用氢氧化铝等抑酸药物。以腹胀为主要表现者,服用多潘立酮、莫沙必利等促胃动力药物。有胆汁反流者,可服用考来烯胺。胃酸缺乏者可服用稀盐酸、胃蛋白酶合剂。有恶性贫血者可肌注 $VitB_{12}$;对于胃黏膜肠化和不典型增生者给予 β 胡萝卜素、VitC、VitE、叶酸和微量元素硒等抗氧化剂,可清除Hp感染炎症所产生的氧自由基和抑制胃内亚硝胺化合物形成,对预防胃癌有一定作用。

【护理诊断/问题】

1.疼痛 与胃黏膜慢性炎症有关。

2.营养失调:低于机体需要量 与慢性炎症所致胃酸分泌减少、消化不良、呕吐有关。

3.焦虑 与疾病的慢性过程和担心疾病预后有关。

4.知识缺乏 缺乏对慢性胃炎病因和预防知识的了解。

【护理措施】

1.休息与体位 慢性胃炎急性发作或伴有消化道出血时,应卧床休息,注意腹部保暖。针灸和热敷(除出血外)解除胃痉挛,减轻腹痛。慢性胃炎恢复期,生活要有规律,注意劳逸结合,避免过度疲劳。

2.饮食护理 鼓励患者少量多餐,细嚼慢咽,给予高热量、高蛋白、高维生素、易消化的软食。避免摄入对胃黏膜有损伤的刺激性食物。向患者说明合理饮食对慢性胃炎治疗和康复的重要性。食欲缺乏者指导患者及家属改进烹饪技巧,变换食物的色、香、味,刺激患者食欲。胃酸低者食物应完全煮熟后食用,以利于消化吸收,并给刺激胃酸分泌的食物,如肉汤、鸡汤等;高胃酸者应避免食进酸性、高脂肪食物。

3.病情观察 观察并记录患者每日进餐次数、量、品种,以了解其摄入的营养能否满足机体需要。定期测量体重,监测有关营养指标的变化,如血红蛋白浓度、血清白蛋白等,并及时将营养状况的改善告诉患者,以增强患者的信心。

4.对症护理 对腹胀和腹部不适的患者,注意腹部保暖,用热水袋局部热敷,并可轻轻按摩上腹部或针灸内关、合谷、足三里;对腹痛较严重的患者,应遵医嘱给予解痉、抑酸药物以缓解疼痛。

5.用药护理 遵医嘱给患者根除Hp感染治疗时,注意观察药物的疗效及副作用。如枸橼酸铋钾应餐前半小时服用,并告知患者该药可有便秘、恶心、牙齿黑染、黑便等不良反应。阿莫西林服用前应询问患者有无青霉素过敏史,应用过程中注意有无迟发性过敏反应,如出现皮疹。甲硝唑可引起恶心、呕吐等胃肠道反应,可遵医嘱用甲氧氯普胺、维生素 B_{12} 等拮抗。

6.心理护理 向患者讲授慢性胃炎的有关知识,说明慢性胃炎经积极治疗预后是良好的,稳定患者情绪,以树立战胜疾病的信心,消除顾虑,积极配合治疗。对于中度以上不典型增生的患者,应定期随访,进行胃镜检查,及时发现病情变化,及时治疗和处理。

【健康教育】

1.生活指导　指导患者平时生活要有规律,劳逸结合;加强饮食卫生和营养,规律饮食;戒除烟酒等。

2.疾病知识指导　向患者及家属讲解有关病因,并指导患者避免诱因。指导患者按时服用抗菌药物及胃黏膜保护剂等,避免使用对胃黏膜有刺激的药物,并向患者介绍药物的不良反应,如有异常及时复诊,定期门诊复查。

第三节　消化性溃疡患者的护理

案例分析

患者,男,40 岁,司机。主因间断上腹痛 4 年,加重 7 天入院。患者自 4 年前开始间段出现上腹胀痛,空腹时明显,进食后可自行缓解,有时夜间痛醒,无放射痛,有嗳气、反酸,常因进食不当或生气诱发,每年冬春季节易发病,未经正规治疗。7 天前饮酒后再次出现上腹痛,腹痛较前加重,疼痛部位和规律同前。发病以来无恶心、呕吐和呕血,二便正常。无肝肾疾病、无胆囊炎、胆石症病史。体格检查:T 36.8℃,P 80 次/分,R 18 次/分,BP 120/80mmHg。心肺(一)。腹平,中上腹有压痛,无肌紧张和反跳痛,全腹未触及包块,肝脾肋下未触及,Murphy 征阴性,移动性浊音阴性,肠鸣音 4 次/分。双下肢无水肿。辅助检查:血常规 WBC 5.4×10^9/L, N 0.70,Hb 132g/L,PLT 250×10^9/L。

临床诊断:十二指肠溃疡

消化性溃疡(peptic ulcer)指发生在胃或十二指肠深达肌层的黏膜缺损。溃疡好发于胃和十二指肠,也可发生于食管下段、胃空肠吻合口。其中胃溃疡(gastric ulcer,GU)和十二指肠溃疡(duodenal ulcer,DU)是最常见的溃疡。溃疡的黏膜缺损超过黏膜肌层,不同于糜烂。国内资料显示男性患病多于女性。临床上 DU 较 GU 多见,两者之比约为 1.5~5.6:1,DU 好发于青壮年,GU 的发病年龄一般较 DU 约迟 10 年。秋冬和冬春之交是本病的好发季节。

【病因与发病机制】

消化性溃疡是一种多因素疾病,其中幽门螺杆菌感染、服用非甾体类抗炎药是已知的主要病因。其发生是由于对胃十二指肠黏膜有损害作用的侵袭因素与黏膜自身防御-修复因素之间失去平衡的结果,胃酸在溃疡形成中起关键作用。

1.幽门螺杆菌(Hp)感染　大量研究表明,Hp 感染是消化性溃疡的主要病因。消化性溃疡患者 Hp 感染率高。Hp 借助其毒力因子的作用,诱导黏膜炎症,激发机体免疫反应,损害黏膜的完整性,消弱黏膜的防御和修复机制;此外,Hp 感染可引起高胃泌素血症,刺激胃酸分泌,增强了侵袭因素的作用,这种侵袭因素的增强和防御因素的削弱导致溃疡形成。

2.非甾体抗炎药　非甾体类抗炎药(NSAID)对胃十二指肠黏膜具有损伤作用。NSAID 是弱酸脂溶性药物,损伤胃黏膜屏障,增加 H^+ 的反弥散;另一方面 NSAID 通过抑制前列腺素合成,削弱胃十二指肠黏膜的保护作用。NSAID 和幽门螺杆菌是引起消化性溃疡病发病的两个独立因素。

3. 胃酸和胃蛋白酶 胃酸和胃蛋白酶对胃肠道黏膜的自身消化是形成消化性溃疡的直接原因。胃酸和胃蛋白酶是胃液的主要成分,是对胃和十二指肠黏膜有侵袭作用的主要因素,而胃酸又在其中起主要作用。胃蛋白酶的活性取决于胃液 pH,当胃液 pH 上升到 4 以上时,胃蛋白酶就失去活性。因此胃酸的存在是溃疡发生的决定因素。胃酸分泌过多在 DU 的发病中起主要作用。

4. 其他因素 精神因素、遗传、胃十二指肠运动异常、不良饮食习惯、吸烟等因素均可引起消化性溃疡的发生。

【临床表现】

1. 腹痛 上腹痛疼痛是本病的主要症状。反复发作的慢性、周期性及节律性上腹痛是消化性溃疡的特征性症状。

(1)慢性:病程长,平均病史 6～7 年,长者可达 30 年以上。

(2)周期性:多在初秋至次年早春发作,一般为数日至数周,也可长达数个月;过度疲劳、精神紧张、饮食不调或服用与消化性溃疡发病有关的药物可诱发溃疡发作。

(3)疼痛部位与性质:患者一般能明确指出疼痛的范围,胃溃疡疼痛多位于上腹部、剑突下正中或偏左,十二指肠溃疡疼痛多位于上腹部正中或偏右;可表现为饥饿感、胀痛、钝痛、烧灼痛或剧烈疼痛。

(4)疼痛的节律性:多数有典型的节律性,胃溃疡疼痛多在餐后半小时至 1 小时出现,至下次进餐前缓解,呈进食－疼痛－缓解;十二指肠溃疡疼痛多在餐后 3～4 小时出现,进食后可减轻或缓解,呈疼痛－进食－缓解;可在半夜发生疼痛称"夜间痛"。

2. 体征 溃疡活动期可有上腹部偏左或偏右固定而局限压痛,缓解期一般无明显体征。

3. 并发症

(1)出血:是消化性溃疡最常见的并发症,约 50% 以上的上消化道大出血是由于消化性溃疡所致。DU 比 GU 容易发生。出血的临床表现取决于出血的速度和量。轻者表现为黑便、呕血,重者出现周围循环衰竭,甚至低血容量性休克,应积极抢救。消化性溃疡出血前上腹痛加重,出血后减轻。

(2)穿孔:溃疡病灶向深部发展穿透浆膜层则并发穿孔,发生率 2%～10%,以 DU 多见。消化性溃疡穿孔有 3 种:①溃疡穿透浆膜层胃肠内容物渗入腹膜腔而引起弥漫性腹膜炎,称急性穿孔;②溃疡穿透并与邻近实质性器官相连,穿孔时胃肠内容物不流入腹腔在局部形成包裹性积液,称为穿透性溃疡或溃疡慢性穿孔;③溃疡穿孔较小只引起局限性腹膜炎时,称亚急性穿孔。急性穿孔引起突发的剧烈腹痛,多自上腹开始迅速蔓延至全腹,常伴恶心、呕吐。体检腹肌呈板样强直,有明显压痛和反跳痛,肝浊音区消失,肠鸣音减弱或消失,部分患者出现休克。亚急性和慢性穿孔所致的症状不如急性穿孔剧烈,往往表现为腹痛规律发生改变,变得顽固而持久。

(3)幽门梗阻:发生率 2%～4%,大多由 DU 或幽门管溃疡引起。急性梗阻多因炎症水肿和幽门部痉挛所致,梗阻为暂时性,随炎症好转而缓解。慢性梗阻主要由于溃疡愈合后瘢痕收缩而呈持久性。幽门梗阻使胃排空延迟,患者可感上腹饱胀不适,疼痛于餐后加重,且有反复大量呕吐,呕吐物呈酸腐味的宿食,大量呕吐后疼痛可暂缓解。严重频繁呕吐可致失水和低氯低钾性碱中毒,常继发营养不良。上腹部胃型和胃蠕动波、空腹震水音是幽门梗阻的典型体征。清晨空腹时插胃管抽液,抽出胃液量>200ml是幽门梗阻的特征性表现。

(4)癌变:少数GU可发生癌变,发生率1‰~2‰,DU则否。对长期慢性GU病史,年龄在45岁以上,经严格内科治疗4~6周症状无好转,大便隐血试验持续阳性者,应怀疑是否癌变,需进一步检查和定期随访。

【实验室及其他检查】

1.胃镜检查和胃黏膜活检 是确诊消化性溃疡的首选检查方法,在胃镜下可直接观察溃疡的部位、大小、形态与数目、性质,并可在直视下取活组织病理检查和Hp检测。

2.X线钡餐检查 溃疡的X线直接征象是龛影,对溃疡诊断有确诊价值。

3.幽门螺杆菌检测 其结果可作为选择根除幽门螺杆菌治疗方案的依据。Hp感染的检测方法主要包括快速尿素酶试验、组织学检查、^{13}C或^{14}C尿素呼气试验和血清学试验等。其中,^{13}C或^{14}C尿素呼气试验检测Hp感染的敏感性和特异性均较高,常作为根除治疗后复查的首选方法。

4.大便隐血试验 隐血试验阳性提示溃疡有活动,如GU患者持续阳性,应怀疑癌变的可能。

【诊断要点】

根据本病具有慢性病程、周期性发作和节律性中上腹疼痛等特点,可作出初步诊断。但确诊需要胃镜检查和X线钡餐检查,特别以内镜检查尤为重要。

【治疗要点】

消化性溃疡的治疗原则是去除病因、控制症状、促进溃疡愈合、预防复发及防治并发症。

1.降低胃酸的药物治疗

(1)抑制胃酸分泌药:包括H_2受体拮抗剂(H_2RA)和质子泵抑制剂(PPI)两大类。H_2RA主要通过选择性竞争结合H_2受体,使壁细胞分泌胃酸减少。常用药物有西咪替丁800mg/d,雷尼替丁300mg/d,法莫替丁40mg/d,三者一日量可分2次口服或睡前顿服,服药后基础胃酸分泌特别是夜间胃酸分泌明显减少。PPI使壁细胞分泌胃酸的关键酶即H^+-K^+-ATP酶失去活性,从而阻滞壁细胞内的H^+转移至胃腔而抑制胃酸分泌,其抑制胃酸分泌作用较H_2RA更强,作用更持久。常用奥美拉唑20mg、兰索拉唑30mg和泮托拉唑40mg,每天1次口服。DU疗程一般为4~6周,GU为6~8周。

(2)制酸药:碱性制酸药中和胃内盐酸,使胃酸降低,降低胃蛋白酶活性,缓解疼痛,促进溃疡愈合。常用制酸药有氢氧化铝、氢氧化镁及其复方制剂等。但制酸剂长期大量应用时不良反应较大,故很少单一应用抗酸药来治疗溃疡。

2.保护胃黏膜治疗 包括胶体铋、硫糖铝、前列腺素三类。胶体铋在酸性胃液中能与溃疡面渗出的蛋白质相结合,形成一层保护膜,让黏膜的修复不受胃酸干扰;还能促进胃上皮细胞分泌黏液,抑制胃蛋白酶活性,促进前列腺素分泌,对胃黏膜起保护作用,此外胶体铋能杀灭Hp,120mg/次,4次/日,4周为一疗程。硫糖铝的抗溃疡作用与胶体次枸橼酸铋相仿,但不能杀灭幽门螺杆菌。剂量是1.0g/次,一日3次,4~6周为一疗程。前列腺素类药如米索前列醇能抑制胃酸分泌,具有细胞保护作用,加强胃黏膜的防御能力,但由于价格昂贵,不作为治疗的首选药。

3.根除Hp治疗 对于Hp阳性的消化性溃疡患者,应给予根除Hp治疗。目前常应用一种质子泵抑制剂或一种胶体铋剂加上克拉霉素、阿莫西林、甲硝唑3种抗菌药物中的2种,组成三联疗法。常用剂量奥美拉唑 40mg/d,枸橼酸铋钾 480mg/d,阿莫西林 1 000~2 000mg/d,克拉霉素 500~1 000mg/d,甲硝唑 800mg/d,上述剂量分 2 次服,疗程 1~2 周,可有效根除 Hp 感染。

4.外科手术治疗　对于大量出血经内科紧急处理无效、急性穿孔、瘢痕性幽门梗阻、内科治疗无效的顽固性溃疡及胃溃疡疑有癌变者可行手术治疗。

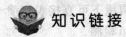 **知识链接**

新三联疗法

应用呋喃唑酮的三联 1 周疗法:奥美拉唑 40mg,每日 1 次;呋喃唑酮 100mg,每日 2 次;克拉霉素 250mg,每日 2 次。疗效满意,Hp 根除率可达 90%。

【护理评估】

1.健康史　询问发病的有关诱因及疾病,如发病是否与天气变化有关,是否经常或大量服用非甾体类消炎药或糖皮质激素,有无暴饮暴食,饮食不规律或吸烟、酗酒等不良饮食行为习惯,有无精神应激因素,有无消化性溃疡家族史等。评估患病后对日常生活的影响,如睡眠、饮食有无改变,活动量、活动耐力有无下降。作过何种检查及治疗,结果如何。

2.心理-社会状况　本病病程长,有周期性发作和节律性疼痛的特点,如不重视预防和正规治疗,病情可反复发作并产生并发症,使患者产生焦虑急躁情绪。应注意评估患者及家属对疾病的认识程度和对患者的态度,了解家庭经济状况和社会支持情况如何等。

3.身体评估　详细询问患者首次发病的时间,病程经过,发作有无节律性特点;疼痛与饮食的关系,有无规律,部位及性质如何,症状加重及缓解因素;有无伴随症状如嗳气、反酸、恶心、呕吐,观察患者生命体征是否正常,有无消瘦,贫血,有无痛苦表情及强迫体位,上腹部有无固定压痛点。有无溃疡出血、穿孔、幽门梗阻等并发症的表现。

4.实验室及其他检查　大便隐血试验是否阳性,红细胞、血红蛋白有无减少,胃酸分泌是否增多,钡餐有无龛影、部位如何,胃镜检查病损程度、部位及性质如何,有无出血,Hp 检测是否阳性。

【护理诊断/问题】

1.疼痛:腹痛　与胃十二指肠黏膜受侵蚀、刺激有关。

2.营养失调:低于机体需要量　与疼痛致营养物质摄入减少及消化吸收障碍有关。

3.潜在并发症　上消化道出血、穿孔、幽门梗阻、癌变。

4.焦虑　与疾病的慢性过程和反复发作有关。

【护理目标】

1.能描述导致或加重疼痛的因素并能够避免,应用缓解疼痛的方法和技巧,疼痛减轻或消失。

2.恶心、呕吐减轻,饮食合理,食欲改善,体重增加。

3.能应用有效应对措施控制焦虑,情绪稳定,治疗信心增强。

【护理措施】

1.休息与体位　将患者安置于环境安静、温暖的病房内,有利于休息。腹痛较轻者,适当休息,注意劳逸结合,避免过劳,保证睡眠。腹痛剧烈的患者,应卧床休息。病情稳定者可适当活动,避免疲劳,气候变化时,防止受凉。

2.饮食护理　指导患者建立合理的饮食习惯,可有效避免疼痛的发作。

(1)进餐方式:饮食上要强调进餐的规律性,以维持正常消化活动的节律,避免餐间零食和睡前进食,使胃酸分泌有规律。在溃疡活动期,宜少食多餐,少食可避免胃窦部过度扩张引起的促胃泌素分泌增加,以减少胃酸对病灶的刺激,多餐可使胃中经常保持适量的食物以中和胃酸,利于溃疡面愈合。进餐时注意细嚼慢咽,咀嚼可增加唾液分泌,后者具有稀释和中和胃酸的作用。

(2)食物选择:选择营养丰富,易于消化的食物。症状较重的患者可以柔软面食、稍加碱的软米饭或米粥等偏碱性食物为主,脱脂牛奶具有中和胃酸作用,但牛奶中的钙质刺激胃酸分泌,不宜多饮,应在两餐间饮用。脂肪能刺激小肠黏膜分泌肠抑胃液素从而抑制胃酸分泌,但同时可引起胃排空减慢,胃窦扩张,使胃酸分泌增多,故脂肪摄取应适量。避免食用机械性刺激强的食物(指生、冷、硬、粗纤维多的蔬菜、水果,如葱头、韭菜、芹菜等)和化学性刺激强的食物(如浓肉汤、咖啡、浓茶和辣椒、酸醋等调味品)。

3.病情观察

(1)观察患者疼痛部位、性质、规律,如疼痛加剧或疼痛的节律发生变化,提示有并发症的发生,如 DU 的疼痛失去过去的节律性变为恒定而持续,且不能因为进食或抗酸剂缓解,或开始放射至背部,可能是穿孔的预兆;进餐反而使疼痛加剧并伴有呕吐时,提示幽门梗阻。

(2)观察患者呕吐的量、性状、气味,严重呕吐患者应准确记录出入量,并监测血清钾、钠、氯测定和血气分析。呕吐隔夜宿食,提示幽门梗阻。

(3)严密观察呕血和黑便情况,神志、生命体征,皮肤、甲床色泽,周围静脉特别是颈静脉充盈情况,每小时尿量,红细胞计数、血红蛋白、血细胞比容、血尿素氮,中心静脉压测定。患者出现四肢厥冷、脉速、血压下降、呕血、黑便,提示有上消化道出血,应及时报告医师处理。

4.对症护理

(1)详细了解患者腹痛的规律和特点,指导缓解疼痛的方法。如 DU 表现为空腹痛或午夜痛,患者可准备制酸性食物(苏打饼干等)在疼痛前进食,或服用制酸剂以防疼痛。患者疼痛时可分散其注意力,如缓慢深呼吸、听音乐、交谈等。

(2)呕吐时协助患者坐起或侧卧位,使头部偏向一侧,取容器接呕吐物,呕吐停止后及时漱口。对持续呕吐者,应准确记录出入量,必要时通过静脉补充水分和营养。

(3)出血患者的护理:参见本章第十一节"上消化道出血"。

(4)穿孔:一旦确诊应立即禁食,置胃管行胃肠减压抽吸、引流胃内容物,如患者无休克应将患者的床头抬高 $35°\sim45°$,使腹肌较为松弛和利于胃肠漏出物向下腹部及盆腔处引流,可减轻腹痛和减少有毒物质的吸收。迅速建立静脉通路、输液和备血,做好各项术前准备。

5.用药护理

(1)抗酸药:应在饭后 1 小时和睡前服用。服用片剂时应嚼服,乳剂给药前应充分摇匀,不宜与酸性食物及饮料同服。抗酸药应避免与奶制品同时服用,因两者相互作用可形成络合物。氢氧化铝凝胶能阻碍磷的吸收,引起磷缺乏症,表现为食欲缺乏、软弱无力等症状,甚至可导致骨质疏松,长期大量服用还可引起严重便秘、代谢性碱中毒与钠潴留,甚至造成肾损害。服用镁制剂则易引起腹泻。

(2)H_2受体拮抗剂:应在餐中或餐后即刻服用,也可将一日剂量在睡前服用。如需同时服用抗酸药,则两药应间隔 1 小时以上。如静脉给药时应注意控制速度,速度过快可引起低血压和心律失常。西咪替丁对雄激素受体有亲和力,可造成男性乳腺发育、阳痿以及性功能紊乱等。肾脏是其主要排泄器官,应用期间应注意患者监测肾功能。此外,少数患者还可出现一过性肝功能损害和粒细胞缺乏,可出现头痛、头晕、疲倦、腹泻及皮疹等不良反应。药物可从母乳排出,哺乳期应停药。

(3)质子泵抑制剂:奥美拉唑可引起头晕,特别是用药初期,应嘱患者用药期间避免开车或做其他必须高度集中的工作。此外,奥美拉唑有延缓地西泮及苯妥英钠代谢和排泄的作用,联合应用时需慎重。

(4)胶体铋:枸橼酸铋钾为常用胶体铋制剂,在酸性环境中起作用,宜在餐前半小时服用。枸橼酸铋钾可使齿、舌变黑,可用吸管直接吸入。部分患者服药后出现便秘和大便呈黑色,停药后自行消失。少数患者有恶心、一过性血清转氨酶升高等,极少出现急性肾衰竭。此药所含铋的吸收量虽少,但有积蓄作用,应避免长期服用以防中毒。

(5)硫糖铝:宜在进餐前 1 小时服用,可有便秘、口干、皮疹、眩晕、嗜睡等不良反应。因其含糖量较高,糖尿病患者应慎用。不能与多酶片同服,以免降低两者的效价。

(6)其他药物:前列腺素可引起腹部绞痛和腹泻,由于能引起子宫收缩,故孕妇慎用。

6.心理护理　正确评估患者及家属心理反应,一种是对疾病认识不足,持无所谓的态度;另一种是产生紧张焦虑的心理,这两种消极反应都不利于疾病的康复,特别是紧张焦虑的精神因素,可诱发和加重病情,因此有针对性的对患者和家属进行健康教育,向患者说明紧张焦虑的心理可增加胃酸分泌,诱发和加重溃疡。指导患者采用放松技术,缓解紧张情绪。

【护理评价】

1.能否掌握缓解疼痛的方法与技巧,经治疗后疼痛有无减轻或消失。

2.能否遵循合理的饮食方法,食欲有无改善,体重是否增加。

3.能否掌握调整心态的方法,情绪是否稳定,治疗信心有无增加。

【健康教育】

1.生活指导　指导患者建立合理的饮食习惯和结构,避免摄入刺激性食物。戒除烟酒。指导患者生活要有规律,保持乐观的情绪,避免过度紧张与劳累。注意保暖。

2.疾病知识指导　向患者及家属讲解引起和加重溃疡病的相关因素。嘱患者慎用或勿用致溃疡药物,如阿司匹林、咖啡因、泼尼松、利血平等。指导患者按医嘱正确服药,学会观察药效及不良反应,不随便停药,以减少复发。定期复诊,若上腹疼痛节律发生变化,或者出现呕血、黑便时,应立即就医。

第四节　胃癌患者的护理

案例分析

患者,男,52 岁。主因上腹疼痛 2 月,乏力、消瘦半个月,黑便 3 天入院。患者 2 月前开始出现上腹部隐痛不适,进食后明显,伴饱胀感,食欲逐渐下降,无明显恶心、呕吐及呕血,当地医院按"胃炎"进行治疗,稍好转。近半月自觉乏力,体重较 2 月前下降 3 公斤。近 3 日大便色黑来我院就诊,查 2 次大便潜血(+),查血 Hb 96g/L,为进一步诊治收入院。吸烟史 20 年,

10 支/天。其兄死于"消化道肿瘤"。体格检查：T 36.5℃，P 96 次/分，R 20 次/分，BP 105/70mmHg。皮肤无黄染，浅表淋巴结未及肿大。结膜甲床苍白。心肺未见异常。腹平坦，未见胃肠型及蠕动波，腹软，肝脾未及，腹部未及包块，剑突下深压痛，无肌紧张，移动性浊音(－)，肠鸣音正常。直肠指检未及异常。辅助检查：上消化道造影示胃窦小弯侧似见约 2cm 大小龛影，位于胃轮廓内，周围黏膜僵硬粗糙。腹部 B 超未见肝脏异常。胃镜检查病理结果胃癌。

  临床诊断：胃癌

  胃癌(gastric cancer)是我国最常见的恶性肿瘤之一，居消化道肿瘤死亡原因的首位。在不同国家与地区间胃癌的发病率有明显差异。我国的发病率较高，尤以西北地区发病率最高，中南和西南地区则较低。本病男性居多，男女之比约为 2～3：1。高发年龄为 40～60 岁。

【病因与发病机制】

  胃癌的病因迄今尚未完全阐明，一般认为其产生与以下因素有关：

  1.饮食与环境因素 流行病学研究表明，不同国家和地区发病率有明显差异，说明本病与环境因素有关，最主要的是饮食因素。长期食用霉变食物、咸菜、烟熏和腌制鱼肉以及高盐食品，可增加胃癌发生的危险性。

  2.幽门螺杆菌感染 Hp 是胃癌发病的危险因素，其主要原因是 Hp 分泌的毒素引起胃黏膜病变，自活动性浅表性炎症发展为萎缩、肠化生与不典型增生，在此基础上易发生癌变。Hp 还是一种硝酸盐还原剂，具有催化亚硝化作用而起致癌作用。

  3.遗传因素 致癌物质对有遗传易感者可能更易致癌。胃癌的家族聚集现象可发生于同卵同胞中，这些均提示遗传因素可能与胃癌发病有关。

  4.癌前期变化 胃癌的癌前状态包括癌前疾病与癌前病变。前者是指与胃癌相关的胃良性疾病，有发生胃癌的危险性，如慢性萎缩性胃炎、胃息肉、残胃炎、胃溃疡；后者指较易转变为癌组织的病理学变化，如异型增生和肠型化生。

【临床表现】

  1.症状

  (1)早期胃癌：70％以上无症状，随着病情的发展到一定程度才出现自觉症状，如上腹部不适、反酸、嗳气、早饱感等非特异性消化不良症状。

  (2)进展期胃癌：上腹痛为最早出现的症状，开始仅有上腹饱胀不适，继之持续隐痛，餐后加重。部分患者呈节律性溃疡样疼痛，最后逐渐加重而不能缓解。患者常同时有食欲缺乏、体重进行性下降。胃壁受累时可有易饱感；贲门癌累及食管下段时可出现吞咽困难；胃窦癌引起幽门梗阻时出现严重恶心、呕吐；黑便或呕血常见于溃疡型胃癌。转移至身体其他脏器可出现相应的症状，如转移至骨骼时，可有全身骨骼剧痛；胰腺转移则会出现持续性上腹痛并放射至背部等。

  2.体征 早期胃癌多无明显体征。进展期胃癌主要体征为腹部肿块，多位于上腹部偏右相当于胃窦部，呈坚实可移动结节状，有压痛。肝脏转移可出现肝大，并扪及坚硬结节，常伴黄疸。腹膜转移时可发生腹水，出现移动性浊音。远处淋巴结转移时可在左锁骨上内侧触到质硬而固定的淋巴结，称为 Virchow 淋巴结。

  3.并发症 胃癌可发生出血、贲门或幽门梗阻、穿孔等。

【实验室及其他检查】

  1.胃镜检查 内镜直视下可观察病变部位、性质，并取黏膜做活组织检查，是目前最可靠的诊断手段。

2.X 线钡餐检查 早期胃癌 X 线检查可表现为小的充盈缺损或小的不规则的龛影。进展期胃癌的诊断率可达 90%以上。

3.血常规检查 多数患者有贫血。

4.大便隐血试验 常呈持续阳性。

【诊断要点】

确诊主要依赖胃镜和活组织检查及 X 线钡餐检查。胃癌的早期确诊是根治的前提。

【治疗要点】

1.手术治疗 是目前唯一有可能根治胃癌的方法。治疗效果取决于胃癌的病期、癌肿侵袭深度和扩散范围。对早期胃癌,一般首选胃部分切除术,如已有局部淋巴结转移,则应同时予以清扫。对进展期患者,如无远处转移,应尽可能手术切除。

2.化学治疗 用于辅助手术治疗,在术前、术中及术后使用抗癌药物,可抑制癌细胞的扩散和杀伤残存的癌细胞,提高手术效果。联合化疗亦可用于晚期胃癌不能施行手术者。常用药物有 5-氟尿嘧啶(5-FU)、丝裂霉素(MMC)、阿霉素(ADM)等。

3.内镜下治疗 早期胃癌可作内镜下黏膜切除(EMR)、激光或微波治疗,特别适用于不能耐受手术的患者。中、晚期胃癌不能手术者,可在内镜下局部注射抗肿瘤药、无水乙醇或免疫增强剂等治疗。

4.支持治疗 应用高能量静脉营养疗法以增强患者的体质,使其能耐受手术和化疗;免疫治疗、中医中药治疗可以作为辅助治疗。

 知识链接

肿瘤微创介入治疗

肿瘤微创介入治疗是在医学影像导引下,采用血管栓塞化疗、射频、冷冻等消融等技术方法,对肿瘤进行靶向治疗。将不同的药物经血管或经皮肤直接穿刺注入肿瘤病灶内,改变病灶血供,使其失去供给养分的来源,从而"饿死"肿瘤;将高浓度的抗癌药物直接作用于病灶"杀死"肿瘤;通过氩氦冷冻技术,用零下 140 摄氏度的低温氩气"冻死"肿瘤。微创介入治疗手术创口仅为 2 毫米左右,创伤小、并发症少、术后恢复较快,80%的肿瘤患者可以接受治疗。微创介入治疗能在不开刀的情况下消灭肿瘤,又不伤及正常组织,为一些不能手术切除的部分实体瘤患者提供了一种新的治疗方法,也为害怕"一刀切"的部分实体瘤患者带来了一种新选择。

【护理诊断/问题】

1.疼痛:腹痛 与癌细胞浸润有关。

2.营养失调 与胃癌造成吞咽困难、消化吸收障碍、化疗药物应用有关。

3.有感染的危险 与化疗致白细胞减少、免疫功能降低有关。

4.活动无耐力 与疼痛、腹部不适及患者机体消耗有关。

5.潜在并发症 消化道出血、胃穿孔、梗阻。

6.预感性悲哀 与患者知道疾病预后有关。

【护理措施】

1.休息与体位 给患者提供安静、整洁、舒适的休息环境,应注意休息,减少活动,早期胃癌经过治疗后可从事轻工作,但应避免紧张、劳累。中晚期患者则应卧床休息,减少体力消耗,并提供舒适、安静、清洁的环境,以保证患者的睡眠。

2.饮食护理　能进食者鼓励其尽可能进食易消化、营养丰富的流质或半流质饮食。提供清洁的进食环境,并注意变换食物的色、香、味,增进患者的食欲。化疗患者往往导致食欲减退,应鼓励患者进食,必要时予以静脉输液以维持营养需要。

3.病情观察　观察患者生命体征的变化,观察患者疼痛的性质、部位,是否伴有严重的恶心和呕吐、吞咽困难、呕血及黑便等症状。如出现剧烈腹痛和腹膜刺激征,应考虑发生穿孔的可能性,及时协助医师进行有关检查或手术治疗。定期测量体重,监测血清白蛋白和血红蛋白等营养指标。长期卧床或晚期患者应加强口腔、皮肤的观察。

4.对症护理　腹痛时应遵医嘱给予止痛药,或采用患者自控镇痛(PCA)法止痛;腹胀时可给予热敷、针灸等。

5.用药护理　化疗药物在化疗期间应密切观察有无恶心、呕吐、白细胞降低、肝肾功能异常等副作用发生,如有发生应及时报告医生,采取相应处理措施。

6.心理护理　当患者得知诊断后,情绪上常表现出否认、悲观和愤怒,甚至拒绝接受治疗,护理人员应与患者建立良好的护患关系,给患者表达情绪的机会和时间,耐心倾听患者的倾诉,并取得家属的配合。同时介绍有关胃癌治疗进展信息,提高患者治疗的信心。

【健康教育】

1.生活指导　指导患者生活规律,保证充足的睡眠和休息,根据病情和体力,适量运动以增强机体抵抗力。告知患者保持乐观态度和良好的心理状态,以积极的心态面对疾病。注意饮食卫生,多食富含维生素 C 的新鲜水果、蔬菜,多食肉类、鱼类、豆制品和乳制品,合理膳食,均衡营养。避免高盐饮食,少食咸菜,禁食霉变、腌制、熏制食物。注意个人卫生,特别是体质衰弱的患者,应做好皮肤黏膜、口腔的护理,防止感染。

2.疾病知识指导　告知患者及家属胃癌发病的相关因素,对胃癌的高危人群如患有慢性萎缩性胃炎、胃息肉、残胃炎、胃溃疡等癌前状态者应积极治疗原发病,嘱患者定期随访,及时发现癌变。指导患者合理使用镇痛药,发挥自身积极的应对能力,提高控制疼痛能力,教会患者及家属早期识别并发症,及时就诊。

第五节　肠结核与结核性腹膜炎患者的护理

案例分析

患者,女,27 岁。主因咳嗽、消瘦 1 年,加重伴腹痛、腹泻 3 个月入院。患者于 1 年前出现咳嗽,痰不多,为白痰,偶有痰中带血丝。三个月来,出现发热,以午后为重,咳嗽、咳痰加重,痰量明显增多。精神萎靡,体质消瘦,并出现腹痛、腹泻。体格检查:T 38.5℃,P 76 次/分,R 20 次/分,BP 105/70mmHg。慢性病容,消瘦,苍白,两肺湿啰音,腹软触之柔韧,肠鸣音活跃。辅助检查:痰涂片抗酸染色找到结核菌;X 线检查示肺部大小不等的透光区及结节状阴影;纤维结肠镜检回肠下端多处溃疡,有干酪样坏死,病理结果:溃疡性肠结核。

临床诊断:肺结核合并肠结核

肠结核与结核性腹膜炎均是由结核分枝杆菌感染所致。前者是由于结核分枝杆菌侵犯肠道引起的慢性特异性感染,后者是由于结核分枝杆菌侵犯腹膜引起的慢性弥漫性腹膜感染。

一、肠结核患者的护理

肠结核(intestinal tuberculosis)是由于结核杆菌侵犯肠道引起的慢性特异性炎症。多继发于肠外结核,原发病以肺结核多见。临床表现为腹痛、腹部肿块、腹泻与便秘交替及全身中毒症状。近年的患病率有逐渐下降趋势,但仍不少见,本病多见于青壮年,女性略多于男性。

【病因与发病机制】

肠结核主要由人型结核分枝杆菌引起,少数患者因牛型结核分枝杆菌引起。感染途径有:

1.胃肠道感染 结核杆菌侵犯肠道的主要途径,患者多有开放性肺结核、支气管内膜结核等,因经常咽下含结核杆菌的痰液,或经常与开放性肺结核患者共同进餐而引起肠结核,或饮用未经消毒的带菌牛奶和乳制品等致病。

2.血行播散 粟粒型肺结核患者也可经血行播散引起肠结核。

3.直接蔓延 可有盆腔结核(如女性生殖器结核)直接蔓延侵犯肠壁而引起肠结核。病变主要累及回盲部,其他部位依次为升结肠、空肠、横结肠、降结肠、阑尾、十二指肠和乙状结肠。本病的病理变化随人体对结核杆菌的免疫力与过敏反应的情况而定,若人体过敏反应强,病变以渗出性为主,如此时感染的菌量大,可导致干酪样坏死而形成溃疡型肠结核;若人体免疫力占优势,则以肉芽组织增生为主,称为增生型肠结核;如兼有两种病变者则称为混合型肠结核。

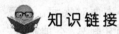 **知识链接**

肠结核好发部位

在正常生理情况下,肠内容物在通过回盲括约肌前,滞留于回肠末端的时间较长,加之结肠近端反蠕动,使肠内容物在盲肠停留的时间更久,这样就增加了结核杆菌对回、盲肠黏膜接触和侵犯的机会。同时,回盲部有丰富的淋巴组织,而结核杆菌容易侵犯淋巴组织。

【临床表现】

1.症状

(1)腹痛:多为右下腹疼痛,也可有上腹或脐周痛。疼痛性质一般为隐痛或钝痛,进食易诱发或加重,出现腹痛与排便,排便后疼痛可有不同程度的缓解。增生型肠结核或并发肠梗阻时,有腹绞痛,伴腹胀、肠鸣音亢进、肠型与蠕动波。

(2)腹泻和便秘:腹泻是溃疡型肠结核主要表现之一。每日排便2~4次,粪便呈糊状或稀水状,不含黏液或脓血,如直肠受累,出现里急后重感。若病变严重而广泛时,腹泻次数可达每日十余次,粪便可有少量黏液、脓液。腹泻与便秘交替出现。增生型肠结核多以便秘为主要表现。

(3)全身毒血症状和肠外结核表现:溃疡型肠结核常有结核毒血症的表现,可同时有肠外结核特别是活动性肺结核的表现。增生型肠结核全身情况一般较好。

2.体征 患者呈慢性病容、消瘦、苍白。腹部肿块为增生型肠结核的主要体征,常位于右下腹,较固定,质地中等,伴有压痛。溃疡型肠结核合并有局限性腹膜炎、局部病变肠管与周围组织粘连、或同时有肠系膜淋巴结结核时,也可出现腹部肿块。

3.并发症 晚期患者常有肠梗阻、瘘管形成,肠出血少见,也可并发结核性腹膜炎,偶有急性肠穿孔。

【实验室及其他检查】

1.血液检查　可有不同程度的贫血,无并发症者白细胞计数一般正常。红细胞沉降率多明显增快,可作为评估结核病活动程度的指标之一。

2.X线检查　X线胃肠钡餐造影、钡灌肠检查对肠结核的定性、定位诊断有重要价值,溃疡型肠结核可见X线钡影跳跃征象,即病变肠段皱襞粗乱,呈激惹状态。增生型肠结核可有肠管狭窄、畸形、充盈缺损等影像改变。如并发肠梗阻时做钡餐检查应慎重,以免加重肠梗阻。

3.结肠镜检查　可直接观察全结肠和回肠末段,内镜下病变肠黏膜充血、水肿、溃疡形成,可伴有大小及形态各异的炎性息肉、肠腔狭窄等。如果活检找到干酪样坏死性肉芽肿或结核杆菌,则可以确诊。

【诊断要点】

如有以下情况应考虑本病:①有肠外结核,特别是肺结核的青壮年患者;②临床表现有腹痛、腹泻、右下腹压痛、腹部肿块、原因不明的肠梗阻,伴有发热、盗汗等结核毒血症状;③X线钡餐检查、结肠镜检查及活检有肠结核征象。对疑似病例,试行抗结核治疗2~6周,症状改善者临床可以诊断。

【治疗要点】

1.抗结核化学药物治疗　是本病治疗的关键,目前多主张采用短程疗法,疗程6~9个月(治疗方案参见第二章第八节"肺结核")。

2.对症治疗　腹痛可用阿托品或其他抗胆碱药;严重腹泻或摄入不足者,应注意纠正水、电解质及酸碱平衡紊乱;对不完全性肠梗阻患者,需进行胃肠减压,以缓解梗阻症状。

3.手术治疗　适合完全性肠梗阻、急性穿孔、慢性穿孔肠瘘形成、肠道大量出血经积极抢救不能止血者,需要手术治疗。

【护理诊断/问题】

1.疼痛　与结核杆菌侵犯肠道致感染有关。

2.腹泻　与溃疡型肠结核有关。

3.营养失调:低于机体需要量　与结核杆菌毒性作用、消化吸收功能障碍有关。

4.焦虑　与本病治疗时间、病程长等有关。

5.潜在并发症　肠梗阻、肠穿孔、肠瘘等。

【护理措施】

1.休息与体位　患者需要充分的休息、避免疲劳,尤其是全身毒血症状较明显者应卧床休息,以减少机体的消耗,减轻腹痛。病情稳定后,可逐步增加活动量,提高患者的抵抗力。

2.饮食护理　为患者提供高热量、高蛋白、高维生素的均衡饮食。腹胀的患者避免食用产气食物;腹泻患者应少食乳制品、富含脂肪和粗纤维的食物,以免加快肠蠕动,并尽量保证出入量、电解质的平衡;肠梗阻的患者应禁食;食欲减退、消化不良、恶心、呕吐的患者,鼓励进食适合其胃口的食物;严重营养不良者,行静脉营养治疗,以保证机体的需要。

3.病情观察　应严密观察腹痛、腹胀的特点,监测患者的排便情况、粪便化验检查结果,以便及时发现病情变化。一旦发现肠梗阻、肠穿孔等并发症征象,应及时通知医生,并配合做好相应的护理。

4.对症护理

(1)腹痛、腹泻:见本章第一节"腹痛、腹泻"的护理措施。

（2）便秘：向患者解释便秘的原因，嘱患者多食含纤维素高的食物，适当活动，促进肠蠕动；指导患者养成定时排便的习惯，有便意时应立即如厕；必要时可行腹部按摩，遵医嘱给予软化剂、缓泻剂或保留灌肠促进排便。

（3）发热：应卧床休息，减少机体的消耗，多饮水。密切观察体温变化，遵医嘱正确使用抗结核药物，必要时遵医嘱应用退热药物。

5.用药护理 药物治疗原则是早期、联合、规律、适量、全程，其中以联合和规律用药最为重要，督促患者按时按量服药。抗结核药物对肝、肾功能均有一定的损害。用药期间定期监测血象及肝肾功能。

6.心理护理 向患者及家属介绍结核病的相关知识及预后，使患者认识到肠结核是可治性疾病。由于肠结核病程较长，疗效慢，有的患者出现抗结核药物的不良反应，甚至担心周围人因害怕传染而远离自己，常产生焦虑心理，医护人员应向患者说明不良的心理状态对疾病产生不利影响，指导患者采取正确的应对措施及技巧，使患者消除紧张、焦虑心理，树立战胜疾病的信心，积极配合医护人员治疗与护理。

【健康教育】

1.生活指导 指导患者有效地自我护理，合理安排活动与休息，合理膳食，提高机体抵抗力。介绍结核病的消毒、隔离知识，注意个人卫生，不饮未经消毒的牛奶、乳制品，集体用餐时提倡用公筷进餐及分餐制，做好餐具消毒。对患者的大小便也应消毒处理。

2.疾病知识指导 向患者及家属讲解有关结核病的防治知识，使之能够及早的预防、诊断和治疗。遵医嘱进行抗结核治疗，不随意更换药物或停药，注意观察药物的副作用，坚持规律、全程抗结核治疗，定期门诊复诊。告知患者及家属肠梗阻、肠穿孔、结核性腹膜炎等并发症的表现，使患者能及时发现并就诊。

二、结核性腹膜炎患者的护理

结核性腹膜炎（tuberculous peritonitis）是由结核分枝杆菌感染腹膜引起的慢性弥漫性的腹膜炎症。可发生于任何年龄，但以中青年为主，女性多见，男女之比约为1：2。

【病因与发病机制】

结核性腹膜炎由结核分枝杆菌引起，常继发于体内其他部位的结核病，因此患者常伴有其他结核病变，尤其多见于肠结核、盆腔结核和肠系膜淋巴结核。结核杆菌的感染途径以腹腔内直接蔓延最为常见，肠结核、肠系膜淋巴结核、输卵管结核等未常见的原发病灶。少数结核性腹膜炎由血行播散引起，常可发现活动性肺结核、关节、骨、睾丸结核等。病理变化可分为渗出型、粘连型和干酪型，以粘连型最为常见。

【临床表现】

1.症状

（1）全身症状：结核病的毒血症状，主要为发热和盗汗。多数为低热和中等热，高热伴有明显毒血症者，主要见于渗出型、干酪型，或伴有粟粒型肺结核、干酪型肺炎等严重结核病的患者。部分患者可有食欲缺乏、贫血、体重减轻等表现。

（2）腹痛、腹胀：早期腹痛不明显，以后可出现持续性隐痛或钝痛。疼痛多位于脐周、下腹或全腹，与腹膜炎症及伴有活动性肠结核、肠系膜淋巴结结核或盆腔结核有关。如并发不完全性肠梗阻时，有阵发性腹部绞痛。腹腔内结核干酪样坏死病灶破溃，或肠结核急性穿孔时，可表现为急腹症。多数患者可出现不同程度的腹胀,多为结核毒血症或腹膜炎伴有肠功能紊乱引起,也可因腹水或肠梗阻所致。

(3)腹泻、便秘:腹泻常见,一般每日不超过3~4次,粪便呈糊样,其原因除与腹膜炎所致肠功能紊乱有关外,还可因伴有溃疡型肠结核导致吸收不良、干酪样坏死病变引起的肠管内瘘等引起。少数患者腹泻与便秘交替出现。

2.体征　患者呈慢性病容,后期有消瘦、水肿、苍白、舌炎、口角炎等明显的营养不良体征。腹部触诊呈柔韧感,是结核性腹膜炎的临床特征,系腹膜遭受轻度刺激或有慢性炎症所致。多数患者腹部压痛,多轻微,干酪型压痛明显,且有反跳痛。部分患者可触及腹部包块,多见于粘连型或干酪型,常位于脐周,大小不一,边缘不整,表面粗糙呈结节感,不易推动。渗出型多有腹水,以少量至中量腹水多见,腹水超过1 000ml时可出现移动性浊音。

3.并发症　以肠梗阻多见,主要发生在粘连型结核性腹膜炎。也可发生急性肠穿孔、肠瘘及腹腔脓肿。

【实验室及其他检查】

1.血象、血沉与结核菌素试验　部分患者有轻度至中度贫血。白细胞计数大多正常或稍偏高。病变活动期血沉增快,故血沉可作为活动性病变的指标。结核菌素试验呈强阳性有助于诊断,但有一些重症患者可呈阴性。

2.腹水检查　腹水多为草黄色渗出液,少数为淡血色,偶见乳糜性,比重一般超过1.018,蛋白质含量在30g/L以上,白细胞计数超过$500×10^6$/L,以淋巴细胞为主。但有时因低清蛋白血症,或合并肝硬化,腹水性质可接近漏出液。如果腹水葡萄糖<3.4mmol/L、pH<7.35,提示细菌感染;结核性腹膜炎的腹水腺苷脱氨酶活性常增高,有一定的特异性。腹水普通细菌培养及腹水浓缩找结核杆菌或结核杆菌培养阳性率均低。

3.腹部X线检查　腹部X线平片检查有时可见钙化影,提示钙化的肠系膜淋巴结结核。胃肠X线钡餐检查可发现肠结核、肠粘连、肠腔外肿块等征象,对本病有辅助诊断价值。

4.腹腔镜检查　对诊断有困难者,腹腔镜及组织活检对渗出型结核性腹膜炎有游离腹水的患者,具有诊断价值。禁用于腹膜有广泛粘连者。

【诊断要点】

本病的主要诊断依据是:①青壮年患者,有结核病史,伴有其他器官结核病证据;②不明原因发热达2周以上,伴有腹痛、腹胀、腹水、腹壁柔韧感或腹部包块;③腹腔穿刺有渗出性腹水,以淋巴细胞为主,普通细菌培养结果阴性;④结核菌素试验呈强阳性;⑤X线胃肠钡餐检查发现肠粘连等征象。

【治疗要点】

1.抗结核化学药物治疗　抗结核化学药物的选择、用法、疗程详见第二章"肺结核"一节。但在用药中应注意,一般渗出型患者,因腹水及症状消失较快,患者常自行停药,而导致复发,故应强调全程规律治疗;对粘连型或干酪型患者,由于大量纤维增生,药物不易进入病灶而达到治疗目的,故应加强药物的联合应用,并适当延长抗结核的疗程。

2.腹腔穿刺放液治疗　对大量腹水者,可适当放腹水以减轻症状。

3.手术治疗　经内科治疗未见好转的肠梗阻,急性肠穿孔及肠瘘经强化治疗不能闭合者均可行手术治疗。

【护理诊断/问题】

1. 疼痛：腹痛　　与腹膜炎、活动性肠结核或肠梗阻等有关。

2. 营养失调：低于机体需要量　　与结核毒素侵袭机体所致毒血症、消化吸收功能障碍及蛋白丢失有关。

3. 腹泻　　与腹膜炎所致肠功能紊乱有关。

4. 潜在并发症　　肠梗阻、肠穿孔、肠瘘等。

5. 体温过高　　与结核病毒血症有关。

6. 焦虑　　与疾病迁延不愈有关。

【护理措施】

1. 休息与体位　　安排安静、舒适的环境，对有腹水患者应安置于适宜的体位如坐位或半坐位，让患者卧床休息，保证充足的睡眠，减少活动，以降低代谢，减少毒素的吸收。

2. 饮食护理　　提供舒适的进食环境，促进患者的食欲。给予高热量、高蛋白、高维生素、易消化食物，如新鲜蔬果、鲜奶、豆制品、肉类及蛋类等，以增强机体抗病能力。

3. 病情观察　　密切观察腹痛的部位、性质及持续时间，对骤起急腹痛要考虑腹腔内其他结核病灶破溃或并发肠梗阻和肠穿孔等，应及时报告医生作紧急处理。

4. 对症护理　　对于腹痛者教会患者放松技巧，如深呼吸、全身肌肉放松等，以减轻疼痛。也可用热敷、艾灸足三里等方法减轻疼痛，缓解不明显者可给予解痉处理。对于腹泻者，及早静脉输液，保证水、电解质平衡，并注意做好肛周皮肤的护理。对高热者做好降温处理。对有并发症者应给予禁食、胃肠减压等处理。

5. 用药护理　　遵医嘱给予抗结核药物，注意用药后的效果和副作用，如长期应用抗结核药，可致恶心、呕吐等胃肠道反应，并引起听力、肝肾功能损害，故应定期监测患者的听力及肝肾功能，如有异常及时报告医生调整药物和药量。

6. 心理护理　　向患者及家属介绍结核病的相关知识及预后，由于结核性腹膜炎病程较长，疗效慢，有的患者出现抗结核药物的不良反应，常产生焦虑心理，医护人员应向患者说明不良的心理状态对疾病产生不利影响，指导患者采取正确的应对措施及技巧，使患者消除紧张、焦虑心理，树立战胜疾病的信心。

【健康教育】

1. 生活指导　　患者应保证充足的休息与营养，生活规律，劳逸结合，保持良好的心态，以增强机体抵抗力。

2. 疾病知识指导　　遵医嘱给予抗结核药物，注意用药后的效果和副作用，如长期应用抗结核药，可致恶心、呕吐等胃肠道反应，并引起听力、肝肾功能损害，故应定期监测，如有异常及时报告医生调整药物和药量。

第六节　溃疡性结肠炎患者的护理

案例分析

患者，男，30岁。主因左下腹痛、黏血便3个月入院。患者于3个月前无明显诱因出现腹痛，以左下腹为主，多为隐痛，并排黏液脓血便，每日4~6次，便后腹痛无缓解。曾在当地医院以"肠炎"予诺氟沙星、肠乐等治疗,症状未见明显好转,为进一步诊治来我院。患者自发病以来精神、睡眠可,无明显消瘦。体格检查:T 37.8℃,P 88 次/分,R 17 次/分,BP 100/60mmHg,皮肤黏膜无黄染,浅表淋巴结无肿大。心肺未见异常。腹软,肝、脾肋下未扪及,左下腹压痛,无反跳痛。辅助检查:血常规:WBC 4.3×10^6/L,RBC 3.35×10^{12}/L,Hb 112g/L。大便常规:RBC 3+,WBC 4+。

临床诊断:溃疡性结肠炎

溃疡性结肠炎(ulcerative colitis,UC)是一种病因不明的直肠和结肠慢性非特异性炎症性疾病。主要症状有腹泻、黏液脓血便、腹痛及里急后重。病程漫长,病情轻重不一,常反复发作。本病多见于 20~40 岁,男女发病率无明显差别。

【病因与发病机制】

溃疡性结肠炎病因尚未完全明确,目前认为是多因素相互作用所致,与免疫异常、感染、遗传和环境因素等有关。

【临床表现】

1.消化系统表现

(1)腹泻　为最主要的症状,黏液脓血便是本病活动期的重要表现,为炎症渗出和黏膜糜烂及溃疡所致。大便次数和便血程度反映病情严重程度,轻者每日排便 2~4 次,重者可达 10 次以上,呈血水样粪便。

(2)腹痛　轻症或缓解期患者多无腹痛或仅有腹部不适,活动期有轻至中度腹痛,常位于左下腹或下腹,亦可遍及全腹,呈阵发性痉挛性绞痛,有疼痛→便意→便后缓解的规律,常伴有里急后重。若并发中毒性结肠炎或腹膜炎,有持续性剧烈腹痛。

2.全身表现　中、重型患者活动期有低热或中等度发热,高热多提示有并发症或见于急性暴发型。重症患者可出现衰弱、贫血、低蛋白血症、水和电解质平衡紊乱等表现。

3.体征　患者呈慢性病容,重者呈消瘦贫血面容。轻症者仅有左下腹轻度压痛,重症者常有明显腹部压痛和鼓肠。若有腹肌紧张、反跳痛、肠鸣音减弱等应警惕中毒性结肠、肠穿孔等并发症。

4.临床分型　临床上根据本病的病程、严重程度、病变范围和病期进行综合分型。

(1)根据病程经过分型:①初发型:无既往史的首次发作;②慢性复发型:最多见,发作期与缓解期交替;③慢性持续型:症状持续半年以上;④急性暴发型:少见,急性起病,病情严重,全身毒血症状明显,易发生大出血和其他并发症。

(2)根据病情严重程度分型:①轻型:多见,腹泻每日 4 次以下,便血轻或无,无发热、脉速,贫血轻或无,血沉正常;②中型:介于轻型和重型之间,腹泻每日在 4 次及以上,仅伴有轻微全身表现;③重型:腹泻每日 6 次以上,有明显黏液血便及全身表现。

(3)根据病期分型:可分为活动期和缓解期。

5.并发症　可并发中毒性结肠扩张、出血、直肠结肠癌变、急性肠穿孔、肠梗阻等。

【实验室及其他检查】

1.血液检查　可有红细胞和血红蛋白减少。活动期白细胞计数增高,血沉增快和 C 反应蛋白增高是活动期的标志。重症患者可有血清白蛋白下降、凝血酶原时间延长和电解质平衡紊乱。

2.大便检查　大便肉眼检查常见血、脓和黏液,显微镜检见大量红、白细胞或脓细胞,急性发作期可见巨噬细胞。

3.结肠镜检查　是本病诊断的最重要手段之一,可直接观察病变肠黏膜并取活检。内镜下可见病变黏膜充血和水肿,粗糙呈颗粒状,质脆易出血。也可见假息肉形成,结肠袋变钝或消失。

4.X线钡剂灌肠检查　可见黏膜粗乱或有细颗粒改变。重型或暴发型一般不宜作此检查,以免加重病情或诱发中毒性结肠。

【诊断要点】

临床上有持续或反复发作的腹泻和黏液血便、腹痛、里急后重、不同程度的全身症状,在排除细菌性痢疾、阿米巴痢疾、肠结核等基础上,结合结肠镜检所见特点和黏膜活检呈炎性反应,以及 X 线钡剂灌肠检查所示征象,可以诊断本病。

【治疗要点】

1.氨基水杨酸制剂　柳氮磺胺吡啶(简称 SASP)是治疗本病的常用药物,适合于轻型、中型或重型经糖皮质激素治疗已有缓解者。剂量 4g/d,分 3~4 次口服,用药 3~4 周病情缓解后可减量使用 3~4 周,然后改为维持量 2g/d,维持 1~2 年。也可用其他氨基水杨酸制剂,如奥沙拉嗪、巴柳氮等。

2.糖皮质激素　适用于对氨基水杨酸制剂疗效不佳的轻、中型患者,特别是重型活动期患者及急性暴发型患者。其作用机制为非特异性抗炎和抑制免疫反应。一般给予泼尼松口服 40mg/d。重症患者常先予氢化可的松 200~300mg/d 或地塞米松 10mg/d,静脉滴注 7~14 天后,改为泼尼松口服 60mg/d,病情好转后逐渐减量至停药。

3.免疫抑制剂　硫唑嘌呤或巯嘌呤可试用于对糖皮质激素治疗效果不佳或对糖皮质激素依赖的慢性活动性患者。

4.手术治疗　并发大出血、肠穿孔、中毒性巨结肠、结肠癌或经积极内科治疗无效者可选择手术治疗。

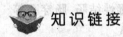 知识链接

干细胞疗法

干细胞是一类具有自我更新、高度增殖和多向分化潜能的细胞群体,即细胞可以通过细胞的分裂维持自身和细胞群体的大小,同时也可以进一步分化为不同的组织细胞。干细胞治疗溃疡性结肠炎,是通过动脉介入的方法,将干细胞植入患者体内的结肠黏膜,修复病损的黏膜上皮细胞。同时,干细胞通过免疫调节作用,增强宿主的免疫力,从而改善患者病损的功能,达到治疗溃疡性结肠炎的目的。

【护理诊断/问题】

1.腹泻　与炎症导致肠黏膜对水钠吸收障碍及结肠运动功能异常有关。

2.腹痛　与肠道炎症、溃疡有关。

3.营养失调:低于机体需要量　与长期腹泻、食欲减退及吸收障碍有关。

4.潜在并发症　中毒性结肠扩张、大出血、癌变。

【护理措施】

1.休息与体位 病房应安静、舒适。缓解期或轻型患者应注意休息,减少活动,防止劳累,避免情绪激动;急性发作期或重型患者应卧床休息,以减少胃肠蠕动,减轻腹泻、腹痛症状。

2.饮食护理 指导患者食用质软、易消化、富含营养低纤维素、足够热量的食物。要避免生、冷、硬、油炸等食物。急性发作期患者,应进无渣流质或半流质饮食,忌食牛乳和乳制品。病情严重者应禁食,给予胃肠外高营养治疗。应戒烟、酒,避免饮用含咖啡因的饮料,以减少对胃肠道的刺激。

3.病情观察 观察患者进食情况,定期测量体重,监测血红蛋白和清蛋白,了解营养状况的变化。观察腹痛以及生命体征的变化,以了解病情的进展。如中毒症状明显,有脱水与电解质平衡紊乱,出现鼓肠、腹部压痛、肠鸣音消失,提示中毒性结肠、肠梗阻、肠穿孔等并发症。

4.对症护理 腹痛、腹泻见本章第一节"腹痛、腹泻"的护理措施。

5.用药护理 注意密切观察药物的疗效和不良反应。如柳氮磺吡啶的不良反应有恶心、呕吐、食欲减退、头痛和全身不适,偶有皮疹、粒细胞减少、再生障碍性贫血、可逆性男性不育等,嘱患者餐后服药可减轻消化道症状,服药期间要注意观察,定期复查血象;糖皮质激素要严格按疗程服药,不可随意停药,减药,防止反跳现象发生。

6.心理护理 本病一般呈慢性过程,反复发作,应耐心向患者做好解释工作,介绍本病的疗效和预后,解除患者的顾虑。鼓励患者保持乐观的心态,注意生活中的自我调节,积极参与治疗。

【健康教育】

1.生活指导 指导患者合理安排休息与活动,避免精神紧张、过度劳累。摄入足够的营养,避免粗纤维及刺激性食物,忌生冷,忌饮酒。

2.疾病知识指导 向患者及家属介绍疾病有关知识,了解本病的长期性、反复性;说明良好的心态及正确自我护理对缓解症状、控制病情、预防复发的重要性,树立战胜疾病的信心。嘱患者坚持治疗,遵医嘱用药,不能随意更换药物或停药;教会患者识别药物的不良反应,出现异常情况如头痛、疲乏、发热、四肢麻木、排尿不畅等症状要及时就诊。教会患者进行病情观察,定期门诊复诊。

第七节 肝硬化患者的护理

案例分析

患者,女,45岁,主因腹胀1月,加剧1周入院。患者1月前无明显诱因感下腹坠胀,无发热,无疼痛,无恶心、呕吐、腹泻,无咳嗽、咳痰等。于当地卫生院治疗后(治疗不详),症状未见缓解。近1周来,自觉腹胀较前明显加重,活动后气促,食欲减退,偶伴有恶心、无呕吐,遂来本院就诊,门诊以"腹水原因待查"收住院。自发病以来,患者食欲减退,睡眠不佳,大便2~3次/天,色黄,质软,不成型。小便正常。体格检查:T 36.3℃,P 87次/分,R 22次/分,BP 118/75mmHg。面色晦暗,全身皮肤黏膜未见黄染,右颈后、前胸可见散在1~2个蜘蛛痣,肝掌。全身浅表淋巴结未触及肿大,心肺(一);全腹饱满,未见腹壁静脉曲张,腹软,全腹无压痛,肝肋下未触及,脾肋下5cm可触及,移动性浊音(+),肠鸣音存在。双下肢水肿。辅助检查:

肝功能示:ALT 305U/L,白蛋白 28g/L,球蛋白 40g/L,WBC $3.5×10^9$/L,Hb 92g/L,PLT $93×10^9$/L,AFP 35μg/L。B超:肝体积缩小,点片状回声增强,边缘不规则的单个高回声结节,门静脉扩张,大量腹水。脾增厚。

临床诊断:肝硬化

肝硬化(cirrhosis of liver)是一种由不同病因引起的慢性进行性弥漫性肝病。病理特点为广泛的肝细胞变性坏死、再生结节形成、结缔组织增生,致使正常肝小叶结构破坏和假小叶形成。临床可有多系统受累,主要表现为肝功能损害和门静脉高压,晚期出现消化道出血、肝性脑病、感染等严重并发症。

在我国,肝硬化是常见疾病和主要死因之一。本病占内科总住院人数的 4.3%～14.2%。患者以青壮年男性多见,35～48 岁为发病高峰年龄,男女比例约为 3.6～8∶1。

【病因与发病机制】

引起肝硬化的病因很多,我国最常见的是病毒性肝炎,国外则以酒精中毒居多。其主要病因有:

1.病毒性肝炎　主要为乙型、丙型和丁型病毒重叠感染,甲型和戊型一般不发展为肝硬化。

2.酒精中毒　长期大量饮酒者,乙醇及其中间代谢产物(乙醛)直接引起酒精性肝炎,并发展为肝硬化。据统计,致肝硬化的乙醇剂量平均每日摄入 80g 达 10 年以上。

3.胆汁淤积　持续存在肝外胆管阻塞或肝内胆汁淤积时,高浓度的胆汁酸和胆红素损害肝细胞,导致肝硬化。

4.循环障碍　慢性充血性心力衰竭、缩窄性心包炎、肝静脉或下腔静脉阻塞等使肝脏长期淤血,肝细胞缺氧、坏死和结缔组织增生,最后发展为肝硬化。

5.药物或化学毒物　长期服用双醋酚丁、甲基多巴等药物,或长期反复接触磷、砷、四氯化碳等化学毒物,可引起中毒性肝炎,最终演变为肝硬化。

6.遗传和代谢疾病　由于遗传性或代谢性疾病,某些物质或其代谢产物沉积于肝,造成肝损害、肝硬化,如肝豆状核变性(铜沉积)、血色病(铁沉积)、半乳糖血症等。

7.营养失调　食物中长期缺乏蛋白质、维生素、抗脂肪肝物质等引起营养不良和吸收不良,可致肝细胞脂肪变性和坏死,降低了肝细胞对致病因素的抵抗力,成为肝硬化的直接或间接病因。

8.原因不明　部分病例发病原因难以确定,称为隐源性肝硬化,其中部分病例与无黄疸型病毒性肝炎,尤其是丙型肝炎有关。

各种病因引起的肝硬化,其病理变化和发展演变过程是基本一致的。特征为广泛肝细胞变性坏死,结节性再生,弥漫性结缔组织增生,假小叶形成。上述病理变化造成肝内血管扭曲、受压、闭塞而致血管床缩小,肝内门静脉、肝静脉和肝动脉小分支之间发生异常吻合而形成短路,导致肝血循环紊乱。严重的肝内血循环障碍,是形成门静脉高压的病理基础,且使肝细胞营养障碍加重,促使肝硬化病变进一步发展。

【临床表现】

肝硬化的病程发展通常比较缓慢,可隐伏 3～5 年或更长时间。临床上分为肝功能代偿期和失代偿期,但两期的界限并不清晰。

(一)代偿期

早期症状轻,缺乏特异性。以乏力、食欲缺乏为主要表现,可伴有恶心、厌油腻、腹胀、上腹隐痛及腹泻等。症状常因劳累或伴发其他疾病而出现,经休息或治疗可缓解。患者营养状况一般或消瘦,肝轻度增大,质偏硬,可有轻度压痛,脾轻至中度大。肝功能多在正常范围或轻度异常。

(二)失代偿期

主要为肝功能减退和门静脉高压所致的全身多系统症状和体征。

1.肝功能减退的临床表现

(1)全身症状和体征:一般状况与营养状况均较差,乏力、消瘦、不规则低热、面色灰暗黝黑(肝病面容)、皮肤干枯粗糙、水肿、舌炎、口角炎等。

(2)消化道症状:食欲减退甚至畏食、进食后上腹饱胀不适、恶心、呕吐、稍进油腻食物易引起腹泻。半数以上可出现轻度黄疸,少数可有中、重度黄疸,提示肝细胞有进行性或广泛性坏死。

(3)出血倾向和贫血:常有鼻出血、牙龈出血、皮肤紫癜和胃肠出血等倾向,系肝合成凝血因子减少、脾功能亢进和毛细血管脆性增加所致。患者常有不同程度的贫血,与营养不良、肠道吸收障碍、胃肠出血和脾功能亢进等有关。

(4)内分泌失调:①雌激素增多、雄激素和糖皮质激素减少:是肝脏对雌激素的灭活功能减退所致。雌激素与雄激素平衡失调,男性患者常有性欲减退、睾丸萎缩、毛发脱落及乳房发育;女性患者可有月经失调、闭经、不孕等。部分患者出现蜘蛛痣和(或)毛细血管扩张,主要分布在面颈部、上胸、肩背和上肢等上腔静脉引流区域;手掌大、小鱼际和指端腹侧部位皮肤发红(肝掌)。肾上腺皮质功能减退,表现为面部和其他暴露部位皮肤色素沉着。②醛固酮和抗利尿激素增多:肝功能减退时,对醛固酮和抗利尿激素的灭活作用减弱,致体内醛固酮及抗利尿激素增多。醛固酮作用于远端肾小管,使钠重吸收增加;抗利尿激素作用于集合管,使水的重吸收增加。

2.门静脉高压的临床表现　门静脉高压的三大临床表现是脾大、侧支循环的建立与开放、腹水。

(1)脾大:脾一般为轻、中度肿大,有时可为巨脾。晚期脾大对血细胞破坏增加,使周围血中白细胞、红细胞和血小板减少,称为脾功能亢进。上消化道大量出血时,脾脏可暂时缩小,待出血停止并补足血容量后,脾脏再度增大。

(2)侧支循环的建立和开放:正常情况下,门静脉系与腔静脉系之间的交通支很细小,血流量很少。门静脉高压形成后,来自消化器官和脾脏的回心血液流经肝脏受阻,使门腔静脉交通支充盈扩张,血流量增加,建立起侧支循环(图4-1)。临床上重要的侧支循环有:①食管下段和胃底静脉曲张,常在恶心、呕吐、咳嗽、负重等使腹内压突然升高,或因粗糙食物机械损伤、胃酸反流腐蚀损伤时,导致曲张静脉破裂出血,出现呕血、黑便及休克等表现;②腹壁静脉曲张,由于脐静脉重新开放,在脐周和腹壁可见迂曲静脉以脐为中心向上及下腹壁延伸;③痔核形成,为门静脉系的直肠上静脉与下腔静脉系的直肠中、下静脉吻合扩张形成,有时扩张形成痔核,破裂时引起便血。

(3)腹水:是肝硬化肝功能失代偿期最为显著的临床表现,失代偿期患75%以上有腹水。大量腹水时腹部隆起,腹壁绷紧发亮,患者行动困难,可发生脐疝,膈肌抬高,出现呼吸困难、心悸,部分患者伴有胸水。腹水形成的因素有:①门静脉压力增高:使腹腔脏器毛细血管床静水压增高,组织间液回吸收减少而漏入腹腔;②低白蛋白血症:系指血浆白蛋白低于 30g/L,肝功能减退使白蛋白合成减少及蛋白质摄入和吸收障碍,低白蛋白血症时血浆胶体渗透压降低,血管内液外渗;③肝淋巴液生成过多:肝静脉回流受阻时,肝内淋巴液生成增多,超过胸导管引流能力,淋巴管内压力增高,使大量淋巴液自肝包膜和肝门淋巴管渗出至腹腔;④抗利尿激素及继发性醛固酮增多,引起水钠重吸收增加;⑤肾脏因素:有效循环血容量不足致肾血流量减少,肾小球滤过率降低,排钠和排尿量减少。

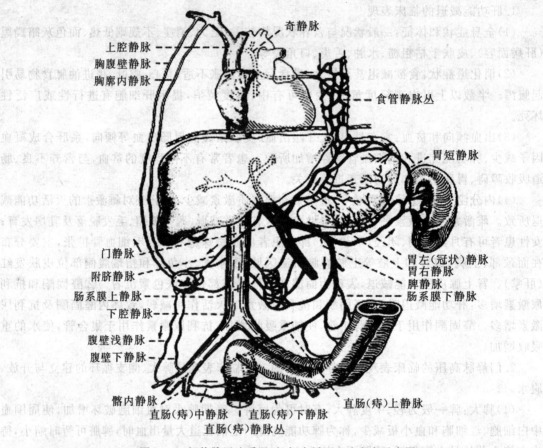

图 4-1　门静脉回流受阻时,侧支循环血流方向示意图

3.肝脏情况　早期肝脏增大,表面尚光滑,质中等硬;晚期缩小,表面可呈结节状,质地坚硬;一般无压痛,在肝细胞进行性坏死或并发肝炎时可有压痛与叩击痛。

(三)并发症

1.上消化道出血　为本病最常见的并发症。表现为突然发生的大量呕血和黑便,常引起出血性休克或诱发肝性脑病,死亡率高。

2.肝性脑病　是晚期肝硬化的最严重并发症,也是最常见的死亡原因(见本章第九节)。

3.感染　由于患者抵抗力低下、门腔静脉侧支循环开放等因素,增加细菌入侵繁殖机会,易并发感染如肺炎、胆道感染、大肠杆菌败血症、自发性腹膜炎等。自发性腹膜炎致病菌多为革兰阴性杆菌。

4.原发性肝癌 肝硬化患者短期内出现肝脏迅速增大、持续性肝区疼痛、腹水增多且为血性、不明原因的发热等,应考虑并发原发性肝癌,需做进一步检查。

5.功能性肾衰竭 又称肝肾综合征。表现为少尿或无尿、氮质血症、稀释性低钠血症和低尿钠,但肾无明显器质性损害。主要由于肾血管收缩和肾内血液重新分布,导致肾皮质血流量和肾小球滤过率下降等因素引起。

6.电解质和酸碱平衡紊乱 ①低钠血症:长期低钠饮食致原发性低钠,长期利尿和大量放腹水等致钠丢失;②低钾低氯血症与代谢性碱中毒:进食少、呕吐、腹泻、长期应用利尿剂或高渗葡萄糖液、继发性醛固酮增多等可引起低钾低氯,而低钾低氯血症可致代谢性碱中毒,诱发肝性脑病。

7.肝肺综合征 是指严重肝病、肺血管扩张和低氧血症组成的三联症;表现为呼吸困难及低氧血症。

【实验室及其他检查】

1.血常规 代偿期多正常,失代偿期常有不同程度的贫血。脾功能亢进时白细胞和血小板计数亦减少。

2.尿常规 代偿期正常,失代偿期可有蛋白尿,血尿和管型尿。有黄疸时可有胆红素,尿胆原增加。

3.肝功能试验 代偿期正常或轻度异常,失代偿期多有转氨酶轻、中度增高。血清总蛋白正常、降低或增高,但白蛋白降低,球蛋白增高,白蛋白/球蛋白比例降低或倒置。凝血酶原时间有不同程度延长。

4.免疫功能检查 肝炎后肝硬化可查出乙型、丙型肝炎的标志物可呈阳性反应,细胞免疫检查 T 淋巴细胞数常低于正常,体液免疫血清 IgG 显著增高。

5.腹水检查 一般为漏出液,并发自发性腹膜炎、结核性腹膜炎或癌变时腹水性质发生相应变化。

6.影像学检查 X 线钡餐检查示食管静脉曲张者显示虫蚀样或蚯蚓状充盈缺损,胃底静脉曲张时钡剂呈菊花样充盈缺损。超声显像可显示肝、脾形态改变、腹水。

7.纤维内镜检查 可直视静脉曲张及其分布和程度。

8.腹腔镜检查 可直接观察肝脾情况,在直视下对病变明显处进行穿刺做活组织检查。

【诊断要点】

肝硬化失代偿期的诊断主要根据有病毒性肝炎、血吸虫病、长期酗酒或营养失调等病史,肝脏质地坚硬,肝功能减退与门脉高压症的临床表现,以及肝功能检查等。代偿期的诊断常不容易,故对原因不明的肝脾大、迁延不愈的肝炎患者应定期复查,以利早期诊断。

【治疗要点】

肝硬化治疗应采取综合性措施,首先针对病因进行治疗,注意休息和饮食,使病情缓解,延长代偿期和保持劳动力。代偿期患者可服用抗纤维化的药物(如秋水仙碱)及中药,忌用对肝脏有损害的药物;失代偿期患者主要是对症治疗、改善肝功能和防治并发症。有手术适应证者,应慎重选择时机进行手术治疗,肝移植手术是治疗晚期肝硬化的新方法。

1.腹水治疗

(1)限制水、钠摄入:钠摄入量应在 60~90mmol/d(相当于食盐 1.5~2g/d)。应用利尿剂时,可适当放宽钠摄入量。水摄入量应限制在 1000ml/d 以内,如有稀释性低钠血症,水摄入量应在 300~500ml/d。限制钠的摄入比限制水更重要。

(2)利尿剂：是目前临床应用最广泛治疗腹水的方法。常用保钾利尿剂有螺内酯(安体舒通)和氨苯蝶啶，排钾利尿剂有呋塞米和氢氯噻嗪。单独应用排钾利尿剂需注意补钾。螺内酯和呋塞米联合应用有协同作用，并可减少电解质紊乱。

(3)放腹水加输注白蛋白：当大量腹水引起高度腹胀、影响心肺功能时，可穿刺放腹水以减轻症状。同时静脉输注白蛋白可达到较好效果。

(4)提高血浆胶体渗透压：定期输注血浆、新鲜血或白蛋白，有助于促进腹水消退。

(5)腹水浓缩回输：用于难治性腹水的治疗。一般 2~3 小时内放出腹水 5 000ml，经超滤或透析浓缩成 500ml 后，回输至患者静脉内，从而减轻水、钠潴留，并可提高血浆清蛋白浓度，增加有效血容量，改善肾血液循环，以减轻腹水。不良反应及并发症有发热、感染、电解质紊乱等。有感染的腹水不可回输。

2.手术治疗　各种分流、断流术和脾切除术等，包括近年来开展的以介入放射学方法进行的经颈静脉肝内门体分流术，目的是降低门脉系统压力和消除脾功能亢进。肝移植手术是治疗晚期肝硬化的新方法。

 知识链接

肝移植

肝移植是指采用外科手术的方法，切除已经失去功能的病肝，然后把一个有生命活力的健康肝脏植入人体内，挽救濒危患者生命，这个过程就是肝移植，俗称"换肝"。原则上，当各种急性或慢性肝病用其他内外科方法无法治愈，预计在短期内(6~12 个月)无法避免死亡者，均可考虑进行肝移植术。

【护理诊断/问题】

1.营养失调：低于机体需要量　与肝功能减退、门静脉高压引起食欲减退、消化和吸收障碍有关。

2.体液过多　与肝功能减退、门静脉高压引起钠水潴留有关。

3.活动无耐力　与肝功能减退、大量腹水有关。

4.有皮肤完整性受损的危险　与营养不良、水肿、皮肤干燥、瘙痒、长期卧床有关。

5.潜在并发症　上消化道出血、肝性脑病等。

【护理措施】

1.休息与体位　多卧床休息，卧床时尽量取平卧位，减少肝脏代谢负担，降低门静脉压力，增加肝、肾血流量，改善肝细胞的营养，提高肾小球滤过率，可抬高下肢，以减轻水肿。大量腹水者卧床时可取半卧位，以使膈肌下降，有利于呼吸运动，减轻呼吸困难和心悸。卧床时抬高下肢，阴囊水肿者可用托带托起阴囊，以利水肿消退。告知患者不宜卧床过久，以免产生消化不良、情绪不佳。病情稳定时根据病情合理安排休息与活动，可适当参加轻体力活动，但要防止劳累。

2.饮食护理　饮食治疗原则：高热量、高蛋白质、高维生素、易消化饮食，并根据病情变化及时调整。戒烟忌酒，避免进食刺激性强、粗纤维和较硬的食物。必要时遵医嘱给予静脉补充足够的营养，如高渗葡萄糖液、复方氨基酸、白蛋白或新鲜血等。

（1）蛋白质：是肝细胞修复和维持血浆白蛋白正常水平的重要物质基础，应保证其摄入量 $1\sim1.5g/(kg\cdot d)$。蛋白质来源以豆制品、鸡蛋、牛奶、鱼、鸡肉、瘦猪肉为主。血氨升高时应限制或禁食蛋白质，待病情好转后再逐渐增加摄入量，并应选择植物蛋白，例如豆制品，因其含蛋氨酸、芳香氨基酸和产氨氨基酸较少。

（2）维生素：维生素可促进肝细胞修复，改善肝脏代谢功能，增强肝脏解毒能力，保护肝脏功能。新鲜蔬菜和水果含有丰富的维生素，例如西红柿、柑橘等富含维生素C，日常食用可保证维生素的摄取。

（3）适量脂肪：脂肪摄入过多易引起脂肪肝、阻止肝糖原的合成和使肝功能衰退，且肝硬化胆汁分泌减少，妨碍脂肪消化与吸收。因此，应适当限制脂肪摄入，但不宜限制过低。

（4）限制水钠：腹水者应低盐或无盐饮食，钠限制在每日 $500\sim800mg$（氯化钠 $1.2\sim2.0g$），进水量限制在每日 1 000ml 左右。应向患者介绍各种食物的成分，例如：高钠食物有咸肉、酱菜、酱油、罐头食品、含钠味精等，应尽量少食用；含钠较少的食物有粮谷类、瓜茄类、水果等；含钾多的食物有水果、硬壳果、马铃薯、干豆、肉类等。评估患者有无不恰当的饮食习惯而加重水钠潴留，切实控制钠和水的摄入量。限钠饮食常使患者感到食物淡而无味，可适量添加柠檬汁、食醋等，改善食品的调味，以增进食欲。

（5）其他：避免食用强烈的调味品和乙醇饮品，以减轻肝脏负担。尽量采取蒸、煮、炖、熬、烩的方法烹调食物，以利于消化。食管胃底静脉曲张患者应进软食，切勿混入糠皮、硬屑等，避免食用带刺鱼、带骨鸡和较硬的食物，进餐时细嚼慢咽，食团宜小且表面光滑，以免引起上消化道出血。

3. 病情观察　密切观察腹水和下肢水肿的消长，准确记录出入量，测量腹围、体重，并教会患者正确的测量和记录方法。进食量不足、呕吐、腹泻者，或遵医嘱应用利尿剂、放腹水后更应密切观察。监测血清电解质和酸碱度的变化，以及时发现并纠正水、电解质、酸碱平衡紊乱，防止肝性脑病、功能性肾衰竭的发生。

4. 对症护理

（1）腹水护理：①采取适当体位（详见休息与体位）。②限制水钠摄入（详见饮食护理）。③密切观察利尿剂的用药效果及不良反应（详见用药护理）。④观察腹水消长情况：准确记录24 小时出入量，定期测量腹围、体重，以观察腹水消退情况。注意测量腹围时要在同一时间、同一体位、同一位置上进行测量，体重测量则应在空腹、衣着相同的情况下进行。⑤避免腹内压骤增的因素：如剧烈咳嗽、呕吐、打喷嚏、用力排便等，及时治疗便秘，以免腹内压增高造成脐疝。⑥做好腹腔穿刺放腹水的护理配合：术前说明注意事项，测量体重、腹围、生命体征，排空膀胱以免误伤；术中及术后监测生命体征，观察有无不适反应；术毕用无菌敷料覆盖穿刺部位，如有溢液可用明胶海绵处置；术毕缚紧腹带，以免腹内压骤然下降；记录抽出腹水的量、性质和颜色，标本及时送检（详见消化系统常用诊疗护理）。

（2）皮肤护理：①保持皮肤清洁，每日温水沐浴，沐浴时避免水温过高，勿使用有刺激性的皂类和沐浴液，沐浴后可使用性质柔和的润肤品，以减轻皮肤干燥和瘙痒；②衣服宜柔软、宽大、吸汗，床铺应平整、干燥、清洁；③做好口腔护理，保持口腔清洁，刷牙使用软毛刷、勿用力，口唇干燥者涂石蜡油；④修剪患者指甲，以免抓伤皮肤；⑤皮肤瘙痒者，嘱患者勿用手抓挠，防止损伤皮肤，并遵医嘱给予止痒处理；⑥注意定期更换体位，臀部、阴囊、下肢、足部水肿可用棉垫托起，受压部位给予热敷和按摩以促进血液循环，以免局部组织长期受压，发生压疮或感染；

⑦放腹水后应注意穿刺点无菌并以纱布加压固定,以避免腹水漏出而感染。

5.用药护理

(1)利尿剂:使用利尿剂时应特别注意维持水、电解质和酸碱平衡。利尿速度不宜过快,以每日体重减轻不超过 0.5kg 为宜。

(2)抗纤维化药物:长期服用秋水仙碱,应注意胃肠反应及粒细胞减少的不良反应。

6.心理护理 多与患者交流与沟通,耐心解释肝硬化的有关知识,引导患者正确应对,并提供所能给予的最大帮助,帮助患者树立战胜疾病的信心和勇气。鼓励患者说出自己心中的感受,耐心听取患者的倾诉,使之能从感情宣泄中减轻沉重的心理负担。应注重家庭的支持作用,指导患者家属在情感上关心支持患者,从而减轻患者的心理压力。对严重忧郁患者,应加强巡视并及时干预,以免发生意外。

【健康教育】

1.生活指导 保证身心两方面的休息,应有足够的休息和睡眠,生活起居有规律。活动量以不加重疲劳感和其他症状为度,应十分注意情绪的调节和稳定。切实遵循饮食治疗原则和计划,安排好营养食谱。

2.疾病知识指导 按医师处方用药,加用药物需征得医师同意,以免服药不当而加重肝脏负担和肝功能损害。向患者详细介绍所用药物的名称、剂量、给药时间和方法,教会其观察药物疗效和不良反应。

3.复诊指导 家属应理解和关心患者,给予精神支持和生活照顾。细心观察、及早识别病情变化,例如当患者出现性格、行为改变等可能为肝性脑病的前驱症状时,或消化道出血等其他并发症时,应及时就诊。定期门诊随诊。

第八节　原发性肝癌患者的护理

 案例分析

患者,男,48 岁,工人。主因上腹饱胀不适、食欲缺乏、乏力 1 个月余入院。患者 2 年前发现乙肝"大三阳"(HBsAg 阳性、HBeAg 阳性、抗 HBc 阳性),肝功能异常,白球比(A/G)下降,院外间断治疗(药名、药量不详)。近 1 个月感上腹饱胀不适,食欲减退,有时恶心,乏力明显,体重较前明显减轻。近 1 周来牙龈出血,为求进一步治疗来我院。体格检查:T 37.2℃,P 84 次/分,R 21 次/分,BP 120/80mmHg,皮肤、巩膜轻度黄染,口唇苍白,前胸散在出血点,心肺(一),腹膨隆,腹水征阳性,未见腹壁静脉曲张,移动性浊音(十),肠鸣音减弱,肝肋下 4cm,质硬,表面结节状,边缘不规则,脾肋下 3cm,质中,双下肢凹陷性水肿。辅助检查:血常规:WBC 12.8×10¹²/L,RBC 3.08×10¹²/L,Hb 89g/L,PLT 35×10⁹/L。肝肾功能:总蛋白 56.9g/L,白蛋白 24.0g/L,球蛋白 32.9g/L,A/G 0.7,总胆红素 93.9μmol/L,直接胆红素 46.70μmol/L。乙肝五项:(HBsAg 阳性、HBeAg 阳性、抗 HBc 阳性)。甲胎蛋白 AFP＞1 000μg/L(正常 20μg/L)。腹水病理:(腹水)离心沉淀涂片未找见癌细胞。B 超:肝右叶内见 10cm×12cm 强回声光团。

临床诊断:原发性肝癌

原发性肝癌(primary carcinoma of the liver)指原发于肝细胞或肝内胆管细胞的癌肿,为我国常见恶性肿瘤之一,其死亡率在消化系统恶性肿瘤中列第三位,仅次于胃癌和食管癌。本病可发生于任何年龄,以40～49岁为最多,男女之比为2～5∶1。

【病因与发病机制】

本病病因与发病机制尚未完全肯定,与多种因素的综合作用有关。

1.病毒性肝炎　流行病学调查发现约1/3的原发性肝癌患者有慢性肝炎史,肝癌患者血清HBsAg及其他乙型肝炎标志的阳性率可达90%,显著高于健康人群,提示乙型肝炎病毒与肝癌发病有关。近年研究发现肝癌细胞中5%～8%患者抗HCV阳性,提示丙型病毒性肝炎与肝癌的发病关系密切。因此,乙型和丙型肝炎病毒均为肝癌的促发因素。

2.肝硬化　原发性肝癌合并肝硬化者占50%～90%,多数为乙型或丙型病毒性肝炎发展成肝硬化。在欧美国家,肝癌常发生在酒精性肝硬化的基础上。目前认为,胆汁性和淤血性肝硬化、血吸虫病性肝纤维化与原发性肝癌的发生无关。

3.黄曲霉毒素　黄曲霉毒素的代谢产物黄曲霉毒素B_1有强烈的致癌作用。流行病学调查发现在粮油、食品受黄曲霉毒素B_1污染严重的地区,肝癌发病率也较高,提示黄曲霉毒素B_1与肝癌的发生有关。

4.其他因素　近年发现池塘中生长的蓝绿藻产生的藻类毒素可污染水源,造成饮用水污染而致肝癌。此外,遗传、酒精中毒、有机氯类农药、亚硝胺类化学物、寄生虫等,可能与肝癌发生有关。

【病理】

1.分类

按大体形态分型可分为:

(1)块状型:最多见,癌块直径在5cm以上,可呈单个、多个或融合成块。

(2)结节型:为大小和数目不等的癌结节,直径一般不超过5cm。

(3)弥漫型:最少见,有米粒至黄豆大小的癌结节散布全肝,肝大不明显,甚至缩小。

(4)小癌型:孤立的直径小于3cm的癌结节或相邻两个癌结节直径之和小于3cm。

按细胞分型可分为:

(1)肝细胞型:占肝癌的90%,癌细胞由肝细胞发展而来。

(2)胆管细胞型:少见,由胆管细胞发展而来。

(3)混合型:上述两型同时存在,此型更少见。

2.转移途径　原发性肝癌可经血行转移、淋巴转移、种植转移造成癌细胞扩散。肝内血行转移发生最早、最常见,很容易侵犯门静脉分支形成肝内多发性转移灶,并在肝外转移至肺、肾上腺、骨等形成肝外转移灶。

【临床表现】

起病常隐匿,早期缺乏典型症状。经甲胎蛋白(AFP)普查检出的早期病例无任何症状和体征,称为亚临床肝癌。一旦出现症状而就诊者病程大多已进入中晚期,其主要特征如下:

1.症状

(1)肝区疼痛:为常见的首发症状,约占31%～74%。多呈持续性钝痛或胀痛,由癌肿迅速生长牵拉肝包膜所致。当肝表面癌结节包膜下出血或向腹腔破溃,腹痛突然加剧,可有急腹症的表现,如出血量大,则引起昏厥和休克。

(2)消化道症状:常有食欲减退、腹胀,也可有恶心、呕吐、腹泻等。

(3)全身症状:有乏力、进行性消瘦、发热、营养不良,晚期患者可呈恶病质等。少数患者由于癌肿本身代谢异常,进而对机体产生影响引起内分泌或代谢异常,可有自发性低血糖、红细胞增多症、高血钙、高血脂等称伴癌综合征。

(4)转移灶症状:肿瘤转移之处有相应症状。如转移至肺可引起胸痛和血性胸水;胸腔转移以右侧多见,可有胸水征;骨骼和脊柱转移,可引起局部压痛或神经受压症状;颅内转移可有相应的神经定位症状和体征。

2.体征　肝呈进行性肿大,质地坚硬,表面及边缘不规则,有大小不等的结节或巨块,常有不同程度的压痛或触痛,晚期出现黄疸。肝癌伴肝硬化门脉高压者可有脾大、静脉侧支循环形成及腹水等表现。腹水一般为漏出液,也有血性腹水出现。

3.并发症

(1)肝性脑病:常为肝癌晚期严重的并发症,约1/3的患者因此死亡。

(2)上消化道出血:约占肝癌死亡原因的15%。表现为呕血和黑粪,可引起失血性周围循环衰竭或诱发肝性脑病。

(3)肝癌结节破裂出血:约10%的肝癌患者因癌结节破裂出血致死。如限于包膜下,可形成压痛性包块,破入腹腔可引起急性腹痛和腹膜刺激征。

(4)继发感染:长期消耗或因放射、化学治疗而致白细胞减少,加之长期卧床等因素,容易并发各种感染,如肺炎、败血症、肠道感染等。

【实验室及其检查】

1.癌肿标记物的检测

(1)甲胎蛋白(AFP):是诊断肝细胞癌最特异性的标志物,现已广泛用于肝癌的普查、诊断、判断治疗效果和预测复发,肝癌 AFP 阳性率为70%～90%。AFP 浓度通常与肝癌大小呈正相关。在排除妊娠和生殖腺胚胎瘤的基础上,AFP 检查诊断肝细胞癌的标准为:①AFP 大于 $500\mu g/L$,持续 4 周;②AFP 由低浓度逐渐升高不降;③AFP 在 $200\mu g/L$ 以上的中等水平持续 8 周。

(2)γ-谷氨酰转移酶同工酶Ⅲ(GGT_2):GGT_2 在原发性和转移性肝癌的阳性率可达到90%,特异性达97.1%。在小肝癌中 GGT_2 阳性率为78.6%。

 知识链接

甲胎蛋白(AFP)

甲胎蛋白(AFP)是胎儿时期由肝脏合成的一种胚胎蛋白,出生后迅速下降接近消失,发生肝细胞性癌后又重新合成,且在症状出现前6～12个月已上升,常用于原发性肝癌的普查、诊断、疗效观察及预测复发。另外,妊娠、睾丸或卵巢胚胎性癌也可出现 AFP 升高。部分活动性肝炎、肝硬化,少数胃、结肠或胰腺癌并发转移性肝癌也可测得少量 AFP。

2.超声显像　可显示直径为 2cm 以上的肿瘤,对早期定位诊断有较大价值,结合 AFP 检测,已广泛用于普查肝癌,有利于早期诊断。

3.电子计算机 X 线体层显像(CT)　CT 可显示 2cm 以上的肿瘤,阳性率在 90% 以上。如结合肝动脉造影,或注射碘油的肝动脉造影,对 1cm 以下肿瘤的检出率可达 80% 以上,是目前诊断小肝癌和微小肝癌的最佳方法。

4. X线肝血管造影　选择性腹腔动脉和肝动脉造影能显示直径 1～2cm 的癌结节,阳性率可达 87% 以上,结合 AFP 检测的阳性结果,常用于小肝癌的诊断。

5. 放射性核素扫描　能显示直径 3～5cm 以上的肿瘤,有助于肝癌与肝脓肿、血管瘤等相鉴别。

6. 磁共振显像(MRI)　能清楚显示肝细胞癌内部结构特征,对显示子瘤和瘤栓有价值。

7. 其他　如超声或 CT 引导下肝穿刺活检、剖腹探查等方法均可作为肝癌的诊断手段。

【诊断要点】

凡有肝病史的中年,特别是男性患者,HBsAg 阳性,如有不明原因的肝区疼痛、消瘦、进行性肝大,在排除活动性肝病、妊娠、生殖腺胚胎瘤的情况下,如 AFP＞500μg/L 持续一个月,AFP＞200μg/L 持续 8 周,则可诊断为原发性肝癌。AFP 持续低浓度增高但转氨酶正常,往往是亚临床肝癌的主要表现。

【治疗要点】

原发性肝癌关键在于早期发现、早期诊断、早期治疗。根据病情可采取手术治疗、化学药物治疗(如阿霉素、顺铂、丝裂霉素、氟尿嘧啶等)、放射治疗、生物和免疫治疗(如干扰素、肿瘤坏死因子、白介素)及中医中药治疗等综合疗法。手术切除是目前根治原发性肝癌的最好方法,非手术疗法首选肝动脉化疗栓塞治疗。

【护理诊断/问题】

1. 疼痛:肝区痛　与肿瘤增长迅速,肝包膜被牵拉有关。

2. 营养失调:低于机体需要量　与化疗引起的胃肠道反应、恶性肿瘤对机体的慢性消耗有关。

3. 有感染的危险　与长期消耗及化疗、放疗引起白细胞减少,抵抗力下降有关。

【护理措施】

1. 休息与体位　视患者的病情制定休息与活动计划,病情轻者以休息为主,可适当进行起居生活,病情严重或出现并发症时,应卧床休息。给患者提供安静舒适的休息环境,保证充足的睡眠。病房应减少探视,定期空气、衣物消毒,保持室内空气新鲜。严格遵循无菌原则进行各项操作,防止交叉感染。

2. 饮食护理　给予高蛋白、适当热量、高维生素饮食,避免摄入高脂、高热量和刺激性食物,使肝脏负担加重。如疼痛加剧应暂停进食,待疼痛减轻再进食。有恶心、呕吐时,在服用止吐剂后进少量食物,增加餐次,尽量增加摄入量。如有肝性脑病倾向,应减少蛋白质摄入,以免诱发肝性脑病。对晚期肝癌患者,可根据医嘱静脉补充营养,维持机体代谢需要。

3. 病情观察　监测患者的疼痛及感染征象,注意经常评估患者疼痛的程度、性质、部位及伴随症状,及时发现和处理异常情况。密切观察患者体温、脉搏、呼吸及血象改变,询问患者有无咽痛、咳嗽、尿痛等不适,及时发现感染迹象并协助医师进行处理。

4. 对症护理

(1)疼痛:应经常评估患者疼痛的程度、性质、部位和伴随症状,及时发现和处理异常情况,警惕并发症发生。指导并帮助患者减轻疼痛,掌握减轻疼痛的技巧和方法。

(2)消瘦与营养不良:向患者说明进食的意义,鼓励进食,以改善营养状况。给予高蛋白、适当热量、高维生素饮食,避免摄入高脂、高热量和刺激性食物,以免加重肝脏负担。如有肝性脑病迹象,应减少蛋白质摄入,以免诱发肝性脑病。对晚期患者,按医嘱静脉补充营养,维持机体代谢需要。

(3)肝动脉栓塞化疗的护理:对实施肝动脉栓塞化疗的患者,应做好术前及术后护理。术前给患者及家属解释有关治疗的必要性、方法和效果,使其减轻对手术的疑虑,配合手术治疗。术后由于肝动脉血供突然减少,可产生栓塞后综合征,即出现腹痛、发热、恶心、呕吐、血清白蛋白降低,肝功能异常等改变,应作好相应护理。

①术后禁食 2～3 天,逐渐过渡到流质饮食,并注意少量多餐,以减轻恶心、呕吐。

②穿刺部位压迫止血 15 分钟再加压包扎,沙袋压迫 6 小时,保持穿刺侧肢体伸直 24 小时,并观察穿刺部位有无血肿及渗血。

③密切观察病情变化,多数患者于术后 4～8 小时体温升高,持续 1 周左右,是机体对坏死肿瘤组织重吸收的反应。高热者应采取降温措施,避免机体大量消耗。若发现有肝性脑病前驱症状,及时配合医生进行处理。

④鼓励患者深呼吸、有效排痰,必要时吸氧,以提高血氧分压,利于肝细胞的代谢。

⑤栓塞术 1 周后,常因肝缺血影响肝糖原储存和蛋白质合成,应根据医嘱静脉输注清蛋白,适量补充葡萄糖液。准确记录出入量,以作为补液的依据。

5.用药护理　根据医嘱给患者应用抗肿瘤的化学药物治疗,注意药物疗效,以及不良反应。鼓励患者保持积极心态,坚持完成化疗。

6.心理护理　应充分了解患者的心理、社会反应,对患者的心理状态、承受能力、文化修养进行全面的调查和评估后,根据不同的心理类型给予疏导和鼓励。同时应安慰和关心家属,保持稳定的情绪,使患者能积极地配合治疗和护理。

【健康教育】

1.生活指导　保持生活规律,注意劳逸结合,避免情绪剧烈波动和劳累,以减少肝糖原分解,减少乳酸和血氨的产生。指导患者合理进食,增强机体抵抗力。戒烟、戒酒,减轻对肝脏的损害。注意饮食和饮水卫生。

2.疾病知识指导　向患者和家属介绍肝癌的有关知识,积极治疗病毒性肝炎和肝硬化,定期对肝癌高发地区人群进行普查,教会患者和家属熟悉肝癌的有关知识和并发症的预防和识别,以便随时发现病情变化,及时就诊,调整治疗方案。嘱患者按医嘱服药,忌服损害肝脏药物。

第九节　肝性脑病患者的护理

案例分析

患者,男性,45 岁,主因间歇性乏力、食欲缺乏 2 年加重伴意识障碍 1 天入院。1 天前进食不洁食物后,出现发热、频繁呕吐,继之出现语无伦次,扑翼样震颤,进入昏迷状态而入院。患者既往有肝硬化病史 5 年。体格检查:T 38.2℃,P 110 次/分,R 22 次/分,BP 100/60mmHg。肝病面容,颈部可见蜘蛛痣,心肺(一),腹壁静脉可见曲张,脾肋下 4cm,肝脏未及,腹水征阳性。

临床诊断:肝硬化并发肝性脑病。

肝性脑病(hepatic encephalopathy,HE)过去称肝性昏迷(hepatic coma),是严重肝病引起的、以代谢紊乱为基础的中枢神经系统功能失调综合征,其主要临床表现是意识障碍、行为失常和昏迷。

【病因与发病机制】

1.病因　各型肝硬化,特别是肝炎后肝硬化是引起肝性脑病最常见的原因,肝硬化发生肝性脑病者可达70%(包括亚临床肝性脑病)。部分可由改善门静脉高压的门体分流术引起。小部分肝性脑病见于重症病毒性肝炎、中毒性肝炎和药物性肝炎的急性或暴发性肝衰竭阶段。少数还可由原发性肝癌、妊娠期急性脂肪肝、严重胆道感染等引起。

肝性脑病特别是门体分流性脑病常有明显的诱因,常见的有上消化道出血、高蛋白饮食、大量排钾利尿和放腹水、催眠镇静药和麻醉药、便秘、感染、尿毒症、低血糖、外科手术等。

2.发病机制　肝性脑病的发病机制迄今尚未完全明确。一般认为本病产生的病理生理基础是由于肝细胞功能衰竭和门-腔静脉分流手术造成或自然形成的侧支循环,使来自肠道的许多毒性代谢产物,未被肝解毒和清除,便经侧支进入体循环,透过血-脑屏障而至脑部,引起大脑功能紊乱。关于肝性脑病发病机制的学说主要有:

(1)氨中毒学说:血氨主要来自肠道、肾和骨骼肌生成的氨,其中胃肠道是氨进入身体的主要门户。血氨增高主要是由于氨的生成过多和(或)代谢清除减少所致。一般认为氨对大脑的毒性作用是干扰脑的能量代谢,引起高能磷酸化合物浓度降低,使脑细胞的能量供应不足,不能维持正常功能。此外,氨在大脑的去毒过程中,需消耗大量的辅酶、三磷酸腺苷(ATP)、谷氨酸等,并产生大量的谷氨酰胺。谷氨酰胺是一种有机渗透质,可导致脑水肿。谷氨酸是大脑的重要兴奋性神经递质,缺少则使大脑抑制增加。同时,氨是一种具有神经毒性的化合物,可致中枢神经系统直接损害。

(2)假神经递质学说:神经递质分兴奋和抑制两类,兴奋性递质有儿茶酚胺中的多巴胺和去甲肾上腺素、乙酰胆碱、谷氨酸和门冬氨酸等;抑制性递质如5-羟色胺、γ-氨基丁酸等。

食物中的芳香族氨基酸,如酪氨酸、苯丙氨酸等,经肠菌脱羧酶的作用分别转变为酪胺和苯乙胺。正常时,这两种胺在肝内被单胺氧化酶分解清除,肝衰竭时,清除发生障碍,此两种胺进入脑组织并在β羟化酶的作用下分别形成β-羟酪胺和苯乙醇胺,后二者的化学结构与正常神经递质去甲肾上腺素相似,但传导神经冲动的能力仅有正常神经递质的1%,故称为假性神经递质。当假性神经递质被脑细胞摄取而取代正常递质时,神经传导发生障碍,兴奋冲动不能正常地传至大脑皮质而产生异常抑制,出现意识障碍或昏迷。

(3)γ-氨基丁酸/苯二氮䓬(GABA/BZ)复合体学说:GABA是哺乳动物大脑的主要抑制性神经递质,在门体分流和肝衰竭时,可绕过肝进入体循环。GABA浓度增高,血-脑脊液屏障的通透性也增高,大脑突触后神经元的GABA受体增多。这种受体不仅与GABA结合,还可与巴比妥类和苯二氮䓬类药物结合,故称为GABA/BZ复合体。上述三者的任何一种与受体结合后,均可导致神经传导抑制。

(4)氨基酸代谢不平衡学说:正常人的芳香族氨基酸在肝中代谢分解,支链氨基酸主要在骨骼肌分解,胰岛素可促使支链氨基酸进入肌肉组织。肝衰竭时,芳香族氨基酸分解减少而使血中浓度增高;支链氨基酸则由于胰岛素在肝内灭活作用降低,血中浓度增高,因而促使大量支链氨基酸进入肌肉组织,使其在血中浓度降低。上述两组氨基酸在相互竞争和排斥中通过血-脑脊液屏障进入大脑,进入脑中的芳香族氨基酸增多,可进一步形成假性神经递质,并且脑中增多的色氨酸可衍生为 5-羟色胺,后者是中枢神经系统某些神经元的抑制性递质,有拮抗去甲肾上腺素的作用,可能与昏迷有关。

【临床表现】

肝性脑病的临床表现常因原有肝病的性质、肝细胞损害的轻重缓急以及诱因的不同而不一致。一般根据意识障碍程度、神经系统表现和脑电图改变,将肝性脑病由轻到重分为四期。

一期(前驱期) 轻度性格改变和行为异常,如欣快激动或淡漠少言、衣冠不整或随地便溺。应答尚准确,但吐词不清楚且较缓慢。可有扑翼样震颤,其为肝性脑病最具有特征性的体征。脑电图多数正常。此期历时数日或数周。

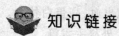 **知识链接**

扑翼样震颤

扑翼样震颤也称肝震颤,嘱患者两臂平伸,肘关节固定,手掌向背侧伸展,手指分开时,可见到手向外侧偏斜,掌指关节、腕关节、甚至肘与肩关节急促而不规则地扑击样抖动。若紧握患者手 1 分钟,能感到患者抖动。

二期(昏迷前期) 以意识错乱、睡眠障碍、行为异常为主要表现。前一期的症状加重,定向力和理解力均减退,对时间、地点、人物的概念混乱,不能完成简单的计算和智力构图,言语不清、书写障碍、举止反常,并多有睡眠时间倒错;昼睡夜醒,甚至有幻觉、恐惧、狂躁而被视为一般精神病。患者有明显神经体征,如腱反射亢进、肌张力增高、踝阵挛及巴宾斯基征阳性等。此期扑翼样震颤存在,脑电图有特异性异常。

三期(昏睡期) 以昏睡和精神错乱为主,大部分时间患者呈昏睡状态,但可以唤醒,醒时尚可应答,但常有神志不清和幻觉。各种神经体征持续或加重,锥体束征常阳性。扑翼样震颤仍可引出,脑电图有异常波形。

四期(昏迷期) 神志完全丧失,不能唤醒。浅昏迷时,对疼痛等强刺激尚有反应,腱反射和肌张力仍亢进,扑翼样震颤无法引出;深昏迷时,各种反射消失,肌张力降低,瞳孔常散大,可出现阵发性惊厥、踝阵挛和换气过度。脑电图明显异常。

【实验室及其检查】

1. 血氨 慢性肝性脑病特别是门体分流性脑病患者多有血氨增高;急性肝衰竭所致脑病的血氨多正常。

2. 脑电图检查 典型改变为节律变慢,主要出现普遍性每秒 4~7 次 δ 波或三相波,也可有每秒 1~3 次的 δ 波。对诊断和预后的判断有意义。

3. 心理智力测验 测验内容包括书写、构词、画图、搭积木、用火柴搭五角星等,常规使用的数字连接试验和符号数字试验,结果容易计量,便于随访。简易智力测验对于诊断早期肝性脑病包括亚临床肝性脑病最有价值。

【诊断要点】

肝性脑病的主要诊断依据为:①严重肝病和(或)广泛门体侧支循环;②精神错乱、昏睡或昏迷;③有肝性脑病的诱因;④明显肝功能损害或血氨增高;⑤扑翼样震颤和典型的脑电图改变。

【治疗要点】

本病尚无特效疗法,常采用综合治疗措施。

1. 消除诱因 当发生上消化道出血或肠道内有积食和含氮物质时,可用生理盐水1 000~2 000ml内加入食醋100ml或稀醋酸液、生理盐水或水700ml内加入乳果糖200g,保留灌肠30~60分钟,每4~6小时一次;口服或鼻饲乳果糖、乳梨醇、25%硫酸镁30~60ml导泻。

2. 减少肠内毒物的生成和吸收 包括:①限制蛋白质摄入量。②口服抗生素抑制肠道细菌生长,首选新霉素,口服新霉素2~4g/d;或甲硝唑0.2g,每日4次。也可选服巴龙霉素、去甲万古霉素、利福昔明。③灌肠或导泻可清除肠内积食、积血或其他含氮物,可用生理盐水或弱酸性溶液灌肠,或口服33%硫酸镁导泻。也可口服乳果糖或乳梨醇,乳果糖的剂量为30~60g/d,分3次口服,从小剂量开始,以调节到每日排便2~3次,粪pH5~6为宜。乳梨醇疗效与乳果糖相同,剂量为30~45g/d,分3次口服。对急性门体分流性脑病昏迷患者以66.7%乳果糖500ml灌肠作为首选治疗。

3. 促进有毒物质的代谢清除,纠正氨基酸代谢紊乱 可用降氨药物L-鸟氨酸-L-门冬氨酸、谷氨酸钾和谷氨酸钠、精氨酸等。谷氨酸钾(6.3g/20ml)和谷氨酸钠(5.75g/20ml),每次用4支,加入葡萄糖液中静滴,每日1~2次;精氨酸10~20g加入葡萄糖液中静滴,每日1次,可促进尿素合成而降低血氨;苯甲酸钠口服每次5g,每日2次,用于治疗急性门体分流性脑病的效果与乳果糖相当;苯乙酸、鸟氨酸、门冬氨酸亦有显著降氨作用;口服或静脉输注以支链氨基酸为主的氨基酸混合液等。

4. 对症治疗 包括防止脑水肿,纠正水、电解质和酸碱平衡紊乱等。

【护理诊断/问题】

1. 感知改变 与血氨增高干扰脑细胞能量代谢和神经传导有关。

2. 照顾者角色困难 与患者意识障碍、照顾者缺乏有关照顾知识及经济负担过重有关。

【护理措施】

1. 休息与体位 尽量安排专人护理,训练患者的定向力,利用电视、收音机、报纸、探视者等提供环境刺激。对烦躁患者应注意保护,可加床栏,除去患者的义齿、发卡,必要时使用约束带,防止发生坠床及撞伤等意外。

2. 饮食护理

(1)暂停蛋白质:在病初数日应禁食蛋白质,待神志清醒后,再逐渐恢复,从小量开始,每日先给20g,每隔3~5日增加10g,短期内每日不宜超过40~50g,所供蛋白质以植物蛋白为好,肉类蛋白质尽量少食用。

(2)供给足够的热量:以碳水化合物为主要食物。昏迷患者可用25%蔗糖或葡萄糖溶液鼻饲供食。胃不能排空时应停止鼻饲,改用深静脉置管滴注25%的葡萄糖溶液维持营养。

(3)提供丰富的维生素:给予含维生素C、维生素B族、维生素K和维生素E食用,但维生素B_6不宜。

(4)减少脂肪摄入:脂肪可延缓胃的排空,尽量少用。

3. 病情观察 密切注意肝性脑病的早期征象,如患者有无冷漠或欣快,理解力和近期记忆力减退,行为异常,以及扑翼样震颤。观察患者思维及认知的改变,采用给患者刺激、定期唤醒等方法判断其意识障碍的程度。监测并记录患者血压、脉搏、呼吸、体温及瞳孔变化。定期复查血氨、肝、肾功能、电解质的变化,有情况及时协助医师进行处理。

4. 对症护理

(1)去除和避免诱发因素

①避免应用催眠镇静药、麻醉药等,因其可直接抑制大脑和呼吸中枢,造成缺氧。脑细胞缺氧又可降低脑对氨毒的耐受性。

②避免快速利尿和大量放腹水,及时处理严重的呕吐和腹泻,以防止有效循环血容量减少、大量蛋白质丢失及水电解质平衡紊乱,加重肝脏损害。

③防止感染,机体感染一方面加重肝脏吞噬、免疫和解毒功能的负荷,另一方面使组织分解代谢提高而增加产氨和机体耗氧量。

④禁止大量输液,过多液体可引起低血钾、稀释性低血钠、脑水肿等,从而加重肝性脑病。

⑤保持大便通畅,防止便秘,可采用灌肠和导泻的方法清除肠内毒物。灌肠应使用生理盐水或弱酸性溶液(生理盐水 1~2L 加用食醋 100ml);忌用肥皂水,因其为碱性,可增加氨的吸收。

⑥积极预防和控制上消化道出血,上消化道出血可使肠道产氨增多,从而使血氨增高而诱发本病,故出血停止后也应灌肠和导泻,以清除肠道内积血,减少氨的吸收。

⑦禁食或限食者,避免发生低血糖。低血糖时能量减少,脑内去氨活动停滞,氨的毒性增加。

(2)昏迷患者的护理

①患者取仰卧位,头略偏向一侧以防舌后坠阻塞呼吸道。

②保持呼吸道通畅,深昏迷患者应作气管切开以排痰,保证氧气的供给。

③做好口腔、眼部的护理,对眼睑闭合不全角膜外露的患者可用生理盐水纱布覆盖眼部。保持床褥干燥、平整,定时协助患者翻身,按摩受压部位,防止压疮。

④尿潴留患者给予留置导尿,并详细记录尿量、颜色、气味。

⑤给患者做肢体的被动运动,防止静脉血栓形成及肌肉萎缩。

(3)脑水肿:用冰帽降低颅内温度,以减少能量消耗、保护脑细胞功能,遵医嘱静脉滴注高渗性葡萄糖、甘露醇等脱水剂,注意严格控制滴速,并观察尿量。

5. 用药护理

(1)谷氨酸钾和谷氨酸钠:两者比例应根据血清钾、钠浓度和病情而定。患者尿少时少用钾剂,明显腹水和水肿时慎用钠剂。

(2)精氨酸:滴注速度不宜过快,否则可出现流涎、呕吐、面色潮红等反应。因精氨酸呈酸性,含氯离子,不宜与碱性溶液配伍使用。

(3)乳果糖:因在肠内产气较多,可引起腹胀、腹绞痛、恶心、呕吐及电解质紊乱等,使用时应从小剂量开始。

(4)长期服用新霉素:少数患者可出现听力或肾功能损害,故服用新霉素不宜超过一个月,用药期间应做好听力和肾功能的监测。

(5)大量输注葡萄糖的过程中,应警惕低钾血症、心力衰竭和脑水肿。

6. 心理护理 患者周围的所有人群都要以尊重、体谅、和蔼的态度对待患者,对患者的某些不正常行为不嘲笑,切忌伤害患者人格,不要在患者面前表露出对治疗丧失信心和失望、绝望。患者清醒时安慰患者,解释患者提出的问题,帮助其树立战胜疾病的信心。

【健康教育】

1.生活指导　向患者和家属介绍肝脏疾病和肝性脑病的有关知识,防止和减少肝性脑病的发生;指导患者和家属认识肝性脑病的各种诱发因素,要求患者自觉避免诱发因素,如限制蛋白质的摄入,不滥用对肝有损害的药物,保持大便通畅,避免各种感染,戒烟酒等。

2.疾病知识指导　指导患者按医嘱规定的剂量、用法服药,了解药物的主要副作用,教会患者家属识别肝性脑病发生时的早期征象,以便患者发病时能及时得到诊治。定期随访复诊。

第十节　急性胰腺炎患者的护理

案例分析

患者,男,25 岁。主因持续左上腹疼痛伴恶心呕吐 7 小时就诊。该患者于 7 小时前会餐饮酒,之后出现左上腹隐痛,2 小时后疼痛加剧,持续性疼痛呈刀割样,阵发性加剧,并向左腰背部放射。伴恶心、呕吐,呕吐物为胃内容物及黄绿苦水,无虫体及咖啡样物,吐后疼痛不缓解。无发热,二便正常。曾于当地医院注射阿托品、安痛定各 1 支,症状不缓解而急诊来院。既往体健。体格检查:T 36.8℃,P 80 次/分,R 22 次/分,BP 120/75mmHg。急性痛苦面容,皮肤巩膜无黄染。心肺(一)。肝肺相对浊音界于右锁骨中线第 5 肋间。腹部平软,肝脾未及,左上腹压痛,无肌紧张及反跳痛,移动性浊音阴性,肠鸣音无亢进。辅助检查:血淀粉酶 612U(苏氏法)。

临床诊断:急性胰腺炎

急性胰腺炎(acute pancreatitis)是指多种原因导致胰酶在胰腺内被激活引起胰腺组织自身消化、水肿、出血甚至坏死的炎症反应。临床主要表现为急性上腹痛、发热伴恶心、呕吐、血和尿淀粉酶增高,重症伴腹膜炎、休克等并发症。本病是常见的消化系统急症之一,可见于任何年龄,青壮年居多。

【病因与发病机制】

引起急性胰腺炎的病因较多,常见病因是胆道疾病、大量饮酒和暴饮暴食。

1.胆道系统疾病　国内报道约 50% 以上的急性胰腺炎并发于胆石症、胆道感染或胆道蛔虫等胆道系统疾病,其中胆石症最常见。胆石、感染、蛔虫等因素致 Oddi 括约肌水肿、痉挛,使十二指肠壶腹部出口梗阻,胆汁反流入胰管,引起急性胰腺炎;胆石移行过程损伤胆总管、壶腹部或胆道感染引起 Oddi 括约肌松弛,使富含肠激酶的十二指肠液反流入胰管,引起急性胰腺炎。

2.胰管阻塞　胰管结石、狭窄、肿瘤或蛔虫钻入胰管等均可引起胰管阻塞,胰管内压过高,使胰管小分支和胰腺泡破裂,胰液与消化酶外溢至间质引起急性胰腺炎。

3.酗酒和暴饮暴食　大量饮酒和暴饮暴食可致胰液外分泌增加,并刺激 Oddi 括约肌痉挛,十二指肠乳头水肿,使胰管内压增高,胰液排出受阻,引起急性胰腺炎。慢性嗜酒者常有胰液蛋白沉淀,形成蛋白栓堵塞胰管,致胰液排出障碍。

4.其他　如腹部手术、十二指肠及周围疾病、内分泌与代谢疾病、某些传染病都可引发急性胰腺炎。

急性胰腺炎按病理变化可分为水肿型和坏死型。水肿型可见胰腺肿大、间质水肿、充血等改变;坏死型可见明显出血,分叶结构消失,脂肪坏死。

【临床表现】

急性胰腺炎因病因和病理类型不同,临床表现亦轻重不一。

1. 症状

(1)腹痛:为本病的主要表现和首发症状,常在饱食、脂餐或酗酒后突然发生。腹痛常位于中上腹,疼痛呈持续性钝痛、钻痛、绞痛或刀割样痛,可向腰背部呈带状放射,取弯腰抱膝位可减轻疼痛,进食疼痛加剧。水肿型腹痛一般 3~5 天后缓解。坏死型腹部剧痛,持续较长,由于渗液扩散可引起全腹痛。

(2)恶心、呕吐及腹胀:起病后多出现频繁而持久恶心、呕吐,呕吐物为食物和胆汁,呕吐后腹痛并不减轻。常同时伴有腹胀,甚至出现麻痹性肠梗阻。

(3)发热:多数患者有中度以上发热,一般持续 3~5 天。若持续发热 1 周以上不退或逐日升高,白细胞升高者,应考虑有胰腺脓肿或胆道炎症等继发感染。

(4)水、电解质及酸碱平衡紊乱:多有轻重不等的脱水,呕吐频繁者可有代谢性碱中毒。重症者可有明显脱水和代谢酸中毒,伴血钾、血镁、血钙降低。

(5)低血压和休克:见于急性坏死型胰腺炎,患者出现烦躁不安、皮肤苍白、湿冷,极少数可突然出现休克,甚至发生猝死。

2. 体征

(1)水肿型胰腺炎:腹部体征较轻,可有上腹压痛,无腹肌紧张和反跳痛。

(2)出血坏死型胰腺炎:患者常呈急性重病面容。上腹或全腹明显压痛,腹肌紧张和反跳痛,伴麻痹性肠梗阻时有明显腹胀,肠鸣音减弱或消失。可出现移动性浊音,腹水多呈血性。少数患者由于胰酶或坏死组织液沿腹膜后间隙与肌层渗入到腹壁下,致两侧腰部皮肤呈暗灰蓝色,称 Grey-Turner 征;出现脐周围皮肤青紫,称 Cullen 征。胰头水肿压迫胆总管时,可出现黄疸;低血钙时有手足抽搐,提示预后不良。

3. 并发症 主要见于出血坏死型胰腺炎。局部并发症有胰腺脓肿和假性囊肿。全身并发症在病后数天出现急性肾衰竭、急性呼吸窘迫综合征、心力衰竭、弥散性血管内凝血、败血症等,病死率极高。

【实验室及其检查】

1. 白细胞计数 多有白细胞增多及中性粒细胞核左移。

2. 淀粉酶测定 血清淀粉酶一般在起病后 6~12 小时开始升高,48 小时后开始下降,持续 3~5 天,血清淀粉酶超过正常值 3 倍即可诊断本病。淀粉酶的高低与病情严重程度并不一致,出血坏死型胰腺炎血清淀粉酶值可正常或低于正常。尿淀粉酶升高较晚,常在发病后12~14 小时开始升高,持续 1~2 周逐渐恢复正常,但尿淀粉酶受患者尿量的影响。

3. 血清脂肪酶测定 血清脂肪酶常在病后 24~72 小时开始升高,持续 7~10 天,对就诊较晚的病例有诊断价值,特异性较强。

4. C 反应蛋白(CRP) CRP 是组织损伤和炎症的非特异性标志物,胰腺坏死时明显升高。

5. 其他生化检查 可有血钙降低,低血钙程度与临床严重程度平行,若低于 1.5mmol/L 则预后不良。暂时性血糖升高较常见,持久空腹血糖高于 10mmol/L 反映胰腺坏死。

6.影像学检查　腹部 X 线平片可见"哨兵袢"和"结肠切割征",为胰腺炎的间接指征,并可发现肠麻痹或麻痹性肠梗阻征象;腹部 B 超与 CT 显像可见胰腺弥漫增大,其轮廓与周围边界模糊不清。

【诊断要点】

有胆道疾病、酗酒、暴饮暴食等病史,突发的持续性上腹部剧痛、阵发性加重,伴恶心、呕吐及上腹部压痛,血清淀粉酶达 500U(Somogyi 单位)以上,尿淀粉酶达 256U(Winslow 单位)以上者即可确诊。

【治疗要点】

治疗原则:减轻腹痛、减少胰腺分泌、防治并发症。

1.解痉镇痛　阿托品或山莨菪碱肌注,每日 2~3 次。疼痛剧烈者可予哌替啶 50~100mg 肌注,必要时 6~8 小时可重复使用一次。

2.抑制胰腺分泌　可采用:①禁食及胃肠减压。②生长抑素能抑制胰液和胰酶分泌,抑制胰酶合成,多用生长抑素或生长抑素的类似物奥曲肽,生长抑素剂量为 $250\mu g/h$,奥曲肽为 $25\sim50\mu g/h$,持续静脉滴注,疗程 3~7 天。③H_2受体拮抗剂或质子泵抑制剂可以抑制胃酸分泌而抑制胰液分泌,还可预防应激性溃疡的发生。

3.抑制胰酶活性　适用于出血坏死型胰腺炎的早期,常用抑肽酶 20 万~50 万 U/d,分 2 次溶于葡萄糖液静脉滴注。

4.抗感染　重症胰腺炎常规使用抗生素,有预防胰腺坏死合并感染的作用,以喹诺酮类或亚胺培南为佳,并联合应用对厌氧菌有效的药物如甲硝唑等。

5.抗休克及纠正水、电解质平衡紊乱　积极补充液体和电解质,维持有效循环血容量。重症患者常有休克,应给予清蛋白、鲜血或血浆代用品。

6.并发症的处理　出血坏死型胰腺炎伴腹腔内大量渗液者,或伴急性肾衰竭者,可采用腹膜透析治疗;伴 ARDS 者可作气管切开和应用呼吸机治疗;并发糖尿病者可使用胰岛素。

7.中医治疗　对急性胰腺炎有一定疗效。主要有柴胡、黄连、黄芩、枳实、厚朴、木香、白芍、芒硝、大黄(后下)等,随症状加减用量。

8.手术治疗　对于急性出血坏死型胰腺炎经内科治疗无效,或胰腺炎并发脓肿、假性囊肿、弥漫性腹膜炎、肠穿孔、肠梗阻及肠麻痹坏死时,需实施外科手术治疗。

【护理诊断/问题】

1.疼痛:腹痛　与胰腺及其周围组织炎症、水肿、坏死有关。

2.体温过高　与胰腺炎症、坏死和继发感染有关。

3.有体液不足的危险　与恶心、呕吐、禁食、胃肠减压有关。

4.潜在并发症　电解质紊乱、急性呼吸窘迫综合征、急性肾衰、心功能不全、败血症等。

【护理措施】

1.休息与体位　患者应绝对卧床休息,以降低机体代谢率,增加脏器血流量,促进组织修复和体力恢复。应协助患者取弯腰、屈膝侧卧位,以减轻疼痛。因剧痛辗转不安者应防止坠床,周围不要有危险物品,以保证安全。病房注意定期空气消毒,减少探视。

2.饮食护理　应向患者及家属解释禁食的意义,多数患者需禁食 1~3 天,患者口渴时可含漱或湿润口唇。腹痛和呕吐基本消失后,可恢复进食,从少量流质、半流质、渐进为普通饮食,先给予胰腺刺激小的糖类,慢慢增加蛋白质及少量脂肪。明显腹胀者需行胃肠减压,切忌暴饮暴食及酗酒。

3.病情观察 注意观察呕吐物的量及性质,行胃肠减压者,应观察和记录引流量及性质,观察患者皮肤黏膜色泽弹性有无变化,判断失水程度。准确记录 24 小时出入量,作为补液的依据。定时留取标本,监测血、尿淀粉酶、血糖、血清电解质的变化,做好动脉血气分析的测定。出血坏死型胰腺炎患者应注意有无多器官功能衰竭的表现。

4.对症护理

(1)腹痛:可指导患者通过变换体位或谈话、听音乐等非药物方法分散注意力,以减轻病痛,若效果不佳可遵医嘱给予解痉镇痛药,同时观察用药前后疼痛的变化。

(2)发热:可采用头部冰敷,乙醇擦浴等物理方法降温,必要时给予药物降温,出汗多时及时擦干汗液,更衣保暖。物理降温无效者遵医嘱药物降温,并随时观察体温变化,检测血象中白细胞计数和分类的变化。

(3)重症急性胰腺炎的抢救配合:若患者出现低血容量性休克的表现,应积极配合医生进行抢救:

①患者取平卧位,吸氧,保暖;

②迅速准备好抢救用物如静脉切开包、人工呼吸器、气管切开包等;

③尽快建立静脉通路,必要时静脉切开,按医嘱输注液体或全血,补充血容量。根据血压调整给药速度,必要时测定中心静脉压,以决定输液量和速度。如循环衰竭持续存在,按医嘱给予升压药;

④腹腔内渗液严重者要做好耻骨上切开引流的手术准备;

⑤对发生呼吸困难、有急性呼吸窘迫综合征患者,立即高浓度给氧,并配合做好气管切开、机械通气的护理。

5.用药护理

(1)抑肽酶:抑肽酶可产生抗体,应用时要注意有无过敏现象。应用时要加贝酯注意静脉滴注速度不宜过快,勿将药液注入血管外,多次使用时要更换注射部位,药物应随配随用,对多种药物有过敏史者及妊娠妇女和儿童禁用。

(2)生长抑素、胰高血糖素和降钙素能抑制胰液分泌、合成,尤以生长抑素和其类似物奥曲肽疗效较好。

(3)阿托品:应注意有无口干、心率加快、排尿困难等不良反应。

(4)西咪替丁:静脉给药时,偶有血压降低、心跳呼吸停止等,给药时速度不宜过快,并要密切观察患者反应,注意有无异常表现和不适。

6.心理护理 关心、安慰、体贴患者,加强巡视,多与患者沟通交流,满足患者的需求,协助做好生活护理,让患者有安全感。介绍本病有关知识,减轻患者的焦虑、紧张、恐惧心理。

【健康教育】

1.生活指导 指导患者及家属掌握饮食卫生知识,患者平时应养成规律进食习惯,避免暴饮暴食。腹痛缓解后,应从少量低脂、低糖饮食开始逐渐恢复正常饮食,应避免刺激性强,产气多、高脂肪和高蛋白食物,戒除烟酒,防止复发。

2.疾病知识指导 向患者及家属介绍本病的主要诱发因素和疾病的过程,教育患者积极治疗胆道疾病,注意防治胆道蛔虫,并嘱患者定期复诊。

第十一节　上消化道出血患者的护理

案例分析

患者,男,37 岁,工人。主因上腹疼痛反复发作 10 余年,每于冬季疼痛加剧为钝痛,有时发胀,餐后 1 小时即发生上腹痛。下次餐前可自行消退,经常反酸、嗳气、畏食,曾去卫生院诊断考虑"溃疡病",予以普鲁本辛、颠茄及助消化药后,其症状时重时轻,两天来上腹痛加剧,感恶心,排出黑色大便一次。1 小时前呕血约 500ml 左右,其内含有食物残渣及咖啡渣样物,伴心慌、头晕、急来我院收入院。既往体健,有近 20 年吸烟史,偶有少量饮酒。体格检查:T 37.4℃,P 100 次/分,R 20 次/分,BP 100/60mmHg。神清,急性病容,面色苍白,头颈(一),心率 100 次/分,律齐,未闻及杂音,双肺(一),腹部平坦,尚软。上腹剑突下有局限性压痛,肝脾未触及,叩诊无移动性浊音,听诊肠鸣音亢进。辅助检查:血常规 Hb 90g/L,RBC 3.5×10^{12}/L,WBC 10×10^9/L。出凝血时间正常;肝功能正常。

临床诊断:上消化道出血

上消化道出血(upper gastrointestinal hemorrhage)是指 Treitz 韧带以上的消化道,包括食管、胃、十二指肠、胰、胆道病变引起的出血,以及胃空肠吻合术后的空肠病变出血。

上消化道大量出血一般指在数小时内失血量超过 1 000ml 或循环血容量的 20%,主要临床表现为呕血和(或)黑便,常伴有血容量减少而引起急性周围循环衰竭,严重者导致失血性休克而危及患者生命。

【病因】

上消化道出血的病因很多,其中最常见的病因是消化性溃疡,最严重的病因为肝硬化食管胃底静脉曲张破裂出血,还有急性糜烂出血性胃炎、胃癌及食管贲门黏膜撕裂综合征等。胰、胆道病变如胆囊或胆管结石、胰腺癌,某些全身性疾病如白血病、血友病、尿毒症等亦可引起出血。

【临床表现】

本病的临床表现取决于出血病变的部位、性质、出血量与速度。

1.呕血与黑便　是上消化道出血的特征性表现。出血部位在幽门以上者常有呕血和黑便,在幽门以下者可仅表现为黑便。但出血量少而速度慢的幽门以上病变亦可仅见黑便,而出血量大、速度快的幽门以下病变可因血液反流入胃,引起恶心、呕吐而出现呕血。

呕血与黑便的颜色、性质亦与出血量和速度有关。呕血呈鲜红色或血块提示出血量大且速度快,血液在胃内停留时间短,未经胃酸充分混合即呕出;如呕血呈棕褐色咖啡渣样,表明血液在胃内停留时间长,经胃酸作用形成正铁血红素所致。柏油样黑便,黏稠而发亮,是因血红蛋白中铁与肠内硫化物作用形成硫化铁所致;当出血量大且速度快时,血液在肠内推进快,粪便可呈暗红甚至鲜红色,需与下消化道出血鉴别;反之,空肠、回肠的出血如出血量不大,在肠内停留时间较长,也可表现为黑便,需与上消化道出血鉴别。

2.失血性周围循环衰竭　上消化道大量出血时,由于循环血容量急剧减少,静脉回心血量相应不足,导致心排血量降低,常发生急性周围循环衰竭,其程度轻重因出血量大小和失血速度快慢而异。患者可出现头昏、心悸、乏力、出汗、口渴、晕厥等一系列组织缺血的表现。

出血性休克早期体征有脉搏细速、脉压变小,血压可因机体代偿作用而正常甚至一时偏高,此时应特别注意血压波动,并予以及时抢救,否则血压将迅速下降。呈现休克状态时,患者表现为面色苍白、口唇发绀、呼吸急促,皮肤湿冷,呈灰白色或紫灰花斑,施压后退色经久不能恢复,体表静脉塌陷,精神萎靡、烦躁不安,重者反应迟钝、意识模糊。收缩压降至 80mmHg 以下,脉压小于 25~30mmHg,心率加快至 120 次/分以上。休克时尿量减少,若补足血容量后仍少尿或无尿,应考虑并发急性肾衰竭。

3.发热 大量出血后,多数患者在 24 小时内出现发热,一般不超过 38.5℃,可持续 3~5 天。发热机制可能与循环血容量减少,急性周围循环衰竭,导致体温调节中枢功能障碍有关,失血性贫血亦为影响因素之一。

4.氮质血症 可分为肠源性、肾前性和肾性氮质血症。

上消化道大量出血后,肠道中血液的蛋白质消化产物被吸收,引起血中尿素氮浓度增高,称为肠源性氮质血症。血尿素氮多在一次出血后数小时上升,约 24~48 小时达到高峰,一般不超过 14.3mmol/L,3~4 天恢复正常。如患者血尿素氮持续增高超过 3~4 天,血容量已基本纠正且出血前肾功能正常,则提示有上消化道继续出血或再次出血。出血导致周围循环衰竭,使肾血流量和肾小球滤过率减少,以致氮质潴留,是血尿素氮增高的肾前性因素。如无活动性出血的证据,且血容量已基本补足而尿量仍少,血尿素氮不能降至正常,则应考虑是否因严重而持久的休克造成急性肾衰竭,或失血加重了原有肾病的肾损害而发生肾衰竭。

【实验室及其他检查】

1.实验室检查 测定红细胞、白细胞和血小板计数,血红蛋白浓度、血细胞比容、肝功能、肾功能、大便隐血等,有助于估计失血量及动态观察有无活动性出血,判断治疗效果及协助病因诊断。

上消化道大量出血早期血红蛋白浓度、红细胞数与血细胞比容的变化可能不明显,经 3~4 小时后,因组织液渗入血管内,使血液稀释,才出现失血性贫血的血象改变。出血 24 小时内网织红细胞即见增高,出血停止后逐渐降至正常,如出血不止则可持续升高。白细胞计数在出血后 2~5 小时升高,可达(10~20)×10⁹/L,出血停止后 2~3 天恢复正常。肝硬化脾功能亢进者白细胞计数可不升高。

2.内镜检查 是上消化道出血病因诊断的首选检查方法。出血后 24~48 小时内行急诊内镜检查,可以直接观察出血部位,明确出血的病因,同时对出血灶进行止血治疗。

3.X 线钡剂造影检查 对明确病因亦有价值。由于活动性出血时胃内有积血,且患者处于抢救阶段不能积极配合,一般主张在出血停止且病情基本稳定数天后进行检查。

【诊断要点】

根据病史、症状和体征,结合有关的实验室检查及器械检查,能查明多数患者的出血部位及原因。但需注意区别和考虑以下几点:

1.呕血与黑便需要除外鼻腔或口腔出血时咽下血液所致者。

2.黑便需与服用某些药物,如骨炭、铁或铋剂,及进食禽畜血液所致大便变黑的鉴别。

3.呕血与咯血的鉴别。

4.有的患者先出现急性周围循环衰竭而未见呕血与黑便,如不能排除上消化道大出血,应作直肠指诊,以及早发现尚未排出的黑便。

5.确诊为肝硬化的患者,其上消化道出血原因不一定是食管胃底静脉曲张破裂,部分患者是因消化道溃疡或其他病变所致出血。

【治疗要点】

治疗原则是积极补充血容量、止血、去除诱因、防治并发症。

1.补充血容量 可用平衡盐液或葡萄糖盐水、右旋糖酐或其他血浆代用品,尽早输入全血。

2.止血 非食管胃底静脉曲张破裂出血常用 H_2 受体拮抗剂或质子泵抑制剂,如西咪替丁、雷尼替丁及奥美拉唑等,有活动性出血或暴露血管的溃疡可在内镜直视下止血;食管胃底静脉曲张破裂出血常用血管加压素、生长抑素类药物如奥曲肽,药物不能控制出血时暂时使用双气囊三腔管压迫止血,必要时内镜直视下止血。大量出血内科治疗无效时,应考虑外科手术治疗。

【护理诊断/问题】

1.体液不足 与上消化道大量出血有关。

2.活动无耐力 与失血性周围循环衰竭有关。

3.有受伤的危险:创伤、窒息、误吸 与食管胃黏膜长时间受压,双气囊三腔管阻塞气道、血液反流入气管有关。

【护理措施】

1.休息与体位 根据患者的病情安排合理休息与活动,在消化道出血时,嘱患者卧床休息,保持安定和情绪稳定,以免诱发出血和加重病情;待出血停止后,病情稳定,可作室内活动,勿劳累。

2.饮食护理 消化道大量出血伴恶心、呕吐应禁食,以静脉供给营养、水分和电解质,维持机体代谢需要。少量出血无呕吐者,可进食温凉、清淡流食,既可减少胃肠收缩运动并可中和胃酸,对消化性溃疡尤为重要。出血停止后,改为营养丰富、易消化,无刺激性半流质、软食,少量多餐,而后逐步过渡到正常饮食。

3.病情观察 应严密观察患者出血次数、出血量及出血的性状,出血是否停止,并注意心率、呼吸、血压等生命征的变化,有无循环衰竭的表现。

(1)出血量的估计:详细询问呕血和(或)黑便的发生时间、次数、量及性状,以便估计出血量和速度。

①大便隐血试验阳性提示每天出血量在 5~10ml 以上,大便潜血试验呈阳性。

②出现黑便表明出血量在 50~70ml 以上,1 次出血后黑便持续时间取决于患者排便次数,如每天排便 1 次,粪便色泽约在 3 天后恢复正常。

③胃内积血量达 250~300ml 时可引起呕血。

④1 次出血量在 400ml 以下时,可因组织液与脾贮血补充血容量而不出现全身症状。

⑤出血量超过 400~500ml,可出现头晕、心悸、乏力等症状。

⑥出血量超过 1 000ml,临床即出现急性周围循环衰竭的表现,严重者引起失血性休克。

(2)出血性休克的观察:大出血时严密监测患者的心率、血压、呼吸和神志变化,必要时进行心电监护。准确记录出入量,疑有休克时留置导尿管,测每小时尿量,应保持尿量>30ml/h。注意主要症状体征的观察,如患者烦躁不安、面色苍白、皮肤及四肢湿冷提示微循环血液灌注不足,而皮肤逐渐转暖、出汗停止则提示血液灌注好转。

4.对症护理

(1)体位与保持呼吸道通畅:大出血时嘱患者绝对卧床休息,取平卧位并抬高下肢,以保证脑部血液供应。呕吐时头应偏向一侧,以防止误吸和窒息;必要时用吸引器清除气管血液和呕吐物,确保呼吸道通畅。

(2)建立静脉通路与吸氧:立即建立静脉通路,迅速实施输血、输液和应用止血药物等抢救措施,并观察疗效及不良反应。注意准备好抢救药品和用品。

(3)三(四)腔气囊管的应用:对食管胃底静脉曲张破裂出血者,应用三(四)腔气囊管止血的护理,参见常用诊疗技术和护理。大出血时可暂时改为床上大小便或护士陪同如厕,以防晕厥或跌倒意外发生。

5.用药护理

(1)抑酸剂:常用 H_2 受体拮抗剂和质子泵抑制剂(见消化性溃疡)。

(2)止血药:常用血管加压素和生长抑素。

①血管加压素:为常用药物,其作用机制是使内脏血管收缩,从而减少门静脉血流量,降低门静脉及其侧支循环的压力,以控制食管胃底曲张静脉的出血。同时用硝酸甘油静滴或舌下含服,以减轻大剂量应用血管加压素的不良反应,并且硝酸甘油有协同降低门静脉压力的作用。大剂量使用血管加压素易导致子宫痉挛、冠状动脉收缩,血管收缩,因此孕妇、冠心病、高血压者不宜使用。

②生长抑素:此药止血效果肯定,能明显减少内脏血流量,研究表明奇静脉血流量明显减少,而奇静脉血流量是食管静脉血流量的标志。

6.心理护理 向患者说明安静休息和情绪稳定有利于止血。关心、安慰患者,以解除紧张、恐惧情绪,树立战胜疾病的信心,配合各种检查和治疗。经常巡视患者的病情变化,大出血时陪伴患者,使其有安全感。听取并解答患者和家属的提问,以减轻他们的疑虑。

【健康教育】

1.生活指导 注意饮食卫生和饮食的规律,进营养丰富、易消化的食物,避免过饥或暴饮暴食,避免粗糙、刺激性食物,或过冷、过热、产气多的食物、饮料。应戒烟、戒酒。生活起居有规律,劳逸结合,保持乐观情绪,保证身心休息:避免长期精神紧张、过度劳累。在医生指导下用药,以免用药不当。

2.疾病知识指导 引起上消化道出血的病因很多,各原发病的健康教育参见有关章节。应帮助患者和家属掌握自我护理的有关知识,减少再度出血的危险。

3.识别并发症指导 患者及家属应学会早期识别出血征象及应急措施,出现头晕、心悸等不适,或呕血、黑便时,立即卧床休息,保持安静,减少身体活动,立即送医院治疗。慢性病者定期门诊随访。

第十二节 消化系统疾病常用诊疗技术及护理

一、胃、十二指肠纤维内镜检查

【适应证】

1.不明原因的消化道出血。

2.X线钡餐检查发现上消化道有病变,而未能确定其性质。

3.反复或持续出现上消化道症状和(或)粪便隐血阳性,尤其是老年人。

4.咽下困难、吞咽疼痛或胸骨后烧灼感。

5.慢性萎缩性胃炎伴肠上皮不典型化生,须定期随访,防止恶变。

6.食管、胃手术后症状复发或加重,疑吻合口病变。

7.药物治疗后随访或手术后效果的观察。

8.可行胃内息肉摘除、取管腔异物、局部止血、黏膜下注射及曲张静脉结扎、硬化等治疗。

9.对疑有胰腺、胆囊病变,可通过十二指肠镜进行逆行胰胆管造影。

【禁忌证】

1.严重的心、肺、肝、肾功能不全者。

2.有影响检查的局部因素,如口、咽、食管、胃的急性炎症,特别是腐蚀性炎症、主动脉瘤等。

3.严重的凝血功能障碍及活动性肝炎患者。

4.神志不清及精神失常者。

5.疑有胃肠穿孔者。

6.严重的上消化道大出血且生命体征不稳定者。

【检查前准备】

1.评估患者,向患者仔细解释检查目的、意义、安全性和配合检查方法,以消除患者对检查的恐惧、紧张的心理状态。

2.禁食、禁药、禁烟12小时,有幽门梗阻者检查前2~3天进流质饮食,检查前天晚上应洗胃。接受胃肠钡餐检查者,3日内不宜作胃镜检查。

3.检查前半小时皮下注射阿托品0.5mg,以减少唾液、胃液的分泌和减慢胃蠕动。

4.检查前5~10分钟应给患者进行咽喉部的麻醉。先询问有无麻醉药过敏史。可采用:①口含法:将麻醉液10ml(配方为1 000ml甘油加入利多卡因10g)口含后,嘱患者头向后仰,使咽喉部充分麻醉,5分钟后吐出药液或咽下。②喷雾法:可用2%~4%的利多卡因麻醉,将喷雾器头部放在舌后跟部,让患者发"啊"音,这时咽部暴露清楚,对准患者舌根、软腭后缘及咽后壁喷雾,第一次用少量,以后每次喷0.5~1ml,每次间隔3~5分钟,共3次,并嘱患者于每次喷药后做吞咽动作,借以麻醉咽喉下部,减少呕吐反射及疼痛。

【检查中护理】

1.患者一般取左侧卧位,头稍后仰,两腿屈曲,放松腰带和领扣。也要根据检查中的需要调整体位,以利于观察(图4-2)。

2.将牙垫置于患者口中,并嘱其咬住,告诉患者检查过程中牙垫要固定,以避免镜子的损伤。

3.缓慢地经牙垫将胃镜插入,当胃镜到达咽喉部时嘱患者做吞咽动作,以助胃镜通过喉部,然后在观察下缓慢插镜,并观察食管、胃和十二指肠黏膜有无病变。

4.详细观察管腔情况,发现病变可作照相、活体组织检查及细胞学检查,如钳取胃组织作活检,应将夹除的组织放入盛有10%福尔马林溶液小瓶内,及时送病理检查,或做细胞学检查,可采用刷检法或冲洗法作涂片,固定后送检。

5.检查完毕,退镜时应缓慢,并可再次观察管腔情况。

6.检查过程中,应观察患者面色、呼吸、脉搏,如有异常应立即报告检查者,停止检查并作相应处理。

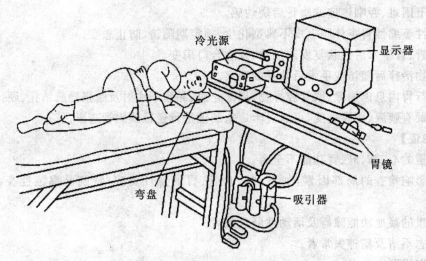

冷光源　　显示器　　胃镜　　弯盘　　吸引器

图4-2　胃、十二指肠纤维内镜检查体位

【检查后护理】

1.检查后2小时方能进食、进水,或待患者作呕反射停止后能进食、进水,以免食物吸入肺内。检查结束当日饮食以流质或易消化的半流质为宜,以减少食物对胃黏膜创面的摩擦,造成出血。

2.少数患者检查后出现咽部水肿,表现咽痛、咽后壁异物及声音嘶哑等,告诉患者,这些病状1~2天会自行消失,也可用温水含漱或含喉片。

3.检查后部分患者可出现腹胀,系因检查时反复胃内注气,部分气体进入小肠所致,可嘱患者坐起哈气,亦可进行腹部按摩,促进肠道气体排出。

4.检查后数日内,严密观察并发症的出现。如有黑便、头晕、心率增快提示消化道出血,应积极处理,必要时行纤维内镜下止血。

5.彻底清洗和消毒内镜及有关器械,避免交叉感染。

二、腹膜腔穿刺术

【目的】

1.明确腹水的性质,鉴别渗出液、漏出液或血性液。

2.在显微镜下找癌细胞,协助诊断。

3.适当放腹水可减轻腹腔的压力,缓解腹部胀痛和因腹水过多膈肌上抬所造成的呼吸困难,以减轻患者的痛苦。

【禁忌证】

1.有肝性脑病先兆。

2.结核性腹膜炎粘连包块。

3.包虫病及卵巢囊肿。

【操作前准备】

无菌盘内备治疗碗 1 个,2.5％碘酊、75％乙醇棉球各数个,5ml、l00ml(或 50ml)注射器各 1 支,血管钳两把、纱布 2~3 块、7 号针头 1 枚。无菌盘外备有无菌穿刺包 1 个、无菌手套 1 副,弯盘 1 个,2％普鲁卡因 1 支,油布、治疗巾各 1 块,无菌和清洁试管 4 个(分别送细菌、生化、病理和常规检查),另有乙醇灯、火柴、腹带、皮尺、量杯、水桶等。穿刺前向患者详细说明穿刺的目的、意义和方法,解除患者的恐惧心理,取得合作。

【操作配合】

1.将备好的用物携至患者床旁,用屏风遮挡患者,并嘱其排尿,必要时导尿,以免穿刺时误伤膀胱。

2.根据病情安排坐位或半卧位,将油布、治疗巾垫于患者腹部,腹带垫于腰背部,暴露腹部,测量腹围(图 4-3)。

3.当医生确定穿刺部位(一般采用脐与左髂前上棘连线中、外 1/3 交界处或脐与耻骨连线中点为穿刺点),即打开无菌盘,解开无菌腹腔穿刺包,协助常规消毒和局部麻醉(图 4-4)。

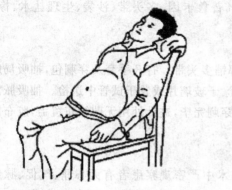

图 4-3　腹腔穿刺体位

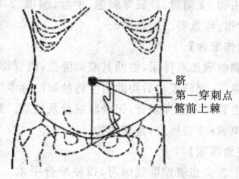

脐
第一穿刺点
髂前上棘

图 4-4　腹腔穿刺部位

4.当医生将穿刺针穿入腹腔后,根据穿刺的目的,如系诊断性穿刺可用注射器抽出适量的腹水留取标本,如系放腹水,则在套管针柄玻璃接管上连接长乳胶管,使腹水缓慢流入备好的容器中。

5.随着腹水不断流出,为防止因腹内压突然下降而引起休克,应将腹带自上而下逐层束紧。

6.在放液过程中,应随时观察患者反应,如出现面色苍白、头晕、血压下降、出汗、脉速、心悸等应及时通知医生并配合抢救。

7.穿刺完毕,协助医生以无菌纱布覆盖穿刺处,并压迫穿刺片刻,用胶布固定,束紧腹带。如系切口穿刺,放液完毕,协助医生缝合切口,再次消毒局部,用纱布覆盖切口,其他步骤同上。

8.嘱患者平卧位,整理用物,送检标本,继续观察患者反应。

【注意事项】

1.严格无菌操作规程,防止腹腔感染。

2.天气寒冷时为患者保暖,避免受凉。

3.放腹水时宜缓慢,放液量一次不得超过 3 000ml,放液过程中应观察腹水颜色、性状和量并记录,如腹水为血性液体,应根据病情停止放液或减少放液。

4.如放液流出不畅,可用手在腹部加压或嘱患者变换体位,以助液体流出通畅。

5.腹带结扎不宜过紧,以防造成患者呼吸困难。

6.术后穿刺处如有腹水外渗,可用火棉胶涂抹并及时更换敷料,防止穿刺处感染。

三、肝脏穿刺术

【目的】

1.诊断性肝脏穿刺,抽吸肝脏内容物,经染色涂片镜检,以协助诊断。

2.肝脏抽脓术适用于阿米巴肝脓肿患者,抽出脓液,达到治疗目的。

【适应证与禁忌证】

不明原因的肝脏疾病或疑似阿米巴肝脓肿等。凡患者有大量腹水,出血倾向,疑诊为肝包虫病,肝血管瘤,肝外阻塞性黄疸等不宜行肝脏穿刺术。

【准备】

1.患者:穿刺前3天应用止血药物,凝血酶原时间要求正常。检查出血、凝血时间。

2.用物:无菌盘、肝脏穿刺包、手套、洞巾、2%普鲁卡因、多头带、沙袋、生理盐水、橡皮接管、血管钳、弯盘等。

【操作配合】

穿刺前嘱患者排尿,协助其取仰卧位,腰背部铺多头带。打开手套及穿刺包,抽吸局麻药。教患者屏气,穿刺成功后协助医生将抽取的标本涂于玻璃片或置于试管中送检。抽吸脓液时,应使用血管钳固定穿刺针,记录脓液量及性质。穿刺完毕,进针处用无菌纱布覆盖,胶布固定。多头带束紧,沙袋压迫,整理用物。

【注意事项】

术前教会患者作屏气练习,以便配合手术。术中严密观察患者有无心悸、气促、脉细、出汗、面色苍白等表现。术后2小时内每15~30分钟测量血压、脉搏1次,如无变化,改为每2小时测1次,嘱患者卧床24小时。

四、双气囊三腔管压迫止血术

【适应证】

门脉高压引起食管、胃底静脉曲张破裂大出血。

【步骤和方法】

1.插管前仔细检查,确保食管引流管、胃管、食管囊管、胃囊管通畅并分别做好标记,检查两气囊无漏气后抽尽囊内气体,备用(图4-5)。

2.协助医生为患者作鼻腔、咽喉部局麻,经鼻腔插管至胃内。插管至65cm时抽取胃液,检查管端确在胃内。先向胃囊注气约150~200ml,压力约50mmHg(6.7kPa)并封闭管口,缓缓向外牵引管道,使胃囊压迫胃底部曲张静脉;继向食管囊注气约100ml致压力约40mmHg(5.3kPa)并封闭管口,使气囊压迫食管下段的曲张静脉;管外端以绷带连接0.5kg沙袋,经牵引架作持续牵引(如单用胃囊压迫已止血,则食管囊不必充气)(图4-6)。将食管引流管、胃管连接负压吸引器或定时抽吸,观察出血是否停止,并记录引流液的性状、颜色及量;经胃管冲洗胃腔,以清除积血,可减轻氨在肠道的吸收,以免血氨增高而诱发肝性脑病。

出血停止后,放松牵引,放出囊内气体,保留管道继续观察24小时,未再出血考虑拔管,对昏迷患者亦可继续留置管道用于注入流质食物和药液。拔管前口服液体石蜡 20～30ml,润滑黏膜和管、囊外壁,抽尽囊内气体,以缓慢、轻巧的拔管。气囊压迫一般以 3～4 天为限,继续出血者可适当延长。

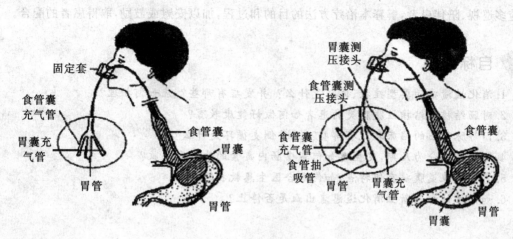

图 4-5 双气囊三腔管压迫止血装置图

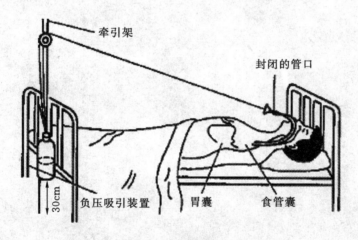

图 4-6 双气囊三腔管压迫止血示意图

【注意事项】

1.用前应检查三腔管上各段长度标记是否清晰,三个腔通道的标记是否正确和易于辨认,各管腔是否通畅,气囊是否漏气,气囊膨胀是否均匀。精确测量各囊最大注气量。

2.胃囊充气量必须足够,以使胃囊充分膨胀,防止向外牵引三腔管时因胃囊过小而滑过贲门进入食管。

3.食管囊注气不可太多,以免过分压迫食管黏膜引起坏死。

4.每隔 12～24 小时应将食管气囊放气及缓解牵引 1 次,以防发生压迫性溃疡,放气前应先口服液体石蜡 20ml。每次放气时间为 30 分钟。

5.三腔管压迫期限一般为 72 小时,若出血不止,可适当延长。

6.压迫无效者,应及时检查气囊内压力,偏低者须再注气,注气后压力不升者,提示囊壁已破裂。

7.拔管前先口服液体石蜡油 20ml,后放气囊,观察 30 分钟无出血现象拔管。

8.留置三(四)腔气囊管给患者以不适感,有过插管经历的患者尤其易出现恐惧或焦虑感,故应多巡视、陪伴患者,解释本治疗方法的目的和过程,加以安慰或鼓励,取得患者的配合。

 目标检测

1.消化性溃疡的典型症状、体征是什么? 并发症有哪些? 应如何护理?

2.对肠结核和结核性腹膜炎的患者如何做好健康教育?

3.门静脉高压的临床表现有哪些? 三条侧支循环是什么?

4.肝性脑病分为几期,发生时如何减少肠内毒素的生成和吸收?

5.急性胰腺炎腹痛有何特点,如何配合医生急救护理?

6.如何估计和判断上消化道患者出血是否停止?

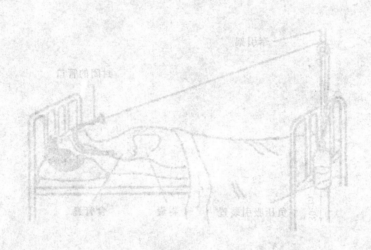

第五章　泌尿系统疾病患者的护理

学习目标

【掌握】泌尿系统疾病患者的常见症状、体征及护理;急性肾小球肾炎、慢性肾小球肾炎、肾病综合征、尿路感染、急性肾衰竭、慢性肾衰竭患者的临床表现、主要护理诊断及医护合作性问题、护理措施和健康教育;血液透析、腹膜透析和肾穿刺活体组织检查术的护理。

【熟悉】泌尿系统常见疾病的病因、治疗要点。

【了解】泌尿系统常见疾病的发病机制、实验室检查等及诊断要点。

泌尿系统由肾、输尿管、膀胱、尿道及有关的血管和神经等组成。其主要生理功能是生成和排泄尿液。其中肾脏是泌尿系统最重要的器官,它不仅通过尿液排泄机体代谢废物,调节水、电解质和酸碱平衡,以维持机体内环境的稳定,而且可产生多种重要的内分泌激素,调节肾血循环和肾小球滤过率,与其他激素共同维持血压和水盐代谢平衡,参与调节钙磷代谢和促进血红蛋白合成。泌尿系统的其余器官均为排尿管道。

第一节　泌尿系统疾病患者常见症状、体征及护理

一、肾源性水肿

肾源性水肿(renal edema)是肾小球疾病最常见的症状,是指由于肾脏疾病引起过多液体在人体组织间隙积聚而导致的组织肿胀,可见于各种肾炎和肾病患者。由肾小球疾病引起的水肿可分为两大类:肾炎性水肿和肾病性水肿。肾炎性水肿的发生机制主要是肾小球滤过率下降,而肾小管重吸收功能正常,引起"球-管失衡",导致水、钠潴留,毛细血管渗透压增高,产生水肿。其水肿多从颜面部开始,重者可发展为全身性水肿,指压凹陷不明显。由于水钠潴留,血容量扩张,血压常可升高。肾病性水肿主要是因大量蛋白尿造成血浆蛋白过低,血浆胶体渗透压下降,液体从血管内进入组织间隙,产生水肿。此外,部分患者因有效循环血量减少,激活了肾素-血管紧张素-醛固酮系统,抗利尿激素分泌增多,进一步加重水肿。其水肿一般较严重,多从下肢开始,因增加的细胞外液主要潴留在组织间隙,血容量常减少,所以可没有高血压及循环淤血的表现。

【护理评估】

1.健康史　询问水肿发生的初始部位、时间、原因及诱因;水肿的特点、程度、进展情况以及是否出现全身性水肿;有无少尿、血尿、头晕、乏力、呼吸困难、心跳加快、腹胀等伴随症状;治疗经过,尤其是用药情况,应详细了解所用药物的种类、剂量、用法、疗程、用药后的效果等;每日饮食水、钠盐摄入量;输液量、尿量及透析量;对于曾用激素、免疫抑制剂的患者,应评估其是否遵医嘱用药,治疗效果如何。

2.心理-社会状况　观察患者的精神情况,有无精神紧张、焦虑、抑郁等不良情绪。

3.身体评估　患者的生命体征、尿量、体重的改变;全身皮肤的检查包括皮肤的完整性及水肿的范围、特点、程度,如有无眼睑和面部水肿、下肢水肿、外阴水肿等;心肺检查有无啰音、胸腔积液、心包摩擦音;有无腹部膨隆和移动性浊音等。

4.实验室及其他检查

(1)尿常规检查:包括尿液的量、颜色、气味、透明度、pH 值、比重等;尿蛋白定性和定量检查,明确蛋白质的丢失情况;尿沉渣镜检有无血尿、白细胞尿(脓尿)、管型尿等。

(2)血清电解质:评估有无电解质的紊乱。

(3)肾功能检查:内生肌酐清除率(Ccr)、血尿素氮(BUN)、血肌酐(Scr)、浓缩与稀释试验的结果有无异常,以判断肾小球和肾小管的功能情况。

(4)其他:了解患者有无做过静脉肾盂造影、B超、尿路平片、肾组织活检等检查,其结果如何。

【护理诊断/问题】

1.体液过多　与肾小球滤过功能下降致水、钠潴留、大量蛋白尿致血浆白蛋白浓度下降有关。

2.有皮肤完整性受损的危险　与皮肤水肿、营养不良有关。

【护理目标】

1.患者水肿减轻或消退。

2.患者无皮肤破损及感染。

【护理措施】

1.休息与体位　重度水肿者应卧床休息,以增加肾血流量和尿量,缓解水钠潴留。卧床休息时宜抬高下肢,增加静脉回流,以减轻水肿。阴囊水肿者可用吊带托起,眼睑面部水肿者枕头应稍高一些,有胸腔积液者宜半卧位。水肿减轻后,可起床活动,但应避免劳累。

2.饮食护理

(1)钠盐:轻度水肿、高血压患者,全日氯化钠(包括天然食物中存在的)摄入量<3g,一般可用食盐 2g,禁用咸肉、咸菜、海产品等。严重水肿、少尿的患者,全日主副食中含钠量<500mg,限制摄入含钠量高的食物如发酵粉、汽水等,尽量不吃罐头及冷冻食品。

(2)液体:液体的摄入应根据水肿程度和尿量而定。若每日尿量≥1 000ml,一般不需严格限制液体的摄入,但不宜过多饮水。重度水肿者或每天尿量<500ml者需限制液体的摄入,按照"量出为入"的原则补充入液量,宜控制在前一日尿量加 500ml。

(3)蛋白质:若水肿主要是因低蛋白血症所致,如无氮质血症,可予正常量即 1.0g/(kg·d)的优质蛋白质(如瘦肉、鱼、禽、蛋、奶类),但不宜给予高蛋白饮食;有氮质血症的水肿患者,应限制蛋白质的摄入,一般可给予 0.6~0.8g/(kg·d)的优质蛋白质,并适量补充必需氨基酸;透析患者应给予高蛋白饮食;对于慢性肾衰竭的患者,应根据肾小球滤过率(GFR)来调节蛋白质的摄入量,GFR<50ml/min 时应限制蛋白质摄入量。

(4)热量:低蛋白饮食的患者应提供足够的热量,以免引起负氮平衡,一般为 125.5kJ/(kg·d),饮品中碳水化合物和脂类比例可适当增加。必要时可静脉输入血浆清蛋白。

(5)其他:注意补充各种维生素。

3.病情观察　记录 24 小时出入液量,监测尿量变化;观察水肿消长情况;定期测量患者的体重、胸围、腹围等;监测患者生命体征的改变,尤其是血压,如血压下降,尿量明显减少时,应警惕循环衰竭或急性肾衰竭;监测有无剧烈头痛、恶心、呕吐、视力模糊、甚至神志不清、抽搐等高血压脑病的表现;密切监测实验室检查结果包括尿常规检查、血清电解质、血尿素氮、血肌酐等。

4.皮肤护理 保持皮肤清洁,床铺干燥平整,衣裤柔软、宽松;长期卧床者应经常变换体位,对年老体弱者可协助翻身,用软垫支撑受压部位,并适当予以按摩;皮肤清洗时勿用力过大,避免损伤皮肤,同时避免撞伤、跌伤等;如使用热水袋时,应用布袋包裹,避免烫伤皮肤;水肿患者肌注时,应将水肿皮肤推向一侧后进针。重度水肿者应避免肌内注射,可采用静脉途径保证药物准确及时的输入。拔针后均需用无菌干棉球按压进针部位,至液体不外渗为止,以防进针口渗液而发生感染;注意观察皮肤有无红肿、破溃和化脓等情况发生。

5.用药护理 遵医嘱使用利尿剂、糖皮质激素或其他免疫抑制剂,应注意观察药物的疗效及不良反应。长期使用利尿剂应监测电解质和酸碱平衡情况,注意有无低钾、低钠、低氯血症;长期使用糖皮质激素的患者可出现水钠潴留、血压升高、血糖升高、精神兴奋性增高、消化道出血、骨质疏松、继发感染、类肾上腺皮质功能亢进症(如满月脸、水牛背、多毛、向心性肥胖)等,应向患者及家属反复叮嘱不可擅自加量、减量或停药。使用环磷酰胺等免疫抑制剂时,容易引起出血性膀胱炎、骨髓抑制、肝功能损害、脱发等副作用,应密切观察其副作用和注意事项。

6.心理护理 护理人员应与患者建立良好的依赖关系,鼓励患者说出自己的思想顾虑,向患者解释水肿出现的原因,告知患者水肿的程度并非与肾脏疾病的严重程度成正比,以减轻其心理负担,保持情绪稳定。

【护理评价】
1.患者水肿是否减轻或消退。
2.患者有无皮肤破损或发生感染。

二、肾性高血压

肾性高血压(renal hypertension)是继发性高血压最常见的原因,按病因可分为肾实质性高血压和肾血管性高血压两种。肾血管性高血压约占5%～15%,主要是肾动脉狭窄或堵塞引起,高血压程度较重,易发展为急进性高血压;肾实质性高血压是肾性高血压的常见原因,主要是急性或慢性肾小球肾炎、慢性肾盂肾炎、慢性肾衰竭肾实质性疾病导致。

肾性高血压按发生机制又可分为容量依赖型和肾素依赖型两类。前者是因水钠滞留引起,用排钠利尿剂或限制水钠摄入可明显降低血压;后者是由于肾素-血管紧张素-醛固酮系统被激活引起,过度利尿常使血压更加升高,而应用血管紧张素转换酶抑制剂、钙通道阻滞剂可使血压下降。肾实质性高血压中,80%以上为容量依赖型,仅10%左右为肾素依赖型。尚有部分病例同时存在两种因素。肾性高血压血压升高常呈持续性,且舒张压升高显著,高血压是导致肾功能损害的重要因素。

【护理评估】
1.健康史 询问患者高血压开始出现的时间,了解血压升高的特点、波动范围、有无头痛、头昏、眼花、乏力、心力衰竭等伴随症状;服用降压药物疗效及副作用;有无急性或慢性肾小球肾炎、慢性肾盂肾炎病史等。
2.心理-社会状况 询问患者家庭、工作以及人际关系情况,了解患者的心理状态、家庭状况及社会支持等。

3.身体评估 患者的精神、营养状况,生命体征特别是血压的情况。心肺检查有无啰音、心脏杂音、心包摩擦音。四肢活动情况,视力情况等。

4.实验室及其他检查 动态血压监测可观察 24 小时的血压变化,有助于高血压的诊断及预后的判断;尿常规、尿蛋白定性和定量检查有无异常;血清电解质量有无异常;肾功能检查,如内生肌酐清除率(Ccr)、血尿素氮(BUN)、血肌酐(Scr)、浓缩与稀释试验结果有无异常;心电图检查有无异常;X 线检查有无心室肥大、增厚;眼底检查有无视网膜的病变等。

【护理诊断/问题】

1.头痛 与肾性高血压有关。

2.潜在并发症 高血压脑病。

【护理目标】

1.患者血压平稳下降。

2.头痛、头晕等症状减轻或消失。

3.无并发症发生。

【护理措施】

1.休息与体位 保持病室安静,光线柔和,尽量减少探视,保证充足睡眠。护理人员操作相对集中,动作轻巧,以免过多干扰患者。根据血压及肾功能情况,安排卧床休息时间,以利增加尿量,降低血压。患者头痛卧床休息时,抬高床头,改变体位时动作要慢。嘱患者避免劳累及精神紧张、戒烟、戒酒等。

2.饮食护理 嘱患者进食充足热量、易消化和富含维生素的饮食;水肿明显、高血压的患者应限制水、钠的摄入;氮质血症的患者则应限制蛋白质的摄入量,每日 0.5～0.8g/kg,其中60%以上应为高生物效价优质蛋白;防止便秘,避免诱发血压升高。

3.病情观察 严密监测血压并记录,密切注意并发症发生的先兆征象,一旦发现应立即报告医生,协助处理。

4.用药护理 遵医嘱给予降压药物时,指导患者按医嘱服药,以有效控制血压,观察用药后的疗效及不良反应。嘱患者在服药期间行动时做到 3 个"30 秒",即:醒后 30 秒再起床,起床后 30 秒再站立,站立后 30 秒再行走,以防发生直立性低血压。

5.心理护理 耐心向患者及家属解释病情,主动介绍治疗方法,给予心理支持,减轻患者心理压力,告知患者情绪稳定有助于血压稳定,而紧张可导致血压增高;在护理过程中,表现熟练的操作技术,增强患者信赖感,提高患者的治疗信心。

【护理评价】

1.患者能否配合治疗和护理,血压是否平稳下降。

2.头痛、头晕等症状有无减轻。

3.有无并发症发生。

三、尿路刺激征

尿路刺激征(urinary irritation symptoms)是指膀胱颈和膀胱三角区因炎症或机械刺激而引起的尿频、尿急、尿痛,可伴有排尿不尽感及下腹坠痛。尿频(frequent micturition)是指单位时间内排尿次数增多;尿急(urgent micturition)是指一有尿意即迫不及待须立即排尿,常伴有尿频和尿失禁;尿痛(urodynia)是指排尿时膀胱区和尿道有疼痛或灼热感。尿路刺激征多见于肾脏疾病、尿道和前列腺炎症、结石、肿瘤及其他异物等。

【护理评估】

1.健康史 详细询问患者既往有无泌尿系感染、结核、结石、肿瘤及前列腺增生等;有无留置导尿管、尿路器械检查等病史。询问患者的排尿情况,即每日小便的次数、排尿时是否伴有膀胱区和尿道疼痛,是否尿急难忍等;出现上述症状时有无发热、腰痛等伴随症状。询问起病以来的治疗经过,尤其是用过哪些抗生素及有无使用过免疫抑制剂。

2.心理-社会状况 注意评估患者有无紧张、焦虑等情绪,了解患者的家庭状况及社会支持等。

3.身体评估 评估患者的精神及营养状况,体温有无升高。检查肾区有无压痛、叩击痛、输尿管点有无压痛,尿道口有无红肿等。

4.实验室及其他检查 尿常规检查、尿细菌镜检和定量培养的结果如何;24h尿液有无异常,有无尿液增多、尿比重下降,肾功能(尤其是肾小管功能)情况如何;影像学检查肾脏大小、外形有无改变,尿路有无畸形及梗阻等。

【护理诊断/问题】

1.排尿型态异常 尿频、尿急、尿痛与炎症或理化因素刺激膀胱有关。

2.焦虑 与膀胱刺激征引起的不适、疾病反复发作及担心预后有关。

【护理目标】

1.患者的排尿状况恢复正常,排尿时无不适,伴随症状消失。

2.焦虑感减轻或消失。

【护理措施】

1.休息与体位 急性发作期嘱患者尽量卧床休息,协助其完成各种日常生活活动,如勤擦身、更换衣裤等,以减轻患者的不适感。保持病室环境清洁、安静、温度和湿度适宜。各项治疗、护理操作最好集中进行,动作轻柔,以提供充足的休息和睡眠时间,有利于疾病的康复。

2.饮食护理 嘱患者饮食宜清淡、易消化、营养丰富。在病情允许的情况下,嘱患者多饮水、勤排尿,以达到尿路清洗的目的,减少细菌在膀胱停留的时间,从而减轻膀胱刺激征的不适。告知患者不要憋尿,以免加重病情。

3.病情观察 观察尿液病原学检查、肾影像学检查及膀胱尿道镜检查结果,明确膀胱刺激征的原因;观察患者的体温变化,尿频、尿急、尿痛的程度、性质有无改变;观察有无伴随症状,如尿路刺激征伴有血尿常为结石、结核或肿瘤等;观察病情与精神因素的关系,精神越紧张,尿路刺激征越明显;密切观察治疗效果。

4.对症护理 对肾区或膀胱区疼痛的患者,可局部按摩或热敷以缓解局部肌肉痉挛,减轻疼痛;高热时予以物理降温,必要时遵医嘱给予退热药,并注意观察及记录降温效果,发热者在退热出汗后应及时更换衣服,注意保暖;皮肤护理亦很重要,应保持床铺清洁、平整、干燥,加强个人卫生,督促患者勤洗会阴部,女性患者月经期间增加外阴清洗次数,以减少肠道细菌引起尿路感染的机会。对尿失禁病情重者进行导尿、留置尿管操作时,严格遵守无菌操作的原则。

5.用药护理 遵医嘱使用抗生素,注意观察药物的治疗效果及有无出现副作用,嘱患者按时、按量、按疗程服药,勿随意停药,以达到彻底治疗的目的。给予碳酸氢钠口服以碱化尿液、减轻尿路刺激征。此外,尿路刺激征明显者遵医嘱给予阿托品、普鲁苯辛等抗胆碱能药物治疗。

6.心理护理 与患者进行有效的沟通与交流,多关心体贴患者,鼓励其表达内心的感受,以赢得其信任。向患者解释尿路刺激征的起因与预后,以减轻其紧张、焦虑等不良心理反应。嘱患者保持心情愉快,因过分紧张可加重尿频。指导患者可使用放松技术,如听轻音乐、看电视、看书、与室友聊天等,以分散注意力,减轻焦虑,缓解尿路刺激征。

【护理评价】

1.尿频、尿急、尿痛等排尿不适症状是否减轻或消失。

2.焦虑感是否减轻或消失。

四、尿异常

1.尿量异常 正常人每日尿量平均约为1 500ml,尿量的多少取决于肾小球滤过率、肾小管重吸收量及两者的比例。

尿量异常包括多尿、少尿、无尿和夜尿增多。多尿(polyuria)是指24小时尿量超过2 500ml;少尿(oliguria)是指24小时尿量少于400ml;无尿(anuria)是指24小时尿量少于100ml;夜尿增多(nocturia)是指夜间尿量持续超过750ml。多尿常见于各种原因引起的肾小管功能不全,如慢性肾盂肾炎、肾动脉硬化、肾髓质退行性变等;肾外疾病如尿崩症、糖尿病、肾上腺皮质功能减退等。少尿或无尿的病因可分为三类:肾前性(心排血量减少,血容量不足等)、肾实质性(如急、慢性肾衰竭等)和肾后性(尿路梗阻等)。夜尿增多提示肾小管浓缩功能减退。

2.蛋白尿 正常健康人每日尿中排出的蛋白含量<150 mg,若每日尿蛋白含量持续>150 mg,蛋白质定性试验呈阳性反应,称为蛋白尿。若24小时尿蛋白定量超过3.5g,称大量蛋白尿。蛋白尿按发生机制可分为5类:

(1)肾小球性蛋白尿:临床上最常见,是因肾小球滤过膜通透性增加,导致原尿中蛋白尿超过肾小管重吸收能力而引起。如病变使滤过膜孔径异常增大或断裂,血浆中各种分子量的蛋白质均可无选择地滤出,称非选择性蛋白尿;如病变只使滤过膜的负电荷减少,仅血浆清蛋白滤过增加,称选择性蛋白尿,尿蛋白排出量较多(>2g/d),见于急性肾小球肾炎、各型慢性肾小球肾炎、隐匿性肾炎等各种肾小球器质性疾病。

(2)肾小管性蛋白尿:是肾小管重吸收功能下降所致。微球蛋白,溶菌酶等小分子蛋白质随尿排出增多,但一般<2g/d,多见于肾小管病变以及其他引起肾间质损害的病变。

(3)混合性蛋白尿:是肾脏病变同时累及肾小球和肾小管时产生的蛋白尿,尿中蛋白成分具有肾小球性和肾小管性两种蛋白尿的特点,见于各种肾小球性疾病的后期,如继发性肾脏病变、慢性肾炎和多种肾小管间质病变等。

(4)溢出性蛋白尿:一些肾外疾病导致血中异常蛋白质如血红蛋白、本周蛋白和免疫球蛋白轻链等增加,经肾小球滤过后不能被肾小管全部重吸收,而从尿中排出。见于急性溶血性疾病、多发性骨髓瘤、巨球蛋白血症等。

(5)组织性蛋白尿:是肾组织破坏后胞质中酶及蛋白释放出所致,多为相对分子量较小的蛋白尿。此类蛋白尿一般与肾小球性、肾小管性蛋白尿同时发生。

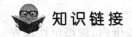 知识链接

蛋白尿并非都是肾病

　　临床尿常规检查时,蛋白尿是最常见的一种异常表现。其实并不是所有的蛋白尿都是病理性,除了上述五种病理性的,还有一种生理性的,即功能性蛋白尿。功能性蛋白尿为一过性蛋白尿,剧烈的体力劳动或大量运动后,促使健康人的尿蛋白排泄增加,影响了肾小管对蛋白质重吸收的能力,一般程度较轻,蛋白量一般<1g/d。

　　3.血尿　新鲜尿沉渣镜检每高倍镜视野红细胞>3个,或1h尿红细胞计数超过10万,或12h计数超过50万,称为镜下血尿。尿液外观呈洗肉水样或血样,称肉眼血尿。血尿可由各种泌尿系统疾病引起,如肾小球肾炎、肾盂肾炎、泌尿系结石、结核、肿瘤等;亦可由全身性疾病如风湿病、感染性疾病、血液病等以及药物的副作用引起;此外,剧烈运动后可发生功能性血尿。

　　4.白细胞尿、脓尿和菌尿　新鲜离心尿液每高倍视野白细胞>5个,或1小时新鲜尿液白细胞计数超过40万或12小时计数超过100万,称为白细胞尿或脓尿。尿中白细胞明显增多常见于泌尿系统感染,肾小球肾炎等疾病也可出现轻度白细胞尿。菌尿是指中段尿涂片镜检,如每个高倍视野均可见到细菌,或培养菌落计数$>10^5$个/ml,可诊断为尿路感染。

　　5.管型尿　尿中管型是由蛋白质、细胞或其碎片在肾小管内凝聚形成,可分为细胞管型、颗粒管型、透明管型和蜡样管型等。正常人尿中偶见颗粒管型及透明管型。如12小时尿沉渣计数管型超过5 000个或镜检发现其他类型管型时,称为管型尿。其中白细胞管型是活动性肾盂肾炎的特征,上皮细胞管型可见于急性肾小管坏死,蜡样管型见于慢性肾衰竭,红细胞管型提示急性肾小球肾炎。

【护理评估】

　　1.健康史　询问尿量异常的原因和诱因,如是否为慢性肾小球肾炎或急性肾衰竭的多尿期,有无引起多尿的内分泌及代谢障碍病史;有无各种肾脏疾病所致的肾衰竭、休克、严重心力衰竭及尿路结石和肿瘤压迫。询问每日排尿的次数及尿量,多尿、少尿、无尿的程度及病程的长短,有无伴随症状。做过哪些检查,结果如何。采取了哪些治疗措施,有无效果。

　　询问引起血尿的原因,如有无肾小球肾炎、泌尿系结石、结核、肿瘤、血管病变等泌尿系疾病;有无做过泌尿器官器械检查或发生过外伤;有无过敏性紫癜、风湿病等全身性疾病;有无使用过对肾脏损害的药物等。询问患者表现为镜下血尿还是肉眼血尿,血尿出现在排尿初始、终末,还是全程,有无伴随症状。进行了哪些检查,结果如何。采取了哪些措施处理血尿,是否有效。

　　2.心理-社会状况　尿异常尤其是少尿或无尿会导致机体多系统的严重症状,使患者及家属不能面对现实的残酷打击,对疾病的治愈丧失信心,产生恐惧、悲观的消极情绪。蛋白尿、血尿、白细胞尿、脓尿、菌尿和管型尿,会让患者心里不安,如病情恢复较慢,患者心理压力增大,甚至产生消极悲观情绪。

　　3.身体评估　检查患者的意识状态,测量血压、心率、心律的变化;观察呼吸的频率、节律和深度;测量体重,同时观察皮肤黏膜有无水肿或脱水的改变;肺部听诊有无湿啰音。注意检查患者有无发热、是否高血压;体重有无减轻;皮肤黏膜有无出血,是否有贫血表现;肾区有无

压痛、叩击痛,上、中输尿管点是否有压痛,腰腹部有无包块等。

4.实验室及其他检查 尿液沉渣镜检有无血尿、白细胞尿、管型尿,尿蛋白、尿糖定性检查是否阳性;通过血清电解质及血气分析检查,了解有无电解质代谢紊乱及酸碱平衡失调;通过尿常规反复检查,进一步做中段尿细菌培养、周围血涂片找狼疮细胞等实验室检查,以及放射性检查、肾穿刺活检等器械检查明确血尿的病因。

【护理诊断/问题】

1.体液过多 与肾小球滤过率下降,尿量减少有关。

2.有体液不足的危险 与肾功能不全,尿量过多有关。

3.排尿异常 与各种因素引起的肾脏疾病有关。

4.潜在并发症 水、电解质代谢紊乱和酸碱平衡失调。

5.焦虑 与反复发生的血尿、多系统严重症状及病情恢复慢有关。

【护理目标】

1.体液保持平衡,尿量恢复至正常范围,未发生水电解质代谢紊乱和酸碱平衡失调。

2.血尿、蛋白尿等尿异常现象减轻或完全消失。

3.焦虑情绪减轻或消失。

【护理措施】

1.环境与休息 症状严重、大量血尿时绝对卧床休息,对多尿患者,床旁备屏风,便器置易取处;少尿或无尿患者病情危重时,协助其做好日常生活护理。为患者提供良好的环境,保持病室清洁、安静、光线柔和、温湿度适宜,以保证患者充分休息。

2.饮食护理 指导患者合理饮食,对少尿、无尿,明显水肿、高血钾患者,要限制水及钠盐的摄入,尽量避免含钾较多的食物,如蘑菇、榨菜、马铃薯、柑橘、香蕉等;多尿患者应注意水和电解质的补充,不需限盐;氮质血症时在限制蛋白质摄入的同时提供足够的热量,避免引起负氮平衡。

3.病情观察 严密监测患者的意识状态、生命体征及体重变化;监测尿量的动态变化,正确记录 24 小时排尿次数及尿量;及时采集血标本,监测电解质的变化,及早识别高血钾的征象,如疲乏、四肢无力、呼吸困难、心率减慢等;观察有无水肿或脱水、电解质紊乱及酸碱平衡失调的表现,一旦发现及时汇报医生并配合处理;观察血尿的来源部位,分清是初始血尿、终末血尿还是全程血尿,观察血尿的伴随症状,判断血尿的发生原因,还应观察血尿的量和颜色。

4.用药护理 对于多尿患者,严格遵医嘱用药及输液;对于少尿患者,遵医嘱使用利尿剂,并观察疗效及不良反应。用药过程中准确记录 24 小时出入液量,观察排尿的次数、尿量有无变化。血尿患者主要是针对原发病的治疗,亦应注意观察药物的疗效和副作用,在用生理盐水加去甲肾上腺素对弥漫性膀胱黏膜出血行膀胱低压灌注止血时,应注意每次用 300ml 左右,同时保留 10 分钟后再排出。

5.心理护理 鼓励患者表达自己的感受,针对患者的疑虑给予耐心的解释。向患者及家属介绍血尿的原因、临床特点及处理原则,使患者明确血尿的严重程度并不代表病情的严重程度,减轻其恐惧、焦虑情绪,使其保持沉着冷静,以达到积极配合治疗护理的目的。

【护理评价】

1.患者有无水电解质代谢紊乱和酸碱平衡失调出现。

2.血尿、蛋白尿等尿异常现象是否减轻或完全消失。

3.患者焦虑情绪是否减轻或消失。

第二节　肾小球疾病患者的护理

肾小球疾病是一组以水肿、血尿、蛋白尿和高血压等为主要临床表现的肾脏疾病,病变主要侵犯双肾肾小球。根据病因分为原发性、继发性和遗传性三大类:原发性肾小球疾病大多病因不清楚,是引起慢性肾衰竭的主要疾病;继发性肾小球疾病是指继发于全身性疾病的肾脏损害,如系统性红斑狼疮、糖尿病等;遗传性肾小球疾病是指遗传基因突变所致的肾小球疾病,如遗传性肾炎等。本节主要介绍原发性肾小球疾病。

肾小球疾病的病因仍不甚清楚。免疫反应异常是启动和介导肾小球疾病的主要机制,循环免疫复合物沉积和原位免疫复合物形成,导致肾小球肾炎的发生和进展。此外,非免疫非炎症损伤因素在肾小球疾病进展过程中起着不可忽视的作用,如肾小球内高压、高灌注及高滤过,可促进肾小球的硬化;高脂血症也具有肾毒性,促进肾小球硬化。

根据 1995 年世界卫生组织(WHO)的分类标准,原发性肾小球疾病的病理分型包括:①轻微性肾小球病变;②局灶性节段性病变;③弥漫性肾小球肾炎;④未分类的肾小球肾炎。根据 1992 年原发性肾小球疾病分型与治疗及诊断标准专题座谈会纪要,原发性肾小球疾病的临床分型包括:①急性肾小球肾炎;②急进性肾小球肾炎;③慢性肾小球肾炎;④隐匿性肾小球肾炎,包括无症状性蛋白尿和(或)单纯性血尿;⑤肾病综合征。

肾小球疾病的临床分型与病理类型存在着一定的联系,但两者之间并无肯定的对应关系,即同一病理类型可呈现多种不同的临床表现,而相同的临床表现又可见于多种不同的病理类型。

一、急性肾小球肾炎患者的护理

急性肾小球肾炎(acute glomerulonephritis,AGN)简称急性肾炎,是以急性肾炎综合征为主要表现的一组疾病。其主要特点是起病急,患者出现血尿、蛋白尿、水肿和高血压为主要临床表现,且可有一过性氮质血症。本病常有前驱感染,多见于链球菌感染后,所以又称为链球菌感染后急性肾小球肾炎。其他细菌、病毒和寄生虫感染等也可引发。本节主要介绍链球菌感染后急性肾炎。

【病因与发病机制】

急性链球菌感染后肾小球肾炎(post-streptococcal glomerulonephritis,PSGN)常发生于β-溶血性链球菌等"致肾炎菌株"引起的上呼吸道感染(多见于扁桃体炎、咽炎)或皮肤感染(脓疱疮)后,感染导致机体产生免疫反应而引起双侧肾脏弥漫性的炎症反应,其发生机制是链球菌的胞壁成分或某些分泌蛋白刺激机体产生抗体,形成循环免疫复合物沉积于肾小球或形成原位免疫复合物种植于肾小球,最终发生免疫反应引起的双侧肾脏弥漫性的炎症。

本病病理类型为毛细血管内增生性肾炎。光镜下本病呈弥漫性病变,以肾小球内皮细胞及系膜细胞增生为主。免疫病理检查可见 IgG 及 C3 呈粗颗粒状沉积于系膜区及毛细血管壁。电镜下可见上皮下驼峰状大块电子致密物。

【临床表现】

本病发病前常有前驱感染,有 1~3 周的潜伏期,平均 10 日,其中皮肤感染引起者的潜伏期较呼吸道感染稍长,好发于儿童,男性多于女性。起病较急,病情轻重不一,轻者可无明显临床症状,仅有镜下血尿及血清补体 C3 异常,重者可出现少尿型急性肾衰竭。本病预后大多良好,有自愈倾向,常在数月内临床痊愈,典型者呈急性肾炎综合征的表现。

1.尿异常 血尿常为首发症状,几乎所有患者均有肉眼或镜下血尿,约 40％出现肉眼血尿,尿液呈洗肉水样,一般于数日内消失,也可持续数周转为镜下血尿,镜下血尿持续时间较长,常 3～6 个月或更久;大部分患者起病初期尿量减少,常降至 400～700ml/d,1～2 周后逐渐增多;绝大多数患者有蛋白尿,多为轻、中度,每日尿蛋白不超过 3.5g,少数为大量蛋白尿,达到肾病综合征水平。

2.水肿 约 80％以上的患者出现水肿,主要是肾小球滤过率下降导致水钠潴留所致,多表现为晨起眼睑水肿,面部肿胀感,呈"肾炎面容",可伴有双下肢水肿,严重者可出现全身性水肿,大量蛋白尿导致肾病综合征时可出现腹水等。

3.高血压 约 80％的患者起病初期水、钠潴留时出现轻、中度的高血压,经积极利尿后血压可很快恢复正常。严重高血压较少见,重者可发生高血压脑病。

4.肾功能异常 部分患者起病早期可因尿量减少而出现一过性氮质血症,一般于 1～2 周后,随尿量增加而恢复至正常,仅极少数患者可出现急性肾衰竭、急性左心衰竭等。

5.并发症

(1)心力衰竭:多在发病后 1～2 周内发生,也可为首发症状,其发生与水钠潴留、循环血量过多有关。此并发症多见于老年患者。

(2)高血压脑病:多发生于疾病早期,以儿童多见。

(3)急性肾衰竭:为急性肾小球肾炎死亡的主要原因,极少见,但多数可逆。

【实验室及其他检查】

1.尿液检查 均有镜下血尿,尿中红细胞为多形性红细胞。尿蛋白多为＋～＋＋,20％左右可有大量蛋白尿(尿蛋白定性＋＋＋～＋＋＋＋,24 小时尿蛋白定量＞3.5g),尿沉渣中常有红细胞管型、颗粒管型,并可见白细胞和上皮细胞。

2.血清补体测定 发病初时血清补体 C3 及总补体明显下降,8 周内逐渐恢复正常水平,对本病诊断意义大。

3.抗链球菌溶血素"O"抗体(ASO)测定 ASO 常在链球菌感染后 2～3 周出现,3～5 周滴度达高峰而后逐渐下降。ASO 滴度明显升高表明近期有链球菌感染,其滴度高低与链球菌感染严重性相关,但早期应用青霉素后,滴度可不高。

4.肾功能检查 可有轻度肾小球滤过率降低,血肌酐和血尿素氮升高。

【诊断要点】

链球菌感染后 1～3 周内可出现血尿、蛋白尿、水肿、高血压,甚至少尿及氮质血症,血清补体 C3 降低(8 周内恢复正常),即可诊断为急性肾小球肾炎。确定病理类型需做肾活检。

【治疗要点】

治疗以卧床休息、对症处理为主,因本病为自限性疾病,故不宜用糖皮质激素类及细胞毒药物,要积极预防并发症和保护肾功能,急性肾衰竭患者应给予短期透析。

1.对症治疗 利尿治疗可消除水肿,降低血压,常用噻嗪类利尿剂,如氢氯噻嗪 25mg,每日 2～3 次;必要时给予袢利尿剂,如呋塞米 20～60mg/d,注射或分次口服。利尿后高血压控制不满意时,可加用其他降压药,如硝苯地平 10mg,每日 2～4 次。少尿时应慎用保钾利尿药和血管紧张素转换酶制剂,以防诱发高血压。

2.控制感染灶 有上呼吸道或皮肤感染者,应使用无肾毒性抗生素治疗,如青霉素、头孢菌素等,一般不主张长期预防性使用抗生素。对于反复发作的慢性扁桃体炎,待肾炎病情稳定后,可作扁桃体摘除术,手术前后 2 周应使用青霉素。

3.透析治疗 对于少数发生急性肾衰竭且有透析指征者,应及时予血液透析或腹膜透析治疗,以度过危险期。因本病有自愈倾向,一般无需长期透析。

【护理诊断/问题】

1.体液过多 与肾小球过滤下降、尿量减少、水钠潴留、低蛋白血症有关。

2.有皮肤完整性受损的危险 与皮肤水肿、营养不良有关。

3.活动无耐力 与疾病处于发作期、水肿、高血压等有关。

4.潜在并发症 急性左心衰竭、高血压脑病、急性肾衰竭。

【护理措施】

1.休息与体位 急性期患者应绝对卧床休息,症状比较明显者需卧床休息 4～6 周,以增加肾血流量和减少肾脏负担。待水肿消退、肉眼血尿消失、血压恢复正常后,方可逐步增加活动量。病情稳定后可从事一些轻体力活动,但 1～2 年内应避免重体力活动和劳累,待完全康复后才能恢复正常的体力劳动。

2.饮食护理 患者有水肿、高血压或心力衰竭时,应严格限制钠盐的摄入,给予低盐饮食(<3g/d),特别严重病例应完全禁盐;肾功能正常时,应给予正常量的蛋白质摄入,即 1g/(kg·d),出现氮质血症时,应限制蛋白质的摄入,仅给优质蛋白质,如牛奶、鸡蛋等含必需氨基酸的蛋白质,以防止血中 BUN 等含氮代谢产物的潴留增加。当血压下降、水肿消退、尿蛋白减少后即可增加食盐和蛋白质的量;除了限制钠盐外,也应限制进水量,每日进水量应为不显性失水量(约 500ml)加上 24 小时尿量,遵循“宁少勿多”的原则。另外,应注意给予足够的热量和维生素,易于消化和吸收。

3.病情观察 准确记录 24 小时的出入液量,注重体重的变化,体重的增加能精确反映水在体内的潴留情况,每日至少测体重 1 次;密切观察水肿的部位、程度、范围、特点,观察水肿的消长,尤其是患者有无出现胸、腹水,有无呼吸困难、肺部湿啰音等急性左心衰的征象;监测高血压动态变化,观察有无头痛、呕吐、颈项强直等高血压脑病表现;观察尿的变化及肾功能的变化,及早发现有无肾衰竭的可能。

4.用药护理 使用利尿剂和降压药的护理注意利尿剂和降压药的使用情况,即用药的剂量、方法、途径等,并密切观察患者的尿量和血压变化,以便判断药物的疗效,根据病情随时调整药物的剂量、方法、途径等。

5.心理护理 大多数患者特别是儿童对长期卧床休息会产生烦躁、郁闷等不良情绪,加上担心血尿、蛋白尿是否会恶化,从而进一步加重精神负担。应多关心、安慰患者,做好解释工作,消除不良情绪。注意观察患者的情绪变化和精神需要,尽量满足患者的要求给予尽快解决。并组织一些有趣的活动活跃患者的精神生活,使患者能以愉快、乐观的态度安心接受治疗。

【健康教育】

1.生活指导 创造良好的休息环境,病室要宽敞明亮、清洁卫生;告知患者和家属急性期卧床休息及恢复期限制运动的重要性;掌握合理饮食的意义及原则,切实遵循饮食计划;增强战胜疾病的信心,保持良好的心境,积极配合治疗计划。

2.疾病知识指导 告知患者有关本病的常识,注意保暖和休息;注意个人卫生,积极预防感染,特别是链球菌感染,可有效地减少急性肾炎的发生,特别要注意预防呼吸道感染、注意口腔清洁和保持皮肤的卫生,如发生感染应及时治疗;对体内的慢性感染病灶如慢性扁桃体炎,最好能及时做摘除术;遵医嘱正确使用抗生素、利尿剂及降压药等;急性肾炎的恢复可能需时1~2年,当临床症状消失后,蛋白尿、血尿等可能仍然存在,因此应加强定期随访。

二、慢性肾小球肾炎患者的护理

慢性肾小球肾炎(chronic glomerulonephritis,CGN)简称慢性肾炎,是一组以水肿、血尿、蛋白尿和高血压为临床表现的肾小球疾病。其起病方式不同,病情迁延,病变进展缓慢或隐匿,最终可发展成慢性肾衰竭。慢性肾炎可发生于任何年龄,一般以青中年男性多见。由于本组疾病的病理类型及病程阶段不同,疾病表现呈多样化。

【病因和发病机制】

大多数慢性肾炎的确切病因尚不清楚,多为"原发性",起病即属慢性。少数慢性肾炎是由急性肾炎发展所致(直接迁延或临床痊愈若干年后再发)。慢性肾炎不是一个独立的疾病,其病因及发病机制也各不相同,主要有:①免疫介导炎症导致肾组织损伤;②健存肾单位的代偿引起高压力、高灌注、高滤过状态,从而导致健存肾小球硬化;③高血压加速肾小球硬化;④肾小球系膜的超负荷状态可引起系膜基质及细胞增殖,导致肾小球硬化等。

慢性肾炎的病理改变可出现多种病理类型,常见的有系膜增生性肾炎、系膜毛细血管性肾炎、膜性肾病及局灶性节段性肾小球硬化等。以上所有类型到晚期均进展成硬化性肾小球肾炎,临床上进入尿毒症阶段。

【临床表现】

本病以青中年男性多见。多数起病缓慢、隐匿,可有一个相当长的无症状尿异常期。部分患者因感染、劳累呈急性发作。临床表现呈多样化,病情时轻时重,逐渐发展为慢性肾衰竭。

1.水肿 一般不重,早期时有时无,多为眼睑及颜面部水肿和(或)下肢轻中度凹陷性水肿,晨起明显,一般无体腔积液,晚期持续存在。水肿由水、钠潴留和低蛋白血症引起。

2.血尿 出现较早,多为镜下血尿,以增生或局灶性硬化为主要病理改变者,可出现肉眼血尿。

3.蛋白尿 亦出现较早,是本病必有的表现,尿蛋白定量常在1~3g/d。长期尿中丢失蛋白,可导致低蛋白血症和机体抵抗力下降。

4.高血压 慢性肾衰竭患者90%出现高血压,多为持续性中等度以上升高,尤以舒张压升高明显,伴头晕头痛、失眠、注意力不集中等,也可有眼底出血、渗出,以及视乳头水肿。

5.肾功能损害 早期肾功能可正常或轻度受损,一般呈慢性进行性损害,进展的速度主要与病理类型、治疗和保养等因素有关。感染、劳累、血压增高、肾毒性药物的应用等加剧肾损害,如能及时去除这些因素,肾功能仍可在一定程度上恢复。

6.并发症

(1)感染:慢性肾炎患者因机体抵抗力差,营养不良、长期使用免疫抑制剂等因素,易并发各种感染。呼吸道和泌尿道感染最为常见,可加重肾脏损害。

(2)肾功能不全:因肾小球病变引起的肾功能损害,严重时会出现少尿、无尿,引起水、钠及氮质潴留,如不及时治疗,短期内可致肾功能急剧恶化。

（3）心脏损害：长期血压增高会导致心脏扩大、心律失常，严重时会出现心力衰竭。

【实验室及其他检查】

1.尿液检查　多数尿蛋白＋～＋＋＋，尿蛋白定量常为 $1\sim3g/d$；镜下可见多形性的红细胞＋～＋＋，可有红细胞管型。

2.血液检查　晚期血肌酐（Scr）、血尿素氮（BUN）增高，内生肌酐清除率明显下降。

3.B超检查　晚期双肾缩小，皮质变薄。

4.肾穿刺活检　可以确定慢性肾炎的病理类型，对确定慢性肾炎治疗方案及其预后有重要意义。

【诊断要点】

凡蛋白尿持续 1 年以上，伴血尿、水肿、高血压和肾功能不全，排除继发性肾炎、遗传性肾炎和慢性肾盂肾炎后，可诊断为慢性肾炎。

【治疗要点】

慢性肾炎的治疗原则应以防止或延缓肾功能进行性衰退、改善临床症状以及防治严重并发症为主要目的，而不以改善尿异常为主要目标。

1.控制饮食　肾功能不全氮质血症的患者应控制蛋白质的摄入，给予优质低蛋白、低磷饮食，可减轻肾小球内高压、高灌注及高滤过状态，有助于延缓肾小球硬化和肾功能减退。有明显水肿和高血压时还应严格限制盐的摄入。

2.控制高血压　高血压可加速肾小球硬化、促进肾功能恶化，严重影响慢性肾炎的预后，所以应积极控制，是防止病情恶化的重要措施。但降压不宜过快或过低，理想的血压控制水平视蛋白尿程度而定，尿蛋白 $>1g/d$ 者，血压宜控制在 125/75mmHg 以下，尿蛋白 $<1g/d$ 者，血压宜控制在 130/80mmHg，以防肾血流量减少加重肾功能损害。控制高血压主要措施是低盐饮食和使用降压药。患者应限盐（$<3g/d$），有明显水、钠潴留的容量依赖性高血压患者应首选噻嗪类利尿药（如氢氯噻嗪 $12.5\sim50mg/d$，1 次或分次口服）；对肾素依赖性高血压宜首选血管紧张素转换酶抑制剂（如贝那普利 $10\sim20mg$，每日 1 次），或 β 受体阻滞剂（如阿替洛尔 $12.5\sim25mg$，每日 2 次）。还可选用钙离子拮抗剂（如硝苯地平 10mg，每日 3 次）和血管扩张剂。

3.应用血小板解聚药　长期服用血小板解聚药能延缓肾功能衰退。大剂量双嘧达莫（$300\sim400mg/d$），或小剂量阿司匹林（$50\sim300mg/d$）对系膜毛细血管性肾小球肾炎有一定疗效。

4.避免加重肾损害的各种原因　包括：预防与治疗各种感染，尤其上呼吸道感染，因其可使慢性肾炎急性发作，导致肾功能急剧恶化；禁用肾毒性药物（如氨基糖苷类抗生素、两性霉素、磺胺类等）；及时治疗高脂血症、高血糖和高尿酸血症；并尽量避免劳累、妊娠等诱发因素，均可能损伤肾脏，导致肾功能恶化。

【护理评估】

1.健康史　评估患者的发病原因、治疗经过、用药情况和疗效。

2.心理-社会状况　因疾病病程长，肾功能逐渐恶化，治疗效果不理想，预后差，患者容易出现悲观绝望心理，应注意评估患者及家属对疾病病因、注意事项及预后的认识、目前的心理状态及对护理的要求。

3. 身体评估　监测血压的变化情况。评估患者的水肿变化情况,注意观察患者的尿量,水肿程度有无加重,有无出现胸、腹腔积液等。

4. 实验室及其他检查　尿常规、肾功能如内生肌酐清除率(Ccr)、血尿素氮(BUN)、血肌酐有无异常,水、电解质和酸碱平衡有无异常。B超检查以及肾活检组织病理检查结果如何。

【护理诊断/问题】

1. 体液过多　与肾小球滤过率下降导致水钠潴留等因素有关。

2. 有营养失调的危险:低于机体需要量　与低蛋白饮食,长期蛋白尿致蛋白丢失过多有关。

3. 有感染的危险　与皮肤水肿、营养失调、机体抵抗力降低有关。

4. 焦虑　与疾病的反复发作、预后不良有关。

5. 潜在并发症　慢性肾衰竭。

【护理目标】

1. 水肿消失或减轻。

2. 能正常进行合理饮食,营养状况逐步改善。

3. 无感染发生。

4. 患者焦虑感减轻或消失。

5. 未发生并发症。

【护理措施】

1. 休息与活动　无明显并发症者可适当活动,同时要保证充分的休息和睡眠,切忌劳累。对有明显水肿、血尿、持续性高血压或进行性肾功能损害的患者应卧床休息。

2. 饮食护理　慢性肾炎患者肾小管的重吸收功能不良,在排尿达到一定标准时,应充分饮水,增加尿量以排泄体内代谢废物,但对于有明显水肿、高血压的患者应限制水钠的摄入,限盐3~4g/d,忌食罐头及冷冻食品;优质低蛋白饮食是延缓慢性肾功能损害的重要措施,量为0.6~0.8g/(kg·d),其中50%以上为蛋白优质;低蛋白饮食的时需注意提供足够的热量,一般为125.5kJ/(kg·d),主要由碳水化合物供给,以满足机体生理代谢所需要的热量,避免因热量供给不足加重负氮平衡,并注意补充各种维生素及锌元素,因锌有刺激食欲的作用。此外,要控制磷的摄入。

3. 病情观察　注意观察水肿的部位、特点、程度及消长情况,定期测量患者的体重、胸围、腹围等变化,注意有无出现胸闷、气急及腹胀等胸、腹腔积液的征象;密切观察血压的变化;监测尿量的变化和肾功能,若血肌酐(Scr)、血尿酸氮(BUN)升高或尿量突然减少,应警惕肾衰竭的发生;注意有无感染灶的出现,及时发现呼吸道、泌尿道、皮肤等部位的感染征象。

4. 对症护理

(1)水肿的护理:见本章第一节"肾源性水肿的护理"。

(2)并发症的护理:①感染的预防和护理:注意加强机体潜在感染病灶的清除,如扁桃体炎、咽喉炎、毛囊炎等;预防消化道、呼吸道、泌尿系感染,保持病区环境清洁,病室的温度和湿度应适宜,定时通风换气,定期空气消毒,减少探视人员,外出戴口罩,减少去公共场合的机会,注意个人卫生,不吃生食,严格无菌操作。②防止肾功能急剧恶化:应避免劳累、感染、持续高血压、使用肾毒性药物等可引起慢性肾炎患者肾功能急剧减退的因素;应按时测量血压、体温;准确记录24小时尿量,观察尿色和尿比重;按医嘱服药,如出现少尿、无尿或脱水等情况,须及时处理。③防止心脏受损：嘱患者注意身心休息；遵医嘱及时调整血压，限制水、钠摄入；定时测量心率、心律、呼吸情况，一旦发现心率增快、心律不规则、呼吸困难、烦躁不安等表现，应立即报告医生及时处理。

5.用药护理 使用利尿剂应注意观察利尿效果和不良反应，监测有无电解质、酸碱平衡紊乱，如低钾血症、低钠血症等；用血管紧张素转换酶抑制剂（如贝那普利）时，应监测电解质，防止发生高血钾，另注意观察有无持续性干咳的不良反应，如发现及时提醒医生换药；用血小板解聚药时注意观察有无出血倾向，监测出血、凝血时间等；激素及免疫抑制剂常用于慢性肾炎伴肾病综合征的患者，应观察该类药物可能出现的副作用，如血压升高、血糖升高、精神兴奋性增高、消化道出血、骨质疏松、继发感染、肾上腺皮质功能亢进症等。

6.心理护理 多数慢性肾炎患者由于病程长，病情反复，长期服药疗效差、副作用大，肾功能逐渐恶化，预后差，患者易产生悲观、恐惧等不良情绪反应。且长期患病而影响了正常的工作、学习和生活，加重了经济负担，从而进一步增加了患者的思想负担。因此应积极主动与患者沟通，鼓励说出内心的感受，对其提出的问题给予耐心解答。与亲属一起做好患者的疏导工作，主动解决患者的后顾之忧，以减轻心理负担，提高治疗疾病的信心。

【护理评价】
1.患者水肿有无减轻或消退。
2.患者饮食结构是否合理，营养状况是否得到改善。
3.有无发生感染。
4.患者焦虑感是否减轻或消失。
5.有无并发症发生。

【健康教育】
1.生活指导 嘱患者加强休息，以延缓肾功能减退，同时进行适当的体育锻炼，提高机体抵抗力；指导合理饮水及合理饮食，解释优质低蛋白、低磷、低盐、高热量饮食的重要性；增强患者自我保健意识，预防感染，避免各种应激因素的发生。

2.疾病知识指导 向患者及其家属讲解影响病情进展的因素，指导他们避免感染、劳累、受凉和使用肾毒性药物等加重肾损害的因素；指导患者遵医嘱坚持用药治疗，介绍各类降压药的疗效、不良反应及使用时的注意事项，如告诉患者 ACE 抑制剂可致血钾增高，并告知高血钾的表现等；育龄妇女注意避孕，以免因妊娠导致肾炎复发和加重病情；定期随访疾病的进展，包括肾功能、血压、水肿的变化，教会患者了解病情变化的特点，如出现水肿或水肿加重、血压增高或急性感染等情况时，应及时就医。

三、肾病综合征患者的护理

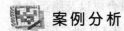 案例分析

患者，女性，31 岁，6 个月前感冒后 1 周出现颜面部、双下肢凹陷性水肿伴腹胀，检查结果示：尿蛋白（＋＋＋＋），低蛋白血症及高脂血症。经治疗后症状好转而出院。近日再次出现双下肢明显凹陷性水肿而入院治疗，查体：T 38.9℃，P 110 次/分，R 23 次/分，BP 140/80mmHg。颜面、双下肢水肿明显，腹部移动性浊音阳性，未见其他异常。实验室检查结果示：尿常规：尿蛋白（＋＋＋＋），白细胞 3 个/HP，红细胞 4 个/HP，24 小时尿蛋白定量 5g，尿

糖定性是阴性;血常规:WBC 4×10^{12}/L,WBC 5.5×10^9/L,Hb 110g/L,血浆蛋白 22.6g/L,血清胆固醇 7.6mmol/L,甘油三酯 2.7mmol/L。

临床诊断:肾病综合征

肾病综合征(nephrotic syndrome)是由多种肾小球疾病引起的,以大量蛋白尿(尿蛋白>3.5g/d)、低蛋白血症(血浆白蛋白<30g/L)、水肿、高脂血症为临床表现的一组综合征。

【病因与发病机制】

肾病综合征可由多种肾小球疾病引起,分为原发性和继发性两大类。

1.原发性 原发于肾脏本身的肾小球病变,急性肾炎、急进性肾炎、慢性肾炎均可在疾病发展过程中发生肾病综合征。临床上 2/3 的成人和 90％的儿童均为原发性。

2.继发性 继发于全身性或其他系统疾病,如糖尿病、过敏性紫癜、多发性骨髓瘤、肾淀粉样变性、淋巴瘤、系统性红斑狼疮等。

原发性肾病综合征的主要病理类型有微小病变型肾病、系膜增生性肾小球肾炎、系膜毛细血管性肾小球肾炎、膜性肾病及局灶性节段性肾小球硬化,发病机制因不同病理类型不尽相同,但从根本上讲,都属于免疫介导性炎症所致的损害。由于免疫因素的作用,导致肾小球滤过膜屏障(电荷及孔径屏障)损伤,大量蛋白从肾小球滤过膜滤出,这是本病的病变基础,其他症状如低蛋白血症、水肿和高脂血症均在此基础上发生。

【临床表现】

原发性肾病综合征的发病年龄、起病缓急与病理类型有关。微小病变型肾病以儿童多见;系膜增生性肾小球肾炎好发于青少年,半数起病急骤,部分为隐匿性;系膜毛细血管性肾小球肾炎好发于青少年,大多起病急骤;膜性肾病多见于中老年,通常起病隐匿;局灶性节段性多发于青少年,多起病隐匿。

1.大量蛋白尿 正常情况下,肾小球滤过膜具有分子屏障及电荷屏障作用,当这些屏障作用,尤其是电荷屏障受损时,肾小球滤过膜对血浆蛋白(多以白蛋白为主)的通透性增加,致使原尿中蛋白含量增多,当超过近曲小管重吸收量时,形成大量蛋白尿。典型病例可有大量选择性蛋白尿(尿蛋白>3.5g/d)。

2.低蛋白血症 血浆白蛋白<30g/L,主要是因为大量白蛋白从尿中丢失,同时原尿中部分白蛋白在近曲小管上皮细胞中被分解(每日可达 10g)。另外,肝脏代偿性合成血浆蛋白不足、胃肠道黏膜水肿引起蛋白质摄入不足和吸收不良或丢失等因素,可进一步加重低蛋白血症。

3.水肿 是肾病综合征最突出的体征。低白蛋白血症、血浆胶体渗透压的下降,使水分从血管内进入组织间隙,是造成肾病综合征水肿的基本原因。另外,某些原发于肾内的水、钠潴留因素在肾病综合征水肿发生机制中起一定作用,严重水肿者可出现胸腔、腹腔和心包积液。

4.高脂血症 发生机制与低白蛋白血症刺激肝脏代偿性地增加脂蛋白合成以及脂蛋白分解减少有关。故肾病综合征常伴有高脂血症,其中以高胆固醇血症最为常见;甘油三酯、低密度脂蛋白、极低密度脂蛋白也常可增加。

5.并发症

(1)感染:是肾病综合征常见的并发症,其发生与大量蛋白尿和低蛋白血症、免疫功能紊乱及应用肾上腺糖皮质激素治疗有关,感染部位以呼吸道、泌尿道、皮肤感染最常见。感染是肾病综合征复发和疗效不佳的主要原因之一。

(2)血栓、栓塞:因有效血容量减少,血液浓缩及高脂血症血液黏稠度增加一些蛋白质自尿中丢失,以及肝脏代偿性合成蛋白增加,致机体凝血、抗凝和纤溶系统失衡,加之强效利尿剂的使用进一步加重高凝状态,易导致血管内血栓形成和栓塞,以肾静脉栓塞最为多见。此外,下肢深静脉栓塞、肺血管栓塞、脑血管栓塞、冠状血管栓塞也较常见。血栓和栓塞是直接影响肾病综合征疗效和预后的重要因素。

(3)急性肾衰竭:因水肿引起有效循环血量减少,肾血流量下降,从而导致肾前性氮质血症,及时扩容、利尿治疗后可恢复。少数可发展为肾实质急性肾衰竭,尤以微小病变型肾病者居多,表现为无明显原因出现少尿、无尿,经扩容、利尿无效果。其发生机制可能是肾间质高度水肿压迫肾小管及大量蛋白管型阻塞肾小管,导致肾小管高压,肾小球过滤过率骤然减少所致。

(4)其他:长期高脂血症易引起动脉硬化、冠心病等心血管并发症;长期大量蛋白尿可导致严重的蛋白质营养不良,引起肌肉萎缩,儿童生长发育障碍;免疫球蛋白减少致机体抵抗力下降,易发生感染;由于金属结合蛋白及维生素 D 结合蛋白丢失可导致铁、锌、铜缺乏及钙、磷代谢障碍。

【实验室及其他检查】

1.尿液检查 尿蛋白定性一般为＋＋＋～＋＋＋＋,尿中可有红细胞、管型等。24h 尿蛋白定量＞3.5g。

2.血液检查 血浆清蛋白低于 30g/L,血中甘油三酯、胆固醇、低及极低密度脂蛋白增高。血 IgG 可降低。

3.肾功能检查 内生肌酐清除率正常或降低,血尿素氮(BUN)、血肌酐(Scr)可正常或升高。

4.肾活组织检查 可明确肾小球病变的病理类型,对指导治疗及明确预后具有重要意义。

5.肾 B 超检查 B 超检查显示双肾正常或缩小。

【诊断要点】

根据大量蛋白尿、低蛋白血症、高脂血症和水肿等临床表现,排除继发性肾病综合征即可确诊,其中尿蛋白＞3.5g/d,血浆清蛋白＜30g/L 为诊断的必备条件。肾病综合征的病理类型有赖于肾活组织病理检查。

【治疗要点】

治疗原则以抑制免疫与炎症反应为主,同时防治并发症。

1.一般治疗 严重水肿者需卧床休息,但长期卧床会增加血栓形成机会,所以待水肿消退、一般情况好转后,应起床活动,肾病综合征缓解后,可逐步增加活动量。饮食宜给予高热量、低脂、高维生素、低盐及含可溶性纤维丰富的饮食。肾功能良好者给予正常量的优质蛋白,肾功能减退者则给予优质低蛋白。

2.对症治疗

(1)利尿消肿:利尿不宜过快、过猛,以免引起有效血容量不足,加重血液高黏倾向,诱发血栓、栓塞并发症。常用噻嗪类利尿剂和保钾利尿剂作基础治疗,二者并用可提高利尿的效果,同时可减少钾代谢紊乱。常用氢氯噻嗪 25mg,每日 3 次口服;氨苯蝶啶 50mg,每日 3 次,或醛固酮拮抗剂螺内酯 20 mg,每日 3 次口服。上述治疗无效时,改用渗透性利尿剂并用襻利尿剂(如呋塞米 20～120mg/d,或布美他尼 1～5mg/d,分次口服或静注),可获良好效果。此外,静脉输注血浆或血浆清蛋白,可提高胶体渗透压,再加用襻利尿剂亦可起到良好的利尿作用。

(2)减少尿蛋白:应用血管紧张素转换酶抑制剂和其他降压药,可通过有效地控制高血压,达到不同程度减少尿蛋白的作用。

(3)降脂治疗:高脂血症可加速肾小球疾病的发展,增加心、脑血管病的发生率,故肾病综合征的高脂血症应予治疗。多数患者仅以低脂饮食难以控制血脂,需用降脂药物,首选降脂药物是羟甲基戊二酰辅酶 A 还原酶抑制剂,如洛伐他汀等。

3.抑制免疫与炎症反应

(1)肾上腺糖皮质激素:肾上腺糖皮质激素可抑制免疫与炎症反应,减轻、修复滤过膜损害,抑制醛固酮和抗利尿激素的分泌,影响肾小球基底膜通透性等综合作用而发挥其利尿、消除尿蛋白的疗效。使用原则和方法是:起始足量,如泼尼松始量为 1mg/(kg·d),共服 8~12 周;缓慢减药,足量治疗后每 1~2 周减少原用量的 10%,当减至 20mg/d 左右时症状易反复,应更加缓慢减量;长期维持,以最小有效剂量 10mg/d 作为维持量,再服半年至 1 年或更久。肾病综合征患者对激素治疗的反应可分为三种类型:激素敏感型即治疗 8 周内肾病综合征缓解;激素依赖型即药量减到一定程度即复发;激素抵抗型即对激素治疗无效。

(2)细胞毒药物:用于"激素依赖型"或"激素抵抗型"肾病综合征,一般不首选或单独应用,配合激素治疗可提高缓解率。环磷酰胺(CTX)是最常用的药物,2mg/(kg·d),分 1~2 次口服,或隔天静注 200mg,总量达 6~8g 后停药。

(3)环孢素 A:用于激素抵抗及细胞毒药物无效的难治性肾病综合征。用法:5mg/(kg·d),分 2 次口服,2~3 个月后减量,总疗程为 6 个月左右。此药昂贵,副作用大,停药后病情易复发。

4.并发症防治

(1)感染:用激素治疗时,不必预防性使用抗生素,因其不能预防感染,反而可能诱发真菌二重感染。一旦出现感染,应及时选用敏感、强效及无肾毒性的抗生素。

(2)血栓、栓塞:当血液出现高凝状态时应给予抗凝剂如肝素,并辅以血小板解聚药如双嘧达莫。一旦出现血栓或栓塞时,应及早给予尿激酶或链激酶溶栓,并配合应用抗凝药。

(3)急性肾衰竭:利尿无效且达到透析指征时应进行透析治疗。

5.中医药治疗 中医、中药治疗与激素及细胞毒药物联合应用,不但可降尿蛋白,还可拮抗激素及细胞毒药物的不良反应,如雷公藤等,具有抑制免疫、抑制系膜细胞增生,改善滤过膜通透性的作用。单纯中医、中药治疗疗效较慢。

【护理诊断/问题】

1.体液过多 与低蛋白血症致血浆胶体渗透压下降有关。

2.营养失调 与大量蛋白质的丢失、吸收障碍及摄入等因素有关。

3.有感染的危险 与机体抵抗力下降、使用激素和(或)免疫抑制剂有关。

4.有皮肤完整性受损的危险 与水肿、营养不良有关。

5.焦虑 与本病的病程长、易反复发作有关。

【护理措施】

1.休息与体位 如有严重水肿、胸腹腔积液时应绝对卧床休息,取半坐卧位。卧床期间护理人员应协助患者在床上作关节的全范围运动,可防止肢体血栓形成,还可防止关节僵硬及挛缩。待病情缓解后,可逐渐增加活动量,以利于减少并发症的发生。对于有高血压的患者,应限制活动量。老年患者改变体位时不可过快,防止直立性低血压的发生。

2.饮食护理 饮食原则:宜低脂、低胆固醇、低盐、合理蛋白质,热量充足,富含维生素的清淡、易消化饮食。合理饮食能改善患者的营养状况,减轻肾脏负担,蛋白质的合理摄入尤为重要。

(1)蛋白质:肾功能正常者,可给予正常量的优质蛋白,即 $1.0g/(kg \cdot d)$,如鱼、虾、瘦肉、牛奶、蛋类等,不可高蛋白饮食,以免加重肾脏负担;肾功不全时,应根据内生肌酐清除率调整蛋白质的摄入量。

(2)水钠:水的摄入量应根据病情而定,可按进水量＝尿量＋500ml 计算。水肿时应低盐饮食,勿食腌制食品。

(3)胆固醇、脂肪:为减轻高脂血症,应控制胆固醇、脂肪的摄入,胆固醇＜300mg/d,脂肪＜50g/d,少吃富含饱和脂肪酸的食物,如动物油脂,而给予富含多聚不饱和脂肪酸的食物,如植物油。

(4)热量:由于蛋白质、脂肪的适量控制,每日能量主要由糖来供给,故应供给充足的热量,每千克体重不少于 $126\sim147kJ/d(30\sim35\ kcal \cdot d)$。

(5)维生素、微量元素:补充丰富的维生素如 VitB、E、D 和微量元素如铁、钙、锌等。
应定期测量血浆白蛋白、血红蛋白等指标,以评估机体的营养状况。

3.病情观察　密切观察患者的生命体征,监测其腹围、体重的变化,准确记录 24 小时出入量。定时查看各种辅助检查结果,结合临床表现判断病情进展情况。如根据患者体温有无升高,有无出现咳嗽、咳痰、肺部湿啰音、尿路刺激征、皮肤破溃等判断是否合并感染;根据患者有无腰痛、下肢疼痛、胸痛、头痛等判断是否合并肾静脉、下肢静脉、冠状动脉及脑血管血栓;根据患者有无少尿、无尿及血肌酐(Scr)、血尿酸氮(BUN)升高等判断有无肾衰竭。同时观察有无营养不良、内分泌紊乱及微量元素缺乏的表现。

4.对症护理

(1)水肿的护理:见本章第一节"肾源性水肿"的护理。

(2)感染的预防及护理:①积极预防感染:保持水肿皮肤的清洁、干燥,避免皮肤摩擦或损伤;指导和协助患者进行口腔黏膜、眼睑结膜及阴部等的清洁;保持病室环境清洁、合适的温度和湿度,定时开门窗通风换气,定期进行病室的空气消毒及用具消毒;尽量减少病室的探视人次,对上呼吸道感染者应限制探视访;同时指导患者少去公共场所等人多聚集处;遇寒冷季节,嘱患者减少外出,注意保暖。②出现感染时,遵医嘱正确采集患者的血、尿、痰、腹水等标本送检,根据药敏试验使用有效抗生素,并观察用药后感染控制情况。

5.用药护理

(1)肾上腺糖皮质激素:长期服用肾上腺糖皮质激素可导致医源性库欣综合征,应密切观察患者有无出现水钠潴留、低血钾、继发感染、精神兴奋性增高、骨质疏松、消化性溃疡及出血、伤口不易愈合,以及类肾上腺皮质功能亢进的表现,如向心性肥胖、多毛、痤疮等。口服激素应在饭后服用,以减少对胃黏膜的刺激;服用时间最好选择在早上 6～8 时,可减轻激素的副作用;长期用药者应补充钙剂和维生素 D,以防骨质疏松。并嘱患者勿自行减量或停用,以免引起反跳现象。

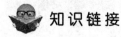 **知识链接**

医源性库欣综合征

　　医源性库欣综合征是由多种病因引起的以高皮质醇血症为特征的临床综合征,主要表现为满月脸、多血质外貌、向心性肥胖、痤疮、皮肤紫纹、高血压、继发性糖尿病和骨质疏松等。

（2）细胞毒类药物：常用药物环磷酰胺的不良反应有骨髓抑制及中毒性肝炎，并可出现性腺抑制（尤其男性）、脱发及出血性膀胱炎等。使用时应注意观察其副作用，嘱患者注意多饮水，以促进药物从尿中排泄。为了预防出血性膀胱炎，环磷酰胺不宜在下午 6 时后使用，以免代谢产物存留于膀胱时间过长。

（3）利尿药物：密切观察利尿药的治疗效果及注意防止低钾、低钠、低氯血症性碱中毒等副作用的发生。使用大剂量呋塞米时，应注意观察有无恶心、直立性眩晕、口干、心悸等。

（4）抗凝药：如在使用肝素、双嘧达莫等的过程中，若出现皮肤黏膜、口腔、胃肠道等的出血倾向时，应及时减药并给予对症处理，必要时停药。

（5）中药：使用雷公藤制剂时，应注意其对血液系统、胃肠道、生殖系统等的副作用，并监测尿量、性功能、肝肾功及血常规的变化。因雷公藤可引起性腺抑制、肝肾损害及外周血白细胞减少等不良反应。

6. 心理护理　由于本病病程长、临床表现复杂、易反复发作，患者易出现焦虑、悲观、失望等不良情绪反应，应允许患者发泄自己的郁闷，并对其表现表示理解；积极主动与患者沟通，引导患者表达自己的感受，耐心解答患者提出的问题；随时向患者及家属报告疾病的进展情形，对任何微小的进步都给予充分的认可；指导其保持乐观的情绪，给予患者及家属精神上的支持，使其树立战胜疾病的信心。

【健康教育】

1. 生活指导　使患者认识到积极预防感染的重要性，能够加强营养，亦认识到合理饮食的重要性；嘱患者注意休息，保持个人卫生，避免受凉、感冒等；能够根据病情适度活动，以防血栓、栓塞等并发症的发生；意识到良好的心理状态有利于提高机体的抵抗力，增强适应能力，保持乐观开朗的心情，对疾病治疗应充满信心。

2. 疾病知识指导　将疾病的基本知识告知患者，使其对所患疾病的病情发展及治疗方法有所了解；学会每日用浓缩晨尿自测尿蛋白，此为疾病活动的可靠指标；遵医嘱用药，勿自行减量或停用激素，了解激素及细胞毒药物的常见副作用；育龄妇女坚持避孕；定期门诊随访，密切观察肾功能的变化。

第三节　尿路感染患者的护理

案例分析

患者，女，40 岁，3 日前开始高热、寒战，全身乏力，肌肉酸痛，并伴有尿频、尿急、尿痛，且感肾区不适。体格检查：T 39.5℃，P 102 次/分，R 20 次/分，BP 120/80mmHg。左肾区叩痛，左肋脊角有压痛，上中输尿管点压痛。尿常规：尿蛋白微量，红细胞 0～2 个/HP，白细胞 15～20 个/HP，尿培养大肠杆菌阳性；血常规：WBC 11.1×10^9/L ，N 0.75。

临床诊断：尿路感染

尿路感染（urinary tract infection，UTI）简称尿感，是由于各种病原微生物感染所引起的尿路急、慢性炎症。根据感染发生的部位可分为上尿路感染（主要是肾盂肾炎）和下尿路感染（主要是膀胱炎），主要由细菌直接引起，其他很多微生物侵入尿路也可引起尿感，如结核分枝杆菌、真菌、衣原体、支原体和某些病毒等。多见于育龄女性、老年人和免疫功能低下者。

【病因与发病机制】

1.病因　尿路感染主要为细菌感染所引起，最常见的致病菌是肠道革兰阴性杆菌，其中以大肠埃希菌最常见，占尿感的70%以上；其次是变形杆菌、克雷白杆菌、产气杆菌、沙雷杆菌、产碱杆菌、粪链球菌、绿脓杆菌和葡萄球菌；偶见厌氧菌、真菌、病毒和原虫感染。其中绿脓杆菌常发生于尿路器械检查后或长期留置尿管的患者，性生活活跃女性以柠檬色或白色葡萄球感染多见，变形杆菌、克雷白杆菌常见于尿路结石患者，糖尿病及免疫功能低下者可发生真菌感染，厌氧菌感染罕见，偶可发生于复杂性尿路感染。

2.发病机制

(1)感染途径：90%尿路感染的致病菌源自于上行感染。上行感染是指细菌沿尿道上行至膀胱、输尿管及至肾脏引起的感染。正常情况下尿道口及其周围有少量细菌寄居，一般不引起感染。当机体抵抗力下降、尿路黏膜损伤时或入侵细菌的毒力大、致病力强时，细菌可侵入尿道并沿尿道上行至膀胱、输尿管或肾脏而发生尿路感染。此外，还有血行感染、淋巴管感染和直接蔓延等途径，但均少见。

(2)机体防御能力：正常情况下，细菌可进入膀胱，但并不都引起尿感。主要因机体对细菌入侵尿路有防御能力。机体的防御能力主要有：尿液的冲刷作用可清除绝大部分入侵的细菌；尿路黏膜及其分泌物 IgG 和 IgA 等可抵御细菌入侵；男性前列腺分泌物可抑制细菌生长；尿液 pH 值低、渗透压高，内含高浓度尿素和有机酸，均不利于细菌生长。

(3)易感因素

①女性：女性因尿道短而直，尿道口离肛门近而易被细菌污染，尤其在经期、妊娠期、绝经期和性生活后较易发生感染。

②尿流不畅或尿液反流：尿流不畅时，上行的细菌不能被及时地冲刷出尿道，易在局部停留、生长和繁殖而发生感染。常见于尿路结石、膀胱癌、前列腺肥大等因素所致的尿路梗阻。另外，泌尿系统畸形和结构异常如肾发育不良、肾盂及输尿管畸形也可引起尿流不畅和肾内反流而发生感染。

③机体抵抗力低下：如长期卧床的严重慢性病、糖尿病、慢性肾脏疾病、慢性腹泻和长期使用肾上腺糖皮质激素等，均易发生尿路感染。

④使用尿路插入性器械时，如留置导尿、膀胱镜检查、尿道扩张术等不但会将细菌带入膀胱或上尿路而致感染，而且常使尿路黏膜损伤，因而易引起尿路感染。

⑤尿道内或尿道口周围有炎症病灶，如妇科炎症、细菌性前列腺炎等均可引起尿路感染。

【临床表现】

1.膀胱炎　约占尿路感染的60%，可分为急性膀胱炎和频发性膀胱炎。患者主要表现为尿频、尿急、尿痛等膀胱刺激征，并伴耻骨弓上不适。一般无明显的全身感染症状。常有白细胞尿，约30%有血尿，偶有肉眼血尿。其致病菌大多为大肠杆菌，约占75%以上。

2.急性肾盂肾炎　临床表现因炎症程度不同而差异较大，多数起病急骤，主要表现有：①全身表现为急性起病，常有寒战、高热、头痛、疲乏无力、食欲减退、恶心呕吐，甚至腹胀、腹痛或腹泻等。血培养阳性，一般无高血压及氮质血症。轻者全身表现较少，甚至缺如。②泌尿系统表现常有尿频、尿急、尿痛等膀胱刺激征，多伴有腰痛或肾区不适、肋脊角压痛或(和)叩击痛，腹部上、中输尿管点和耻骨上膀胱区压痛，尿液浑浊，可见脓尿和血尿。部分患者可无明显的膀胱刺激症状,而以全身症状为主,或表现为血尿伴低热和腰痛。

3.无症状性细菌尿 又称隐匿型尿感,即患者有真性菌尿而无任何尿路感染的症状,常在健康人群中进行筛选时,或因其他慢性肾脏病做常规尿细菌学检查时发现。多见于老年人和孕妇,其发病率随年龄增长而增加,60岁以上的妇女发生率可达10%。细菌可来自膀胱或肾,其致病菌多为大肠杆菌。孕妇有无症状性细菌尿者约占7%,如不治疗,约20%以后会发生急性肾盂肾炎。

4.并发症

(1)肾乳头坏死:主要表现为寒战、高热、剧烈腰痛和血尿等,可有坏死组织脱落随尿排出,发生肾绞痛。肾乳头坏死是肾盂肾炎的严重并发症之一,常发生于严重肾盂肾炎伴有糖尿病或尿路梗阻者,可出现败血症、急性肾衰竭等。

(2)肾周围脓肿:除原有肾盂肾炎症状加重外,常出现明显的单侧腰痛,向健侧弯腰时疼痛加剧。大多是由严重的肾盂肾炎直接扩展而来,多有糖尿病、尿路结石等易感因素。凡是重症急性肾盂肾炎,治疗后病情仍加重者,应考虑有本并发症的可能。

【实验室及其他检查】

1.尿常规检查 尿沉渣内白细胞多数显著增加,如发现白细胞管型提示有肾盂肾炎。尿蛋白常为阴性或微量,更为准确的是用血细胞计数板计算,白细胞$\geq 8 \times 10^6/L$为白细胞尿(脓尿)。尿红细胞可增加,仅少部分患者有较明显的镜下血尿,极少数(<5%)可有肉眼血尿。

2.尿细菌学检查 是诊断尿路感染的主要依据,尿细菌定量培养的临床意义为:尿含菌量$\geq 10^5/ml$,为有意义的细菌尿,常为尿感;$10^4 \sim 10^5/ml$者为可疑阳性,需复查;如为$< 10^4/ml$,则可能是污染。如果两次中段尿培养均为$10^5/ml$,且为同一菌种,虽无感染症状,仍可诊断为尿感。尿涂片镜检细菌是一种快速诊断有意义细菌尿的方法,可迅速获得结果。

 知识链接

留取尿细菌学培养标本的注意事项

尿细菌学培养的目的主要是运用中段尿培养菌落计数的方法以鉴别是否为尿路感染,需用无菌试管留取清晨第一次清洁中段尿,为保证结果的准确性留取时应注意:

①在应用抗菌药之前或停用抗菌药5日之后留取标本。

②留取标本时应严格无菌操作,先充分清洁外阴、包皮,消毒尿道口,再留取中段尿。

③尿标本必须在1小时内作细菌培养,否则需4℃冷藏保存。

3.其他实验室检查 急性肾盂肾炎的血常规检查可见血白细胞升高,中性粒细胞核左移。血沉可增快。肾浓缩功能有轻度障碍,但治疗后常可恢复。

4.影像学检查 对于慢性、反复发作或经久不愈的肾盂肾炎,可行腹部平片、X线静脉肾盂造影检查(IVP),以确定有无结石、梗阻、泌尿系统先天性畸形和膀胱输尿管反流等。X线静脉肾盂造影检查目的是寻找有否能用外科手术纠正的易感因素。女性IVP的指征为:①复发的尿感;②疑为复杂性尿感;③拟诊为肾盂肾炎;④少见细菌,如变形杆菌等感染;⑤感染持续存在,对治疗反应差。男性首次尿感亦应做IVP。尿感急性期不宜做X线静脉肾盂造影检查(IVP),如有需要,可做B超检查以排除梗阻和结石等。

【诊断要点】

典型尿路感染可根据尿频、尿急、尿痛等膀胱刺激征、尿液改变和尿液细菌学检查加以确诊。不典型患者则可根据尿细菌学检查作出诊断。尿细菌学检查的诊断标准为新鲜清洁中段尿细菌定量培养菌落计数$\geqslant 10^5/ml$。

对于有明显的全身感染症状、腰痛、肋脊角压痛和叩击痛、血液中白细胞计数增高的患者，多考虑为肾盂肾炎。尿路感染的定位诊断，不能依靠临床症状和体重，因为不少肾盂肾炎患者无典型临床表现，而在表现为膀胱炎的患者中，约 1/3 是亚临床型肾盂肾炎。目前临床上还没有一种令人满意的实验室方法进行定位诊断。

【治疗要点】

尿路感染的治疗原则是：纠正诱因、采用合理的护菌药物消灭致病及辅以全身支持疗法。在无药物敏感试验结果时，应选用革兰阴性杆菌有效的抗菌药物，常选用复方磺胺甲噁唑或喹诺酮类。

1.急性膀胱炎　对仅主诉为尿频、尿急、尿痛等下尿路刺激征的患者，可采用下述治疗方案，不但疗效理想，医疗费用较低，药物副作用较少，而且也有助于诊断。

(1)初诊用药：常用 3 日疗法，即用药 3 日，给予甲氧苄啶(TMP)0.1g，每日 2 次，或复方磺胺甲噁唑(每片含 SMZ 0.4g，TMP 0.08g)2 片，2 次/日，或氧氟沙星 0.2g，2 次/日。为了确认细菌尿是否已被肃清，应交代患者于疗程完毕后 1 周复查尿细菌定量培养。用 3 日疗法，约90％尿路感染可治愈。

(2)复诊时处理：停服抗菌药物 7 日后，复诊时患者可表现为两种情况：

①已无膀胱刺激征者，做清洁中段尿细菌定量培养。结果为阴性，则表示患者原先患的急性膀胱炎已治愈，如条件允许，应嘱患者 1 个月后再来复诊 1 次。如结果是阳性($\geqslant 10^5/ml$)，且为同样的细菌，则表示尿路感染复发，应按肾盂肾炎处理。

②仍有尿频、尿急、尿痛等膀胱刺激征者，做清洁中段尿细菌定量培养和尿常规。如仍有细菌尿和白细胞尿，则按症状性肾盂肾炎处理。同时应做 X 线静脉肾盂造影检查(IVP)，明确尿路有无解剖上的异常；如无细菌尿，但有白细胞尿，可能为感染性尿道综合征；如没有细菌尿，也没有白细胞尿，但仍有尿频和排尿不适，可能为非感染性尿道综合征。

2.急性肾盂肾炎

(1)抗感染治疗：对轻型急性肾盂肾炎或经 3 日治疗失败的尿路感染，应口服有效抗菌药物 14 日，常用抗菌药物见 3 日疗法所述，首选喹诺酮类药；较严重的急性肾盂肾炎，需采用肌内或静脉输注肾毒性小的抗感染药物，直至患者退热 72 小时后，然后再改用口服有效抗菌药，完成 2 周疗程。可使用庆大霉素或妥布霉素或头孢类抗生素；重症急性肾盂肾炎患者可联合静脉滴注多种抗菌药，直至退热 72 小时后，再改用口服有效抗菌药，完成 2 周疗程。可选用半合成的广谱青霉素、氨基糖苷类抗生素、头孢菌素类等药物。在获得药物敏感试验报告后，均应立即改用敏感的抗感染药物。

(2)碱化尿液：口服碳酸氢钠片 1.0g，3 次/日，可增强上述抗生素的疗效，以减轻尿路刺激症状。

3.无症状细菌尿　对于非妊娠妇女和老年人的无症状细菌尿，可不予治疗；而妊娠妇女的无症状细菌尿则必须治疗，应选用肾毒性较小的抗菌药物，如呋喃妥因、阿莫西林或头孢类等；

学龄前儿童的无症状细菌尿,也应予以治疗。

4.再发性尿感的处理 再发性尿感是指尿感经过治疗,细菌尿转阴后,再次发生真性细菌尿。可分为复发和重新感染。复发是指多在停药 1 个月内由原致病菌再次引起感染,而重新感染则是指多在停药 1 个月后因另外一种新致病菌侵入而引起的感染,占尿感再发的 80%。对于常再发的尿感就诊者,应予抗菌药物 3 日疗法,在疗程结束后 7 日复查。为防止再发,对于重新感染引起的再发性尿感,目前多用长疗程、低剂量抑菌疗法作为预防性治疗,如每晚临睡前排尿后口服复方磺胺甲噁唑半片,疗程半年,可明显降低再发率,如停药后再发,可再用药 1~2 年或更长;对于复发性尿感,应去除易感因素,并延长疗程强化治疗。

【护理诊断/问题】

1.排尿障碍:尿频、尿急、尿痛 与泌尿系统感染有关。

2.体温过高 与急性肾盂肾炎有关。

3.潜在并发症 肾乳头坏死、肾周脓肿等。

4.知识缺乏 缺乏预防尿路感染的知识。

【护理措施】

1.休息与活动 为患者提供安静、舒适的病室环境,做好生活护理,及时更换汗湿衣服。急性期患者应注意卧床休息,各项护理操作最好能集中进行,避免过多地打扰患者,加重患者的不适感。慢性期根据病情酌情活动,避免劳累。

2.饮食护理 轻症者进食清淡、富于营养的饮食。发热、全身症状明显者,应给予流质或半流质饮食,消化道症状明显者可静脉补液,同时做好口腔护理,必要时遵医嘱及止呕药。鼓励患者尽量多摄入水分,每日饮水量至少要 2 000 ml 以上,以使尿量增加,达到冲洗膀胱、尿道的目的,减轻尿路刺激征。

3.病情观察 监测患者体温、尿液性状的变化,并注意观察腰痛的性质、部位、程度及变化。如患者出现高热持续不退或体温进一步升高,且出现腰痛加剧等,应考虑可能出现肾周脓肿、肾乳头坏死等并发症,应及时通知医生;肾乳头坏死时,尿中可出现脱落坏死组织;若患者出现血压降低、脉搏速弱、皮肤湿冷、谵妄或昏迷的表现,应警惕中毒性休克的发生。

4.对症护理

(1)发热:密切观察体温的变化,体温超过 39℃ 时,可采用冷敷、酒精擦浴、温水擦浴等措施进行物理降温,必要时遵医嘱用退热剂,并注意观察和记录降温效果。

(2)尿路刺激征:见本章第一节“尿路刺激征”的护理。

(3)疼痛:疼痛时应卧床休息,嘱其尽量不要弯腰、站立或坐直,并指导患者进行膀胱区热敷或按摩,以缓解疼痛;按医嘱使用碳酸氢钠等药物碱化尿液,以减轻尿路刺激症状,必要时服用 654-2、阿托品、普鲁苯辛等药物以解痉镇痛。

5.用药护理

(1)遵医嘱使用抗生素,向患者介绍所用抗生素的作用、用法及疗程,嘱其按时、按量、按疗程服药,勿随意停药,以达到彻底治疗的目的;慢性期使用抗生素应根据尿菌药物敏感试验选择有效抗生素,向患者解释尿细菌学检查的意义和方法,指导患者正确留取尿标本,按无菌操作原则进行中段尿培养。

(2)注意药物疗效及不良反应,如磺胺类药物口服可引起恶心、呕吐、厌食等胃肠道反应,宜饭后服,经肾排泄时易析出结晶,服药时应多饮水,并同时服用碳酸氢钠,以增强疗效,减少磺胺结晶的形成;诺氟沙星可引起轻度消化道反应、皮肤瘙痒等,孕妇不宜使用等。发现不良反应须立即停药,及时报告医生进行处理。

6. 心理护理　尿路感染急性起病时,患者常会出现紧张、焦虑等不良情绪反应,护理人员应耐心向患者介绍病情及防治知识,关心患者,理解患者。慢性尿路感染反复发作时,患者及家属常因治疗效果不理想而出现焦虑、烦躁等反应,应向患者解释反复发作的原因,嘱其放松心情,多参加一些感兴趣的活动,如听轻音乐、欣赏小说、看电视、散步和室友聊天等,以分散其注意力。

【健康教育】

1. 生活指导　避免劳累,坚持体育锻炼,增强机体的抵抗力;保持良好的个人卫生习惯,注意会阴部及肛周皮肤的清洁,尤其是月经期、妊娠期、产褥期,教会患者正确清洁外阴部的方法;多饮水,勤排尿,不憋尿,每日应摄入足够水分,保证每日尿量不少于 1 500ml;与性生活有关的反复发作者,应注意房事后立即排尿,可口服抗菌药物预防;女婴应勤换尿布,避免粪便污染尿道而继发感染;饮食清淡,忌食辛辣刺激性食物。

2. 疾病知识指导　向患者宣教本病的病因、发病机制、主要表现及治疗方法;告知多饮水、勤排尿是预防尿路感染最简便而有效的措施;若局部有炎症(如女性尿道旁腺炎、阴道炎、男性前列腺炎等)应及时治疗;并嘱患者积极治疗慢性疾病、全身性疾病,解除尿路梗阻等诱发因素;育龄女性患者,急性期治愈后一年内应避免妊娠;定期门诊随访,了解尿液检查的内容、方法和注意事项。

第四节　肾衰竭患者的护理

一、急性肾衰竭患者的护理

急性肾衰竭(acute renal failure,ARF)是由于各种病因引起的时间内(数小时或数日)肾功能突然下降而出现的临床综合征。常表现为血肌酐(Scr)、尿素氮(BUN)升高,水、电解质和酸碱平衡失调,以及全身各系统并发症。本综合征有广义和狭义之分,广义的急性肾衰竭可分为肾前性、肾性和肾后性。狭义的急性肾衰竭是指急性肾小管坏死(acute tubular necrosis,ATN),在此主要以急性肾小管坏死为代表进行叙述。

【病因与发病机制】

1. 病因

(1)肾前性:肾脏本身无器质性病变,因某些致有效循环血量减少、心输出量下降及引起肾血管收缩的因素导致肾血流量灌注不足,以至肾小球滤过率下降而发生急性肾衰竭。主要病因包括有效循环血容量减少和肾内血流动力学改变(包括肾前小动脉收缩或肾后小动脉扩张)等。

(2)肾后性:肾后性衰竭的原因是各种因素所致的急性尿路梗阻,梗阻可发生于从肾盂到尿道的任一水平。肾后性因素多为可逆性,及时解除病因常可使肾功能得以恢复。常见病因有尿路结石、双侧肾盂积液、前列腺增生和肿瘤等。

(3)肾性:由于肾实质损伤所致,最常见的是肾缺血或肾毒性物质损伤肾小管上皮细胞。常见因素包括急性肾小管坏死、急性肾间质病变及肾小球和肾血管病变,其中急性肾小管坏死是最常见的急性肾衰竭类型,约占 75%~80%,多数可逆。如无并发症,肾小管坏死的死亡率为 7%~23%,而在手术后或合并多器官功能衰竭时,肾小管坏死的死亡率高达 50%~80%。

2.发病机制　急性肾小管坏死的发病机制尚未完全明了,不同病因、病理类型有其不同的发病机制。中毒所致的急性肾小管坏死,是年龄、有否糖尿病等多种因素的综合作用。对于缺血所致急性肾小管坏死的发病机制,主要有以下解释:

(1)肾血流动力学异常:主要表现为肾皮质血流量减少,肾髓质充血等。目前认为主要机制是血管收缩因子(内皮素)产生过多,舒张因子(NO)产生相对过少。

(2)肾小管上皮细胞代谢障碍:缺血引起缺氧,进而影响到上皮细胞的代谢。

(3)肾小管上皮脱落,管腔中管型形成:肾小管管型造成管腔堵塞,使肾小管内压力过高,加重已有的组织水肿,进一步降低了肾小球滤过,加剧了肾小管间质缺血性障碍。

【临床表现】

临床典型病程可分为三期:起始期、维持期、恢复期。

1.起始期　此期急性肾衰竭是可以预防的,是指典型肾前性氮质血症至肾小管坏死之前这一阶段。患者常有诸如低血压、缺血、脓毒病和肾毒素等病因,无明显的肾实质损伤,如及时治疗可避免急性肾小管坏死。但随着肾小管上皮损伤的进一步加重,肾小球滤过率(GFR)下降,临床表现开始明显,进入维持期。

2.维持期　又称少尿期。典型者持续 7~14 日,可短至几日,也可长达 4~6 周。肾小球滤过率保持在低水平,患者可出现少尿,也可不出现少尿,称非少尿型急性肾衰竭,其病情大多较轻,预后较好。但无论尿量是否减少,随着肾功能减退,可出现一系列尿毒症表现。

(1)全身并发症

①消化系统症状:食欲低下、恶心、呕吐、腹胀、腹泻等,严重者有消化道出血,是最早出现的系统症状。

②呼吸系统症状:除肺部感染的症状外,尚可因容量负荷增大,出现呼吸困难、咳嗽、憋气、胸闷等。

③循环系统症状:多因尿少和未限制饮水,导致体液过多,出现高血压、肺水肿和心力衰竭;亦可因毒素滞留、电解质紊乱、贫血及酸中毒引起各种心律失常及心肌病变。

④血液系统症状:可有轻度贫血现象、出血倾向,如 DIC 等。

⑤神经系统症状:可出现意识障碍、躁动、抽搐、谵妄和昏迷等尿毒症脑病症状。

⑥其他:常伴有肺部、尿路感染,感染是急性肾衰竭的主要死亡原因之一,死亡率高达 70%。

(2)水、电解质和酸碱平衡失调

①高钾血症:其发生与肾排钾减少、组织分解过快、酸中毒等因素有关。高钾血症对心肌细胞有毒性作用,可诱发各种心律失常,严重者出现心室颤动、心跳骤停。高钾血症是少尿期的重要死因。

②代谢性酸中毒:主要因肾小球滤过功能降低,使酸性代谢产物排出减少引起,同时又因急性肾衰竭常合并高分解代谢状态,使酸性产物明显增多,表现为恶心、呕吐、疲乏、嗜睡和呼

吸深长。

③其他:主要有低钠血症,因水潴留过多引起,还可有低钙、高磷、低氯血症等,但远不如慢性肾衰竭时明显。

3.恢复期 肾小管细胞再生、修复,肾小管完整性恢复,肾小球滤过率逐渐恢复正常或接近正常范围。少尿型患者开始利尿,可有多尿表现,每日尿量可达 3 000～5 000ml,甚至更多。通常持续 1～3 周,继而再恢复正常。少数患者可遗留不同程度的肾结构和功能缺陷。

【实验室及其他检查】

1.血液检查 少尿期可有轻、中度贫血,血肌酐每日增加≥44.2μmol/L,高分解代谢者上升速度更快,平均每日增加≥176.8μmol/L;少尿期应警惕高钾血症(血清钾浓度可>5.5 mmol/L),多尿期应注意高钾或低钾血症;血气分析提示代谢性酸中毒,pH 值低于 7.35,碳酸氢根离子浓度低于 20mmol/L;可有低钠、低钙、高磷血症。

2.尿液检查 尿常规检查尿蛋白多为＋～＋＋,外观多浑浊,尿沉渣可见肾小管上皮细胞、少许红细胞、白细胞、上皮细胞管型、颗粒管型等;尿比重降低且固定,多在 1.015 以下;尿渗透浓度低于 350mmol/L;尿钠增高,多在 20～60mmol/L。

3.其他 尿路超声显像对排除尿路梗阻和慢性肾功能不全很有帮助。必要时 CT 等检查可显示是否存在与压力相关的扩张。如有足够理由怀疑是梗阻所致,可做逆行性或下行性肾盂造影。另外,肾活检是进一步明确致病原因的重要手段。

【诊断要点】

患者尿量突然明显减少,肾功能急剧恶化(即血肌酐每日升高超过 44.2μmol/L 或在 24～72 小时内血肌酐值相对增加 25％～100％),结合临床表现、原发病因和实验室检查,一般不难作出诊断。

【治疗要点】

1.起始期的治疗 纠正可逆的病因,预防额外的损伤。对于各种严重外伤、心力衰竭、急性失血等都应积极处理血容量不足、休克和感染等,并停用影响肾灌注或具有肾毒性的药物。

2.维持期的治疗 治疗重点为调节水、电解质和酸碱平衡、控制氮质潴留、供给足够营养和治疗原发病。

(1)一般治疗:嘱患者卧床休息,补充营养以维持机体的营养状况和正常代谢,有助于损伤细胞的修复和再生,提高存活率。

(2)高钾血症:当血钾超过 6.5mmol/L,心电图表现异常变化时,应紧急处理:①给予 10％葡萄糖酸钙 10～20ml,稀释后缓慢静注(不少于 5 分钟);②5％ NaHCO$_3$ 或 11.2％乳酸钠 100～200ml 静滴,纠正酸中毒并同时促使钾离子向细胞内移动;③50％葡萄糖液 50ml 加胰岛素 10U 缓慢静脉注射;④用钠型离子交换树脂 15～30g 口服,每日 3 次;⑤以上措施无效时,透析疗法是治疗高钾血症最有效的方法。

(3)代谢性酸中毒:应及时处理,当血浆实际的 HCO$_3^-$ 低于 15mmol/L 时,应给予 5％ NaHCO$_3$ 100～250ml 静滴;对于严重酸中毒者应立即开始透析。

(4)心力衰竭:临床表现与一般心力衰竭相仿,治疗措施也基本相同,但利尿剂和洋地黄对这类患者疗效欠佳,药物治疗以扩血管为主,选用减轻前负荷的药物。容量负荷过重的心力衰竭进行透析疗法是最有效的治疗措施。

（5）感染：一旦出现感染，立即根据细菌培养和药敏试验选用对肾无毒性或毒性低的抗生素，并按内生肌酐清除率调整用药剂量。

（6）透析疗法：凡具有明显尿毒综合征者都是透析疗法的指征，具体包括：心包炎、严重脑病、高钾血症、严重代谢性酸中毒及容量负荷过重对利尿剂治疗无效者。重症患者主张早期进行透析治疗。对非高分解型、尿量不少的患者可试行内科保守治疗。

3.多尿期的治疗　此期治疗重点仍为维持水、电解质和酸碱平衡，控制氮质血症，治疗原发疾病和防治各种并发症。对已进行透析者，应维持透析，当一般情况明显改善，可暂停透析予以观察，直至病情稳定后停止透析。

4.恢复期的治疗　一般无需特殊处理，定期复查肾功能，避免肾毒性药物的使用。

【护理诊断/问题】

1.营养失调：低于机体需要量　与患者食欲低下、限制饮食中的蛋白质、透析、原发疾病等因素有关。

2.有感染的危险　与机体抵抗力降低及透析等有关。

3.潜在并发症　水、电解质及酸碱平衡失调。

4.恐惧　与肾功能急骤恶化、病情重等因素有关

5.有皮肤完整性受损的危险　与体液过多、机体抵抗力下降有关。

【护理措施】

1.休息与体位　少尿期要绝对卧床休息，以减轻肾脏负担，抬高水肿的下肢，如出现呼吸困难、咳嗽，咳粉红色泡沫样痰等肺水肿或心力衰竭症状时，应立即取端坐卧位，以减少回心血量；当尿量增加、病情好转时，可逐渐增加活动量，但应注意利尿后的过分代谢，患者会有肌肉无力的现象，应避免独自下床；对意识障碍者，应加床护栏。

2.饮食护理　对于可以进食的患者，给予高生物效价的优质蛋白质，蛋白质的摄入量应限制为 $0.8g/(kg \cdot d)$，并适量补充必需氨基酸。对有高分解代谢或营养不良以及接受透析的患者，其蛋白质摄入量可适当放宽。给予高碳水化合物和高脂饮食，以供给足够的热量，保持机体正氮平衡。尽可能减少钠、钾、氯的摄入量。

3.病情观察　对急性肾衰竭的患者进行临床监护。监测患者的神志、生命体征、尿量、体重，注意尿常规、肾功能、电解质及血气分析的变化。观察患者有无体液过多的表现；有无高血钾、低血钾或代谢性酸中毒的发生；有无严重头痛、恶心、呕吐及不同意识障碍等高血压脑病的表现；有无气促、端坐呼吸、肺部湿啰音等急性左肾衰竭的征象；有无出现水中毒或稀释性低钠血症的症状，如头痛、嗜睡、意识障碍、共济失调、昏迷、抽搐等。

4.对症护理

（1）当患者出现持续的恶心、呕吐（毒素对胃肠黏膜的刺激所致）时，可遵医嘱用止吐药，并做好口腔护理，当其舒适时再给予适量食物，不能以口进食者可用鼻饲或静脉补充营养物质。

（2）维持水的平衡：当患者出现少尿时，对于水分的出入量应严格测量和记录，坚持"量出为入"的原则补充入液量。补液量的计算一般以 500ml 为基础补液量，加上前一日的出液量。在利尿的早期，应尽量使患者免于发生脱水，给予适当补充水分，以维持利尿作用。当氮质血症消失后，肾小管对盐和水分的再吸收能力改善，即不需要再供给大量的液体。

（3）预防感染：感染是急性肾衰竭少尿期的主要死亡原因，故应采取切实措施，在各个环节预防感染的发生。具体措施为：①尽量将患者安置在单人房间，做好病室的清洁消毒，避免与

有上呼吸道感染者接触;②留置导尿的患者应加强消毒、定期更换尿管和进行尿液检查以确定有无尿路感染;③意识清醒者,鼓励患者每小时进行深呼吸和有效排痰;意识不清者,定时抽取气管内分泌物,以预防发生肺部感染;④卧床及虚弱的患者应定期翻身,协助做好全身皮肤的清洁,防止皮肤感染的发生;⑤唾液中的尿素可引起口角炎及腮腺炎,应协助做好口腔护理,保持口腔清洁、舒适;⑥对于各种易引起感染的侵入性操作要严格遵守无菌原则,如肾穿刺活组织检查、血液透析等;⑦避免其他意外损伤等。

5. 用药护理 使用血管扩张剂时注意监测血压的变化,防止低血压发生;用甘露醇、呋塞米利尿治疗时应观察有无脑萎缩、溶血、耳聋等副作用;使用肝素或双嘧达莫要注意有无皮下或内脏出血;纠正高血钾及酸中毒时,要随时监测电解质;输血禁用库存血;抗感染治疗时避免选用有肾毒性的抗生素。

6. 心理护理 由于急性肾衰患者对原发疾病缺乏足够的认识,病情的危重、治疗费用的昂贵,加上周围环境的不良刺激,致使心情紧张、情绪不稳、抑郁、食欲缺乏、失眠、头晕、血压升高等。这些心理活动会促使病情加重。应观察患者的心理变化,了解家其庭经济状况,告知各种检查和治疗进展信息,消除患者的恐惧感,稳定其情绪,帮助患者树立战胜疾病的信心。同情、安慰和鼓励患者,以高度的责任心认真实施护理,使患者具有安全感、信赖感及良好的心理状态。

【健康教育】

1. 生活指导 合理休息,劳逸结合、防止劳累;注意个人卫生,注意保暖,防止受凉;严格遵守饮食计划,恢复期应加强营养;调节自己的情绪,保持愉快的心境;避免妊娠、手术和外伤等。

2. 疾病知识指导 讲述本病的基本知识,对每项治疗、护理均做好解释工作;告知不良的情绪会加重病情;使患者了解高血压脑病、左心衰竭、高钾血症及代谢性酸中毒的表现;学会自测体重、尿量;慎用氨基糖苷类抗生素;避免接触重金属、工业毒物等;误服或误食毒物,立即进行洗胃或导泻,并采用有效解毒剂;定期门诊随访,监测肾功能、电解质等。

二、慢性肾衰竭患者的护理

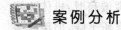 案例分析

患者,男,45 岁,几年前因在农忙中淋雨受寒后发热、咽痛、咳嗽而到医院检查,发现血尿、尿蛋白(＋＋＋),给予抗生素治疗,并休息了一个月,待查尿蛋白(＋)后,又开始从事体力劳动,间断复查尿蛋白呈(±～＋),均未予重视。近一周患者感冒后发现眼睑水肿,每日尿量超过 1 000ml,医院检查发现有镜下血尿、尿蛋白(＋＋＋),测 BP 160/100mmHg,眼睑、颜面水肿,双下肢明显水肿,BUN 28mmol/L,SCr 785μmmol/L。

临床诊断:慢性肾小球肾炎 慢性肾衰竭

慢性肾衰竭(chronic renal failure,CRF)简称肾衰,是在各种慢性肾脏疾病的基础上,缓慢出现肾功能减退,最终导致以代谢产物潴留,水、电解质紊乱和酸碱平衡失调为主要表现的一组临床综合征。根据肾功能损害的程度和临床表现,将慢性肾衰竭分为四个阶段。

1. 肾储备能力下降期(肾功能不全代偿期) 肾小球滤过率(GFR)约降低至正常的约 50％～80％,血肌酐(Scr)正常,患者无症状。

2.氮质血症期(肾功能不全失代偿期)　肾衰早期,肾小球滤过率约降至正常的约25%~50%,血中含氮代谢产物潴留,出现氮质血症,血肌酐高于正常但<450μmol/L,常无明显症状,亦可出现轻度贫血、多尿和夜尿等。

3.肾衰竭期　肾小球滤过率约降至正常的约10%~25%,血肌酐显著升高,约为450~707μmol/L,患者贫血较明显,夜尿增多及水、电解质失调,并可有轻度胃肠道、心血管和中枢神经系统症状。

4.尿毒症期(终末期)　肾衰晚期,肾小球滤过率降至正常的10%以下,血肌酐>707μmol/L,肾衰的临床表现和血生化异常已十分显著。

【病因与发病机制】

1.病因　各种原发性和继发性肾脏疾病均可引起慢性肾衰竭。

(1)原发性肾脏病:如肾小球肾炎、慢性肾盂肾炎、遗传性肾炎及多囊肾等。

(2)继发性肾脏病变:如系统性红斑狼疮肾病、糖尿病肾病、高血压肾病以及各种药物和重金属所致的肾脏病等。

(3)尿路梗阻性肾病:如尿路结石、前列腺肥大、尿道狭窄等。国外常见的病因依次为糖尿病肾病、高血压肾病、肾小球肾炎、多囊肾等;而我国依次为肾小球肾炎、糖尿病肾病、高血压肾病、多囊肾、梗阻性肾病等。部分起病隐匿者,可经多年进展直至肾衰晚期才就诊,此时因双肾已固缩而难以确定其病因。

2.发病机制　慢性肾衰竭的发病机制尚未完全清楚,主要有以下几种学说:

(1)慢性肾衰竭进行性恶化的发生机制

1)健存肾单位学说:肾实质疾病导致部分肾单位破坏,剩下的"健存"肾单位为了代偿,必须增加工作量,以维持机体正常的需要。因而,每一个"健存"肾单位发生代偿性肥大,使肾小球滤过功能和肾小管功能增强。但随着肾实质的进一步破坏,"健存"肾单位逐渐减少至无法代偿时,便会出现肾衰竭的症状。

2)矫枉失衡学说:由于肾小球滤过率下降,造成体内代谢失去平衡,为了矫正这些不平衡,健存肾单位对许多物质进行了代偿性调节,在这些调节过程中,机体产生某些有毒性作用的体液因子,又导致了新的不平衡,即矫枉失衡。如磷的代谢:当肾衰竭出现血磷增高时,机体为了矫正磷的潴留,甲状旁腺发生功能亢进,以促进肾的排磷,这时高磷血症虽有所下降,但甲状旁腺功能亢进(甲旁亢)却引起新的损害,如由于溶骨作用而发生广泛的纤维性骨炎、转移性钙化症及神经系统毒性作用等。

3)肾小球高灌注、高压力和高滤过学说:随着肾单位的破坏增加,残余肾单位的代谢废物的排泄负荷增加,代偿性地发生肾小球的高灌注、高压力和高滤过。而上述肾小球内"三高"可引起:①肾小球上皮细胞足突融合,系膜区大分子物质沉积,肾小球肥大而硬化;②肾小球内皮细胞损伤,诱发血小板聚集,引起微血栓形成,损害肾小球而促进硬化;③肾小球通透性增加,使蛋白尿增加而损伤肾小管间质。上述过程不断形成恶性循环,使肾功能进一步恶化。这种恶性循环是一切慢性肾脏病发展至尿毒症的共同途径。

4)肾小管高代谢学说:残余肾单位的肾小管,尤其是近端肾小管的代谢亢进,引起氧自由基产生增多,导致肾小管损害、小管间质炎症、增生和肾功能单位丧失。

5)其他:慢性肾衰竭的发生与脂质代谢紊乱,肾组织内血管紧张素Ⅱ水平增高、转化生长因子β等生长因子表达增加等也有密切关系。

(2)尿毒症各种症状的发生机制:尿毒症各种症状的发生与水电解质、酸碱平衡失调,尿毒症毒素,肾的内分泌功能障碍等有关。

【临床表现】

肾衰早期,往往无临床症状,仅表现为基础疾病的症状,到病情发展到残余肾单位不能调节适应机体最低要求时,尿毒症使各器官功能失调的症状才表现出来。其病变十分复杂,可累及人体各器官系统功能失调,出现各种代谢紊乱,从而构成尿毒症的临床表现。

1.水、电解质和酸碱平衡失调　可出现高钾或低钾血症、高钠或低钠血症、水肿或脱水、低钙血症、高磷血症、代谢性酸中毒等。高钾血症可导致严重的心律失常,有些患者可无症状而出现心脏骤停,酸中毒是尿毒症最常见的病死原因之一。

2.各系统临床表现

(1)胃肠道表现:是最早出现和最常见的症状。起初是食欲缺乏,上腹饱胀等胃部不适症状,继而发展为恶心、呕吐、腹泻,舌和口腔黏膜溃疡,口中可闻及氨臭味,甚至消化道出血等。消化道症状的产生与体内潴留和产生的毒性物质刺激胃肠黏膜以及水、电解质、酸碱平衡紊乱等有关。

(2)心血管系统表现:①高血压:最为常见,其发生是因水钠潴留、肾素活性增高所致,可引起左心室肥大,心力衰竭和动脉硬化,并加重肾损害。②心力衰竭:是常见的死亡原因之一。多数与水、钠潴留及高血压有关,但也有部分患者可能与尿毒症性心肌病有关。临床表现与一般心力衰竭相同。③心包炎:是病情危重的征兆,可分为尿毒症性或透析相关性心包炎。较常见于后者,即透析不充分所致。其临床表现与一般心包炎相同,但心包积液多为血性,可能是毛细血管破裂所致。④动脉粥样硬化:发展迅速,是主要致死原因,患者常有高甘油三酯血症及轻度胆固醇升高。

(3)血液系统表现:①贫血:所有患者均有贫血,多为正细胞、正色素性贫血。导致贫血的主要原因有:肾脏促红细胞生成素(EPO)生成减少、铁摄入不足、体内叶酸和蛋白质等造血原料缺乏、各种原因造成的失血、红细胞寿命缩短、尿毒症毒素对骨髓的抑制等。②出血倾向:其发生与外周血小板破坏增多、血小板聚集和黏附能力下降和凝血因子减少等有关。③白细胞异常:部分患者白细胞可减少,中性粒细胞趋化、吞噬和杀菌的能力减弱,因而易发生感染。透析后可改善。

(4)呼吸系统表现:酸中毒时呼吸深而长;体液过多时可引起肺水肿;后期可出现尿毒症肺炎等。

(5)神经、肌肉系统表现:神经系统异常包括中枢和周围神经病变。中枢神经系统异常早期表现为疲乏、失眠、注意力不集中、健忘等症状,后期会出现性格改变,抑郁、记忆力减退、对外界反应淡漠、谵妄、幻觉、昏迷等。周围神经病变常见于晚期患者,表现为肢体麻木、烧灼感或疼痛感、深反射迟钝或消失、肌无力等。

(6)皮肤表现:患者常有皮肤瘙痒,呈尿毒症面容,即面色深而萎黄,有轻度水肿。

(7)内分泌失调:肾衰时内分泌功能出现紊乱。肾素、胰岛素、泌乳素和促胃液素水平升高,促甲状腺素、睾酮和皮质醇偏低,出现甲状腺和性腺功能减退,生长发育障碍等。

(8)肾性骨营养不良症:简称肾性骨病。常出现纤维性骨炎、尿毒症骨软化症、骨质疏松症和肾性骨硬化症。早期诊断主要靠骨活组织检查。晚期可发生骨痛、关节畸形、病理性骨折等。其发生与活性维生素 D_3 不足、继发性甲状旁腺功能亢进等有关。

(9)感染:是主要死亡原因之一。它与机体免疫功能低下、白细胞功能异常等因素有关。以肺部、尿路及咽部感染常见,其次是皮肤和消化道。血液透析患者易发生动静脉瘘感染以及肝炎病毒感染等。

【实验室及其他检查】

1.血液检查 血常规可见红细胞数下降,血红蛋白含量降低,在 80g/L 以下,晚期可降至 20～30g/L,白细胞可升高,血小板降低;血清电解质测定可见血钙降低,血磷升高,血钾和血钠随时变化;血气分析有代谢性酸中毒等。

2.尿液检查 尿比重低,多在 1.018 以下,尿毒症时固定在 1.010～1.012 之间;尿沉渣中有红细胞、白细胞、颗粒管型、蜡样管型等。

3.肾功能检查 内生肌酐清除率降低,血肌酐、血尿素氮增高。

4.其他检查 B 超或 X 线平片,示双肾缩小;肾穿刺活检,有助于病因诊断。

【诊断要点】

有慢性肾衰竭的临床表现,内生肌酐清除率下降,血肌酐、血尿素氮升高,B 超等示双肾缩小,即可作出诊断。

【治疗要点】

1.治疗原发疾病和纠正加重慢性肾衰竭的因素 纠正一些使肾衰加重的可逆因素,如纠正水、电解质和酸碱平衡失调、感染、心力衰竭、尿路梗阻等,以防止肾功能进一步恶化,促使肾功能不同程度的恢复。

2.延缓慢性肾衰竭的发展 应在慢性肾衰竭的早期进行。

(1)饮食治疗:饮食控制可以缓解慢性肾衰的症状,延缓"健存"肾单位的破坏速度。保证蛋白质、热量、钠、钾、磷及水的合理摄入,在给予低蛋白饮食时要考虑个体化,应密切监测营养指标,以避免发生营养不良。

(2)必需氨基酸(EAA)的应用:必需氨基酸的合理应用可使尿毒症患者维持较好的营养状态,并可改善尿毒症症状。

(3)控制高血压和(或)肾小球内高压力:首选 ACEI 或血管紧张素 Ⅱ 受体拮抗剂(如洛沙坦),用药愈早,时间愈长,疗效愈明显。

3.对症治疗

(1)水、电解质和酸碱平衡失调的治疗

①水、钠平衡失调的治疗:有水肿者应限制盐和水的摄入,若水肿较重可用利尿剂如呋塞米(速尿)20mg,每日 3 次。若水肿伴稀释性低钠血症,应严格限制摄水量,每日摄入量为前一日的尿量加 500ml 为宜。若水钠平衡严重失调致病情危重,而使用常规方法治疗无效时,可选用透析治疗。

②高钾血症的治疗:同急性肾衰竭的高钾血症的治疗。

③代谢性酸中毒的治疗:一般可通过口服碳酸氢钠纠正,严重者应静脉补碱,迅速纠正酸中毒。如经过积极补碱仍不能纠正,应及时进行透析治疗。

④钙、磷代谢失调的治疗:一般进餐时口服碳酸钙 2g,每日 3 次。若血磷正常,血钙过低,可口服葡萄糖酸钙。若血磷正常,血钙低,继发性甲状旁腺功能亢进明显者,给予骨化三醇口服。

(2)心血管系统并发症的治疗

①高血压的治疗:通过减少血容量,消除水钠潴留后,血压多可恢复正常。若尿量仍较多,可慎重使用利尿剂,如口服呋塞米 40mg,每日 3 次,必要时静脉给药,同时水和钠盐的摄入应减少。如果利尿效果不佳,可用透析疗法脱水,亦可选用降压药。

②心力衰竭的治疗:与一般心力衰竭治疗相同,但疗效欠佳。肾衰竭并发心力衰竭可用透析超滤。

③尿毒症性心包炎的治疗:积极透析后,心包炎可望改善。出现心脏压塞征象时,应紧急心包切开引流。

(3)贫血的治疗:最常用的是重组人类红细胞生成素(EPO)治疗肾衰贫血,其疗效显著,应注意同时补充造血原料如铁剂、叶酸等,也可小量多次输血。

(4)神经-精神和肌肉系统症状的治疗:充分透析可改善神经-精神和肌肉系统症状。肾移植成功后,周围神经病变可显著改善。骨化三醇和加强补充营养可改善部分患者肌病的症状,使用重组人类红细胞生成素(EPO)可能对肌病也有效。

(5)感染的治疗:尿毒症患者发生感染时应根据细菌培养和药物敏感试验合理选择对肾无毒性或肾毒性最小的抗菌药物进行治疗,并按肾小球滤过率(GFR)来调整其剂量。一般常选用青霉素类、头孢类等,不用或少用氨基糖苷类抗生素。

4.透析疗法　透析疗法可代替肾的排泄功能,但无法代替内分泌和代谢功能。尿毒症患者经药物治疗无效时,应及早行透析治疗。

5.肾移植　同种移植是目前治疗终末期肾衰竭最有效的方法。成功的肾移植可恢复肾功能。肾移植后需长期使用免疫抑制剂,以防排斥反应。

【护理诊断/问题】

1.营养失调:低于机体需要量　与长期限制蛋白质摄入、消化吸收功能紊乱、代谢障碍、贫血等因素有关。

2.潜在并发症　水、电解质和酸碱平衡失调。

3.有皮肤完整性受损的危险　与体液过多致皮肤水肿、瘙痒、凝血机制异常、机体抵抗力下降有关。

4.有感染的危险　与白细胞功能降低、透析等有关。

5.活动无耐力　与心血管并发症,贫血,水、电解质和酸碱平衡紊乱有关。

【护理措施】

1.休息与活动　提供安静、清洁的病区环境,保持空气清新和合适的温度、湿度。慢性肾衰患者应卧床休息,避免过度劳累,以减轻肾脏负担。活动情况视病情而定:病情较重或心力衰竭者,应绝对卧床休息;能起床活动的患者,鼓励其适当活动,如室内散步等,以不出现气喘、心慌、疲乏为宜,应避免劳累和受凉;贫血严重者应卧床休息,并嘱患者坐起、下床时动作宜慢,以免头晕,有出血倾向者活动时注意安全,避免皮肤黏膜受损;长期卧床患者应适当进行床上活动,如屈伸肢体、按摩四肢肌肉等,家属可为其进行被动肢体活动,以避免发生静脉血栓或肌肉萎缩。

2.饮食护理　合理的饮食能减少体内氮代谢产物的积聚及体内蛋白质的分解,以维持氮平衡,还能在维持营养、增强机体抵抗力、减轻病情发展和延长生命等方面发挥其积极的作用。

(1)合理的蛋白质:蛋白质的摄入量应根据患者的 GFR 来调整:当 GFR<50ml/min 时,应开始限制蛋白质的摄入,其中 50%~60% 以上的蛋白质必须是富含必需氨基酸的蛋白(即

高生物价优质蛋白),如鸡蛋、鱼、牛奶、瘦肉等,一般认为摄入 0.6g～0.8g/(kg·d)的蛋白质可维持患者的氮平衡;GFR<5ml/min 时,每日摄入蛋白质不应超过 20g(0.3g/kg),此时患者需静脉补充必需氨基酸;GFR 在 5～10ml/min 时,每日摄入蛋白质约为 25g(0.4g/kg);GFR 为 10～20ml/min 时,每日蛋白质的摄入约为 35g(0.6g/kg);GFR>20ml/min 时,每日蛋白质的摄入可给 40g(0.6g/kg)。尽量少摄入植物蛋白,如花生、豆类及其制品,因其含非必需氨基酸多。米、面中所含的植物蛋白也要设法去除,如可部分采用麦淀粉作主食。

(2)足够的热量:摄入足量的糖类和脂肪,以供给患者足够的热量,以减少蛋白质的消耗。每日供给热量至少 126kJ/kg (30kcal/kg),主要由碳水化合物和脂肪供给,可食用植物油和糖。低蛋白摄入易引起患者的饥饿感,可食芋头、马铃薯、苹果、马蹄粉等补充糖类。并注意供给富含维生素 C、维生素 B 和叶酸的食物。

(3)适当的水、钠和钾:在肾衰早期,患者无法排出浓缩的尿液,需要比正常人摄入或排出更多的水分或盐分,才能处理尿中溶质。又因肾小管对钠的重吸收能力减退,而每日从尿中流失的钠增加,所以应增加水分和盐分的摄入;而肾衰末期时,由于肾小球的滤过率降低,尿量减少,钠由尿的丢失已不明显,应注意限制水分和盐分的摄入;当尿量>1 000ml 时,不需限制饮食中的钾,多尿或排钾利尿药的使用导致低血钾时,可增加含钾量高的食品当,而出现高血钾时则应限制含钾高的食物摄入。

3.病情观察 严密监测意识状态、生命体征;观察各系统症状、体征和并发症,尤其是神经及消化道症状;每日定时测量体重,准确记录 24 小时出入量;注意观察有无液体量过多的症状和体征,如短期内体重增加迅速、血压升高、意识改变、心率加快、肺底湿啰音、颈静脉怒张等;结合肾功能、血清电解质、血气分析结果、观察有无高血压脑病、心力衰竭、肺炎及电解质代谢紊乱及酸碱平衡失调的并发症的表现。注意有无感染病灶出现。

4.对症护理

(1)皮肤的护理:协助患者做好全身皮肤黏膜的清洁卫生,以温和的肥皂和沐浴液进行皮肤清洁,洗后可涂润肤剂以避免皮肤瘙痒。床铺、衣裤应干燥、平整、柔软。嘱患者修剪指甲,以防皮肤瘙痒时抓破皮肤,造成感染。必要时,按医嘱给予抗组胺药物和止痒剂,如炉甘石洗剂等。

(2)水肿的护理:具体护理措施参见本章第一节"肾源性水肿"的护理。

(3)减轻恶心、呕吐:张口呼吸,少食多餐,注意食物的细、软及色香味;保持口腔清洁湿润,用淡盐水、双花甘草水或藿香煎水含漱,也可口含槟榔、豆蔻等芳香品,以去除口臭,减少异味刺激;采用透析疗法以清除血液中的代谢废物等有害物质,可有效减轻恶心、呕吐。

(4)感染的防治:条件允许尽量将患者安置在单人病室,病室定时通风并进行空气消毒;进行检查治疗时,应严格遵守无菌原则,避免不必要的检查;加强生活护理,特别是做好口腔护理及会阴部皮肤的清洁卫生;准确留取各种标本如痰液、尿液、血液等,并及时送检;及时发现皮肤、呼吸道、尿路感染表现,遵医嘱合理使用抗生素,并协助医生进行相应处理。

5.用药护理 遵医嘱准确使用利尿、降压、强心等药物和红细胞生成激素,严格掌握药物剂量、给药时间和用途。使用抗生素时,应遵医嘱合理应用对肾无毒性或毒性低的药物;用红细胞生成激素纠正贫血时,应注意观察用药后副反应,如头痛、高血压、癫痫发作等,定期查血红蛋白和血细胞比容;必需氨基酸疗法(EAA)有口服和静脉滴注两种制剂,能口服者以口服为佳,静滴必需氨基酸时,应注意输液速度,保护和有计划地使用血管,尽量保留肘部、前臂等部位的大静脉,以备用于血透治疗。输液过程中若有恶心、呕吐时,应减慢输液速度并遵医嘱给予止吐剂;切勿在氨基酸内加入其他药物,以免引起不良反应。严重酸中毒者禁用。

6.心理护理 慢性肾衰患者因病程长,要依赖透析维持生命造成巨大的经济负担,多数心理压力大,产生抑郁、悲观,对治疗失去信心。护理人员应通过各种评估方法,掌握患者的心理状况,有针对性地进行疏导和帮助,告知患者情绪对病情进展及治疗的影响,指导患者学会放松,如深呼吸、听轻音乐等方法以保持情绪稳定,调动正性情绪。嘱家属给予患者细微的关怀和精心的照顾,安排患者进行有意义的社交活动,使其意识到自身的价值,增强患者的意志,树立战胜疾病的信心。

【健康教育】

1.生活指导 注意劳逸结合,避免劳累及重体力劳动;指导患者注意个人卫生,保持口腔、皮肤及会阴部的清洁,防止感染的发生;告知合理饮食对治疗本病的重要性,嘱患者严格遵从饮食原则,教会其选择适合自己病情的食物品种和数量;适度锻炼,增强体质,提高机体抵抗力,但应避免劳累,做好防寒保暖;避免与呼吸道感染者接触,尽量避免去公共场所;保持乐观情绪,避免不良情绪刺激。

2.疾病知识指导 向患者及家属介绍慢性肾衰的基本知识,使其认识到本病虽然预后较差,但只要坚持积极治疗,消除或避免加重病情的各种因素,可以延续病情进展;提高生命质量;并说明遵医嘱服药、透析治疗的重要性和必要性;密切监测肾功能的改变,指导患者定期随访复诊。

第五节 泌尿系统疾病常用诊疗技术及护理

一、血液透析

血液透析(hemodialysis,HD)简称血透,是最常用的血液净化方法之一。血液透析是利用在患者血液与透析液之间的半透膜之弥散、渗透和超滤作用,使血液中的代谢产物和过多的电解质弥散到透析液中,透析液中的碳酸氢钠等物质弥散到血液中,而血液内的水因渗透和超滤作用向透析液单向渗流,从而达到去除体内过多的水分,清除血液中的有害物质,纠正体内电解质紊乱,维持酸碱平衡。

【适应证】

1.急性肾衰竭 血液透析指征为:①血尿素氮>28.6mmol/L,血肌酐$>442\mu$mol/L;②血清钾>6.5 mmol/L;③二氧化碳结合力<15mmol/L;④血压增高超过基础血压的 30mmHg(4kPa),体重进行性增长超过 $2\sim3$kg,有急性左心衰、肺水肿的先兆;⑤少尿超过 4 日或无尿超过 2 日。

2.慢性肾衰竭

(1)若慢性肾衰患者的内生肌酐清除率下降接近 $5\sim10$ml/min,血肌酐高于 707μmol/L,出现严重代谢性酸中毒,二氧化碳结合力<13mmol/L,高度水肿或伴有肺水肿、水钠潴留性高血压,心包炎,明显贫血,便应开始透析。

(2)可逆性慢性肾衰竭,透析可帮助患者渡过病情急性加重期。

(3)肾移植前准备、肾移植后急性排异反应导致肾衰竭或慢性排异反应移植肾失去功能时,均需透析治疗维持。

3.急性药物或毒物中毒 凡分子量小、水溶性高、进入血液与组织蛋白结合率低的、能通过透析膜析出的毒物所致的中毒,可采用透析治疗。透析距服毒时间愈近,疗效愈好,应争取在8～16小时内进行。服毒量愈大愈需要透析。

4.其他疾病 如严重的水、电解质紊乱及酸碱失衡,常规治疗难以纠正者。

【禁忌证】

血液透析无绝对禁忌证,但凡有严重休克或低血压、心肌梗死、心力衰竭、心律失常、严重出血或感染、恶性肿瘤晚期和极度衰竭患者等,不宜作血液透析。

【操作前准备】

1.透析装置的准备 透析装置包括透析器(又称"人工肾")、透析液、透析机、透析供水系统、透析管道和穿刺针,其连接见图5-1。其中透析器是物质交换的场所,目前最常用的是中空纤维型透析器(图5-2),中空纤维是由人工合成的半透膜,空心腔内供血液通过,腔外为透析液。透析机可控制透析液的流量、温度、脱水量、血液的流量等,并具有体外循环的各种监护系统。

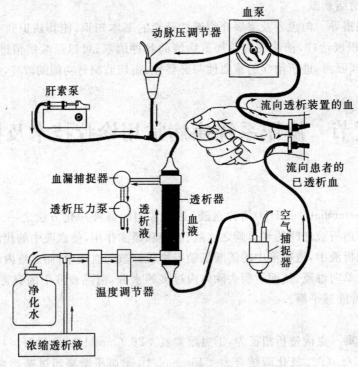

图5-1 血液透析设备

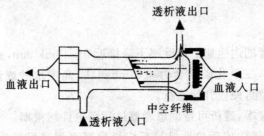

图5-2 中空纤维型透析

2.透析药品的准备　包括透析用药(生理盐水、肝素、5％碳酸氢钠)、急救用药、高渗葡萄糖注射液、10％葡萄糖酸钙、地塞米松及透析液(分为醋酸盐和碳酸氢盐两类)等。其中肝素常作为血透治疗过程中的抗凝剂,在体内外均能延长凝血时间,病情不同使用肝素的方法亦不同。

3.建立血液通路　血液通路又称血管通路,即血液从人体内引出至透析器,进行透析后再返回到体内的通道,是进行血液透析的必要条件。血液通路可分为临时性血液通路(动-静脉外瘘)和永久性血液通路(动-静脉内瘘)。

(1)动-静脉外瘘:动-静脉外瘘是将两条硅胶管分别插入表浅毗邻的动、静脉,如桡动脉和头静脉,经皮下隧道穿出皮肤,在皮肤外将两者用接管连接成"U"字形,固定于皮肤,形成动静脉体外分流(图5-3)。优点是手术简单,术后能立即使用,血流大而稳定。缺点是导管易滑脱,出血,长期留置易发生感染和血栓形成。主要用于紧急透析和慢性维持性透析而内瘘未形成时。

(2)动-静脉内瘘:是维持性血透患者最常用的永久性血液通路。是指经外科手术将表浅毗邻的动静脉作直接吻合,使静脉血管血流量增加,管壁动脉化,形成皮下动静脉瘘(图5-4)。常用的血管有桡动脉与头静脉、肘静脉与肱动脉等。待内瘘成熟后(术后2～6周)才能使用。内瘘如保护得当,可长期使用。

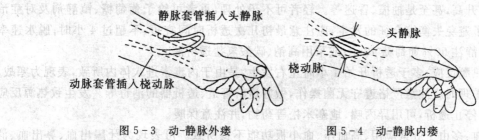

图5-3　动-静脉外瘘　　　　图5-4　动-静脉内瘘

【操作过程】

透析治疗是先将动静脉瘘打开接透析器,再将血液和透析液分别引入透析器中由半透膜隔开的血区和透析液区,让两者紧贴半透膜,通过广阔的接触面发生弥散和渗透,起到血液净化的作用。为了去除患者体内多余的水分,通常加大透析液区的负压,以增加跨膜压力差,使水分从血液中滤出,称为超滤。

【护理】

1.操作前的护理

(1)透析前评估患者的总体健康状况,并向患者介绍透析的有关知识,消除患者的恐惧心理,以取得其配合。

(2)透析前需测量体重、生命体征,抽血检查肾功能及电解质等。

(3)对第一次施行血液透析者,应做好心理护理,详细解释透析的目的、程序及术中配合,以缓解患者的恐惧感。

2.操作中的护理

(1)协助患者采取坐位或者平卧位。

(2)消毒瘘管处,进行穿刺,穿刺针应具吻合口3cm以上,静脉针和动脉针应相距5cm以上。每次更换穿刺部位,避免定点穿刺,以免形成假性动脉瘤及血栓。

(3)透析中遵医嘱抗凝治疗,以防止凝血阻塞通道。一般用肝素抗凝,首次用 0.5～0.8mg/kg于静脉穿刺处注入,以后每小时追加 6～8g,透析结束前 1 小时停止追加。在抗凝过程中应注意观察有无出血症状,并监测出凝血时间。若出现出血倾向,可用鱼精蛋白,按与肝素1:1的比例,稀释后缓慢静脉注射以中和肝素。

(4)透析过程中应每隔 1 小时记录监测血流量、血路压力、透析液流量、温度、浓度等各项指标;注意测量患者的血压及脉搏;准确记录透析时间、脱水量;注意透析机的报警及排除故障等。

(5)预防、观察并发症的发生,并通知医生及时处理。

①症状性低血压:是常见并发症之一。患者出现恶心、呕吐、胸闷、面色苍白、出汗、意识改变等,可能与脱水过快、过多、血容量不足、心源性休克、过敏反应和醋酸盐对心肌及外周血管张力的抑制等有关。如发生应立即减慢速度,协助患者平躺、抬高床尾、吸氧,静脉注射 10%氯化钠 10～20ml 或 50%葡萄糖 40～60ml,必要时输新鲜全血或加用升压药。并密切观察血压变化,若血压不升,应停止透析。如是对醋酸盐透析液不能耐受者可改为碳酸氢盐透析液。

②失衡综合征:严重高尿素氮血症患者开始透析时易发生,主要是由于血透后血液中的毒素浓度迅速下降,使血浆渗透压下降,因血脑屏障使脑脊液中的毒素下降缓慢,以致脑脊液中的渗透压大于血液中的渗透压,水分由血液进入脑脊液中形成脑水肿。患者表现为头痛、恶心呕吐、血压升高,甚至是抽搐、昏迷等。轻者可不予处理,重者可给予葡萄糖、镇静剂及对症治疗等。为了避免失衡综合征的发生,应注意最初几次透析时间宜短,不超过 4 小时;脱水速率不宜过快;静注 50%葡萄糖 40ml;或采用高钠、碳酸氢盐透析液。

③致热源反应:多于透析开始 1 小时左右发生,是由于内毒素进入体内所致,表现为寒战、发热等。护理时应注意严格遵守无菌操作,做好透析管道、透析器的消毒等。发生致热源反应时,应立即停止透析,可用异丙嗪、地塞米松等药物,并注意保暖。

④出血:多由于肝素应用、高血压、血小板功能不良所致。可表现为牙龈出血、鼻出血、消化道出血、甚至颅内出血。处理上应注意减少肝素的用量、静脉注射鱼精蛋白中和肝素,或改用无抗凝剂透析等。

⑤其他:如过敏反应、心绞痛、心律失常、栓塞、失血、溶血等。

3.操作后的护理

(1)透析针拔出后嘱患者按压 10 分钟,如果是人工血管则按压 30 分钟以上,防止发生出血;穿刺处消毒后覆盖无菌纱布,如有潮湿及时更换。

(2)透析结束后再次测量生命体征及体重,观察有无并发症发生,并留血标本作生化检查。

(3)透析后 8 小时内避免在穿刺部位作静脉穿刺、侵入性检查、手术、测血压等;严禁做热敷,以防引起局部出血。

(4)饮食护理:透析患者在轻度活动状态下,能量的供给为 147～167kJ/(kg·d),其中脂肪供能占 30%～40%,其余由碳水化合物供给;蛋白质的摄入量为 1.1～1.2g/(kg·d),其中50%以上应为优质动物蛋白质;控制水的摄入,两次透析之间,体重增加以不超过 4%～5%为宜,每日饮水量一般以前 1 日尿量加 500ml;给予低盐饮食,无尿时应控制在 1～2g/d;慎食含钾高的食物,避免含磷高的食物;同时注意锌及水溶性维生素(如维生素 C,叶酸等)的补充。

(5)与患者定好下次透析的时间;消毒器械并作好其他善后处理。

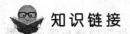 **知识链接**

家庭血液透析

家庭血液透析是一种由患者自己在家里操作的一般为一周三次的透析治疗。其实家庭血液透析并不是新生事物,在国外已经有40多年的历史,在20世纪70年代曾经一度占整个透析人群的40%左右。很多研究结果显示,家庭血液透析的患者透析治疗更自由,时间安排更灵活,生存时间更长,并发症更少,具有更好的生活质量。和透析中心血液透析一样,家庭血液透析的患者需要建立血管通路,还需要在家里装置适合家庭血透的血透机以及相关设备。另外,患者及其家人还需要几个星期的时间去接受培训,掌握家庭血液透析相关的知识和操作技巧如,如何操作透析机,如何穿刺置管,如何及时处理包括并发症在内的各类问题、如何监测透析参数及生命体征等。因为这种透析方法对患者的要求比较高,所以并不是很容易被接受,在美国当今也只有1%以下的透析患者选择家庭血液透析。

二、腹膜透析

腹膜透析(peritoneal dialysis,PD)简称腹透,是用腹膜作为透析膜,向患者腹腔内输入透析液并停留一段时间,使腹膜毛细血管内血液和腹膜透析液之间进行水和溶质交换的过程。腹膜透析是利用了弥散、超滤和吸收作用原理将体内潴留的水、电解质与代谢废物经超滤和渗透作用进入腹腔,而透析液中的某些物质经毛细血管进入血液循环,以补充体内的需要,达到清除体内代谢产物和多余水分的目的。腹膜透析方式有间歇性腹膜透析(IPD)、持续性非卧床性腹膜透析(CAPD)、持续循环式腹膜透析(CCPD)、夜间间歇性腹膜透析(NIPD)等。

【适应证】

适应证同血液透析,可年龄大于65岁的老年人;原有心血管疾病或心血管系统功能不稳定的患者;儿童;糖尿病患者;反复血管造瘘失败者;有明显出血倾向不适于肝素化者。

【禁忌证】

1.绝对禁忌证　腹膜有缺陷者,各种腹部病变导致腹膜清除率降低。

2.相对禁忌证

(1)腹部手术3日内,腹腔内有外科引流管。

(2)腹腔有局灶性炎症病灶。

(3)肠梗阻、腹部疝未修补和椎间盘病变。

(4)腹腔内血管病变。

(5)晚期妊娠、腹内巨大肿瘤和巨大多囊肾。

(6)严重肺功能不全。

(7)硬化性腹膜炎。

(8)精神病患者或不合作者。

(9)横膈有裂孔者。

(10)过度肥胖等。

【操作前准备】

1.腹透物品的准备 如腹膜透析管(分为临时性腹膜透析管和永久性腹膜透析管两种类型)、穿刺插管或手术切开包等。

2.透析液准备 腹膜透析液配方很多,其基本要求是:电解质的组成和浓度与正常血浆相近;渗透压一般不低于血浆渗透压;根据病情可适当加入药物,如抗生素、肝素等。使用前应检查透析液的有效期、液体有无浑浊、杂质等,包装是否合格。

【操作过程】

1.腹腔插管:在成人脐下中上 1/3 交界处,通过手术将小号硅化塑料管的一端放入腹腔最低处的膀胱直肠窝内,另一端通过皮下隧道引出,以备透析。

2.先打开包扎纱布用酒精消毒,再打开橡皮塞,连接导管与透析袋,抬高透析袋,使透析液在 10 分钟内流入腹腔,然后夹紧管口,1 小时后将透析袋放于低于腹腔位置,使腹腔内透析液引流出,如此周而复始,一般可灌入透析液 10 000～12 000ml/d。具体操作见图 5-5。

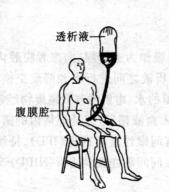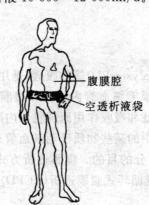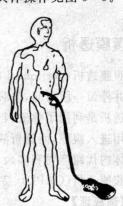

a.透析液借重力自然流入腹膜腔　　b.透析液在腹腔内进行透析　　c.透析液流出腹腔

图 5-5　CAPD 过程

【护理】

1.操作前的护理

(1)向患者及家属说明腹膜透析的目的、过程和防止透析反应的措施,以消除患者的恐惧和紧张心理。

(2)测量体重、脉搏、血压,了解患者的心、肺、肝功能等。

(3)清洁处理患者体表的毛发,下腹部及会阴部进行术前备皮,作普鲁卡因皮试。

(4)术前禁食,让患者排尿或进行导尿、灌肠、排便,减少腹胀和(或)膀胱直肠损伤。

2.操作中的护理

(1)协助患者取仰卧位或半卧位,配合医生局麻、插管、固定、包扎多头腹带等。腹透插入腹腔后如无特殊情况,可放置 2～3 年。

(2)分离和连接各种管道要注意消毒和严格无菌操作,保持透析管通畅,防止导管接头滑脱,如有引流不畅,可嘱患者改变体位。

(3)透析时灌注透析液不宜过快,每次 1 000～2 000ml。询问透析液流进腹腔后患者的感觉,如有便意属正常现象。做好透析液每次进出腹腔的时间及液量的记录,仔细观察流出液的色、质和量,如有混浊,应留标本做细菌培养等检查。透析过程中要严格无菌操作。

（4）病情观察和护理

1）定时测量体温、脉搏、呼吸和血压的变化。严密监测水、电解质变化,准确记录灌入液量和流出液量、色泽等。若引流量明显少于灌注量,应暂停透析,寻找原因;若体重增加 1kg 以上,明显水肿,提示水分过多,需增加透析液渗透压;若出现体液不足症状时,应输入低渗透析液,防止严重脱水。

2）严密观察腹部情况,如腹痛伴寒战、发热、腹部压痛及反跳痛、透析液混浊等,提示发生腹膜炎,感染多来自透析管道的皮肤出口处,用透析液 1 000ml 连续冲洗 3～5 次,暂时改做间歇性腹膜透析(IPD)、腹膜透析液内加入抗生素及肝素等方法处理。如经过 2～4 周后感染仍无法控制,应拔除透析管。腹痛的常见原因还有透析液的温度或酸碱度不当,渗透压过高,透析液流入或流出的速度过快等。护理时应注意调节好透析液的温度,降低透析液的渗透压以及透析液进出的速度等。

3）注意观察引流管通畅情况,如引流不畅或腹膜透析管堵塞,应考虑有腹膜透析管移位、受压、扭曲、纤维蛋白堵塞、大网膜的粘连等原因,可采用改变患者的体位,排空膀胱,服用导泻剂或灌肠等方法处理。也可遵医嘱腹膜透析管内注入肝素、尿激酶、生理盐水、透析液等,使堵塞透析管的纤维块溶解,或配合医生在 X 线透视下调整透析管的位置或重新手术置管。

4）注意观察有无因腹膜透析超滤过多引起的脱水、低血压、腹腔出血、腹膜透析管滑脱等急性并发症和肠粘连、腹膜后硬化等慢性并发症,一旦发生,及时通知医生进行处理。

3. 操作后的护理

（1）注意透析管道出口处皮肤的清洁卫生,注意观察置管局部有无渗血、渗液、每天更换敷料一次,若有潮湿随时更换。患者淋浴前可将透析管用塑料布包扎好,保证腹透管固定妥当和敷料干燥,淋浴后将其周围皮肤轻轻拭干,消毒后重新包扎。

（2）注意勿使腹膜透析管受压、扭曲、堵塞等。

（3）给予高热量、高生物效价优质蛋白、高维生素、低钠饮食。腹膜透析可致体内大量的蛋白质及其他营养成分丢失,应通过饮食给予补充。蛋白质的摄入量为 1.2～1.3g/(kg·d),其中 50% 以上应为优质蛋白,必要时静脉补充清蛋白。水的摄入量应根据每日的出量来决定,如出量在 1 500ml 以上,患者无明显高血压、水肿等,可正常饮水。

（4）注意观察全身情况,包括生命体征的变化、24 小时出入水量、体重及水肿是否消退等,并做好记录。定期送引流液做各种检查。

（5）定期作肾功能、生化检查。

三、肾穿刺活体组织检查术

肾穿刺活体组织检查术是指经皮穿刺取肾脏活体组织作电镜及免疫荧光检查,以明确肾脏病变性质和指导治疗。

【适应证】

1. 弥漫性结缔组织病。

2. 诊断不明的持续性无症状蛋白尿。

3. 肾病综合征。

4. 孤立性血尿。

5.急性肾小管间质疾病。

6.移植肾。

【禁忌证】

分为绝对禁忌证和相对禁忌证。

1.绝对禁忌证

(1)有出血倾向者。

(2)中重度高血压(>160/105mmHg)未能控制者。

(3)神志不清、精神失常者。

(4)孤立肾或肾脏融合畸形,如马蹄肾、固缩肾或小肾(肾脏长径<7cm)。

2.相对禁忌证

(1)活动性肾脏感染。

(2)肾肿瘤或肾动脉瘤。

(3)多囊肾或肾脏大囊肿。

(4)肾脏位置过高(深吸气时肾下极也不达12肋下)或游走肾。

(5)肾内血管畸形。

(6)慢性肾衰竭尿毒症。

(7)肾钙化。

(8)高度腹水。

(9)过度肥胖合并心力衰竭。

(10)其他,如严重贫血、低血容量、妊娠、剧烈咳嗽、全身衰竭或高龄等。

【操作前准备】

1.患者的准备

(1)评估患者的病情、腰背部皮肤情况,并向患者解释做肾穿刺活体组织检查的目的,做好心理护理,以消除顾虑。

(2)术前训练患者床上使用便器,并嘱患者反复练习吸气后屏气动作,每次屏气15～20秒,以配合手术。

(3)术前作普鲁卡因皮试,并遵医嘱检查患者的血红蛋白、血小板、出凝血时间、凝血酶原时间,了解有无出血倾向及严重贫血。

(4)查血型,备血。

(5)查血肌酐及血尿素氮,以了解肾功能状况。

(6)作B超检查确定穿刺点。

(7)术前禁食8小时。

(8)术前2～3日遵医嘱肌注维生素K等。

2.用物的准备

(1)常规消毒治疗盘一套。

(2)无菌肾脏穿刺包:内有肾穿刺针、腰椎穿刺针、5ml和50ml注射器、7号针头、尖头手术刀、治疗碗、洞巾、纱布等。

(3)其他用物:1%普鲁卡因溶液、无菌手套、棉签、胶布、多头腹带、小沙袋、甲醛固定液标本瓶、冰瓶等。

【操作中的配合】

1.查对　两人核对患者姓名、病理单、B超单等。

2.体位　协助患者取俯卧位,腹下垫一约10cm厚的小枕将肾脏顶向背侧,使肾脏穿刺部位充分暴露,有利于穿刺。

3.B超下定位　穿刺部位一般取背部第12肋下缘0.5～1.0cm处,距后中线6.0～7.5cm处进针,即肾脏下缘处。

4.消毒麻醉　常规消毒穿刺部位皮肤,打开无菌肾脏穿刺包,协助术者戴无菌手套,作局部麻醉。

5.穿刺抽吸肾组织　嘱患者深吸气后屏气,同时在B超下将肾脏穿刺针垂直方向经皮肤刺入肾脏,用穿刺针迅速留取肾脏组织。

6.伤口处理　穿刺后消毒伤口,用胶布固定局部,置一小沙袋并用多头腹带包扎以防出血。

7.标本送检　将取得的肾活组织放入标本瓶内,外置冰瓶送检。

【操作后护理】

1.术后4小时内每30分钟测血压、脉搏一次,俯卧4小时后取去沙袋,然后平卧20小时,至病情稳定,无肉眼血尿可取下多头腹带,起床活动。否则应延长卧床时间,直至肉眼血尿消失。近期内限制剧烈活动。

2.鼓励患者多饮水,并常规输入5‰碳酸氢钠250ml碱化尿液,静脉输液促进少量积血排出。

3.术后连续留取5次尿液作尿常规检查,注意观察尿的颜色、性质。

4.观察有无术后并发症,如肾周围血肿、肾区痛、腹痛、发热及血尿等,并及时与医生联系作相应处理。

目标检测

1.泌尿系统常见症状、体征有哪些?并简述肾源性水肿的饮食护理。

2.简述慢性肾小球肾炎患者的临床特点及其护理要点。

3.叙述尿路感染的感染途径及对患者的健康教育。

4.急性肾衰竭患者如何预防感染?

5.何谓血液透析?叙述血液透析后的护理。

第六章　血液系统疾病患者的护理

学习目标

【掌握】血液系统疾病常见症状、体征及护理;缺铁性贫血、再生障碍性贫血、特发性血小板减少性紫癜、过敏性紫癜、急性白血病、慢性白血病、淋巴瘤患者的临床表现、护理诊断及医护合作性问题、护理措施;骨髓穿刺术、造血干细胞移植术的操作前准备、操作过程和操作后护理。

【熟悉】血液系统常见疾病的病因、治疗要点。

【了解】血液系统常见病的发病机制、实验室及其他检查。

血液系统疾病简称血液病,指原发或主要累及血液和造血器官的疾病。血液病大致分为三类:红细胞疾病、白细胞疾病和出血性疾病。其共同特点多表现为外周血中的细胞和血浆成分的病理性改变,机体免疫功能低下,出凝血机制功能紊乱,还可出现骨髓、脾及淋巴结等造血组织和器官的结构与功能异常。临床上主要表现为贫血、出血、继发感染三大主要症状。血液病的防治原则包括去除病因和诱因、防治感染、防治出血、对症支持治疗、免疫疗法、造血干细胞移植等。

近年来,随着医学科学的不断发展,血液病的发病机制、诊断及治疗等方面已有了新的发展,治疗手段更是日新月异,如联合化学治疗、造血干细胞移植、免疫调节剂及单克隆抗体和细胞因子的临床应用、成分输血等明显了延长了患者的生存期,部分患者达到长期生存甚至治愈。在配合新技术、新疗法的实施过程中,血液病的专科护理也得到了发展,包括饮食指导、心理护理、症状护理(特别是预防和控制感染、出血的护理)、各种化疗药物的配制与应用、成分输血及造血干细胞移植的护理等。

第一节　血液系统疾病患者常见症状、体征及护理

一、贫血

贫血(anemia)是指外周血液中单位容积内的血红蛋白(HGB)浓度、红细胞计数(RBC)和(或)血细胞比容(HCT)低于相同年龄、性别和地区正常范围下限的一种常见的临床症状。某些病理因素可引起红细胞形态和体积异常,导致其数目减少,与血红蛋白浓度下降不成比例。因此,以血红蛋白浓度降低作为贫血诊断及其严重程度判断的依据更为可靠。但血容量的变化,特别是血浆容量的变化如脱水、妊娠中后期血容量的增加等,可影响血红蛋白浓度,临床判断中应该予以注意。一般认为在海平面地区,成年人贫血的诊断标准、贫血程度的划分标准及贫血的形态学分类详见表6-1、表6-2和表6-3。

表 6 - 1　贫血的实验诊断标准

性别	Hb(g/L)	RBC	HCT
男	<120	$<4.5\times10^{12}/L$	0.42
女	<110	$<4.0\times10^{12}/L$	0.37
妊娠期女性	<100	$<3.5\times10^{12}/L$	0.30

表 6 - 2　贫血程度的划分标准

贫血程度	血红蛋白浓度(g/L)	临床表现
轻度	>90	症状轻微
中度	60~89	活动后心悸气促
重度	30~59	静息状态下仍感心悸气促
极重度	<30	常并发贫血性心脏病

表 6 - 3　贫血的细胞形态学分类

类型	MCV(fl)	MCHC(%)	常见疾病
大细胞性贫血	>100	32~35	巨幼细胞贫血、骨髓增生异常综合征、肝疾病
正常细胞性贫血	80~100	32~35	再生障碍性贫血、急性失血性贫血、溶血性贫血、骨髓病性贫血
小细胞低色素性贫血	<80	<32	缺铁性贫血、铁粒幼细胞性贫血、珠蛋白生成障碍性贫血

引起贫血的常见原因有：

1. 失血

(1)急性失血：如外伤造成大出血或内脏破裂，常可因大量出血导致失血性休克或失血性贫血。

(2)慢性失血：如痔核出血、月经量过多、钩虫病等，常由于失血隐匿，不为患者所重视，是引起缺铁性贫血的常见原因之一。

2. 红细胞破坏过多　可见于各种原因引起的溶血。主要是由于红细胞本身的缺陷(包括细胞膜、红细胞能量代谢有关的酶和血红蛋白分子异常)，导致红细胞寿命缩短，如遗传性球形红细胞增多症、葡萄糖-6-磷酸脱氢酶(G-6-PD)缺乏、地中海贫血；也可由于免疫、化学、物理及生物等外在因素导致红细胞大量破坏，超过骨髓的代偿功能而发生贫血，如自身免疫性溶血、人工瓣膜术后(特别是金属瓣)、脾功能亢进等。

3. 红细胞生成减少

(1)造血物质缺乏：造血物质不足，使红细胞生成减少，如缺铁引起的缺铁性贫血；维生素B_{12}及叶酸缺乏引起的巨幼红细胞性贫血等。

(2)骨髓造血功能不良：如再生障碍性贫血。

(3)促红细胞生成素减少：如慢性肾功能不全引起的肾性贫血等。

轻度贫血多无症状,中度以上贫血患者常出现头晕、耳鸣、乏力、活动后心悸、气短等。贫血若逐渐发生,机体可逐渐适应低氧状况,即使贫血严重,患者自觉症状也可相对较轻,生活仍然可以自理。若贫血发展迅速,患者常表现为极度乏力、生活自理困难。严重者可发生贫血性心脏病。

【护理评估】

1.健康史　应询问患者有无偏食、挑食等不良饮食习惯;是否有放射线、化学毒物接触史或特殊药物使用史;有无急、慢性失血史;是否存在会引起贫血的疾病,如胃大部切除患者可能会因造血原料摄入不足而引起贫血。了解患者患病后的诊疗经过。

2.心理-社会状况　贫血患者常因活动耐力下降、记忆力减退,影响其日常的生活、工作和学习,应注意观察患者是否出现焦虑、紧张、易怒等情绪。原发于骨髓造血功能障碍所致的贫血,如再生障碍性贫血,治疗难度大、费用高、预后差,会给患者及家属造成严重的心理和经济负担,易产生焦虑、抑郁、悲观、失望等情绪,护士应及时发现,尽早采取有针对性的措施给予心理疏导。

3.身体评估　评估患者皮肤黏膜有无苍白,注意观察患者是否出现头昏、眼花、耳鸣、心悸、气促、疲乏无力等症状,有无心率加快,心尖区或肺动脉瓣区吹风样收缩期杂音,并随时观察上述症状的严重程度及进展情况。

4.实验室及其他检查　血常规检查有助于贫血的诊断和分类,尤其是血红蛋白含量是确定贫血的可靠指标;网织红细胞计数可反映骨髓红细胞增生程度,也是判断贫血疗效的早期指标;骨髓检查可反应骨髓的增生程度,有助于确定贫血的原因。

【护理诊断/问题】

1.活动无耐力　与贫血所致全身组织缺氧有关。

2.营养失调:低于机体需要量　与各种原因导致造血物质摄入不足、消耗增加或丢失过多有关。

【护理目标】

1.患者缺氧症状减轻或消失,活动耐力恢复正常。

2.患者食欲增加,饮食结构合理,能满足机体需要。

【护理措施】

1.休息与体位　指导患者合理休息与活动,减少机体的耗氧量。根据贫血的程度、发生发展的速度与基础疾病等,与患者一起制定休息与活动计划,逐步提高患者的活动耐力水平。轻度贫血者,无需太多限制,但应避免过度疲劳。中度贫血者,增加卧床休息时间,如病情允许,应鼓励患者生活自理,活动量以不加重症状为度,并指导患者活动时进行自我监控,如果脉率≥100 次/分或出现明显心悸、气促时,应停止活动。必要时,在患者活动时给予协助,防止跌倒。重度贫血或贫血发生急骤、症状明显者应绝对卧床休息,减轻机体耗氧量,以减少心肺功能的负担,减轻症状。

2.饮食护理　给予高热量、高蛋白、高维生素、易消化饮食。避免偏食,养成均衡饮食的习惯,婴幼儿应注意及时添加辅助食品。同时应根据贫血的病因,通过饮食补充相应营养成分:缺铁性贫血患者应多进食富含铁质(蛋黄、动物肝、瘦肉、鱼、豆类、紫菜、海带、香菇、木耳等)的食物;巨幼红细胞性贫血者应补充富含叶酸(新鲜水果、蔬菜、瓜、豆类、肉类、动物肝肾等)及维生素 B_{12}(肉类、肝、肾、心、蛋、乳类等)的食物;有些溶血性贫血患者忌食某些酸性食物和药物,如维生素 C、阿司匹林、磺胺类、苯巴比妥等,以减少血红蛋白尿的发生。

3.病情观察　观察患者的面色、皮肤、黏膜及心悸、气促、头晕等症状有无改善,定期监测有关实验指标,判断患者贫血程度、药物疗效及不良反应。观察有无继续失血的情况,协助医师寻找病因。对急性及重症患者要密切观察心率、脉搏、血压及呼吸改变。重度贫血患者注意观察有无并发贫血性心脏病等。

4.对症护理　严重贫血者应给予吸氧,以改善组织缺氧症状。

5.用药护理　遵医嘱用药,熟悉常用抗贫血药物的使用时间、方法及不良反应,并及时向患者解释,同时做好相应护理。

6.心理护理　护士应及时向患者介绍病室环境及医务人员,使其尽快熟悉并适应医院环境。向患者解释疾病的相关知识,各种诊疗手段的目的、方法和意义,药物的用法、作用及副作用,介绍新的治疗方法与技术,使患者正确认识疾病。做好必要的疏导和解释工作,鼓励患者正视疾病,提高战胜疾病的信心,使其积极配合治疗及护理。

【护理评价】

1.患者血红蛋白是否恢复正常,活动耐力有无增加。

2.食欲是否恢复正常。

3.饮食结构是否合理。

二、出血倾向或出血

出血倾向是指由于止血或(和)凝血功能障碍而引起的自发性出血或轻微创伤后出血不止。引起出血倾向的原因有:

1.血管壁功能异常

(1)遗传性:遗传性出血性毛细血管扩张症、先天性结缔组织病等。

(2)获得性:重症感染(如败血症)、药物性紫癜、营养缺乏与内分泌代谢障碍(如维生素 C缺乏症、糖尿病)、过敏性紫癜、动脉硬化、结缔组织病等。

2.血小板数量减少或功能异常　如再生障碍性贫血、特发性血小板减少性紫癜、脾功能亢进、先天性血小板无力症等。

3.凝血功能异常　先天性凝血因子缺乏如各型血友病,继发性凝血因子缺乏如各种肝病性凝血障碍、维生素 K 缺乏等。

【护理评估】

1.健康史　应询问患者既往出血发生的年龄、部位、持续时间、出血量与范围;有无明确原因和诱因;出血是否经过止血处理,其方法、用药及效果如何;有无肝病、肾病、消化系统疾病、糖尿病、感染等基础疾病;有无服用抗凝药物,如华法林、肝素、阿司匹林等;家庭成员是否有类似疾病或出血病史;有无与某些化学物质长期接触史或过敏史。

2.心理-社会状况　随时评估患者是否出现不良情绪反应,血液病所致的出血常遍及全身,并极易招致感染而又难以控制,慢性血液病患者长期反复出血,易产生焦虑、抑郁、悲观失望等情绪;急性血液病如急性再生障碍性贫血、弥散性血管内凝血,由于起病急、进展快,患者易出现紧张、恐惧情绪。

3.身体评估　注意患者出血的部位、范围、形态及分布是否对称;皮肤黏膜有无出血点或瘀斑,其数目、大小及分布情况;有无鼻腔黏膜、牙龈、眼底出血及深部出血;是否出现颅内出血的先兆表现；血友病患者关节有无肿胀、畸形；注射或穿刺部位有无出血不止；注意观察患者生命体征的变化，有无脉搏细速、血压下降、意识障碍等周围循环衰竭的表现。

4.实验室及其他检查　有无血小板计数下降，出血时间、凝血时间、凝血酶原时间延长，血块回缩试验、毛细血管脆性试验阳性，凝血因子缺乏等改变。

【护理诊断/问题】

1.有损伤的危险：出血　与血小板减少、血管壁异常、凝血因子缺乏有关。

2.恐惧　与出血量大或反复出血有关。

3.潜在并发症　颅内出血。

【护理目标】

1.患者不发生出血或出血时能及时被发现，并得到及时而有效的处理。

2.恐惧程度减轻或消除，情绪稳定。

【护理措施】

1.休息与体位　若出血仅局限于皮肤黏膜且较为轻微者，原则上无需太多限制，但应避免剧烈或易致损伤的活动及工作，以减少出血的危险。当血小板低于 $50 \times 10^9/L$ 时应减少活动，增加卧床休息时间，严重出血或血小板低于 $20 \times 10^9/L$ 时应绝对卧床休息，协助做好各种生活护理。避免情绪激动，保证充足睡眠。

2.饮食护理　提供高蛋白、高维生素、易消化的软食或半流质饮食，禁酒，禁食过硬、过于粗糙、刺激性的食物，以防口腔黏膜擦伤和消化道损伤。鼓励患者多食水果、蔬菜，保持大便通畅。大便时不要过度用力，以免腹压骤增而诱发内脏出血，尤其颅内出血。便秘者可使用开塞露或缓泻剂帮助排便。过敏性紫癜者应避免食用可能引发过敏的食物，如鸡蛋、牛奶、鱼、虾、蟹及其他海产品等。

3.病情观察　密切观察出血部位、出血量及时间，注意患者皮肤、黏膜有无出血斑点，有无内脏出血及颅内出血的征象，如呕血、便血、咯血、阴道出血、血尿、头晕、头痛、喷射性呕吐、视力模糊、神志不清等表现。了解实验室检查结果，如血小板计数、出凝血时间、凝血因子、束臂试验等。监测心率、血压、意识状态等。

4.出血的防护

(1)皮肤出血的预防和护理：重点在于避免人为的损伤而导致或加重出血。避免皮肤摩擦或肢体受压，如保持床单平整，被褥轻软，衣着宽松；避免肢体的碰撞或外伤；沐浴时避免水温过高和用力擦洗皮肤，避免使用刺激性强的肥皂；高热患者禁用酒精擦浴降温；勤剪指甲以避免搔抓皮肤；勿用剃须刀片刮胡须。实施各项护理操作时，动作应轻柔，尽量减少注射次数，如果必须肌内注射或静脉注射时，应注意：有出血倾向者尽量减少注射；必须注射时，缩短止血带结扎时间，进针应快速、准确，拔针后延长按压时间，并观察注射或穿刺部位有无渗血、血肿发生。

(2)鼻出血的预防和护理：①避免人为诱发出血：指导患者勿用手指挖鼻孔或人为剥去鼻腔内血痂。②防止鼻黏膜干燥而出血：保持室内相对湿度在 $50\% \sim 60\%$ 左右，常用棉签蘸少许液状石蜡或抗生素软膏轻轻涂擦鼻腔。③鼻腔少量出血时，可用干棉球或 $1 : 1000$ 肾上腺素棉球填塞鼻腔压迫止血和局部冷敷。大量出血时应及时报告医生，请医生用油纱条行后鼻腔填塞术，压迫出血部位促进凝血，术后定时滴入无菌石蜡油，保持鼻黏膜湿润。术后 3 天可轻轻取出油纱条，如果仍出血，需更换油纱条再填塞。

（3）口腔、牙龈出血的预防和护理：为防止牙龈和口腔黏膜损伤而导致或加重局部出血，应指导患者用软毛牙刷刷牙，忌用牙签剔牙；保持口腔清洁，定时用氯己定（洗必泰）或生理盐水漱口。进食软而刺激性小的食物，避免过热、带刺或含骨头的食物、带壳的坚果类食物及质硬的水果、有机械或化学刺激性的食物，以防引起口腔黏膜擦伤。口腔黏膜出血时，及时用生理盐水或1%过氧化氢溶液清除口腔内陈旧血块，已结痂的血块不宜擦掉，以免再出血。牙龈渗血时，可用冷开水漱口，必要时用肾上腺素棉球或明胶海绵片贴敷牙龈或局部压迫止血。口唇干裂时，可用润唇膏或液状石蜡涂抹。

（4）内脏出血的预防和护理：①呕血、便血时，应观察并记录呕吐物、排泄物的颜色、量、性质和次数，观察血压变化。②保持大便通畅，大便时勿用力过度，避免进行灌肠、测肛温等直肠操作，以防刺破直肠黏膜而出血。③消化道小量出血者，可进食温凉、清淡、无刺激性的流质饮食，出血停止后，改为半流质饮食，逐步过渡为软食物；大量出血时应禁食，迅速开放静脉输液通道，以保证液体、止血药物和血液制品的输入，待出血停止24小时后方可给予流质饮食，逐渐过渡到普通饮食。④阴道出血时，要注意会阴局部清洁，防止泌尿生殖道上行性感染。月经量过多者，可遵医嘱给予三合激素治疗。

（5）眼底及颅内出血的预防和护理：保证充足睡眠，避免情绪激动、剧烈咳嗽和过度用力排便等。若突然发视野缺损或视力下降，常提示眼底出血，应减少活动，尽量让患者卧床休息，不要用手揉擦眼睛。若患者出现颅内出血的征象，如突然视力模糊、头晕、头痛、呼吸急促、喷射状呕吐、甚至昏迷，应迅速与医生联系，并协助处理：①立即采取去枕平卧位、头偏向一侧；②随时吸出呕吐物及口腔分泌物，以保持呼吸道通畅；③头部置冰袋，吸氧；④建立静脉通道，遵医嘱给予脱水利尿药及其他止血、止痛、镇静药；⑤严密观察、记录患者的生命体征、意识状态及瞳孔大小等。

（6）关节腔出血或深部组织血肿的预防和护理：①减少活动量，避免过度负重和容易导致创伤的运动。②找出血肿和出血的部位，测量血肿的范围，称量带血敷料的重量，以估计出血量。③一旦出血，立即停止活动，指导患者卧床休息，抬高患肢并固定于功能位，给予冰袋冷敷和压迫止血。当出血停止后，应改为热敷，以利于淤血消散。

5. 用药护理　避免应用可能引起血管扩张及抑制血小板聚集的药物，如阿司匹林、保泰松、噻氯匹定、吲哚美辛（消炎痛）等。出血明显时，依据患者出血的不同原因，遵医嘱输入新鲜全血、浓缩血小板悬液、新鲜血浆、抗血友病球蛋白浓缩剂或其他止血药物。应做好输血或成分输血的护理，见本章第二节"再生障碍性贫血患者的护理"相关内容。合理使用止血药，如血管异常所致出血常用维生素C、卡巴克络（安络血）、曲克芦丁、垂体后叶素、糖皮质激素；维生素K可用来补充合成凝血成分；抗纤溶亢进药物有6-氨基己酸、氨甲苯酸、抑肽酶等；促凝血因子释放的药物有去氨加压素等；局部止血药常用凝血酶、巴曲酶及吸收性明胶海绵；弥散性血管内凝血可用肝素抗凝治疗。

6. 心理护理　理解患者的恐惧情绪，关心安慰患者，向其解释病情，说明紧张与恐惧不利于控制病情，而休息和安静有利于止血，指导患者保持镇静，减轻心理上的不安；尽快清除一切血迹及血腥味，保持病室清洁、整齐、安静、温暖，消除不良刺激；指导患者分散注意力，减轻恐惧感。

【护理评价】

1. 患者能明确出血的原因，知道预防出血的措施，并主动避免各种导致出血的诱因。

2.各部位的出血能被及时发现并得到处理,出血逐渐得到控制。

3.能采取有效的应对技巧应对心理压力,恐惧感是否减轻或消失。

三、继发感染

血液病患者因为成熟的白细胞数量减少和(或)质量改变,造成机体防御功能和免疫功能下降以及受贫血、营养不良、化疗等因素的影响,容易发生感染。多见于各种类型白血病、再生障碍性贫血、粒细胞减少症、淋巴瘤和粒细胞缺乏症等。感染可发生于各个部位,其中以牙龈炎、咽峡炎、口腔炎最为常见,其次是肺部、泌尿道和肛周皮肤感染,严重时可引起败血症。继发感染最常见的症状是发热,同时也是血液病患者最常见的死亡原因之一。

【护理评估】

1.健康史　询问有无不洁饮食、受凉、感染性疾病的接触史(如感冒等)、皮肤黏膜破损等引起感染的诱因;有无发热、寒战、咽痛、口腔溃疡、舌炎、牙痛、咳嗽、咳痰、尿频、尿急、尿痛、肛门局部红肿热痛、皮肤疖肿、菌血症或败血症等局部或全身感染的表现。

2.心理-社会状况　注意患者有无焦虑、悲观、绝望等消极情绪,评估家庭的经济情况及照顾能力。

3.身体评估　评估患者的生命体征,特别是体温的变化;观察口腔黏膜有无溃疡,牙龈有无出血、脓肿,咽和扁桃体有无充血、肿大;肺部有无啰音;下腹部及输尿管有无压痛,肾区有无叩痛,肛周皮肤及女性外阴有无红肿等。

4.实验室及其他检查　血常规尤其是白细胞计数及分类,有利于评估机体的防御功能和免疫功能;不同感染部位可进行胸片、尿常规、便常规及渗出物、分泌物、排泄物的细胞涂片及培养等检查,协助诊断和指导治疗。

【护理诊断/问题】

1.有感染的危险　与成熟粒细胞减少或质量异常、化疗、放疗等使机体免疫力下降有关。

2.体温过高　与感染有关。

【护理目标】

1.患者体温恢复正常。

2.患者无感染发生或感染已被控制。

【护理措施】

1.休息与体位　保持室温在20~24℃,湿度55%~60%,经常开窗通风换气,定期对环境进行消毒。协助患者采取舒适的体位卧床休息,目的是减少机体的消耗,必要时给予吸氧。患者应穿棉质透气衣服,若有寒战应注意保暖。

2.饮食护理　为患者提供高热量、高蛋白、高维生素、易消化的流质或半流质饮食,少量多餐,以补充机体基本需要和因发热所造成的额外消耗,同时提高机体抵抗力。发热的患者,鼓励多饮水,每天至少2 000ml以上,必要时静脉输液维持水和电解质平衡。指导患者注意饮食卫生,不吃生冷食物,水果削皮后食用,以防止胃肠道感染。

3.病情观察　观察患者有无感染征象,注意体温变化和热型,监测白细胞计数及分类,发现异常应及时报告医生。

4.对症护理

(1)预防感染:向患者和(或)家属说明发生感染的危险因素、易感染部位,讲解预防感染的重要性,并教会患者预防感染的方法。①预防内源性感染:养成定期洗澡、勤换衣裤、便后洗手等良好的个人卫生习惯;勤剪指甲,避免抓伤皮肤;女患者应注意会阴清洁,每日清洗 2 次,经期应增加清洗次数,嘱患者根据室内外温度的变化及时调整衣着,预防感冒及呼吸道感染;进餐前后、睡前、晨起用生理盐水、氯己定或复方硼酸溶液交替漱口;口腔黏膜有溃疡时,可增加漱口次数,局部用维生素 E、甲紫或溃疡膜涂敷;应用抗生素或化疗药物时易发生真菌感染,必要时用 2.5% 制霉菌素或碳酸氢钠液含漱;若出现口腔黏膜疼痛影响进食与睡眠,可给予生理盐水 200ml 加利多卡因 200mg 分次含漱;保持大便通畅,睡前、便后用 1:5000 高锰酸钾溶液坐浴,每次 15~20 分钟;发生肛周脓肿应及时通知医生,必要时切开引流,局部理疗或加大抗生素用量。②防止医院内感染:环境温度适宜,保持病室整洁,定期用紫外线或臭氧进行空气消毒,定期用消毒液擦拭家具、地面。每日通风换气以保持空气新鲜。工作人员或探视者认真洗手后方可接触患者。进行各项治疗护理操作时,要严格执行无菌操作技术。严格限制探视人数及次数,探视者应戴口罩方可进入病室,凡有呼吸道感染或其他传染病时,应避免接触患者。对粒细胞缺乏者(粒细胞绝对值≤0.5×10⁹/L),实行保护性隔离。

(2)发热护理:监测体温变化及热型。鼓励患者卧床休息,多饮水,每天至少 2 000ml 以上,必要时遵医嘱静脉补液。加强口腔护理,预防口腔感染。高热患者可给予物理降温,因解热镇痛药可影响血小板数量及功能,诱发出血,应慎用。有出血倾向者禁用乙醇擦浴。出汗后及时擦干汗水,并随时更换汗湿的衣裤、被服,保持皮肤和床单清洁、干燥,防止受凉。遵医嘱使用广谱抗生素,注意用药疗效及不良反应。

5.用药护理　有感染征象时,遵医嘱早期使用广谱抗生素,要现配现用,给药时间和剂量要准确。发生严重感染时,可输注浓缩粒细胞,增强机体抗感染的能力,防止感染扩散。对长期使用抗生素的患者,应注意观察有无二重感染征象。

6.心理护理　保护性隔离患者会有孤独、恐惧的情绪,应及时向患者说明保护性隔离对于预防感染的重要性,取得患者配合,及时疏导患者的不良情绪。

【护理评价】

1.患者能叙述易导致感染的有关因素和感染发生的常见部位,主动采取有效的预防措施。

2.无感染发生或感染得到控制。

3.患者体温降至正常范围并保持稳定。

第二节　贫血患者的护理

一、缺铁性贫血患者的护理

缺铁性贫血(iron deficiency anemia, IDA)是由于体内贮存铁缺乏,导致血红蛋白合成不足、红细胞生成减少而引起的一种小细胞低色素性贫血。体内铁的减少是一个渐进性的变化过程,分为体内贮铁耗尽(iron depletion, ID)、缺铁性红细胞生成(irondeficient erythropoiesis,IDE)、缺铁性贫血三个阶段,统称为铁缺乏症。本病是机体铁缺乏症的最终表现,也是各类贫血中最常见的一种,以生长发育期的婴幼儿及育龄期妇女发病率较高。

【病因与发病机制】

铁的吸收和排泄在正常状态下处于相对动态平衡。如果后者大于前者就会出现铁的负平衡,最终引起贫血。引起缺铁的常见原因有以下几种。

1.铁需要量增加而摄入不足 是妇女、儿童缺铁性贫血的主要原因。婴幼儿、青少年、妊娠期、哺乳期对铁的需要量增加,如果饮食结构不合理而导致铁摄入量不足则可导致缺铁性贫血。妊娠后期的妇女需铁量高达 3~7mg/d,哺乳期的女性每天需额外增加 0.5~1mg,补充不足则会导致铁的负平衡,引发缺铁性贫血。人工喂养的婴儿,如果不及时添加含铁较多的食品(肝、瘦肉、蛋黄)等,也可引起贫血。青少年的挑食或偏食易造成缺铁,长期食物缺铁也可在其他人群中引起缺铁性贫血。

2.铁吸收不良 主要与胃肠功能紊乱或某些药物作用,导致胃酸缺乏或胃肠黏膜吸收功能障碍而影响铁的吸收有关。在胃大部切除及胃空肠吻合术后,由于胃酸不足且食物快速进入空肠,绕过铁吸收的主要部位(十二指肠),影响铁的吸收。胃酸缺乏(萎缩性胃炎)、小肠黏膜病变、肠道功能紊乱等也可导致铁的吸收不良。

3.铁丢失过多 慢性失血是成人缺铁性贫血最常见、最重要的病因。反复多次或持续少量失血可增加铁的丢失,使体内贮存铁逐渐耗竭,如消化性溃疡、钩虫病、痔出血、肠道癌肿、肠息肉、女性月经过多、血红蛋白尿、反复血液透析等。

【临床表现】

1.一般表现 早期症状不明显,逐渐发展可出现面色苍白、头晕、头痛、乏力、易倦、心悸、活动后气促、眼花、耳鸣等贫血症状。

2.组织缺铁的表现 皮肤干燥、角化、萎缩、无光泽,毛发干枯易脱落,指(趾)甲扁平,不光整,脆薄易裂,甚至出现反甲或匙状甲;黏膜损害多表现为口角炎、舌炎、舌乳头萎缩,可有食欲缺乏,严重者可发生吞咽困难(Plummer-Vision 综合征)。

3.神经、精神系统异常 儿童表现为生长发育迟缓、体重低于正常标准、体力下降、智商低、烦躁、易怒或淡漠、注意力不集中等,部分患者可有异嗜癖(如喜食冰块、泥土、生米)、吞咽困难,约 1/3 的患者可发生末梢神经炎或神经痛。严重者可出现智力发育障碍等。

【实验室及其他检查】

1.外周血象 典型血象为小细胞低色素性贫血。红细胞体积较小,形态不一,染色浅淡,中心淡染区扩大,甚至呈环形。血红蛋白的减少比红细胞的减少更明显。网织红细胞正常或略高。白细胞和血小板计数可正常或减低。

2.骨髓象 骨髓增生明显活跃,红细胞系增生活跃,以中、晚幼红细胞为主;幼红细胞核染色质颗粒致密,胞浆少;骨髓涂片铁染色细胞外铁消失,也可有细胞内铁减少,铁粒幼细胞极少或消失。骨髓铁染色反映单核-吞噬细胞系统中的贮存铁,因此可作为诊断缺铁性贫血的金指标。铁粒幼细胞百分率明显降低,常低于 15%。

3.生化检查

(1)血清铁(SI)及转铁蛋白饱和度(TS)测定:血清铁低于 8.95μmol/L,总铁结合力(TIBC)增高且>64.44μmol/L,转铁蛋白饱和度(TS)降低(<15%)。

(2)血清铁蛋白(SF)测定:血清铁蛋白是反映缺铁较敏感的指标,可用于早期诊断缺铁。一般认为血清铁蛋白低于 20μg/L 表示贮存铁减少,<12μg/L 为贮存铁耗尽。

(3)红细胞游离原卟啉(FEP)测定:FEP>0.9μmol/L, FEP/Hb 比值常>4.5μg/gHb。

4.其他检查 主要涉及与缺铁性贫血的原因或原发病诊断相关的检查。如粪便常规(包括隐血试验与寄生虫卵检查)、尿常规、肝肾功能、出凝血检查、纤维胃镜或肠镜检查、妇科 B

超等。

【诊断要点】

根据缺铁性贫血的原因、临床表现以及相关的实验室检查结果,可作出初步的临床诊断,必要时可采用诊断性治疗,以进一步明确诊断。

【治疗要点】

1.病因治疗 是根治缺铁性贫血,防止复发的关键环节。包括改变不合理的饮食结构与方式,预防性增加含铁丰富的食物或铁强化食物;积极治疗原发病,如消化性溃疡、慢性胃炎、黏膜下子宫肌瘤、功能性子宫出血等。

2.铁剂治疗 是纠正缺铁性贫血的有效措施。目的在于纠正贫血并补足贮存铁。首选口服铁剂,最常用的铁剂为硫酸亚铁(每次 0.3g,每日 3 次),富马酸亚铁(每次 0.2 g,每日 3 次)等。铁剂治疗有效者于用药后 1 周左右网织红细胞数开始上升,10 天左右达高峰;2 周左右血红蛋白开始升高,约 1～2 个月恢复正常。为进一步补足体内贮存铁,在血红蛋白恢复正常后,仍需继续服用铁剂 3～6 个月,或待血清铁蛋白＞$50\mu g/L$ 后停药。注射铁剂的指征为:①口服铁剂后胃肠道反应严重,无法耐受;②消化道吸收障碍,如胃肠道吻合术后、胃切除术、萎缩性胃炎、慢性腹泻;③严重消化道疾病,如消化性溃疡、溃疡性结肠炎等,服用铁剂后病情加重;④病情要求迅速纠正贫血,如妊娠晚期的患者等。值得注意的是体内铁过量(血清铁蛋白＞$200\mu g/L$),有增加感染、肿瘤与心肌梗死发生率的危险。注射铁剂前,必须计算应补充铁剂的总量,避免过量导致铁中毒。计算公式为:注射铁总量(mg)＝［150－患者 Hb(g/L)］×体重(kg)×0.33。目前常用右旋糖酐铁,成人首剂 50mg,肌内注射,如无不适,次日起每天 100mg,直至完成总的铁剂量。因注射右旋糖酐铁有导致过敏性休克的可能,首次应用必须做过敏试验。

3.输血 急需手术治疗其他疾病或血红蛋白＜60g/L 时考虑输血或输红细胞。

4.中药治疗 可作为辅助性治疗,主要药物为皂矾、山楂、陈皮、半夏、茯苓和甘草等配伍使用。

【护理诊断/问题】

1.营养失调:低于机体需要量 与铁需要量增加而摄入不足、铁丢失过多或吸收不良有关。

2.口腔黏膜受损 与贫血引起口腔炎、舌炎有关。

3.活动无耐力 与组织缺氧有关。

4.知识缺乏 缺乏有关人体营养需要的知识。

【护理措施】

1.休息与体位 见本章第一节"贫血"相关内容。

2.饮食护理 应给予高蛋白、高热量、高维生素、易消化的饮食。指导患者均衡饮食,注意饮食调配,纠正偏食或挑食习惯,鼓励患者多吃含铁丰富且吸收率较高的食物(如动物肝脏、瘦肉、蛋黄、鱼、豆类、紫菜、海带、黑木耳等)或铁强化食物,为促进食物中铁的吸收,应适当搭配富含维生素 C 的蔬菜和水果,尽可能避免同时进食或饮用可减少食物铁吸收的食物或饮料(如牛奶、浓茶、咖啡等);消化不良者应少量多餐,食欲减退者应经常变换口味,提供色、香、味美的饮食,口腔炎或舌炎影响食欲者,避免进食过热、过辣的刺激性食物,进食前后给予口腔护理。

3.病情观察　观察患者的面色、皮肤黏膜、心悸、气促、头晕等有无改善,定期监测红细胞计数、血红蛋白浓度、网织红细胞及血清铁蛋白等有关实验指标,判断药物疗效,监测药物的不良反应。观察贫血性心脏病患者有无心力衰竭表现,一旦出现立即通知医生。观察有无继续失血的情况。

4.对症护理　严重贫血患者应给予氧气吸入,以改善组织缺氧症状。根据贫血程度及症状,遵医嘱输全血或浓缩红细胞,注意控制输血速度,严重贫血患者输血时速度宜慢,输入量每小时应少于 1ml/kg,以防诱发心力衰竭。伴发舌炎、口腔炎者,嘱其晨起、饭前、饭后、睡前用呋喃西林液漱口,以保持口腔清洁。口腔溃疡者,可涂碘甘油等。

5.用药护理

(1)口服铁剂的护理:应向患者说明服用口服铁剂的目的,并给予必要的指导。①铁剂不良反应及其预防:口服铁剂常见的不良反应有恶心、呕吐、胃部不适和排黑便等,严重者可致患者难以耐受而被迫停药。因此,为预防或减轻胃肠道反应,可建议患者饭后或餐中服用,反应过于强烈者宜减少剂量或从小剂量开始。②为避免牙齿染黑,口服液体铁剂时须使用吸管。③应避免铁剂与浓茶、咖啡、蛋类、牛奶、植物纤维同服;为促进铁的吸收,还应避免同时服用抗酸药(碳酸钙和硫酸镁)以及 H_2 受体拮抗剂,可服用维生素 C、乳酸或稀盐酸等酸性药物或食物。④服药期间,因铁与肠内硫化氢作用生成黑色的硫化铁可使大便变成黑色,护士应向患者做好解释,以消除其顾虑。⑤强调要按剂量、按疗程服药,定期复查相关实验室检查,以保证有效治疗、补足贮存铁,避免药物过量而引起中毒或相关病变的发生。⑥口服铁剂后,自觉症状可以很快恢复,网织红细胞于用药后 1 周开始上升,10 天左右逐渐达高峰,血红蛋白于 2 周后开始上升,1～2 个月后可恢复正常,但为补充铁储存,在血红蛋白完全正常后,仍需继续服用小剂量铁剂 3～6 个月,或待血清铁蛋白＞50μg/L 后方可停药。

(2)注射铁剂的护理:注射用铁剂的不良反应主要有注射局部肿痛、硬结形成,皮肤发黑和过敏反应。后者常表现为脸色潮红、头痛、肌肉关节痛和荨麻疹,严重者可出现过敏性休克。为减少或避免局部疼痛与硬结形成,注射铁剂应采用深部肌内注射法,并经常更换注射部位,必要时进行热敷。首次用药须用 0.5ml 的试验剂量进行深部肌内注射,同时备用肾上腺素,作好急救准备。若 1 小时后无过敏反应,即可按医嘱给予常规剂量治疗。为了避免药液溢出致皮肤染色,可采取以下措施:①不要在皮肤暴露部位注射;②抽取药液入空针后,更换一新针头注射;③可采用"Z"形注射法或留空气注射法。

(3)输血及成分输血的护理:见本章第二节"再生障碍性贫血患者的护理"相关内容。

6.心理护理　向患者解释缺铁性贫血是完全可以治愈的,且痊愈后对身体无不良影响。说明缺铁性贫血可能出现的一些神经精神系统症状,在消除病因、积极治疗后,会很快消失,以消除患者的顾虑。向患者及家属介绍缺铁性贫血相关知识,促进其配合治疗及护理,提高患者的依从性。

【健康教育】

1.休息和饮食指导　轻度贫血者可照常工作,注意休息和营养。中度以上贫血者,可散步或做力所能及的活动,活动量以不加重疲劳感或其他症状为度,以促进食欲及体力的恢复。遵循高蛋白、高热量、高维生素、易消化的饮食原则,指导患者选择含铁丰富的食物,改变不良的饮食习惯,饮食多样化。

2.疾病知识指导　护理人员应向患者及家属介绍缺铁性贫血的病因、临床表现、对机体的危害性、相关实验室检查的目的、意义、治疗及护理的配合与要求等,说明消除病因、坚持药物治疗以及提供营养丰富的饮食的重要性,使其主动配合治疗。在高危人群中开展防治缺铁的卫生知识教育,生长发育期的青少年、月经期、妊娠期与哺乳期的女性,应增加食物铁的补充,必要时可考虑预防性补充铁剂。特别是妊娠期的妇女,每天可口服元素铁 10~20mg。

3.用药及就医指导　遵医嘱坚持用药,定期复查,教会患者进行自我监测病情,一旦出现异常情况,应及时就医。

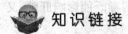 **知识链接**

溶血性贫血

溶血性贫血是由于红细胞寿命缩短、破坏加速而骨髓造血代偿功能不足时所发生的一组贫血。由于骨髓具有相当于正常造血能力 6~8 倍的代偿潜力,当红细胞寿命缩短、破坏加速,而骨髓造血能够代偿时,可不出现贫血,称为溶血性疾病。当平均红细胞寿命短于 15~20 天,红细胞破坏速度超过骨髓的代偿潜力时,则出现贫血。我国溶血性贫血的发病率约占贫血的 10%~15%,个别类型的溶血性贫血具有较强的民族或区域性分布的特点。

二、再生障碍性贫血患者的护理

案例分析

患者,女,27 岁。因头晕、乏力、活动后心悸,气促 2 个月,牙龈出血,鼻出血 2 天而入院。体格检查:T 36.5℃,P 90 次/分,R 21 次/分,BP 124/82mmHg。贫血貌,皮肤有散在少量出血点,全身浅表淋巴结不大。心尖部可听到 2/6 级收缩期吹风样杂音,心律齐,心率 90 次/分,余无异常。实验室及其他检查:Hb 65g/L,RBC $1.65 \times 10^{12}/L$,WBC $2.0 \times 10^9/L$,N 0.50,L 0.50,PLT $38 \times 10^9/L$。骨髓象:增生极度低下,粒、红、巨三系细胞明显减少。

临床诊断:再生障碍性贫血

再生障碍性贫血(aplastic anemia,AA)简称再障,是由多种原因致造血干细胞数量减少和(或)功能障碍所引起的一类贫血,又称骨髓造血功能衰竭症。主要表现为骨髓造血功能低下,进行性贫血、感染、出血及外周血中全血细胞减少(红细胞、粒细胞、血小板均减少)。我国年发病率为 0.74/10 万,可发生于各年龄段,以青壮年居多,老年人发病有增多的趋势,男性略多于女性。

【病因与发病机制】

按病因明确与否分为原发性再障和继发性再障。原发性再障病因不明,但大量临床观察与调查结果发现,继发性再障的发生与下列因素有关。

1.药物及化学毒物　为再障最常见的致病因素,其中最多见的是氯霉素,其次为解热镇痛药。各种抗肿瘤药(氮芥、环磷酰胺、6-巯嘌呤、白消安等),通过损害骨髓造血功能而导致再障,因为药物的毒性作用,任何人只要接受足够的剂量都可能发病,但一般是可逆的,停药后骨髓造血功能可以恢复。还有一些药物与接受剂量无关,而与个体的敏感性有关,多引起持续性再障,且很难逆转,后果较为严重。如氯(合)霉素、氨基比林、有机砷、苯妥英钠、吡罗昔康、卡比马唑、磺胺、甲巯咪唑等。常见化学毒物有苯、三硝基甲苯、无机砷及有机磷农药等,其中苯及其衍生物的骨髓抑制作用最严重。

2.物理因素 物理因素主要是电离辐射(如 X 射线、γ 射线及其他放射性物质),可通过阻碍 DNA 的复制而抑制细胞的有丝分裂,损伤造血干细胞及造血微环境,从而影响干细胞的增殖和分化。损伤程度与接触核辐射剂量有关。

3.病毒感染 风疹病毒、EB 病毒、流感病毒以及肝炎病毒均可引起再障。其中病毒性肝炎与再障的关系较为明确,主要与丙型肝炎有关,其次是乙型肝炎,肝炎病毒既能影响肝脏,又能影响骨髓,原发性再障病例中不少在起病前有病毒感染。

4.其他因素 部分患者妊娠时可发生再障,分娩后病情减轻或缓解。少数阵发性睡眠性血红蛋白尿、系统性红斑狼疮、慢性肾衰竭者可逐渐演变成再障。

再障的发病机制目前尚不完全清楚,主要有以下几种学说:骨髓造血干细胞内在缺陷("种子学说")、骨髓造血微循环缺陷("土壤学说")、异常免疫反应损伤造血干细胞(免疫学说、"虫子学说")及遗传倾向。以往认为,在一定遗传背景下,再障可能通过以上三种机制发病。近年研究结果表明,再障的主要发病机制是免疫异常。造血微环境与造血干细胞的改变是免疫异常损伤的结果。

【临床表现】

主要症状为进行性贫血、出血、感染,无肝、脾、淋巴结肿大。根据发病急缓、病情轻重可分重型再障和非重型再障,具体表现见表 6 - 4。

表 6 - 4　重型再障与非重型再障的鉴别

判断指标	重型再障(SAA)	非重型再障(NSAA)
起病与进展	起病急,进展快	起病缓,进展慢
首发症状	感染、出血	贫血为主,偶有出血
感染的表现严重程度	重	轻
持续高热	突出而明显,难以有效控制	少见且易于控制
败血症	常见,主要死因之一	少见
感染部位	依次为呼吸道、消化道、泌尿生殖道和皮肤黏膜	上呼吸道、口腔牙龈
主要致病菌	G⁻ 杆菌、金葡菌、真菌	G⁻ 杆菌及各类球菌
出血的表现严重程度	重,不易控制	轻,易控制
出血部位	广泛,除皮肤黏膜外多有内脏出血,甚至颅内出血而致死	以皮肤、黏膜为主,少有内脏出血
贫血的表现	重,症状明显,易发生心衰	轻,少有心衰发生
外周血象	网织红细胞计数$<15\times10^9/L$	$>15\times10^9/L$
	中性粒细胞计数$<0.5\times10^9/L$	$>0.5\times10^9/L$
	血小板计数$<20\times10^9/L$	$>20\times10^9/L$
骨髓象	多部位增生极度减低	增生减低或有局部增生灶
病程与预后	病程短,预后差,多于 1 年内死亡	病程长,预后较好,少数死亡

【实验室及其他检查】

1.血象 多呈全血细胞减少,但三系细胞减少的程度不同,贫血属正细胞正色素性贫血。

2.骨髓象 为确诊再障的主要依据。重型再障呈多部位增生低下或极度低下,粒、红两系细胞极度减少,巨核细胞显著减少或缺如。非重型再障骨髓增生减低,可出现局灶性增生,在局灶增生部位,粒、红系及巨核细胞均明显减少,形态大致正常。

【诊断要点】

根据患者有进行性贫血、出血和感染,无肝、脾和淋巴结肿大;全血细胞减少,网织红细胞比例或绝对值减少,淋巴细胞比例相对性增高;骨髓多部位增生减低,三系细胞减少,淋巴细胞及非造血细胞比例增多;骨髓活检显示造血组织均匀减少;排除其他全血细胞减少的疾病,可作出初步的临床诊断与分型。并通过询问病史,了解患者有无特殊药物服用史、放射线或化学物品接触史等,以进一步明确相关原因。

【治疗要点】

1.去除病因 去除或避免接触可能导致骨髓损伤或抑制的各种因素,如避免接触放射性物质、苯及其衍生物,禁用对骨髓有抑制的药物。

2.对症支持疗法

(1)预防和控制感染:增加营养,注意饮食、个人和环境卫生,特别是皮肤及口腔卫生。若白细胞数低于$1\times10^9/L$,应予保护性隔离。合并感染时及时采用经验性广谱抗生素治疗,对于感染性高热的患者,反复多次进行患者血液、分泌物和排泄物的细菌培养及药物敏感试验,并根据结果选择敏感的抗生素。对于重症患者,为控制病情,防止感染扩散,多主张早期、足量、联合用药。长期应用广谱抗生素易继发二重感染或导致肠道菌群失调,若发生真菌感染可用两性霉素 B 等抗真菌药物进行治疗。必要时可输注白细胞混悬液。

(2)纠正贫血:严重贫血 Hb<60g/L,伴明显缺氧症状者,可输血或输浓缩红细胞。

(3)控制出血:除了应用一般止血药外,可根据患者的具体情况选用不同的止血方法或药物。女性子宫出血可肌注丙酸睾酮。皮肤、鼻黏膜出血可用糖皮质激素。出血严重尤其是有颅内出血的迹象时应尽早输新鲜血浆或血小板浓缩液。

3.免疫抑制剂 抗淋巴/胸腺细胞球蛋白(ALG/ATG)具有抑制 T 淋巴细胞或非特异性自身免疫反应的作用,可用于 SAA 的治疗。环孢素可选择性地作用于异常 T 淋巴细胞,解除骨髓抑制,是再障治疗的一线药物,适用于各种类型的再障。CD3 单克隆抗体、麦考酚吗乙酯、环磷酰胺、甲泼尼龙等可用于治疗重型再障。

4.促进造血

(1)雄激素:为目前治疗非重型再障的常用药,其作用机制是刺激肾脏产生促红细胞生成素,并直接作用于骨髓,促进红细胞生成。长期应用还可促进粒细胞系统和巨核细胞系统细胞的增生。常用丙酸睾酮50~100mg,肌注,每天或隔天 1 次,疗程至少 4 个月;或口服十一酸睾酮(40~80mg,每日 3 次)、司坦唑醇(2mg,每日 3 次)。

(2)造血细胞因子:主要用于重型再障,单用无效,多作为一种辅助性药物,在免疫抑制治疗时或之后应用,有增加粒细胞、促进血象恢复的作用,常用粒系集落刺激因子(G‑CSF)或粒‑单系集落刺激因子(GM‑CSF),剂量为 $5\mu g/(kg\cdot d)$;红细胞生成素(EPO)50~100U/(kg·d)。一般在免疫抑制治疗后使用,维持 3 个月以上。

5.造血干细胞移植 主要用于重型再障。包括骨髓移植、外周血干细胞移植和脐血移植等。最佳移植对象为 45 岁以下、无感染及并发症、配型合适者,可考虑进行造血干细胞移植。

【护理评估】

1.健康史　应详细了解患者有无长期化学物质或电离辐射接触史,是否患过病毒性肝炎或病毒感染,家族中有无再障患者。了解患者既往的发病和治疗情况,如贫血、出血、感染的严重程度,药物的名称、剂量和疗程等。

2.心理-社会状况　患者是否因进行性加重的贫血、反复感染和出血,治疗效果差而出现紧张、恐惧、情绪低落等消极情绪,或因长期使用激素和免疫抑制剂引起痤疮、多毛和体形变化,而常感到烦恼或自卑,不愿参加社交活动。了解患者家庭经济状况及其他社会支持情况,是否有因病致贫的顾虑。了解患者对所患疾病的认识和态度。

3.身体评估　评估患者有无皮肤黏膜苍白、头晕、眼花、耳鸣、活动后心悸、气促等贫血症状,有无发热、咽痛、咳嗽、咳痰、尿频、尿急、尿痛、肛周疼痛等感染表现,有无牙龈出血、鼻出血、呕血、便血、阴道出血、头痛、视物模糊等皮肤、黏膜、内脏出血的表现。

4.实验室及其他检查　红细胞数、白细胞数、血小板计数、网织红细胞绝对值是否低于正常及其减少程度;骨髓增生程度和巨核细胞数量的改变。

【护理诊断/问题】

1.活动无耐力　与贫血所致机体组织缺氧有关。

2.有感染的危险　与粒细胞减少有关。

3.有损伤的危险:出血　与血小板减少有关。

4.焦虑　与再障治疗效果不好、反复住院及经济负担重有关。

5.自我形象紊乱　与雄性激素或免疫抑制剂引起的身体外形改变有关。

6.知识缺乏　缺乏有关再障治疗及预防感染和出血的有关知识。

【护理目标】

1.患者活动耐力增强,能耐受一般活动,生活能自理。

2.患者能说出预防和控制感染的重要性,积极配合治疗和护理,不发生感染或感染被控制。

3.患者能采取有效、正确的预防措施,不发生出血或出血停止。

4.患者学会有效应对的方法控制焦虑,情绪稳定。

5.患者能正确认识和理解用药期间身体外形的各种改变,积极配合治疗和护理,自觉坚持遵医嘱用药。

6.患者能说出再障的预防保健措施、治疗注意事项和护理要点。

【护理措施】

1.休息与体位　轻、中度贫血可适当下床活动,重度贫血、缺氧症状严重或合并感染者应卧床休息。血小板计数低于 $50×10^9/L$ 时应减少活动,增加卧床时间,防止外伤;血小板计数低于 $20×10^9/L$ 或有严重出血时,应绝对卧床休息。

2.饮食护理　给予高蛋白、高热量、高维生素、易消化的饮食。有感染发热时,少量多餐,保证充足的水分和热量供给;指导患者注意饮食卫生,不吃生冷食物、水果削皮后食用,以防止胃肠道感染;血小板减少者应进软食或半流质,避免过硬、粗糙、刺激性食物;消化道出血者应禁食或给予冷流质饮食;保持大便通畅,大便时不可过于用力,必要时用开塞露等协助排便,避免腹内压增高引起出血。

3.病情观察　注意观察患者的生命体征,尤其是体温的变化,有无呼吸系统、消化系统和泌尿系统等部位的感染征象;注意贫血的症状、体征;观察皮肤、黏膜有无出血斑点,有无内脏及颅内出血的症状和体征,如患者出现头痛、恶心、喷射状呕吐等,应警惕颅内出血的发生。

4.对症护理　针对贫血、出血、感染的护理详见本章第一节相关内容。

5.用药护理

(1)免疫抑制剂:应用 ATG 和 ALG 治疗时,可出现超敏反应、出血加重、血清病(如猩红热样皮疹、关节痛、发热)以及继发感染等,用药前应做皮肤过敏试验,用药期间用糖皮质激素防治过敏反应,应加强病情观察,做好保护性隔离,加强支持疗法,预防出血和感染;用环磷酰胺时应观察有无血尿,指导患者多饮水,每日饮水量 3 000ml 以上,防止出血性膀胱炎;用环孢素时应定期检查肝、肾功能,观察有无牙龈增生及消化道反应。

(2)雄激素:向患者及家属解释雄激素类药物应用的目的、主要不良反应如须毛增多、痤疮、声音变粗、女性闭经及男性化、肝损害、水肿。说明待病情缓解后,随着药物剂量的减少,不良反应会逐渐消失。嘱患者常用温水洗脸,不要用手抓痤疮,防止感染。丙酸睾酮为油剂,注射局部不易吸收,常可形成硬块,甚至发生无菌性坏死,故注射时应作深部、缓慢、分层肌内注射,更换注射部位,经常检查局部有无硬结,一旦发现及时处理,如作局部热敷、理疗或用金黄散等外敷。司坦唑醇(康力龙)、美雄酮(去氢甲基睾丸酮)等可出现肝功能损害和药物性肝内淤胆。疗程中应观察有无黄疸,并定期检查肝功能。

(3)造血生长因子:本类药物用药前应作过敏试验,用药期间宜定期检查血象。粒细胞集落刺激因子(G-CSF)偶有低热、皮疹、转氨酶升高、消化道不适、骨痛等不良反应,一般停药后消失。粒-吞噬细胞集落刺激因子(GM-CSF)可引起发热、骨痛、肌痛、静脉炎、胸膜渗液、腹泻、乏力等,严重者可见心包炎、血栓形成。促红细胞生成素(EPO)用药期间应监测血压,若发现血压升高及时报告医生处理,偶可诱发脑血管意外或癫痫发作,应密切观察。

(4)输血及成分输血的护理

1)输注时护理:①红细胞输注:分离的红细胞应保存在 4～6℃冰箱内,输注前在室温内放置片刻复温,使之与室温接近,不可加温,并检查有无溶血现象。输注时红细胞应用生理盐水稀释,忌用葡萄糖,防止发生红细胞凝集。开始输注时速度宜慢,20 滴/分,如无异常反应,30 分钟后可适当加快滴速,40 滴/分。②白细胞输注:使用带滤网的输血器,将采集的白细胞悬液应于 6 小时内输完,输速不宜过快。多次输注可给予糖皮质激素,以减少抗白细胞抗体的产生。③血小板输注:在 20℃的室温条件下,将采集的血小板于 6 小时内输完,输注过程中应经常摇晃采集袋,防止发生凝集块。

2)输注反应的护理:①输注前应严格配型,认真核对,严防发生溶血反应。②输注过程中应密切观察病情变化,及时发现各种输血反应的早期征象,如果疑有溶血反应发生,应立即停止输注并通知医生,积极做好配合抢救准备。过敏反应大多发生在输血后期,一般为皮肤瘙痒或荨麻疹,可伴有发热、头痛、关节酸痛等,重者可发生喉头水肿出现呼吸困难,甚至发生过敏性休克。一旦发现,应及时与医生联系,反应严重者立即停止输注,给予 0.1% 的盐酸肾上腺素 0.5～1ml 皮下注射。

6.心理护理　首先与患者建立相互信任的良好关系,注意观察患者的情绪反应及行为表现,鼓励患者讲出自己所关注的问题并及时给予有效的心理疏导。帮助患者认识不良心理状态对疾病康复的不利影响。护士应多与患者交谈,了解患者的思想顾虑,向患者说明本病通过积极治疗,能控制病情,缓解症状,鼓励患者正确面对疾病,消除不良情绪,积极配合治疗。鼓励家属关心体贴患者,积极参与患者的治疗与护理,让患者感到家庭的温暖和关怀,消除悲哀情绪,提高治疗信心。

【护理评价】

1.患者活动后心悸、气短等症状是否减轻或消失,生活能否自理。

2.能否描述引起或加重出血的危险因素,并能采取正确、有效的预防措施。

3.有无严重出血和颅内出血发生或出血是否停止。

4.能否有效应对心理压力,缓解焦虑情绪。

5.能否正确认识用药期间身体外形的各种变化,坚持遵医嘱用药。

6.是否能描述引起再障的常见因素,实现自我护理。

【健康教育】

1.生活指导　充足的睡眠与休息可减少机体的耗氧量;适当的活动可调节身心状况,提高患者的活动耐力,但应以患者不感到疲劳为度。因过度运动会增加机体耗氧量,甚至诱发心衰。睡眠不足、情绪激动则易于诱发致命性的颅内出血。因此,必须指导患者根据病情的变化做好休息与活动的自我调节。同时指导患者学会自我调整情绪,保持心情舒畅。加强营养,饮食宜清淡、易消化、无刺激性,富含高热量、高蛋白、高维生素等营养物质。

2.疾病知识指导　向患者和家属介绍本病的常见原因、临床表现及目前的主要诊疗方法,增强患者及其家属的信心,使其积极主动地配合治疗和护理。尽可能减少接触与再障发病相关的药物和理化物质。因职业关系接触造血毒物如 X 线、放射性物质、农药、苯等,应作好防护工作,严格遵守操作规程,定期体检,注意血象变化。指导患者进行自我护理,能有效预防感染和出血。向患者及家属解释本病的治疗措施,说明坚持用药的重要性,让患者认识到疾病治疗的长期性,坚持按医嘱用药。向患者解释造血干细胞移植的有关知识,建议有条件的患者尽早进行造血干细胞移植。

 知识链接

巨幼细胞性贫血

红细胞生成过程中需要有足够的蛋白质、铁、叶酸及维生素 B_{12}。蛋白质和铁是合成血红蛋白的重要原料,而叶酸和维生素 B_{12} 是红细胞成熟的必需物质,当叶酸和维生素 B_{12} 缺乏时,可导致细胞核脱氧核糖核酸合成障碍引起贫血即为巨幼细胞贫血。多见于妊娠妇女和婴幼儿。在我国以叶酸缺乏的营养性巨幼细胞贫血为多,山西、陕西、河南等为高发区。在欧美国家,则以维生素 B_{12} 缺乏及体内产生内因子抗体所致的恶性贫血多见。

第三节　出血性疾病患者的护理

一、特发性血小板减少性紫癜患者的护理

特发性血小板减少性紫癜(idiopathic thrombocytopenic purpura,ITP)又称自身免疫性血小板减少性紫癜,是最常见的一种血小板减少性疾病。主要由于血小板受到免疫性破坏,导致外周血中血小板减少。临床表现为广泛性自发性皮肤、黏膜及内脏出血,血小板计数减少,

骨髓巨核细胞发育、成熟障碍,血小板寿命缩短及抗血小板自身抗体出现。临床上分为急性型和慢性型两种,前者多见于儿童,后者多见于 40 岁以下女性,男女之比约为 1:4。

【病因与发病机制】

本病病因目前尚未完全阐明,可能与以下因素有关。

1. 感染 细菌或病毒感染与 ITP 发病有密切关系。临床约 80% 的急性 ITP 患者,在发病前 2 周左右有上呼吸道感染史;慢性 ITP 患者,常因上呼吸道感染而使病情加重;病毒感染后发生的 ITP 患者,血中可发现抗病毒抗体与免疫复合物,可缩短血小板的寿命。

2. 免疫因素 是 ITP 发病的主要原因。绝大部分 ITP 患者血中可检测到血小板相关抗体或抗血小板抗体等自身抗体,自身抗体致敏的血小板被单核-巨噬细胞系统过度破坏是 ITP 发病的主要机制。目前发现 ITP 的发生还与 T 细胞功能障碍有关,T 细胞功能障碍不仅使血小板破坏增多,还可引起血小板功能异常,并可通过损害毛细血管内皮导致通透性增加而引发出血。

3. 肝、脾 肝、脾不但是血小板相关抗体和抗血小板抗体产生的主要部位,也是血小板破坏的主要场所,其中以脾脏最为重要。与抗体结合后的血小板在肝及脾脏易被单核-巨噬细胞系统的细胞吞噬、清除。

4. 其他因素 慢性型多见于育龄期女性,可能与雌激素水平增高有关。雌激素能抑制血小板产生及促进单核巨噬细胞对抗体结合的血小板吞噬破坏。此外,有研究表明 ITP 的发生可能受基因的调控。

【临床表现】

1. 急性型 多见于儿童。①起病方式:80% 以上患者在发病前 1~2 周有上呼吸道感染,特别是病毒感染史。起病急,常有畏寒、寒战、发热。②皮肤、黏膜出血:全身皮肤广泛性瘀点、紫癜、淤斑,甚至出现血肿,常先出现于四肢,尤以下肢为多;鼻、牙龈、口腔黏膜出血较重;损伤及注射部位可渗血不止或形成大小不等的瘀斑。③内脏出血:可出现呕血、黑便、咯血、血尿及阴道出血等,甚至发生颅内出血,多表现为突发剧烈头痛、意识障碍、抽搐,双侧瞳孔不等大、对光反射迟钝或消失等,是本病致死的主要原因。④贫血及休克:若出血量大或范围广,可出现不同程度的贫血、血压下降或失血性休克。急性型病程多为自限性,可在数周内痊愈,且很少复发,少数病程超过半年的转为慢性。

2. 慢性型 常见于 40 岁以下的育龄期女性。①起病方式:起病缓慢,一般无前驱症状。②出血倾向:出血症状相对较轻,常反复出现四肢皮肤黏膜瘀点、瘀斑,牙龈出血或鼻出血。严重内脏出血较少见,女性患者月经过多较常见,甚至是唯一的症状。上述症状可反复发作,持续数周、数月或数年不等。部分患者可因感染等致病情骤然加重,出现广泛、严重的皮肤黏膜及内脏出血。也可因情绪激动而诱发致命性的颅内出血。③贫血及脾大:反复发作者可出现失血性贫血和轻度脾大。

【实验室及其他检查】

1. 血象 血小板计数减少,急性型发作期血小板常低于 $20 \times 10^9/L$,慢性型常为(30~80) $\times 10^9/L$。红细胞和血红蛋白可出现不同程度的下降,与出血量有关,白细胞多正常。

2. 骨髓象 骨髓巨核细胞增多或正常,但产血小板型巨核细胞减少。急性型幼稚型巨核细胞比例增多,胞体大小不一,小型多见;血小板明显减少或罕见。慢性型颗粒型巨核细胞增多,胞体大小基本正常;血小板减少,分散分布。

3.免疫学检查 80%以上患者 PAIgG 及血小板相关补体(PAC3)增高,缓解期可恢复至正常值。90%以上 ITP 患者血小板寿命明显缩短。

4.其他 束臂试验阳性,出血时间延长,血块收缩不良。

【诊断要点】

根据出血的症状;血小板计数减少;脾无肿大或轻度增大;骨髓巨核细胞增多或正常,而成熟障碍;排除继发性血小板减少症;具备下列 5 项中任何 1 项:①泼尼松治疗有效;②脾切除治疗有效;③PAIgG 阳性;④PAC3 阳性;⑤血小板寿命缩短,即可作出诊断。

【治疗要点】

1.一般治疗 血小板明显减少、出血严重者应卧床休息,防止创伤。避免应用降低血小板数量与抑制血小板功能的药物。给予止血药、促血小板生成的药物及采用局部止血处理等。

2.糖皮质激素 为首选药物,有效率约为 80%,其主要作用机制是:降低毛细血管通透性;减少血小板抗体生成及减轻抗原抗体反应;抑制单核-巨噬细胞系统对血小板的破坏;刺激骨髓造血及血小板向外周释放。常用泼尼松每天 1mg/kg 口服,待血小板接近正常,继续服用 2 周后可逐渐减量,并以小剂量(5~10mg/d)维持 3~6 个月。症状严重者可短期静滴地塞米松或甲泼尼松,力求血小板计数能够达到(20~30)×10⁹/L 以上。

3.脾切除 可减少血小板抗体的产生及减轻血小板的破坏。实践证明:脾切除有效率约为 70%左右,一般脾切除 24 小时内血小板即升至正常,无效者亦可减少糖皮质激素的用量。主要适应证:①糖皮质激素治疗 3~6 个月无效者;②泼尼松有效,但维持剂量必须大于 30mg/d 者;③不宜用糖皮质激素者;④出血明显,危及生命者;⑤⁵¹Cr 扫描脾区放射指数增高者。禁忌证:妊娠期或因其他原因不能耐受手术者。

4.免疫抑制剂 一般不作首选。用于以上治疗无效或疗效差者,可加用免疫抑制剂以提高疗效,减少糖皮质激素的用量。常用免疫抑制剂有长春新碱、环磷酰胺、硫唑嘌呤和环孢素等。其中最常用的是长春新碱,此药除具有免疫抑制作用外,还能促进血小板的生成和释放。具体用法:每周 1 次,每次 1mg,静注,4~6 周为 1 个疗程。环孢素主要用于难治性 ITP 患者。

5.其他 达那唑可用于难治性 ITP,与糖皮质激素有协同作用。中药也有一定疗效。

6.急症的处理 急症者的判定指标主要包括:①血小板计数<20 ×10⁹/L 者;②出血严重而广泛者;③疑有或已发生颅内出血者;④近期将实施手术或分娩者。处理方法有:

(1)血小板输注:成人用量为 10~20 单位/次,可根据病情重复使用。输新鲜浓缩血小板悬液有较好的止血效果,但反复多次输注易产生同种抗体,加速血小板的破坏。

(2)静脉注射大剂量甲泼尼龙:剂量为 lg/d,3~5 天为 1 个疗程。可有效抑制单核-巨噬细胞系统的吞噬效应,减少血小板的破坏。

(3)静脉注射免疫球蛋白:是目前 ITP 紧急救治最有效的方法之一。其原理是竞争性抑制血小板与相关抗体结合,减少单核-巨噬细胞系统对血小板的吞噬与破坏。剂量为 400mg/(kg·d),4~5 天为 1 个疗程。

(4)血浆置换:方法为每天置换 3 000ml 血浆,连续 3~5 天,可有效清除血浆中的抗血小板抗体。

【护理诊断/问题】

1.有损伤的危险:出血 与血小板减少有关。

2.有感染的危险 与长期服用糖皮质激素、免疫抑制剂所致机体抵抗力下降有关。

3. 恐惧　与血小板过低，出血严重危及生命有关。

4. 潜在并发症　颅内出血。

【护理措施】

1. 休息与体位　病情轻者嘱患者多休息，避免不必要的活动，避免外伤。血小板低于 $50\times10^9/L$ 时，应限制活动，急性发作期应卧床休息，血小板低于 $20\times10^9/L$ 或严重出血者应绝对卧床休息。

2. 饮食护理　给予高蛋白质、高热量、高维生素、少渣软食。禁酒，忌刺激性、生、硬、煎、炸和过热的食物，防止诱发牙龈出血、口腔出血或消化道出血。消化道出血者应禁食，待出血停止 24 小时后再进流质、半流质饮食。多吃蔬菜、水果，防止便秘。长期应用肾上腺皮质激素者，给予高蛋白、高维生素、低盐、低脂、低糖、高钾、高钙饮食。

3. 病情观察　注意观察皮肤、黏膜出血部位、范围和出血量，有无内脏出血的表现，如月经量明显增多、呕血或便血、咯血、血尿、头痛、视力改变等。监测血小板计数，警惕颅内出血及脑疝发生。出血量大时注意观察有无失血性休克发生。

4. 对症护理　出血的预防和护理详见本章第一节"出血"相关内容。

5. 用药护理

(1) 糖皮质激素：应告知患者必须按医嘱、按时、按剂量、按疗程用药，不可自行减量或停药，以免病情加重。为减轻高血压、糖尿病、消化性溃疡等不良反应，应饭后服药，必要时可加用胃黏膜保护剂或制酸剂；长时间应用糖皮质激素可引起身体外形变化：满月脸、水牛背、皮肤色素沉着、痤疮、多毛等，但在减药、停药后可以逐渐消失，应提前告知向患者及家属，以取得其配合。

(2) 免疫抑制剂：长春新碱可引起骨髓造血功能抑制、末梢神经炎。环磷酰胺可致出血性膀胱炎等。

(3) 免疫球蛋白：可引起患者出现恶心、头痛、出汗、肌痉挛、发热、寒战等不良反应，输液中应注意观察，若出现不良反应立即减慢滴速，并及时通知医生，必要时遵医嘱肌注地塞米松、口服对乙酰氨基酚等予以防治。

6. 血浆置换疗法的护理　血浆置换疗法时，室温维持在 $16\sim24℃$，严格消毒隔离、无菌操作，严密观察是否有过敏反应、发热、低血压、低钙血症及出血等并发症出现，尤其是过敏性休克和肺水肿等严重并发症，一旦发生，应立即停止血浆置换，并做相应的处理。详细记录置换液品种、数量、输入速度、弃除的血浆量等。

7. 心理护理　鼓励患者说出自己的感受，并耐心解答患者提出的各种问题，对其焦虑、恐惧等不良情绪表示理解。向患者解释出血的原因，教会其减轻出血和避免出血的措施。争取家属的配合，帮助患者获得广泛的社会支持。

【健康教育】

1. 生活指导　指导患者合理休息、适当活动，保证充足的睡眠，保持情绪稳定、大便通畅。注意营养，合理饮食。

2. 疾病知识指导　护士应向患者及家属介绍本病的相关知识，使其能正确认识疾病，避免感染等诱发因素，防止病情加重或复发。

3. 预防出血　为减少出血的危险，应避免一切外伤，如不要挖鼻腔，不宜用牙签剔牙，不要赤脚走路。当使用刀、剪、锯等工具时，应戴上保护性手套等。避免剧烈或易致损伤的活动、运动及工作;血小板在 $50×10^9/L$ 以下时,勿做较重体力活动;告知患者预防颅内出血的有效措施是保持情绪稳定和大小便通畅。识别出血征象,告知患者一旦发现严重出血,应立即就医;学会压迫止血的方法。

4.用药指导 嘱患者坚持治疗,解释糖皮质激素治疗时的注意事项及副作用,告知患者糖皮质激素的副作用在减药、停药后会逐渐消失。切忌突然减量、停药,以防出现反跳现象。避免使用可能引起血小板减少或功能抑制的药物,如阿司匹林、吲哚美辛(消炎痛)、双嘧达莫、氯霉素、保泰松、磺胺类、氨苄西林等。定期门诊复查,急性期患者缓解后每 1~2 周检查血小板数一次,需持续 6 个月至 1 年以上,必要时检查骨髓;慢性患者一般每 2~4 周复查血小板一次。

二、过敏性紫癜患者的护理

过敏性紫癜(allergic purpura)是一种常见的血管变态反应性出血性疾病。临床上主要表现为皮肤紫癜、黏膜及某些器官出血,可同时伴有血管神经性水肿、荨麻疹等过敏反应。多为自限性。本病多见于儿童及青少年,男性略多于女性,以春、秋季发病较多。近年来过敏性紫癜的患病率有上升趋势。

【病因与发病机制】

本病发病可能与以下因素有关。

1.感染 为最常见的原因,包括细菌(以 β 溶血性链球菌所致上呼吸道感染最多见)、病毒(麻疹、水痘、风疹等)、寄生虫感染等。

2.食物 主要是机体对某些动植物的异质蛋白过敏所致,如鱼、虾、蟹、蛋、奶等。

3.药物过敏 抗生素类(青霉素、链霉素、金霉素、氯霉素、头孢菌素类等)、磺胺类、异烟肼、阿托品、解热镇痛药(水杨酸类、保泰松、吲哚美辛等)及苯巴比妥类等。

4.其他 寒冷刺激、花粉、尘埃、昆虫叮咬、疫苗接种等。

发病机制尚未十分明确,可能是与上述致敏因素促发机体产生Ⅲ型变态反应或速发型变态反应有关。变态反应过程中所产生的各种炎性介质或生物活性物质引起局部小血管的炎症反应,使血管通透性增加,血浆外渗,从而导致相应组织或脏器的出血与水肿,此种炎性反应最常见的部位是皮肤、黏膜、胃肠道、肾脏及关节腔。

【临床表现】

多为急性起病,发病前 1~3 周有全身不适、发热、咽痛、乏力及上呼吸道感染等前驱症状,随后出现典型临床表现。根据受累部位及其临床表现的不同,可分为以下五种类型。

1.紫癜型(单纯型) 为最常见的一种临床类型,主要表现为皮肤瘀点、紫癜。多局限于四肢,尤其以下肢及臀部最为多见。分布呈对称性,可分批出现,形状大小不等,呈紫红色,略高于皮肤表面或融合成片,呈出血性丘疹或小型荨麻疹,可伴有轻微痒感。随着病程的发展,瘀点或紫癜的颜色逐渐变为紫色、黄褐色、淡黄色,约 7~14 天消退,可反复发作。严重者紫癜可融合成大血泡,中心呈出血性坏死。少数患者可伴有皮肤水肿、荨麻疹。

2.腹型 为最具潜在危险的类型。除皮肤瘀点或紫癜外,最常见的表现为消化道症状及体征,如恶心、呕吐、呕血、腹泻及黏液便、便血等。以腹痛最为常见,腹痛多位于脐周、下腹或全腹,呈突发的阵发性绞痛或持续性钝痛,发作时可由于腹肌紧张及明显压痛而误诊为外科急腹症。幼儿可因肠壁水肿、蠕动增强而致肠套叠。

3.关节型 除皮肤紫癜外,因关节部位血管受累常可出现关节肿胀、疼痛、压痛和功能障碍。多发生于膝、踝、肘、腕等大关节,关节症状可反复发作,疼痛有时呈游走性。关节症状一般在数月内消失,无后遗症或关节畸形。

4.肾型 病情最为严重的一种临床类型,为肾小球毛细血管袢受累所致。发生率高达12%～40%。多在紫癜出现后1周左右出现血尿、蛋白尿及管型尿,偶有水肿、血压升高、肾功能不全等。多数患者在3～4周内恢复,少数病例可因反复发作迁延数月而演变成慢性肾炎或肾病综合征,甚至尿毒症。

5.混合型 以上临床表现如两种以上类型并存,则称为混合型。

【实验室及其他检查】

1.毛细血管脆性试验 约50%的患者可有毛细血管脆性试验阳性,毛细血管镜检可见毛细血管扩张、扭曲及渗出性炎症反应。

2.尿常规检查 肾型或混合型可有血尿、蛋白尿、管型尿。

3.血小板计数、功能及凝血相关检查 除出血时间可能延长外,其他均正常。

4.肾功能 肾型及合并肾型表现的混合型,可有程度不等的肾功能受损。

【诊断要点】

①根据患者发病前1～3周有低热、咽痛、全身乏力或上呼吸道感染史;②典型的四肢皮肤瘀点、紫癜,可伴有胃肠道、关节及肾脏的表现;③血小板计数正常,束臂试验阳性,出、凝血时间正常;④排除其他原因引起的血管炎或紫癜即可作出诊断。

【治疗要点】

1.病因治疗 寻找并去除致病因素,是治愈本病和防止复发的根本措施。如清除感染病灶、驱除肠道寄生虫,避免再次接触可能致敏的食物与药物等。

2.一般治疗 抗组胺类药物的应用,如异丙嗪、阿司咪唑、氯苯那敏(扑尔敏)等;辅助性应用大剂量维生素C(5～10g/d,静注,连续应用5～7天)、曲克芦丁及静注钙剂,以降低毛细血管壁的通透性。

3.糖皮质激素的应用 此类药物具有较强的抗过敏、抑制免疫反应和降低毛细血管通透性的作用,对腹型和关节型疗效较好,但对紫癜型及肾型疗效不明显。常用泼龙松30mg/d,顿服或分次口服,重者可用地塞米松或氢化可的松静注,症状减轻后可改为口服。疗程不超过30天,肾型患者可酌情延长。

4.免疫抑制剂的应用 上述治疗效果不佳者可酌情使用免疫抑制剂,如环磷酰胺或硫唑嘌呤等。

5.对症及其他治疗 腹型患者可皮下注射解痉剂,如阿托品或山莨菪碱(654-2)以缓解腹痛。发生上消化道出血者按上消化道出血的常规进行处理:禁食、制酸与止血,必要时给予输血。以肾病综合征为主要表现的肾型患者,可联合应用糖皮质激素、免疫抑制剂及抗凝剂。此外,慢性反复发作者或肾型患者的辅助疗法可选用中医中药。近年来用阿司匹林、双嘧达莫加泼尼松等治疗也取得了一定的疗效。

【护理诊断/问题】

1.有损伤的危险:出血 与血管壁通透性和脆性增加有关。

2.疼痛:腹痛、关节痛 与局部过敏性血管炎性病变有关。

3.潜在并发症 慢性肾炎、肾病综合征、慢性肾衰竭。

4.知识缺乏 缺乏本病的预防知识。

【护理措施】

1.休息与体位　临床观察发现,无论何种类型的患者,卧床均可加快症状的消失,过早或者过多的行走性活动可使症状加重或复发,因此对于轻者可适当活动,急性期或有腹部、关节或肾脏损害者应卧床休息。病室环境应安静,床铺柔软、整洁,室内不要放置鲜花、皮毛等饰物,尽量减少易引起过敏的因素。

2.饮食护理　避免食用易引起过敏的食物,如鱼、虾、蟹、蛋类、乳类等。宜进清淡、少刺激、易消化的普食、软食或半流质饮食。若有消化道出血,应避免过热饮食,必要时禁食。

3.病情观察　密切观察患者出血的进展与变化,了解病情有无缓解,有无新发出血、肾损害、关节活动障碍等表现,患者的自觉症状、皮肤瘀点或紫癜有无增多或消退。监测尿量、尿色及肾功能改变,警惕肾损害。

4.对症护理

(1)紫癜型:避免皮肤受损(详见本章第一节"出血"相关内容)。

(2)腹型:腹痛时取舒适卧位,如仰卧屈膝位,以缓解疼痛。注意腹壁紧张度、压痛和反跳痛、局部包块和肠鸣音的变化等。肠鸣音活跃可能再次便血,肠鸣音消失警惕肠梗阻。出现包块者,特别是幼儿,要注意肠套叠。有消化道出血者应记录呕血、便血量。

(3)关节型:适当限制关节活动,置肢体于功能位,以减轻疼痛。保护患病关节,避免外伤,防止创伤性急性关节炎。

(4)肾型:给予优质蛋白饮食,有水肿、高血压、少尿时,给予低蛋白低盐饮食,并控制水的摄入量。注意观察尿色,定期做尿液检查。

5.用药护理　向患者解释药物的疗效及副作用,并严密观察药物副作用。抗组胺药易引起困倦,用药期间避免高空作业及驾驶。糖皮质激素及免疫抑制剂的护理参见相关章节。

6.心理护理　向患者介绍疾病常识,帮助患者寻找致病因素,并告知患者,本病是一种变态反应性疾病,多数预后良好,一般病程2周左右;40%的患者有反复发作的可能,但每次复发的病情均有逐渐减轻的趋势,以减轻患者的心理负担。多与患者沟通及时发现患者的心理问题及情绪障碍,并及时给予疏导。

【健康教育】

1.生活指导　避免接触与发病有关的药物或食物,这是有效预防过敏性紫癜的重要措施。注意休息、营养与运动,增强体质,预防上呼吸道感染。饭前便后洗手,避免食用不洁食物,预防寄生虫感染。

2.疾病知识指导　向患者及其家属介绍本病的性质、原因、临床表现及治疗的主要方法。说明本病为过敏性疾病,寻找致敏源极为重要,与患者及家属共同分析寻找致病因素,并指导他们避免各种致病因素及可疑致病因素。教会患者对出血情况及其伴随症状或体征的自我监测。一旦出现病情复发或加重,应及时就医。

 知识链接

弥散性血管内凝血

弥散性血管内凝血(DIC)是由多种致病因素激活机体的凝血系统,导致机体弥漫性微血栓形成、凝血因子大量消耗并继发纤溶亢进,从而引起全身性出血、微循环障碍乃至多器官功能衰竭的一种临床综合征。本病多起病急、进展快、死亡率高,是临床急重症之一。

第四节　白血病患者的护理

案例分析

患者,女,27岁。近1周来全身乏力、发热、咳嗽,发现前脚及四肢有散在出血点而来院就诊。查体:T 38℃,P 96次/分,R 20次/分,BP 120/80mmHg。神志清楚,体检合作,前胸和下肢皮肤有少许出血点,浅表淋巴结不大,巩膜不黄,咽充血(+),扁桃体不大,胸骨轻压痛,心率96次/分,律齐,肺叩清,右下肺少许湿啰音,腹平软,肝脾未及。无病理反射。化验:Hb 82g/L,网织红细胞0.5%,WBC 5.4×10^9/L,原幼细胞20%,PLT 29×10^9/L,尿粪常规(-)。

临床诊断:急性白血病

一、概述

白血病(leukemia)是一类造血干细胞的恶性克隆性疾病。克隆的白血病细胞增殖失控、分化障碍、凋亡受阻,而停滞在细胞发育的不同阶段,在骨髓和其他造血组织中进行性、失控制性、弥漫性异常增生,正常造血功能受抑制,并浸润、破坏其他器官和组织。临床上以进行性贫血、出血、反复感染、持续发热和不同程度肝、脾、淋巴结肿大,外周血中出现幼稚细胞为特征。白血病约占癌症总发病率的5%。在我国白血病发病率约为2.76/10万,接近于其他亚洲国家,但低于欧美,以急性白血病多见,男性发病率略高于女性,各年龄组均可发病。在恶性肿瘤所致的死亡率中,白血病居第6位(男性)和第8位(女性),但在儿童及35岁以下成人中则居第1位。

【分类】

1.按病程和白血病细胞的成熟度分类

(1)急性白血病:起病急,进展快,病程短,仅为数月。细胞分化停滞在较早阶段,骨髓和外周血中以原始和早期幼稚细胞为主。

(2)慢性白血病:起病缓,进展慢,病程长,可达数年。细胞分化停滞在较晚阶段,骨髓和外周血中多为较成熟幼稚细胞和成熟细胞。临床常见类型有慢性粒细胞白血病及慢性淋巴细胞白血病,少见类型如毛细胞白血病、幼淋巴细胞白血病等。

2.按白细胞计数分类　多数患者白细胞计数增高,超过10×10^9/L,称为白细胞增多性白血病;若超过100×10^9/L,称为高白细胞性白血病;部分患者白细胞计数在正常水平或减少,称为白细胞不增多性白血病。

【病因与发病机制】

1.病毒感染　可能是主要因素。研究证实成人T细胞白血病(ATL)是由人类T淋巴细胞病毒I型(HTLV-I)所引起。HTLV-I可以通过哺乳、性生活及输血而传播,并认为此病毒可直接致病或在某些理化因素的作用下发病。此外,EB病毒、HIV病毒与淋巴系统恶性肿瘤的关系也已被证实。

2.化学因素　一些化学物质有致白血病的作用。多年接触苯以及含有苯的有机溶剂与白血病发生有关。氮芥、环磷酰胺、甲基苄肼、依托泊苷等抗肿瘤的细胞毒药物都有致白血病的作用。氯霉素、保泰松亦可能有致白血病作用。化学物质所致的白血病多为急非淋白血病。在出现白血病前,常先有全血细胞减少。

3.放射因素 包括 X 射线、γ 射线及电离辐射等。白血病的发生取决于人体吸收辐射的剂量,全身或部分躯体受到中等或大剂量辐射后均可诱发白血病。然而,小剂量的辐射能否引起白血病,仍不确定。放射所致的白血病以急淋、急粒和慢性白血病最多见。

4.遗传因素 家庭性白血病约占白血病的 0.7%。当家庭中有一个成员发生白血病时,其近亲发生白血病的概率比一般人高 4 倍。先天性愚型、先天性血管扩张红斑症、先天性再障等遗传性或先天性疾病常伴有较高的白血病发生率。

5.其他血液病 某些血液病如骨髓增生异常综合征、多发性骨髓瘤、淋巴瘤等最终可发展为白血病。

白血病的发病机制较复杂。上述各因素可导致遗传基因的突变或染色体畸变,而使白血病细胞株形成,加上免疫功能的缺陷,使已形成的肿瘤细胞不断增殖,最终导致白血病。

二、急性白血病患者的护理

急性白血病是造血干细胞的恶性克隆性疾病,发病时骨髓中异常的原始细胞及幼稚细胞(白血病细胞)大量增殖并广泛浸润肝、脾、淋巴结等各种脏器,抑制正常造血。

【分类】

目前国际通用的是 FAB 分类法(法、美、英白血病协作组,简称 FAB),将急性白血病分为急性淋巴细胞白血病(acute lymphoblastic leukemia,ALL,简称急淋)和急性非淋巴细胞白血病(acute nonlymphoblastic leukemia,ANLL,简称急非淋)或急性髓系白血病(acute myelogenous leukemia,AML)。

1.急淋 又分为 3 亚型:L_1 型,原始和幼淋巴细胞以小细胞为主(直径 $\leqslant 12\mu m$);L_2 型,原始和幼淋巴细胞以大细胞为主(直径 $> 12\mu m$);L_3 型,原始和幼淋巴细胞以大细胞为主,大小较一致,细胞内有明显空泡,胞浆嗜碱性,染色深。

2.急非淋 又分为 8 亚型:M_0 为急粒髓细胞白血病微分化型,M_1 为急粒粒细胞白血病未分化型,M_2 为急性粒细胞白血病部分分化型,M_3 为急性早幼粒细胞白血病,M_4 为粒-单核细胞白血病,M_5 为急性单核细胞白血病,M_6 为急性红白血病,M_7 为急性巨核细胞白血病。

【临床表现】

起病急缓不一,急者多为高热或严重出血,缓者常为面色苍白、疲乏或轻度出血。少数患者因皮肤紫癜、月经过多或拔牙后出血不止而就医时被发现。

1.贫血 贫血常常是首发表现,呈进行性加重。半数患者就诊时已有重度贫血。贫血的主要原因是由于骨髓中白血病细胞极度增生与干扰,造成正常红细胞生成减少,其次是红细胞寿命缩短、溶血、出血以及某些阻碍 DNA 代谢的抗白血病药物,如阿糖胞苷、甲氨蝶呤的应用等。

2.发热 半数患者以发热起病,为急性白血病最常见的症状。大多数发热可由继发感染所致,另外白血病本身也能引起发热,即肿瘤性发热。继发感染是导致白血病患者死亡的最常见原因之一。主要表现为持续高热、甚至超高热,可伴畏寒、寒战及出汗等。感染主要与以下因素有关:正常粒细胞缺乏或功能缺陷;化疗药物及糖皮质激素的应用,促使机体免疫功能进一步下降;白血病细胞浸润以及化疗药物的应用,易造成消化道和呼吸道黏膜屏障受损;各种穿刺或插管留置时间长。感染可发生在各个部位,以口腔炎、牙龈炎、咽峡炎最常见,肺部感染、肛周炎、肛旁脓肿亦常见,严重时可致菌血症或败血症。但也有不少患者感染灶不易被发现。

3.出血 近40%患者以出血为早期表现。出血可发生于全身任何部位,以皮肤瘀点、瘀斑、牙龈出血、鼻出血、月经过多最常见,胃肠道出血也时有发生,表现为大量呕血或便血。眼底出血可致视力障碍。重者可发生颅内出血,导致死亡,是白血病致死的主要原因之一。出血的主要原因是血小板减少、血小板功能异常、弥散性血管内凝血、凝血因子减少、白血病细胞浸润、感染以及细菌毒素对血管的损伤。

4.组织和器官浸润的表现 ①肝、脾和淋巴结:可有轻、中度肝、脾大,但并非普遍存在。主要与白血病细胞浸润及新陈代谢增高有关。淋巴结肿大以急性淋巴细胞性白血病较多见。②骨髓和关节:骨骼、关节疼痛是白血病常见的症状。白血病细胞可随血流浸润全身各组织器官。髓腔内白血病细胞过度增生,可出现关节、骨骼疼痛,尤以儿童多见,是骨骼、关节浸润的表现。胸骨下段局部压痛对白血病的诊断有一定价值。③眼部:急性粒细胞白血病患者可在眼眶等部位形成粒细胞瘤或绿色瘤,常累及骨膜,可引起眼球突出、复视或失明。④口腔和皮肤:可引起齿龈增生、肿胀,皮肤出现蓝灰色斑丘疹(局部皮肤隆起、变硬、呈紫蓝色结节状)、皮下结节、多形性红斑及结节性红斑等。⑤中枢神经系统白血病(CNSL):以急性淋巴细胞白血病最常见,多见于儿童患者。常发生于白血病缓解期,由于化疗药物很难通过血脑屏障,隐藏在中枢神经系统的白血病细胞不能被有效杀灭,使白血病细胞浸润脑膜或中枢神经系统而引起CNSL,是白血病髓外复发的主要根源。临床上轻者表现为头痛、头晕,重者可有呕吐、视乳头水肿、视力模糊、颈项强直、抽搐及昏迷等。⑥睾丸:无痛性肿大,多为一侧性。另一侧虽无肿大,但在活检时往往也发现有白血病细胞浸润。睾丸白血病常发生于急淋化疗缓解后的幼儿和青年,是仅次于CNSL的白血病髓外复发的根源。⑦其他:白血病还可浸润其他组织器官,如肺、心、消化道、泌尿生殖系统等。

【实验室检查】

1.血象 白细胞计数多在(10~50)×10⁹/L,少数<5×10⁹/L或>100×10⁹/L,白细胞过高或过低者预后较差。血涂片分类检查可见数量不等的原始和(或)幼稚细胞,但白细胞不增多型患者的外周血很难找到原始细胞。患者常有不同程度的正常细胞性贫血,可见红细胞大小不等,可找到幼红细胞。早期血小板轻度减少或正常,晚期常常极度减少,出血时间延长。

2.骨髓象 骨髓穿刺检查是急性白血病的必查项目和确诊的主要依据,对临床分型、指导治疗和疗效判断、预后估计等意义重大。多数患者的骨髓象呈增生明显活跃或极度活跃,白血病原始细胞大量增生,以有关系列的原始细胞和(或)幼稚细胞为主,而较成熟中间阶段的细胞缺如,并残留少量的成熟细胞,形成"裂孔"现象。若原始细胞占全部骨髓有核细胞的30%以上,则可作出急性白血病的诊断。此外,正常的巨核细胞和幼红细胞减少。少数患者的骨髓增生低下。奥尔(Auer)小体仅见于急非淋,有独立诊断的意义。

3.细胞化学 主要用于鉴别急性淋巴细胞、急性粒细胞及急性单核细胞白血病。常用的方法有过氧化物酶染色、糖原染色、非特异性酯酶及中性粒细胞碱性磷酸酶测定等。

4.免疫学检查 通过对白血病细胞所表达的特异性抗原的检测,借以分析细胞所属系列、分化程度和功能状态,以区分急淋与急非淋及其各自的亚型。

5.染色体和基因检查　急性白血病常伴有特异的染色体和基因异常改变,并与疾病的发生发展、诊断、治疗与预后关系密切。如 90％的急性早幼粒细胞白血病有 t(15；17)(q22；q21),即 15 号染色体上的 PML(早幼粒白血病基因)与 17 号染色体上的 RARα(维甲酸受体基因)形成 PML/RARα 融合基因,这是 M_3 发病及使用全反式维甲酸治疗有效的分子学基础。某些急性白血病有 N-ras 癌基因点突变、活化,以及抑癌基因 p53 、Rb 失活。

6.其他　血清尿酸浓度增高,主要与大量细胞破坏有关,尤其在化疗期间,甚至可形成尿酸结晶而影响肾功能。患者并发 DIC 时可出现凝血异常。M_4 和 M_5 血清和尿溶菌酶活性增高,而其他类型的急性白血病不增高。CNSL 患者脑脊液压力升高,脑脊液检查可见白细胞计数增加,蛋白质增多,而糖定量减少,涂片可找到白血病细胞。

【诊断要点】

根据患者有持续性发热或反复感染、进行性贫血、出血、骨骼关节疼痛、肝、脾和淋巴结肿大等临床特征;外周血象中白细胞计数增加并出现原始或幼稚细胞;骨髓象中骨髓增生活跃,原始细胞占全部骨髓有核细胞的 30％以上,一般可作出诊断。但还需进一步作形态学、细胞化学、免疫学、染色体和基因检查等,以确定急性白血病的类型。

【治疗要点】

1.对症支持治疗

(1)防治感染:是保证急性白血病患者争取有效化疗或进行骨髓移植、降低死亡率的关键措施之一。化疗、放疗后的患者,常伴有粒细胞减少,因此,患者宜住进层流病房或消毒隔离病房,预防感染发生。患者如出现发热,多为感染引起,感染病灶未明,应查找原因,如作胸部 X 片、咽拭子、血培养及药敏试验,同时可用广谱抗生素治疗,如头孢菌素类加氨基糖苷类药物等,待药敏试验结果出来后再更换合适抗生素。真菌感染可试用两性霉素 B、氟康唑等。病毒感染用阿昔洛韦(无环鸟苷)或 α-干扰素(IFN-α)等治疗。

(2)改善贫血:严重贫血可输注浓缩红细胞,维持 Hb＞80g/L。白细胞淤滞时不宜立即输红细胞,以免进一步增加血液黏稠度。

(3)控制出血:因血小板计数过低而出血者,输注浓缩血小板悬液是最有效的方法。并发弥散性血管内凝血(DIC)者,则给予相应处理。

(4)预防尿酸性肾病:由于白血病细胞大量破坏,特别在化疗时更甚,血清和尿中尿酸浓度增高,尿酸结晶的析出可聚积在肾小管引起阻塞而发生尿酸性肾病,导致患者出现少尿甚至急性肾衰竭。因此应鼓励患者多饮水以保证足够尿量促进尿酸排泄。并口服碳酸氢钠碱化尿液,给予别嘌呤醇100mg 口服,每日 3 次,以抑制尿酸合成。对少尿或无尿的患者,应按急性肾衰竭处理。

(5)纠正水、电解质及酸碱平衡失调:化疗前及化疗期间均应监测水、电解质和酸碱平衡,及时发现异常并加以纠正,以保证机体内环境的相对稳定和药物疗效的正常发挥。

(6)高白细胞血症的紧急处理:高白细胞血症($＞100×10^9$/L)不仅会增加患者的早期死亡率,而且也会增加髓外白血病的发病率和复发率。还可发生白细胞淤滞,表现为呼吸窘迫、低氧血症、头晕、言语不清、反应迟钝、颅内出血及阴茎异常勃起等。一旦出现可使用血细胞分离机,进行白细胞单采,同时给以化疗药物和水化,并预防高尿酸血症、酸中毒、电解质平衡紊乱和凝血异常等并发症。

2.化学药物治疗　是目前治疗白血病的主要手段,也是造血干细胞移植的基础。常针对白血病细胞增殖周期而采用几种不同药物组成联合化疗方案进行治疗。联合化疗方案分两个阶段，即诱导缓解治疗和缓解后治疗。

(1)诱导缓解治疗：即采用某一化疗方案短期内尽快地杀灭白血病细胞，使机体正常造血恢复，达到完全缓解。完全缓解时患者的症状和体征消失，血象和骨髓象基本正常，白细胞分类中无白血病细胞，骨髓中原始细胞<5%。急淋白血病儿童首选长春新碱加泼尼松(VP方案)，完全缓解率达80%～90%；成人则以VP方案加门冬酰胺酶(L)和柔红霉素(D)即VDLP方案为首选。急非淋白血病常用柔红霉素加阿糖胞苷(DA)方案，或使用三尖杉酯碱、长春新碱、阿糖胞苷加泼尼松(HOAP)方案，近年来使用三尖杉酯碱加阿糖胞苷(HA)方案。因选用的药物特异性较低，毒性较高，故常用间歇的联合治疗，每疗程5～7日，间歇1～2周。

(2)缓解后治疗：包括强化、巩固、维持治疗。诱导缓解后体内仍有白血病细胞，如不继续治疗绝大多数可复发，因此必须继续采用早期强化治疗，定期巩固，维持较长时间，以便进一步杀灭白血病细胞，防止复发，延长缓解和无病生存期，争取治愈。急淋白血病应予原诱导方案或其他强化方案巩固强化治疗。在巩固强化间歇期，用6-巯基嘌呤和甲氨蝶呤交替长期口服。维持治疗阶段则选用原有效方案定期强化，逐步延长间歇期，治疗3～5年。急非淋白血病用原诱导方案巩固4～6个疗程或采用以中剂量阿糖胞苷为主的强化治疗，每1～2个月定期巩固1次，共1～2年，以后停用化疗，密切随访，如有复发再作化疗，不需长期维持。急性白血病常用的化疗药物、给药途径、主要毒副反应见表6-5。

表6-5　治疗急性白血病常用化疗药物

种类	药名	缩写	给药途径	主要毒、副作用
抗叶酸代谢	甲氨蝶呤	MTX	口服或静脉注射或鞘内注射	口腔及胃肠道黏膜溃疡，肝损害，骨髓抑制
抗嘌呤代谢	6-巯基嘌呤	6MP	口服	骨髓抑制，胃肠反应，肝损害
	6-硫代鸟嘌呤	6-TG	口服	同上
抗嘧啶代谢	阿糖胞苷	Ara-C	静脉滴注或皮下注射	口腔溃疡，消化道反应，脱发，骨髓抑制
	安西他滨	Cy	静脉滴注或皮下注射	同上
	环磷酰胺	CTX	口服或静脉注射	骨髓抑制，恶心呕吐、脱发，骨髓抑制
生物碱类	长春新碱	VCR	静脉注射	末梢神经炎，腹痛，脱发
	三尖杉酯碱	H	静脉注射	骨髓抑制，心脏损害，消化道反应
	依托泊苷	VP-16	静脉注射	骨髓抑制，脱发，消化道反应

续表 6-5

种类	药名	缩写	给药途径	主要毒、副作用
抗生素类	柔红霉素	DAUN	静脉注射	骨髓抑制,心脏损害,胃肠道反应
	阿霉素	ADM	静脉注射	同上
	阿克拉霉素	ACM	静脉注射	同上
酶类	左旋门冬酰胺酶	L-ASp	静脉滴注	肝脏损害,过敏反应,高尿酸血症,高血糖,胰腺炎,氮质血症
激素类	泼尼松	P	口服	类库欣综合征,易感染,高血压,糖尿病
抗嘧啶、嘌呤代谢	羟基脲		口服	消化道反应,骨髓抑制
肿瘤细胞诱导分化剂	维A酸		口服	皮肤黏膜干燥,消化道反应,头晕,关节痛,肝损害

3.中枢神经系统白血病和睾丸白血病的防治 中枢神经系统白血病的患者,需进行药物鞘内注射治疗或脑-脊髓放疗。常选用的化疗药物为甲氨蝶呤、阿糖胞苷等,同时可应用一定量激素以减轻药物刺激引起的蛛网膜炎。急淋患者中脑脊液正常者也需预防性鞘内注射。

4.造血干细胞移植 是目前被普遍认可的根治性标准治疗。目前主张除儿童急性淋巴细胞性白血病外,所有年龄在50岁以下的急性白血病应在第1次完全缓解时进行,自体、异体移植均可采用。

5.细胞因子治疗 其作用是促进造血细胞增殖。粒细胞集落刺激因子(G-CSF)和粒-单集落刺激因子(GM-CSF)与化疗同时应用或化疗后应用,可以通过减轻化疗所致的粒细胞缺乏,缩短粒细胞恢复时间,从而提高患者对化疗的耐受性。

6.老年急性白血病的治疗 在60岁以上老年人的急性白血病中,病因往往更加多样,由骨髓增生异常综合征转化而来、耐药、继发于某些理化因素、不良核型、重要脏器功能不全者较为多见,所以更应强调个体化治疗。由于年龄因素,多数患者化疗需减量用药,以降低治疗相关死亡率,少数体质好又有较好支持条件的患者,可采用中年患者的治疗方案。

【护理诊断/问题】

1.有损伤的危险:出血 与血小板数量减少及功能异常、白血病细胞浸润有关。

2.有感染的危险 与正常粒细胞数量减少、化疗使机体免疫力下降有关。

3.活动无耐力 与贫血、化疗、白血病细胞引起代谢率增高有关。

4.疼痛:骨关节疼痛 与白血病细胞浸润骨、关节有关。

5.潜在并发症 尿酸性肾病、化疗药物不良反应。

6.预感性悲哀 与白血病治疗效果差、化疗反应明显及死亡率高有关。

7.知识缺乏 缺乏白血病防治、护理的有关知识。

【护理措施】

1.休息与体位　为患者提供一个安静、舒适、通风良好的休息环境，避免不良刺激。在化疗期、病情较重、严重贫血、感染或有明显出血倾向者应绝对卧床休息。护士协助患者洗漱、进食、大小便、翻身等，以减少患者体力消耗；病情轻、缓解期患者可进行适当活动，但应保证安全，防止损伤。

2.饮食护理　白血病患者营养消耗大，但是又难以得到足够补充。主要是因为代谢亢进、有感染发热、大量出汗、化疗药物引起口腔溃疡、恶心、呕吐等反应，导致进食减少。因此，应给予患者及家属合理的饮食指导，鼓励患者进食。

(1)选择合适的进食时间，减轻胃肠道反应：指导患者选择在胃肠道症状最轻的时间进食，避免在治疗前后2小时内进食；进食时及进食后取半坐位或半卧位，以减少恶心、呕吐，当出现恶心、呕吐时应暂缓或停止进食，及时清除呕吐物，保持口腔清洁。

(2)提供合理饮食：给予患者高热量、高蛋白、高维生素、适量纤维素、清淡、易消化的食物，以半流质为主。少食多餐，细嚼慢咽。避免进食高糖、高脂、产气过多和辛辣的食物。并尽可能通过改善烹饪方法来满足患者的饮食习惯和对食物的要求。

(3)加强口腔护理：口腔溃疡严重者应加强口腔护理，每天两次，餐后及睡前用生理盐水或氯己定漱口。溃疡局部涂抹金霉素甘油，疼痛剧烈时可于餐前用0.5%普鲁卡因含漱，以减轻进食疼痛，保证进食量。

3.病情观察　监测患者白细胞计数，询问患者有无发热、咽痛、咳嗽，尿频、尿急、尿痛等感染的发生。监测患者血小板计数，观察有无皮肤黏膜及内脏出血，注意有无头痛、呕吐、视力改变等颅内出血征兆。

4.对症护理

(1)预防和控制感染：白血病患者化疗时，化疗药物在杀死白血病细胞的同时也杀伤正常细胞，导致粒细胞极度缺乏，极易发生感染。当粒细胞绝对值≤0.5×10^9/L时，应对患者实施保护性隔离，置患者于单人病房或无菌层流室，谢绝探视，严格执行消毒隔离制度。化疗前遵医嘱根除局灶性感染。指导患者注意口腔、鼻腔、皮肤、肛门及会阴处的卫生情况，一旦发现感染征象，应立即使用广谱抗生素控制感染(其他措施见本章第一节相关内容)。

(2)预防和护理出血：因白血病出血的主要原因是骨髓中大量白血病细胞增生、浸润导致血小板减少，因此，嘱患者勿用牙签剔牙，刷牙用软毛刷；勿用手挖鼻孔，空气干燥时可用薄荷油滴鼻腔；避免创伤。抢救危重出血时，应遵医嘱及早输注浓集血小板悬液。其他措施详见本章第一节相关内容。

5.用药护理

(1)化学治疗不良反应及护理

1)防止和减轻胃肠道反应：多数化疗药物可产生胃肠道反应如恶心、呕吐、食欲减退。为减轻胃肠道反应，给药速度不宜过快；同时注意观察患者的反应。在饮食方面采取措施促进患者进食，详见本节"饮食护理"相关内容。

2)防止肝肾功能损害：甲氨蝶呤、6-巯基嘌呤、门冬酰胺酶等有肝损害作用，用药期间观察患者有无黄疸，并定期监测肝功能；环磷酰胺可导致出血性膀胱炎，应注意观察患者有无血尿，嘱患者多饮水，每日饮水量在4 000ml以上，以稀释尿液中的药物浓度，一旦发生血尿，应立即停止使用。

3）骨髓抑制的护理：所有化疗药物均有骨髓抑制作用，多数化疗药物抑制骨髓作用最强的时间为化疗后 7~14 天，之后的 5~10 天为恢复期。因此，在化疗过程中及化疗结束后 2 周内应加强预防感染和出血的措施，并告知患者，取得其配合。做各种治疗及护理操作时，应严格遵循无菌操作原则。

4）其他：使用阿霉素、柔红霉素、克拉霉素和高三尖杉酯碱时，易引起心肌及心脏传导损害，应注意心率、心律的变化，定期监测心电图；多次应用长春新碱可出现口唇、手、脚麻木等末梢神经炎表现，停药后或口服维生素 B_1 可逐渐恢复；白消安可引起阳痿、停经、皮肤色素沉着，用药前应向患者说明，以便主动配合治疗，坚持用药。

（2）保护静脉，减少局部刺激：化疗药物刺激性强，用药时间长，因此必须保护静脉，以保证化疗的持续进行。

1）正确选择和保护静脉：应由四肢远心端向近心端依次选择合适的静脉穿刺，并且左右交替使用。为防止药液外渗，减少药物对血管的刺激，应选择弹性好、较直的大血管，并远离肘关节、腕关节等易活动部位。

2）正确静脉给药：静脉注射要求准确，防止药物外渗。①化疗药物一般均不宜与其他药物配伍。②静脉穿刺要求一针见血，穿刺时扎止血带时间不宜过长，不拍打静脉，不挤压皮肤，以免皮下出血。③静脉注射给药前，先用生理盐水冲管，确定注射针头在静脉内后方可注入化疗药物；静注时要边抽回血边注药，以保证药液无外渗；当需要注射多种药物时，应先注射刺激性强的药物；注射完毕时用 10~20ml 生理盐水冲洗血管后拔针，拔针后延长局部按压时间。④静脉滴注可先行生理盐水滴注，确定畅通无外漏后，夹闭输液管，将化疗药物用滴管下端输液管注入静脉内。注射完毕，继续用生理盐水冲洗输液管内的药液，减少药物对血管的刺激。

3）化疗药液外渗的处理：如静脉给药过程中出现外渗、外漏时，应立即停止注入，边回抽边退针；局部使用生理盐水和地塞米松多处皮下注射，范围大于渗漏区域；外漏局部立即采用 25% 硫酸镁冷湿敷及理疗或以 0.5% 普鲁卡因局部封闭；遵医嘱选用相应拮抗剂，如碳酸氢钠可用于拮抗阿霉素、长春新碱等，硫代硫酸钠可用于拮抗氮芥、丝裂霉素、放线菌素 D 等。

4）静脉炎的处理：发生静脉炎的局部血管禁止静脉注射，患处勿受压。可用依沙吖啶纱布湿敷，喜疗妥外敷或行皮下浸润封闭，鼓励患者多做肢体活动，以促进血液循环。

（3）鞘内注射化疗药物的护理：协助患者采取头低抱膝侧卧位，协助医生做好穿刺点的定位和局部的消毒与麻醉；推注药物速度宜慢；拔针后局部予消毒纱布覆盖、固定，嘱患者去枕平卧 4~6 小时，注意观察患者有无头痛、呕吐、发热等化学性脑膜炎的症状。

6. 造血干细胞移植的护理　见本章第六节相关内容。

7. 心理护理　白血病患者病情严重，预后差，加之出血、感染、化疗反应比较严重，随时会威胁患者生命，因此，白血病患者势必会产生各种不良的心理反应。护理人员应向患者及家属说明白血病目前的治疗新进展，树立其治疗的信心。同时应与患者进行有效沟通，及时缓解其不良情绪。组织病友之间进行治病经验的交流，向患者介绍已缓解的典型病例，请性格开朗、治疗效果较好、生存期长的患者现身说法，帮助其树立信心。指导患者使用放松疗法、音乐疗法，减轻烦恼、恐惧和悲观绝望的情绪。

【健康教育】

1. 生活方式指导　养成良好的生活习惯，生活有规律，保证充足的睡眠和休息，加强营养，多饮水，多食蔬菜和水果，保持乐观情绪，适当锻炼身体，如散步、打太极拳等，提高机体抵抗力。注意个人防护,长期接触放射性核素或苯类化学物质的工作人员,必须严格遵守劳动保护制度。

2.疾病知识指导 介绍疾病相关知识,如发病因素、治疗进展、药物的作用及副作用、常用的护理措施等。指导患者避免接触对骨髓造血系统有损害的理化因素,如电离辐射、染发剂、油漆等含苯物质,保泰松及其衍生物、氯霉素等药物。应用抗肿瘤的药物,应定期查血象及骨髓象。教给患者预防感染和出血的措施,指导患者按医嘱服药。定期门诊复查,发现出血、发热及骨、关节疼痛时要及时就诊。

三、慢性白血病患者的护理

慢性白血病起病缓,进展慢,病程长,可达数年。按细胞类型不同可把慢性白血病分为慢性粒细胞白血病、慢性淋巴细胞白血病、慢性单核细胞白血病 3 型。我国以慢性粒细胞白血病多见,慢性淋巴细胞白血病较少见,慢性单核细胞白血病罕见。

(一)慢性粒细胞白血病

慢性粒细胞白血病又称慢性髓细胞白血病,简称慢粒,是一种发生在早期多能造血干细胞上的恶性骨髓增殖性疾病(获得性造血干细胞恶性克隆性疾病)。其特点为:病程发展缓慢、外周血粒细胞显著增多且不成熟、脾明显肿大。自然病程可经历慢性期、加速期和急变期,多因急性变而死亡。本病各年龄组均可发病,以中年最常见。

【临床表现】

1.慢性期 病程缓慢,早期常无自觉症状。随病情发展可出现乏力、消瘦、低热、多汗或盗汗、体重减轻等代谢抗进的表现。少数病例在体格检查时发现血象异常或脾大而就诊。脾肿大为最突出体征,可达脐水平或入骨盆。若发生脾梗死或脾周围炎时,可引起局部疼痛。肝脏多为中度肿大。慢淋浅表淋巴结肿大较明显。大多数患者可有胸骨中下段压痛等。白细胞极度增高($>200×10^9$)时可发生白细胞淤滞。慢性期可持续 1~4 年。

2.加速期 起病 1~4 年内约 70% 慢粒患者可进入加速期以至急变期。主要表现为不明原因的发热,虚弱,体重下降,脾迅速肿大,骨关节痛,贫血、出血加重,白血病细胞对原来治疗有效的药物发生耐药。

3.急变期 加速期从几个月至 1~2 年即进入急变期,急变期的表现与急性白血病相似,多数为急粒变,约 20%~30% 为急淋变。预后极差,往往在数月内死亡。

【实验室检查】

1.慢性期

(1)血象:白细胞数显著增高,常高于 $20×10^9$/L,甚至可高达 $100×10^9$/L 以上。分类中各阶段中性粒细胞均增多,以中、晚幼和杆状核粒细胞为主,且数量显著增多,晚期血红蛋白及血小板明显下降,并出现贫血。

(2)骨髓象:骨髓粒细胞系列增生极度活跃,中幼粒、晚幼粒细胞明显增多,慢性期原始粒细胞及早幼粒细胞<10%,急变期可明显增高达 30%~50% 或更高。红系细胞相对减少,巨核细胞正常或增多,晚期减少。

(3)染色体检查及其他:90% 以上慢性粒细胞性白血病患者血细胞中出现 Ph 染色体。Ph 染色体是 9 号染色体长臂远端与 22 号染色体长臂易位。少数患者 Ph 染色体呈阴性,此类患者预后较差。

2.加速期　①外周血或骨髓原粒细胞≥10%;②外周血嗜碱性粒细胞>20%;③不明原因的血小板进行性减少或增加;④除 Ph 染色体以外又出现其他染色体异常;⑤粒-单系祖细胞(CFU-GM)集簇增加而集落减少;⑥骨髓活检显示胶原纤维显著增生。

3.急性变　①骨髓中原粒细胞或原淋+幼淋巴细胞或原单+幼单核细胞>20%;②外周血中原粒+早幼粒细胞>30%;③骨髓中原粒+早幼粒细胞>50%;④出现髓外原始细胞浸润。

【诊断要点】

凡有不明原因的持续性白细胞数增高,根据典型的血象和骨髓象改变、脾大、Ph 染色体阳性即可作出诊断。

【治疗要点】

1.化学治疗　慢粒白血病化疗药物首选羟基脲,也可选用白消安(马利兰),近年应用α-干扰素治疗亦能提高缓解率。

2.异基因造血干细胞移植　是目前被普遍认可的根治性治疗方法,应在缓解期后尽早进行。

3.慢性白血病急变的治疗　同急性白血病的治疗方法。

4.其他　白细胞淤滞可使用血细胞分离机,单采清除过高的白细胞,同时给予羟基脲化疗和水化、碱化尿液,保证足够的尿量,并口服别嘌醇,以预防尿酸性肾病。脾放射治疗可于脾大明显伴胀痛但化疗效果不佳时采用。

【护理诊断/问题】

1.疼痛:脾胀痛、胸骨痛　与脾大、脾梗死、胸骨压痛有关。

2.潜在并发症　尿酸性肾病。

3.营养失调:低于机体需要量　与机体代谢亢进有关。

4.活动无耐力　与虚弱或贫血有关。

【护理措施】

1.休息与体位　慢性期病情稳定后,患者可工作和学习,适当锻炼,但不可过劳,生活要有规律,保证充足的休息和睡眠。

2.饮食护理　应给患者提供高热量、高蛋白、高维生素、易消化吸收的饮食。

3.病情观察　每日测量患者脾脏的大小、质地。注意脾区有无压痛,观察有无脾栓塞或脾破裂的表现。脾栓塞或脾破裂时,患者突感脾区疼痛,发热、多汗以至休克,脾区拒按,有明显触痛,脾可进行性肿大,脾区可闻及摩擦音,甚至出现血性腹水。为预防尿酸性肾病的发生,化疗期间应注意观察患者尿量的变化,记录 24 小时出入量。

4.对症护理

(1)缓解脾区疼痛的护理:尽量卧床休息,减少活动,并取左侧卧位,以减轻不适感。指导患者进食宜少量多餐,以减轻腹胀,尽量避免弯腰和碰撞腹部,以避免脾破裂。

(2)预防尿酸性肾病:见本章第四节"急性白血病患者的护理"。

5.用药护理　注意观察药物的不良反应。α-干扰素长期使用可引起骨髓抑制和肝、肾功能损害,应定期检查血象及肝、肾功能。羟基脲可引起血细胞下降、皮肤黏膜色素沉着,应定期检查血象,并据此调整药物用量。

6.心理护理　应告知患者本病病程缓慢,预后较好,及早进行骨髓移植可以根治,以消除患者的心理负担,树立战胜疾病的信心。经常与患者沟通,及时解答患者的疑问,采用各种措施疏解患者的不良情绪。

【健康教育】

1.生活方式指导　指导患者养成规律的生活习惯,保证充足的休息和睡眠。慢性期病情稳定后,可适当锻炼身体,但不可过劳。为患者提供营养丰富的易消化吸收的饮食,以满足身体的需要。

2.疾病知识指导　慢粒患者一旦发生急性变,病情重,进展快,要提前告知患者,使其能监测到病情变化,及时就医。嘱患者遵医嘱用药,并注意观察药物的副作用,定期检查血象及肝、肾功能。当患者出现贫血加重、发热、腹部剧烈疼痛,尤其是腹部受撞击可疑脾破裂时,应立即到医院检查。

(二)慢性淋巴细胞白血病

慢性淋巴细胞白血病(chronic lymphoblastic leukemia,CLL)简称慢淋,是由于单克隆性小淋巴细胞凋亡受阻、存活时间延长而大量积聚在骨髓、血液、淋巴结和其他器官,最终导致正常造血功能衰竭的低度恶性疾病。慢淋绝大多数起源于B细胞,T细胞较少。本病在我国较少见,在欧美国家较常见。90%以上的患者在50岁以上发病,男性略多于女性。

【临床表现】

起病缓慢,多无自觉症状。早期可能有乏力疲倦、食欲减退、消瘦、发热、盗汗等表现,淋巴结肿大较常见,且常为患者的首诊症状,以颈部、锁骨上、腋窝、腹股沟等处淋巴结肿大为主,肿大的淋巴结无压痛、质地中等、可移动。50%~70%患者有轻度肝肿大和轻、中度脾大。晚期骨髓造血功能受损,免疫功能减退,易发生贫血、出血和感染,尤其是呼吸道感染。患者也可出现皮肤增厚、结节以至全身红皮病。约10%患者可并发自身免疫性溶血性贫血。

【实验室及其他检查】

1.血象　慢性淋巴细胞性白血病白细胞计数多在$(15\sim100)\times10^9/L$之间,淋巴细胞占60%~75%,晚期达90%以上,以小淋巴细胞为主。晚期血红蛋白、血小板减少,有溶血发生时贫血明显加重。

2.骨髓象　骨髓有核细胞增生明显或极度活跃。红系、粒系及巨核细胞均减少,淋巴细胞比例≥40%,以成熟淋巴细胞为主,可见幼稚淋巴细胞或不典型淋巴细胞,发生溶血时幼红细胞增多。

3.染色体及其他检查　慢性淋巴细胞性白血病约50%患者染色体出现异常,其中以12、14号染色体异常多见。血清及尿液中尿酸浓度增高,与化疗后大量白血病细胞被破坏有关。

【诊断要点】

主要依据患者有全身淋巴结肿大而无压痛等临床表现,结合血象和骨髓象,可作出诊断。

【治疗要点】

1.化学治疗　常用的药物为氟达拉滨和苯丁酸氮芥,前者的治疗效果总体上优于后者。氟达拉滨的常用剂量为$25\sim30mg/(m^2\cdot d)$,连续静滴3天,每4周重复1次。其他嘌呤类药物还有喷妥司汀、克拉屈滨,烷化剂有环磷酰胺。

2.免疫治疗　α-干扰素、单克隆抗体。

3.并发症治疗　积极抗感染治疗,反复感染者可注射丙种球蛋白;并发自身免疫性溶血性贫血或血小板减少可用糖皮质激素治疗,疗效不佳且脾大明显者,可考虑脾切除。

4.造血干细胞移植　在缓解期,采用自体干细胞移植治疗可获得较理想的效果。但由于患者以老年居多,移植的并发症较多。

【护理诊断/问题】

1.有感染的危险　与粒细胞缺乏有关。

2.活动无耐力　与贫血有关。

3.有损伤的危险:出血　与本病晚期血小板减少有关。

4.营养失调:低于机体需要量　与食欲缺乏、持续发热及代谢亢进有关。

5.知识缺乏　缺乏预防感染的知识。

【护理措施】

参见本章有关内容。

【健康教育】

1.生活方式指导　见本节"慢性粒细胞白血病"的护理。

2.疾病知识指导　向患者说明遵医嘱治疗的必要性和重要性,注意药物的不良反应;定期复查血象,出现出血、发热或其他感染迹象应及时就诊。

 知识链接

脐血干细胞移植

脐血中含有比骨髓更丰富、更原始、更具有扩增能力的造血干细胞。脐血来源广泛,采集简单,是一个非常好的造血干细胞来源。近十年来脐血移植有了很大的发展,我国脐血库的建立为脐血移植提供了保障。

第五节　淋巴瘤患者的护理

淋巴瘤(lymphoma)是指原发于淋巴结和淋巴组织的恶性肿瘤。由于淋巴细胞是免疫系统的主要成分,故也认为淋巴瘤是来自免疫系统的免疫细胞的恶性肿瘤。通常以实体瘤形式生长于淋巴组织丰富的组织器官中,其中以淋巴结、扁桃体、脾及骨髓等部位最易受累。临床主要表现为无痛性、进行性淋巴结肿大,可伴发热、消瘦、盗汗、皮肤瘙痒等全身症状,晚期常有肝、脾大及各系统浸润表现,最后出现恶病质。

根据组织病理学改变,将淋巴瘤分为霍奇金病(HD)和非霍奇金淋巴瘤(NHL),霍奇金病现称为霍奇金淋巴瘤(HL)。两者虽均发生于淋巴组织,但是两者在流行病学、病理特点和临床表现方面有着极大的不同。我国霍奇金淋巴瘤仅占淋巴瘤的8%~11%。淋巴瘤在我国的发病率男性为1.39/10万,女性为0.84/10万,以20~40岁多见,死亡率为1.5/10万,居恶性肿瘤死亡率第11~13位,近年来发病率有上升趋势。

【病因与发病机制】

迄今尚不清楚,但病毒学说颇受重视。一般认为本病主要与病毒感染有关,其次与免疫缺陷等有关。研究结果认为EB病毒与HL的发病密切相关,可能是Burkitt淋巴瘤的病因。人类T淋巴细胞病毒Ⅰ型(HTLV-Ⅰ)已被证明是成人T细胞白血病/淋巴瘤的病因。另一逆转录病毒HTLV-Ⅱ近年来也被认为与T细胞皮肤淋巴瘤(蕈样肉芽肿)的发病有关。幽门螺杆菌可能是胃黏膜淋巴瘤的病因。近年来发现遗传性或获得性免疫缺陷伴发淋巴瘤者较正常人为多,如非霍奇金淋巴瘤在艾滋病、免疫炎症性疾病(如干燥综合征)、器官移植后长期应用免疫抑制剂等患者中,发病率增高,说明淋巴瘤的发病与免疫功能低下有关。

【临床表现】

HL 多见于青年,儿童少见。NHL 可见于各年龄组,随年龄的增长而发病增多。临床表现因病理类型、分期及侵犯部位不同而错综复杂。

1. 淋巴结肿大　常以无痛性、进行性颈部或锁骨上淋巴结肿大为首发表现,其次为腋下和腹股沟等处淋巴结肿大,尤以霍奇金淋巴瘤最为常见。肿大的淋巴结可以活动,也可互相粘连,融合成团块,触诊有软骨样感觉。深部淋巴结肿大可压迫邻近器官,引起相应压迫症状,如纵隔淋巴结肿大可致咳嗽、胸闷、气促、肺不张及上腔静脉压迫综合征等;腹膜后淋巴结肿大可压迫输尿管,引起肾盂积水等。

2. 全身症状　可有持续性或周期性发热,伴盗汗、疲乏、消瘦等。部分患者有局部或全身皮肤瘙痒,亦可发生带状疱疹,这是 HL 较特异的表现,可为 HL 的唯一全身症状。17%～20% HL 患者在饮酒后 20 分钟病变局部(淋巴结)发生疼痛,称为"酒精疼痛",是 HL 特有的症状。这些患者多有纵隔侵犯,且以女性为多。

3. 全身各组织器官受累　肝受累可引起肝大和肝区疼痛,少数可发生黄疸;脾大不常见;胃肠道和肾脏损害以非霍奇金淋巴瘤多见,可有腹痛、腹泻和腹部包块,肾肿大、高血压、氮质血症及肾病综合征;皮肤损害可有皮肤瘙痒、皮肤肿块、皮下结节、浸润性斑块、溃疡等;脊髓损害以胸椎及腰椎最常见。骨髓受累,部分 NHL 在晚期会发展为急性淋巴细胞白血病。还可见肺实质浸润、胸腔积液、脑膜和脊髓浸润、骨骼及骨髓损害、心包、心脏受累等。

【实验室及其他检查】

1. 外周血象　霍奇金淋巴瘤常有轻或中度贫血,少数有白细胞计数轻度或明显增加,中性粒细胞增多,约 20% 患者嗜酸性粒细胞升高。骨髓浸润广泛或有脾功能亢进时,全血细胞下降。非霍奇金淋巴瘤白细胞多正常,伴淋巴细胞绝对或相对增多。

2. 骨髓象　大多为非特异性,里－斯细胞有重要诊断价值。约 20% 非霍奇金淋巴瘤患者在晚期可出现急性非淋巴细胞白血病骨髓象。

3. 其他检查　淋巴结活检是淋巴瘤确诊和分型的主要依据。胸部 X 线、腹部超声或胸(腹)部 CT 等有助于确定病变的部位及其范围。霍奇金淋巴瘤活动期有血沉增快、血清乳酸脱氢酶活力增加;血清乳酸脱氢酶增高提示预后不良;骨骼受累时血清碱性磷酸酶活力或血钙增加。非霍奇金淋巴瘤可并发溶血性贫血,抗人球蛋白试验阳性。

【诊断要点】

对慢性、进行性、无痛性淋巴结肿大者,经淋巴结活检证实即可确诊。根据病变范围不同,可将淋巴瘤分为四期。

Ⅰ期　病变仅限于单一淋巴结区(Ⅰ)(不论一侧或双侧颈、腋下、腹股沟淋巴结各作为一个区域)或单个结外器官局限受累(ⅠE)。

Ⅱ期　病变累及横膈同侧两个以上淋巴结区(Ⅱ),或病变局限结外器官及横膈同侧 1 个以上淋巴结区(ⅡE)。

Ⅲ期　横膈上下均有淋巴结病变(Ⅲ),或同时伴有结外器官局限性受累(ⅢE)或伴脾受累(ⅢS),或结外器官及脾都受累(ⅢES)。

Ⅳ期　1个或多个结外器官受到广泛或播散性侵犯,伴或不伴淋巴结肿大。肝或骨髓只要受到累及均属于Ⅳ期。

根据患者有无全身症状,各期又可分为 A、B 两组。A 组无全身症状;B 组有全身症状:①发热>38℃,连续 3 天以上,且无感染原因;②6 个月内体重减轻 10% 以上;③盗汗:即入睡后出汗。

【治疗要点】

以化疗为主、化疗与放疗相结合的综合治疗,是目前淋巴瘤治疗的基本策略。

1.**化学治疗**　多采用联合治疗。霍奇金淋巴瘤常用 MOPP(氮芥、长春新碱、丙卡巴肼、泼尼松)方案,至少用 6 个疗程或用至完全缓解,再用 2 个疗程巩固疗效,对 MOPP 耐药者可采用 ABVD(阿霉素、博来霉素、长春碱、达卡巴嗪)方案,或采用 MOPP 与 ABVD 交替治疗;非霍奇金淋巴瘤以化疗为主,化疗基本方案为 COP(环磷酰胺、长春新碱、泼尼松)或 CHOP(环磷酰胺、阿霉素、长春新碱、泼尼松)。恶性程度高者可加博来霉素、甲氨蝶呤、亚叶酸钙等。

2.**放射治疗**　对霍奇金淋巴瘤疗效较好。非霍奇金淋巴瘤放疗复发率较高,用扩大或全淋巴结照射可提高生存率,降低复发率。

放射治疗有扩大及全身淋巴结照射两种。扩大照射除被累及的淋巴结及肿瘤组织外,还包括附近可能侵及的淋巴结,如病变在膈以上采用"斗篷式"(照射部位包括两侧从乳突端至锁骨上下、腋下、肺门、纵隔的淋巴结);如病变在膈以下采用倒"Y"字式(包括从膈下淋巴结到腹主动脉旁、盆腔及腹股沟淋巴结,同时照射脾区)。扩大照射主要用于 HL I_A 和 II_A 患者,疗效较好。NHL 对放射敏感但易复发,但若原发病灶在扁桃体、鼻咽部或为原发于骨骼的组织细胞型,局部放疗后可以获得较为满意的长期缓解。放射剂量为 30～40Gy,3～4 周为 1 疗程。

3.**其他治疗**

(1)干扰素治疗:对治疗淋巴瘤有一定疗效,尤其对低度恶性淋巴瘤,应用干扰素后缓解期及生存期可延长。

(2)造血干细胞移植:对 55 岁以下,重要脏器功能正常,能耐受大剂量放、化疗的患者,行异基因或自体干细胞移植,可望取得较长缓解期和无病存活期。

【护理诊断/问题】

1.**体温过高**　与淋巴瘤或感染有关。

2.**有皮肤完整性受损的危险**　与放疗引起局部皮肤烧伤和疾病致皮肤损害有关。

3.**有感染的危险**　与淋巴瘤本身及放疗、化疗的毒副作用致粒细胞下降有关。

4.**焦虑**　与害怕死亡及化疗药物的不良反应等有关。

5.**知识缺乏**　缺乏疾病防治和护理的有关知识。

【护理措施】

1.**休息与体位**　应按病情和个体适应性而定。霍奇金淋巴瘤Ⅰ期、Ⅱ期和非霍奇金淋巴瘤低度恶性Ⅰ期、Ⅱ期无 B 组症状,在完全缓解期内要保证充足休息、睡眠,适当参加室外锻炼,以提高机体免疫力。在化疗和放疗期间、病情较重、有 B 组症状尤其是高热时,应卧床休息,减少机体的消耗。

2.**饮食护理**　饮食应注意多样化,加强营养,宜给予高热量、高蛋白、高维生素、易消化的食物;避免进食不易消化的油炸食品和容易产气的食物,忌吃油腻和生冷食物。发热时可酌情给予清淡易消化的流质或半流质;鼓励患者每日饮水不少于 2 000ml;对胃肠反应较重者,遵医嘱给予静脉营养。

3.病情观察　观察患者淋巴结肿大的部位及有无出现压迫症状;监测体温及热型;监测化疗药物的副作用,定期检查血象及肝肾功能;观察放疗后患者局部皮肤的反应。

4.对症护理

(1)局部皮肤护理:照射区的皮肤一般都有轻度损伤,且易发生二次损伤,故应避免局部皮肤受到各种刺激。避免冷或热的刺激,尽量不用热水袋、冰袋,沐浴水温以 37～40℃ 为宜;避免阳光直接照射;避免使用刺激性的化学物品,如肥皂、乙醇、油膏、胶布等;避免对皮肤的摩擦,穿宽大、质软的纯棉或丝绸内衣,洗浴毛巾要柔软,擦洗动作轻柔,减少摩擦;避免潮湿,保持局部皮肤的清洁干燥,防止皮肤破损。

(2)放射损伤皮肤的护理:如局部皮肤灼痛,可给予 0.2% 的薄荷淀粉或氢化可的松软膏外涂;若局部刺痒、渗液、水疱,可用 2% 甲紫、冰片蛋清、氢化可的松软膏外涂,或用硼酸软膏外敷后加压包扎 1～2 天,渗液吸收后暴露局部;如局部皮肤有溃疡坏死,应全身抗感染治疗,局部外科清创、植皮。

5.用药护理　详见"急性白血病"相关内容。

6.心理护理　关心患者,耐心与患者交谈,鼓励患者积极接受治疗。在长期治疗过程中,患者可能会出现抑郁、悲观等负性情绪,甚至放弃治疗。医务人员及家属要充分理解患者的痛苦和心情,注意言行,不要推诿、埋怨,要营造轻松的环境,以解除患者的紧张和不安,保持心情舒畅。向患者说明有些肿瘤,如淋巴瘤早期尤其是霍奇金淋巴瘤是可治愈的,即使是中、晚期病例,经过有计划和长期的治疗,也能获得较长时期的缓解。帮助患者克服恐惧心理,增强战胜疾病的信心。

【健康教育】

1.生活指导　为提高机体免疫力,要保证患者休息与睡眠,可适当参加体育锻炼,如散步、打太极拳、慢跑等;给予高蛋白、高维生素、易消化的食物,保证充足营养,忌吃油腻和生冷食物;注意保护皮肤黏膜,尤其是照射部位的皮肤。

2.疾病知识指导　告知患者淋巴瘤的治疗进展情况,淋巴瘤虽属恶性疾病,但近年来由于治疗方法的改进,缓解率大大提高,患者应进行规范的化疗和(或)放疗,以延长缓解期和生存期。向患者解释细胞活检的重要性和必要性,以取得其配合。建议有条件的患者进行造血干细胞移植。指导患者自我监测病情,发现病情变化应及时就诊。

第六节　血液系统疾病常用诊疗技术及护理

一、骨髓穿刺术

骨髓穿刺术(bone marrow puncture)是一种常用诊疗技术,通过骨髓穿刺采取骨髓液进行细胞形态及分类、原虫和细菌学等检查,以协助诊断血液病、传染病和寄生虫病;了解骨髓造血情况,以作化疗和应用免疫抑制剂的参考;采集供者骨髓,以备骨髓移植使用。

【适应证】

1.各种血液病、骨髓转移癌、多发性骨髓瘤的诊断。

2. 对某些传染病、寄生虫病,如伤寒、疟疾、黑热病等作病原学检查。

3. 骨髓移植,骨髓给药,观察血液病的治疗效果和不良反应。

【禁忌证】

血友病等有出血倾向者。

【操作前准备】

1. 用物准备　常规消毒治疗盘 1 套。无菌骨髓穿刺包(含骨髓穿刺针、2ml 和 20ml 无菌注射器、7 号针头、洞巾、纱布等)。其他用物:棉签盒、1%普鲁卡因或 2%利多卡因 2ml、无菌手套、载玻片及推玻片、培养基、酒精灯、火柴、胶布等。

2. 患者准备　向患者及家属解释、交代穿刺的目的、意义、操作的过程及可能发生的情况,取得患者合作;术前作血小板计数、出血时间、凝血时间检查,作普鲁卡因皮试。

【操作过程及护理】

1. 选择穿刺部位　①髂前上棘穿刺点:位于髂前上棘后 1~2cm 的髂嵴上,该部位骨面较平,易于固定,方便操作,危险性小;②髂后上棘穿刺点:位于骶椎两侧,臀部上方突出的部位;③腰椎棘突穿刺点:位于腰椎棘突突出处;④胸骨穿刺点:胸骨柄或胸骨体相当于第 1、2 肋间隙的位置,胸骨较薄(约 1.0cm),其后方为心房和大血管,注意勿穿透胸骨发生意外,但因为此处骨髓液含量丰富,当其他部位穿刺不成功时,仍可采取胸骨穿刺。

2. 采取适当体位　根据穿刺点的不同,协助患者采取不同体位。选用髂前上棘和胫骨部位穿刺者,取仰卧位;选用髂后上棘部位穿刺者,取侧卧位或俯卧位;选用胸骨部位穿刺者,取仰卧位并用枕头垫于后背以抬高胸骨;选用棘突穿刺点者,患者反坐靠背椅,双臂伏于椅背上,使背部尽量后凸。

3. 消毒、局麻　常规消毒穿刺点周围皮肤,术者戴无菌手套、铺无菌洞巾,用 1%普鲁卡因或 2%利多卡因行局部皮肤、皮下及骨膜麻醉。

4. 穿刺抽液　将骨髓穿刺针固定器固定在适当的长度位置上(胸骨穿刺约 1.0cm,髂骨穿刺约 1.5cm)。术后左手拇指和示指固定穿刺部位,右手持针向骨面垂直刺入(胸骨穿刺时,应保持针体与胸骨成 30°~40°角)。针尖接触骨质后,左右旋转针体,缓慢钻刺,当感到阻力消失,表明穿刺针已进入骨髓腔。随即固定针头拔出针芯,放在无菌盘内,接上 20ml 无菌干燥注射器,用适当力量抽吸适量骨髓液 0.1~0.2ml 滴于载玻片上,立即制成均匀薄片。如需做细菌培养,可再抽取骨髓液 1~2ml,并应将注射器针座及培养基开启处通过酒精灯火焰灭菌。如吸不出骨髓液,应再插入针芯,钻深或退出少许,拔出针芯,再行抽吸。若仍抽不出骨髓液,则应考虑更换部位穿刺或作骨髓活组织检查。

5. 拔针　标本取出后,插入针芯,左手取无菌纱布置于针孔处,右手将穿刺针一起拔出,随即将纱布盖住针孔,并按压数分钟,再用胶布将纱布加压固定。

【操作后护理】

1. 解释　向患者说明术后穿刺伤口疼痛只是暂时的,不会对身体产生影响。

2. 观察　注意观察穿刺部位有无出血。如有渗血,应立即更换无菌纱块,压迫伤口直至无渗血为止。

3. 保护穿刺处　48~72 小时内不要弄湿穿刺伤口,应平卧休息 4 小时,避免剧烈活动,防止伤口感染。

【注意事项】

1. 注射器、穿刺针、玻片必须干燥。

2. 穿刺部位须固定好，嘱患者勿改变体位，并勿随意或无意中移动或牵拉皮肤而导致原正确的穿刺点偏离。

3. 穿刺针进入骨质后不可摇摆，以防断针，胸骨穿刺不可用力过猛，防止穿透内侧骨板。

4. 抽吸骨髓液量不宜过多（除作细菌培养外），否则引起骨髓稀释，不能真实地反映骨髓情况。

5. 抽出骨髓液后，应立即涂片，因骨髓液易凝固而致涂片失败。涂片要均匀一致，厚薄适宜。

6. 严格遵守无菌操作规程。

二、造血干细胞移植术

造血干细胞移植（hematopoietic stem cells transplantation，HSCT）是指将各种来源的正常造血干细胞在患者接受超剂量的放疗、化疗预处理后，通过静脉植入患者体内，利用造血干细胞具有不断自我复制和分化的能力来重建患者的造血和免疫功能的方法。用以治疗造血功能异常、免疫功能缺陷、血液系统恶性肿瘤及其他一些恶性肿瘤。用此疗法均可提高疗效，改善预后，延长生存期乃至根治。造血干细胞移植是目前治疗白血病最为有效的方法。

【分类】

1. 根据造血干细胞来源的不同分类

（1）骨髓移植（bone marrow transplantation，BMT）：骨髓中有多能造血干细胞，经典的移植方法是通过骨髓腔多点穿刺，抽吸含造血干细胞的骨髓血混合液移植到患者体内，效果可靠。但需在全麻或硬膜外麻醉下采骨髓，供者痛苦大、风险高、恢复慢。

（2）外周血干细胞移植（peripheral blood stem cells transplantation，PBSCT）：先使用动员剂将供者的造血干细胞从骨髓中释放到外周血，再通过血细胞分离机采集外周血中造血干细胞，最后移植到患者体内。与骨髓移植比较，此法简便，供体细胞采集方便，痛苦少且危险性小，移植后造血及免疫功能重建快，因无大剂量淋巴细胞输入而减少了发生移植物抗宿主病的机会。

（3）脐带血干细胞移植（cord blood stem cells transplantation，CBSCT）：足月新生儿脐血中造血干细胞的含量相当于成人骨髓的 $1/5 \sim 1/3$、外周血的 $12 \sim 16$ 倍，由于脐血中造血干细胞免疫原性尚未成熟，即使在同胞兄妹中 HLA 配型不完全相合者也能植活，但无血缘关系的供者脐带血干细胞移植仍需作 HLA 配型。脐血来源丰富，采集方便，移植后急、慢性移植物抗宿主病发生率低。但由于脐血采集量有限，可给儿童患者输注供造血重建，但如果用于成人患者，则剂量不足。另外，脐血移植造血重建的时间较长，感染、出血的发生概率较大。

2. 根据造血干细胞供者的不同分类

（1）同基因造血干细胞移植（syngeneic stem cells transplantation）：供、受者组织相容性抗原完全相同，见于同卵双胎孪生之间的移植。不需要移植前免疫抑制，也无移植物抗宿主病发生。缺点是同基因供者的机会极少，并且不适合用于遗传性疾病的治疗。

（2）异基因造血干细胞移植（allogeneic stem cells transplantation）：适用于治疗各种类型的白血病和造血系统恶性疾病、重症遗传性免疫缺陷病及各种原因导致的骨髓衰竭（如再障等),是目前应用最广泛、疗效最好的造血干细胞移植术。方法是将 HLA 相合的供者的造血干细胞移植到患者体内使其生长繁殖。缺点是容易发生移植排斥、移植物抗宿主病、感染等。

(3)自身造血干细胞移植(autologous stem cells transplantation):适用于对放(化)疗敏感的实体肿瘤,如淋巴瘤、乳腺癌、卵巢癌等。其次,经化疗已获完全缓解的急性白血病患者,若无合适的异基因供者,也可考虑自体造血干细胞移植。方法是在疾病(如白血病)缓解后或造血功能未被累及时(如淋巴瘤和实体瘤)采集患者自己的一部分造血干细胞,分离并深低温保存,在超剂量放、化疗后再回输给患者,以重建造血功能。缺点是移植后复发率较高,造血干细胞体外净化的问题尚未完全解决。

【适应证】

1.血液系统恶性肿瘤　如急性淋巴细胞白血病、急性非淋巴细胞白血病、慢性粒细胞白血病、骨髓增生异常综合征、恶性淋巴瘤、多发性骨髓瘤等。

2.血液系统非恶性肿瘤　如再障、地中海贫血、阵发性睡眠性血红蛋白尿、骨髓纤维化等。

3.非血液系统恶性肿瘤　如乳腺癌、卵巢癌、小细胞肺癌、神经母细胞癌、黑色素细胞癌以及其他实体瘤。

4.遗传性疾病　如严重自身免疫性疾病、骨硬化病、黏多糖病等。

【移植前准备】

1.异体供者的选择和准备　异基因干细胞移植应首先对供、受者作组织配型,配型相合为前提。选择供者的基本要求:健康体检合格,无遗传性、先天性疾病,无严重或未控制的感染。供者年龄一般<55 岁,年轻供者骨髓更容易植活。

为保证造血干细胞移植时有足够的新鲜血液提供给供者,于移植前 2～3 周应对供者进行循环采血,以避免发生失血性休克,且可刺激骨髓造血干细胞生长。具体方法:第一次采血400ml,放入冰箱保存,4～5 天后将 400ml 血回输后再采血 600ml,放入冰箱保存,再隔 4～5天将 600ml 血回输,再采血 800ml 为供者造血干细胞移植当天自体回输。同时供者因担心大量采集骨髓或提取外周造血干细胞时可能出现痛苦和危险,以及担心今后对身体健康有影响,常出现紧张、恐惧和矛盾等心理,需及时给予解释和疏导,以增强异体供者的安全感,减轻顾虑。

2.无菌层流室准备　室内一切用物需经彻底清洁,熏蒸、擦拭消毒、灭菌处理。室内不同空间采样行空气细菌学监测,合格后,患者方可进入。所有物品一律消毒灭菌后方可入室。

3.患者准备

(1)患者选择:急性白血病的首次完全缓解期,年龄在 45 岁以下,无严重脏器功能损害、无传染病、无严重药物过敏、无输血或极少输血史。

(2)心理护理:移植患者大多数对治疗方法及过程缺乏了解,又因长期接受化疗,承受了很大的痛苦,患者对移植既抱有希望,又有焦虑和恐惧的心理。因此,在移植前护理人员应主动与患者及家属进行交谈,做好心理准备。给患者介绍造血干细胞移植的有关知识,无菌层流室的基本环境、规章制度。讲解造血干细胞采集方面的知识,使其对造血干细胞的采集和输注有较清楚的了解。并说明造血干细胞的采集不会危害供者或患者的身体健康,从而消除患者疑虑、恐惧感,使其处于接受治疗的最佳生理、心理状态。

(3)全面体检和实验室检查:移植前须评估患者的营养状况及体重,有无消瘦、水肿;有无体温异常,处理局部感染病灶或潜在感染病灶;进行全面检查,如复查血象、骨髓象、血型,检查心、肺、肝和肾功能,做咽部、体表和肛周细菌培养等。

(4)严格隔离消毒、预防感染:将患者安置在备有层流装置的无菌室内,层流室是通过高效过滤器使空气净化,但无灭菌功能,必须加强全环境的保护及消毒隔离措施。具体措施如下:患者入室前 3 天开始用复方硼酸液或 1∶2 000 氯己定漱口;0.2%氯己定液清洗外耳道、鼻前庭,每日 2 次;庆大霉素或卡那霉素眼药水滴眼;便后用高锰酸钾稀释液或氯己定溶液坐浴,坐浴后在肛周涂抗生素软膏;口服肠道不吸收的抗生素,药物须经紫外线各片各面各照射 15～30 分钟消毒后服用;进食食物须经微波炉消毒后食用。入室前 1 天剪指(趾)甲、剃毛发(头发、腋毛、胸毛、阴毛)。入室当天清洁灌肠,沐浴后用 1∶2 000 氯己定药液浸泡 20 分钟,注意腋下、脐部、外阴部及皮肤皱折处。药浴后用无菌毛巾擦干,戴无菌口罩、帽子,穿无菌衣裤进入层流室。

(5)移植前 1 天行颈外静脉或锁骨下静脉置管术备用。

(6)预处理:在造血干细胞移植前,对患者进行 1 个疗程超剂量的化疗和(或)放疗,称为"预处理"。其目的是尽可能杀灭患者体内的异常细胞或肿瘤细胞,最大限度减少复发;破坏患者免疫系统,为造血干细胞的植入提供条件,防止移植物被排斥;为造血干细胞的植入、生长提供必要的空间。预处理方案主要有两种:全身射线照射和使用免疫抑制剂。常用环磷酰胺,移植前 1～2 天或 4～5 天静脉滴注,每日 40～60mg/kg,移植前 1 天行全身照射,总量 8～10Gy,一次或分次照射。接受大剂量化疗和照射,密切观察不良反应,预防出血性膀胱炎和尿酸性肾病的发生。

【移植过程及护理】

1.造血干细胞的采集

(1)骨髓造血干细胞的采集:供髓者在手术室严格无菌操作下作硬膜外麻醉或全身麻醉,术者用采髓针在供者的髂前或髂后上棘作多点穿刺,并抽取 500～800ml 骨髓血。采集的骨髓需立即置入含有肝素的保养液中,并充分混合,经分离、过滤后装入血袋。采髓过程中要不断监测供者血压、呼吸、心率,采髓过程不宜过快,采 500ml 骨髓的时间应不少于半小时。

(2)外周血造血干细胞的采集:首先给供者肌内注射造血刺激因子[粒细胞集落刺激因子或粒-单细胞集落刺激因子 5μg/(kg•d),连用 5～6 日],动员体内造血干细胞扩增,然后使用血细胞分离机选取单个核细胞(MNC)分离程序,每次处理血液 8～12L。采集量一般主张自体外周血干细胞移植需 2×10^8/kg MNC。异基因外周血干细胞移植需 4×10^8/kg MNC。通常需采集 1 次到数次。

(3)脐带血造血干细胞的采集:健康产妇分娩时待胎儿娩出后,迅速结扎脐带,以采血针穿刺静脉收集残留于脐带和胎盘内的脐带血。分离造血干细胞,在液氮中冷冻保存。

2.造血干细胞移植　在无菌层流室进行,受者移植前准备就绪,休息 1 天后,用输血器经中心静脉插管将复温(40℃水浴箱)的骨髓液快速滴入患者体内,8 小时内输完。输入的造血干细胞会自动在受者骨髓中定居。每袋骨髓液的最后 5ml 时应留在袋中弃去,以防发生脂肪栓塞。同时应根据骨髓中的肝素量,通过另一条静脉给予适量的鱼精蛋白,以中和肝素。输注过程中观察有无输血反应和栓塞现象。

【移植后护理】

1.一般护理　为患者提供高蛋白、高维生素、易消化、无渣、清淡饮食,加强营养,保证热量和各种营养成分的供给,协助患者生活自理及活动。注意患者安全,必要时加床档,防止患者损伤。

2.感染的预防和护理 感染是最常见的并发症之一,也是移植成败的关键。感染可发生于任何部位。

(1)无菌环境的保持:①地板、墙壁、门窗、室内物品,每日用消毒液擦拭一次,发现有污染随时擦拭消毒。拖鞋、痰盂、便器,用后分别浸泡入1:2 000氯己定液中30分钟后方可使用。消毒液、泡手液需每日更换。床单、被褥、衣裤、毛巾应高压消毒,每日或隔日更换。口罩、隔离衣用后即更换。②控制入室人员,医护人员或家属入室前先淋浴,更换清洁衣裤,戴清洁帽子。在缓冲间用肥皂洗手,清水冲净后,再用手快速消毒剂擦手,然后更换无菌拖鞋进入更衣间。戴一次性无菌手套,按无菌操作要求穿无菌分体式隔离衣,戴无菌口罩,进入消毒间再次消毒手,更换无菌拖鞋进入风淋室,经风淋3～5分钟后进入无菌层流室。告诫家属和患者,严禁感冒患者或其他带菌者入内。③定期细菌监测,物体表面、空气细菌培养,每周1次。

(2)患者的无菌护理:①饮食护理:提供无菌饮食,食物必须经蒸煮或微波炉消毒后才可食用;水果洗净后用0.2%氯己定浸泡30分钟,用无菌刀削皮后食用;饮水均须用开水经舱内电热水瓶二次沸腾后方可饮用;餐具严格消毒。②皮肤护理:每日用1:2 000氯己定溶液进行擦浴1次,用1:5 000高锰酸钾液便后、睡前坐浴,保持肛周及外阴部清洁,女性患者月经期间增加外阴冲洗次数。③眼、耳、鼻护理:抗菌及抗病毒的眼药水交替滴眼、滴鼻,每日3次。0.2%氯己定液清洗外耳道、鼻前庭3次,加强呼吸道消毒,每日雾化吸入抗菌、抗病毒药物3次。指导患者勿用手挖鼻及外耳道。④口腔护理:睡前、饭前、饭后(进食任何饮食后)认真漱口。每日口腔护理4次,同时根据口腔pH酌情选择1～2种漱口液(3%硼酸水、3%碳酸氢钠液、呋喃西林液等)于进餐前后、呕吐或吐痰后漱口或交替漱口,每次含漱半分钟,以设法使口腔各部位得到机械性冲洗,不可用牙签剔牙。若出现口腔黏膜改变时,应取分泌物做细菌培养加药敏试验,增加漱口及口腔护理次数,在口腔黏膜破溃处涂抹素高捷疗口腔膏或局部给予紫外线照射治疗。若出现口腔黏膜疼痛影响进食与睡眠,可给予生理盐水2 000ml加利多卡因200mg分次含漱。⑤静脉插管的护理:每日局部消毒换药,检查导管有无裂隙进气或接头滑脱,是防止感染和空气栓塞的关键。向患者说明维持中心静脉插管的重要性,切忌用手触摸伤口表面。

(3)促进患者免疫恢复:遵医嘱应用粒细胞集落刺激因子(G-CSF)、粒巨噬细胞集落刺激因子(BM-CSF),可缩短粒细胞恢复时间,减少因粒细胞低下而发生的严重感染和败血症,静脉输注较大剂量的免疫球蛋白,对防治感染有一定疗效。

(4)预防巨细胞病毒(CMV)感染:预防性应用抗病毒药更昔洛韦(丙氧鸟苷)、对CMV抗体阴性者预防性注射CMV抗体、输注CMV血制品和免疫球蛋白等,对预防病毒感染有较好的疗效。

(5)根据患者血小板回升情况,指导其适当进行室内活动。可进行扩胸运动、深呼吸,促进呼吸道分泌物排出,避免发生肺部感染。

(6)严密观察病情:注意观察有无局部或全身感染的表现,监测生命体征变化及精神状态。密切观察患者的血象和骨髓象,必要时作血、尿、便以及分泌物的细菌学和药敏试验,以便选择有效抗生素。

3.预防出血的护理 预处理后血小板极度减少是导致患者出血的主要原因,且移植后血小板的恢复较慢。因此每日监测血小板计数,观察有无出血倾向,必要时遵医嘱输注经25Gy

照射后或白细胞过滤器过滤后的浓缩血小板。

4.移植物抗宿主病的预防及护理 移植物抗宿主病(GVHD)是异基因造血干细胞移植成功后最严重的并发症。植入的供者造血干细胞中的 T 细胞,与患者的白细胞或组织细胞发生免疫反应,引起受者组织损伤、破坏,称为移植物抗宿主病。临床表现有急、慢性两种。急性移植物抗宿主病主要表现为突发性广泛性斑丘疹、持续性厌食、皮疹、腹泻、黄疸与肝功能异常等,通常发生在移植后 3 个月内,如发生在移植后 10 天内称为"超急性移植物抗宿主病",病情较凶险。慢性移植物抗宿主病发生于移植后 100 天之后,是一种类似自身免疫性疾病的全身性疾病,如局限性或全身性硬皮病、皮肌炎、皮肤色素沉着或减少。发生 GVHD 后治疗较困难,常采用大剂量甲泼尼龙冲击治疗,应以预防为主。

(1)严密观察病情:观察全身皮肤有无斑丘疹、水疱、脱屑、巩膜有无黄染,肝功能有无异常及大便的次数和性状等。若有移植物抗宿主病可疑表现,应及时向医生报告。

(2)用药护理:预防急性移植物抗宿主病的主要药物是环孢素。应于移植前 1 天遵医嘱开始使用。慢性移植物抗宿主病主要采用大剂量糖皮质激素和小剂量免疫抑制剂治疗。注意监测药物的不良反应。

(3)血液制品需用 γ 射线 10~30Gy 或紫外线照射杀灭免疫活性细胞后,才能输注。

5.排异反应的预防及护理 异体造血干细胞输注后,患者细胞免疫系统产生排除异体细胞的反应称为排异反应。主要表现为移植后患者的血细胞逐渐上升而后又降低,骨髓造血细胞由增生好转又返回移植前的水平,故移植后每天或隔天需作血常规检查,通常第 2 周血象开始上升,第 4~6 周内血象恢复迅速,骨髓象转为正常。应随时观察患者的病情变化,发现异常及时通知医生。

6.健康教育

(1)生活指导:注意休息,避免劳累,保证充足有效的睡眠时间,促进体力恢复;指导患者摄入营养丰富的平衡膳食及足够的水分;适当运动,如散步、听音乐、太极拳等;保持乐观和良好的情绪状态。

(2)疾病知识指导:告知患者坚持服用环孢素的重要性,以提高患者的依从性。教会患者对感染、出血的预防、识别及处理措施,促进自我护理。能监测药物的副作用及病情变化。能按时复诊,发现异常及时就诊。

目标检测

1.解释贫血、出血、继发感染的概念,其常见病因与护理措施有哪些?

2.再障患者的身体状况有哪些?分析再障患者的主要护理诊断及合作性问题、病情观察的要点有哪些?

3.血液病患者应用铁剂、雄激素、白血病化疗药物、环孢素时应如何护理?

4.急性白血病的身心状况有哪些?主要护理诊断及合作性问题是什么?常用化疗药物的不良反应有哪些?减轻化疗不良反应的主要护理措施有哪些?静脉给药时,注意事项有哪些?

第七章 内分泌和代谢性疾病患者的护理

学习目标

【掌握】本系统疾病常见症状、体征和护理;本系统疾病的临床表现、护理诊断及医护合作性问题、护理措施;常见急危重症的抢救配合及护理。

【熟悉】本系统常见疾病的病因和治疗要点。

【了解】本系统常见疾病的发病机制、实验室及其他检查。

内分泌系统(endocrine system)是由内分泌腺和分布于其他器官的内分泌细胞组成的一个体液调节系统。它与神经系统共同调节机体的生长发育和各种代谢,以适应不断变化的外界环境,保持机体内环境的相对稳定。内分泌腺包括下丘脑、垂体、肾上腺、甲状腺、甲状旁腺、胰岛、性腺等。内分泌疾病包括各种内分泌腺疾病及继发于非内分泌疾病的内分泌异常,激素受体异常、激素来源异常、激素代谢异常所引起的内分泌病。机体在遗传因素、自身免疫疾病、先天缺陷、感染、肿瘤、放射线、药物、精神刺激及不良健康行为的作用下,直接或间接引起内分泌腺体疾病,出现内分泌功能亢进或减退。

新陈代谢是人体生命活动的基础,通过物质的合成代谢和分解代谢两个过程不断为人体的生存、劳动、生长、发育、生殖和维持内环境稳定提供物质和能量。代谢疾病是由于物质代谢过程中某一环节障碍所致的疾病。

内分泌及代谢疾病大多为慢性过程,对患者的神经调节、生长发育和营养代谢产生明显的影响,临床表现多样,常出现营养失调、水电解质平衡紊乱、面容体态改变,甚至精神异常等;病情急剧恶化时可发生危象而危及患者生命,如甲状腺危象、肾上腺危象等;内分泌及代谢性疾病的诊断常需要大量功能试验,功能试验在留取标本方面有特殊要求,故诊断较为复杂。因此对内分泌疾病及代谢疾病患者需加强心理疏导,进行有效的饮食护理和健康教育,指导患者自我护理;做好功能试验的配合,以保证标本采集准确无误;密切监测病情变化,积极配合抢救危象,对患者实施整体护理。

第一节 内分泌代谢性疾病患者常见症状、体征及护理

一、身体外形的改变

身体外形的改变是指身高、肥胖或消瘦、毛发、面容、皮肤黏膜色素等异常变化。这些异常改变多与内分泌疾病和代谢疾病有关,如侏儒症、肢端肥大症、巨人症、呆小症、Cushing 综合征、甲状腺功能减退症、甲状腺功能亢进症等。

体形变化:男性身高超过 200cm、女性超过 185cm 称为巨人症。主要原因是在骨骺未融合的青春期,垂体前叶功能亢进,生长素分泌过量,引起骨骼、软组织、组织器官增生肥大,身材

过高;其次是性腺功能减退症,青春期性激素不足,骨骺板融合延迟,延长长高年龄致身材瘦长。成年男性身高低于 145cm,成年女性身高低于 135cm 为体格异常矮小,常见于垂体性侏儒症和呆小症患者。垂体性侏儒症是由于患者在发育前,垂体前叶功能减退,生长激素分泌不足,阻碍身体生长与发育,致身材矮小,但智力正常;呆小症是胚胎期缺碘使胎儿甲状腺发育不全和(或)甲状腺素合成不足,直接影响小儿脑组织和骨骼发育,导致智力低下、身材矮小。

肥胖或消瘦:实际体重超过标准体重的 20% 或体重指数大于 24 者称肥胖,常见于 2 型糖尿病、甲状腺功能减退症、垂体功能减退症、皮质醇增多症。反之,低于标准体重的 10% 以上者称消瘦,见于甲状腺功能亢进、1 型糖尿病。

毛发变化:体毛增多,见于皮质醇增多症;毛发脱落、稀少常见于甲状腺功能减退症或垂体功能减退症。

面容变化:可表现为眼裂增宽、眼球突出、表情惊愕,见于甲状腺功能亢进患者;面颊及眼睑水肿、表情淡漠的"假面具样面容",见于甲状腺功能减退症的黏液性水肿患者;脸部增长、下颌增大、颧骨突出、嘴唇增厚、耳鼻长大,见于肢端肥大症患者;满月脸见于 Cushing 综合征患者。

皮肤黏膜色素沉着:摩擦处、掌纹、乳晕、瘢痕处皮肤、黏膜色素沉着明显,见于原发性肾上腺皮质功能减退症、异位 ACTH 综合征患者、ACTH 依赖性 Cushing 综合征患者。

【护理评估】

1.健康史　评估有无身体外形改变及改变的原因、时间及进展的速度、主要症状及特点,有无伴随症状(焦躁易怒、怕热多汗、失眠、心率增快等)、治疗及用药情况等。重点询问既往有无颅脑手术或外伤史、肿瘤或自身免疫性疾病史、产后大出血和激素类药物服用史,患者的生活方式和饮食习惯,家族史,女性患者月经史。

2.身体评估　评估患者的面容、体形、毛发、皮肤的变化特征,如有无眼裂增宽、突眼;有无消瘦、肥胖、满月脸;有无多毛或毛发稀疏干枯;有无皮肤黏膜色素沉着等。观察甲状腺大小、表情情况有无改变,听诊有无血管杂音和震颤。评估患者的生命体征、营养状态等全身状况。

3.实验室及其他检查　检查垂体功能、甲状腺功能、甲状旁腺功能和肾上腺皮质功能有无异常,胰岛素水平有无变化;X 线检查、CT 检查和 MRI 对某些内分泌代谢性疾病有定位价值;B 超检查可用于甲状腺肿瘤和甲状旁腺肿瘤的定位。

【护理诊断/问题】

1.自我形象紊乱　与疾病引起身体外形改变等因素有关。

2.营养失调:高于(低于)机体需要量　与进食过多(过少)、代谢异常有关。

【护理目标】

1.患者的身体外形逐渐恢复正常,能接受疾病现况,保持良好心情。

2.患者养成良好的饮食习惯,体重逐渐恢复至标准体重。

【护理措施】

1.休息与体位　充分的休息能够保持体力,缓解症状,有助于身心恢复。消瘦者应适当限制活动,以减少能量的消耗。肥胖者应鼓励其适量运动,循序渐进,逐渐增加运动量,并持之以恒,以每月体重下降 0.5~1kg 为宜,逐渐减至正常。

2.饮食护理　身体外形改变的患者多存在营养失调,因人而异调节营养成分,制订饮食计划,以改善患者营养状态。①使肥胖者了解肥胖的危害性,自觉节制进食量,饮食以低脂、低糖、低盐、高纤维素、适量蛋白质为宜。控制摄入食物总热量，尤其要限制脂肪、碳水化合物的摄入，蛋白质摄取量为 $1.0g/(kg \cdot d)$，增加低热量蔬菜和水果的摄入，如芹菜、冬瓜、黄瓜、角瓜、西红柿、橙子等，增加饱腹感，戒烟，禁饮料、咖啡等。②消瘦者应给予高热量、高营养、高蛋白、易消化的饮食，并注意烹饪色、香、味俱全及患者饮食习惯与喜好。最初宜少食多餐，逐渐增加进食的量和减少进食次数，最终过渡至正常饮食。极度消瘦者可给予肠外营养支持，如脂肪乳、氨基酸等。

3.病情观察　监测患者营养状况、面容、毛发、体重的改变情况。

4.对症护理　适当的修饰可增加患者心理舒适度和美感，指导患者选择恰当的方法改善自身形象，如甲亢突眼者外出可佩戴有色眼镜，肥胖者可选择合体的衣着。

5.用药护理　除体质性因素引起身材矮小或过高外，大多数身高改变见于内分泌疾病，如生长激素细胞增生或腺瘤引起身材过高，应配合手术治疗、放射线治疗或给予抑制生长激素过度分泌的药物治疗；生长激素或甲状腺激素减少引起的身材矮小，应给予激素替代治疗。

6.心理护理　评估患者对其身体变化的感觉及认知，关注患者自卑、焦虑、抑郁等问题，鼓励和协助患者表达因形象改变带来的感受，给患者提供正面引导。做好心理疏导，减轻负性情绪对患者身心造成的影响，帮助其建立战胜疾病的信心，积极配合治疗。

【护理评价】

1.患者能否应用恰当的修饰技巧掩饰外观的改变，身体外形是否已得到改善。

2.能否合理饮食、适量运动，体重是否达到或接近标准体重。

二、性功能异常

性功能异常是指个体生殖器官发育迟缓或发育过早，性欲减退或丧失，女性月经紊乱、溢乳、闭经或不孕；男性阳痿或乳房发育。内分泌代谢性疾病患者的性功能异常主要表现为：青春期开始前的性激素或促性腺激素分泌过早、过多致早熟；原发性慢性肾上腺皮质功能减退症的女性患者阴毛脱落、稀疏，月经失调或闭经；腺垂体功能减退症女性患者分娩后无乳、乳房萎缩、闭经不育、第二性征退化。

【护理评估】

1.健康史　评估患者性功能异常的发生过程、主要症状、性欲改变情况；了解女性患者的月经史及生育史，有无不孕、早产、流产、死胎、巨大儿等，男性患者有无阳痿或乳房发育等；了解性功能异常及性器官改变对患者心理的影响，有无焦虑、抑郁、自卑等；评估与配偶的关系，以及配偶的心理感受等，有无关系紧张、家庭不和等不良表现。

2.身体评估　评估患者营养状况，有无皮肤干燥，毛发脱落、稀疏、增多或分布异常；女性有无闭经、溢乳，男性有无乳房发育；外生殖器的发育是否正常，有无畸形。

3.实验室及其他检查　测定性激素水平有无变化。

【护理诊断/问题】

性功能障碍　与性激素分泌异常有关。

【护理目标】

患者能正视性功能异常，性功能逐渐恢复，家庭和睦。

【护理措施】

1.对症护理　提供可能的信息咨询服务,如专业医师、心理健康顾问、性咨询门诊等。鼓励患者与配偶交流彼此的性爱感受,并一起参加性健康教育及阅读有关性教育的资料。女性患者若有性交疼痛,可建议使用润滑剂。润滑剂以水性为佳,如不能提供足够的滑润作用,可改用油剂。

2.心理护理　提供一个隐蔽舒适的环境,选择恰当的时间,鼓励患者说出使其烦恼的有关性爱或性功能方面的问题,尊重患者。给患者及家属讲述性功能异常与疾病的关系,使患者能正确认识性异常,积极主动地配合治疗。

【护理评价】

患者能否正确对待性问题、主动配合治疗,性功能是否逐渐恢复,达到其希望中的性满足。

第二节　腺垂体功能减退症患者的护理

腺垂体功能减退症是指由多种原因造成的垂体前叶损害,导致相应的垂体前叶激素分泌不足,并继发性腺、甲状腺、肾上腺皮质的功能不足。若垂体功能减退是由垂体分泌细胞本身损害引起,为原发性垂体功能减退症;若是由下丘脑、垂体柄或门脉系统障碍引起,则为继发性垂体功能减退症。

【病因与发病机制】

1.垂体瘤　为成人最常见病因,以良性病变居多。腺瘤可分为有功能性(催乳素瘤、ACTH瘤)和无功能性(无生物作用,但可有激素前体产生)。腺瘤增大导致垂体受压,可引起腺垂体功能减退。垂体也可为其他癌的转移部位。

2.下丘脑病变　如肿瘤、炎症、浸润性病变(如淋巴瘤、白血病)、肉芽肿等,可直接破坏下丘脑神经的分泌细胞,使释放激素分泌减少。

3.垂体缺血性坏死　妊娠期腺垂体血供丰富,围生期由各种原因导致大出血、休克或血栓形成,使腺垂体缺血坏死和纤维化,临床称希恩(Sheehan)综合征。此外,糖尿病微血管病变也可发生垂体缺血性梗死。

4.蝶鞍区手术、创伤或放疗　垂体瘤切除、手术放疗,均可损伤垂体。颅底骨折可影响垂体血液供应,鼻咽癌放疗可损伤下丘脑和垂体,引起垂体功能减退。

5.感染和炎症　各种病毒、细菌、真菌等感染引起脑炎、脑膜炎、流行性出血热、结核等均可损伤下丘脑和垂体,引起垂体功能减退。

6.其他　糖皮质激素长期应用、自身免疫性垂体炎、海绵窦处颈内静脉瘤等均可引起此病。

【临床表现】

一般当腺体组织破坏约50%以上才会出现症状,破坏75%时有明显的临床表现,破坏达95%可有严重垂体功能减退。早期可引起促性腺激素、生长激素和催乳素缺乏,逐渐出现甲状腺激素缺乏,最后可伴有ACTH缺乏。腺垂体功能减退主要表现为各靶腺器官功能减退。

垂体前叶功能减退的临床表现与下列因素有关:①垂体衰竭的程度;②受累激素的种类;③蝶鞍内压力增高的程度与垂体受损的部位;④发病年龄与患者的性别。

1.性腺功能减退　常最早出现。青春期前发病者表现为青春期延迟,青春期后发病则表现为继发性性腺功能低下。青春期延迟的患者往往身材偏高,生殖器不发育,睾丸小而软,长径<3cm,缺乏胡须、阴毛和腋毛,原发性闭经。青春期后发病则患者阴毛、腋毛脱落,皮肤出现细皱纹,性欲减退,男性睾丸萎缩,少精或无精,阳痿不育。女性停经,产后无乳。

2.甲状腺功能减退　详见甲状腺功能减退症。

3.肾上腺皮质功能减退　常见于垂体切除手术或垂体放疗后。起病隐匿,如无力、恶心、呕吐、低血压,体重减轻等。血糖降低是由于对胰岛素敏感性提高所致。伴生长激素缺乏可导致低血糖。乳晕浅淡,皮肤苍白,久晒不黑,由于黑素细胞刺激素减少所致。盐皮质激素的分泌更多受肾素-血管紧张素系统控制,因此在垂体性皮质功能低下时,极少引起电解质紊乱。

4.垂体功能减退性危象　简称垂体危象,在全垂体功能减退症基础上,各种应激如感染、腹泻、呕吐、脱水、饥饿、创伤、手术、麻醉、寒冷及催眠、镇静剂等均可诱发垂体危象。临床表现有以下几种类型。

(1)低血糖型:最为多见。常于空腹时发生,心悸、出汗、头晕、意识障碍,有时可出现精神失常及抽搐或癫痫样发作,最后昏迷。

(2)高热型:体温>40℃。

(3)水中毒型:因皮质激素缺乏,对水代谢的调节能力减退。表现为恶心、呕吐、虚脱、精神错乱、抽搐与昏迷。

(4)低温型:多由冬季寒冷诱发,体温<30℃及昏迷。

(5)低血压、循环虚脱型:多因手术或胃肠道功能紊乱引起失钠脱水,导致外周循环衰竭。

(6)混合型:精神失常、谵妄、高热、低温、恶心、呕吐、低血糖、昏厥、昏迷等症候群。

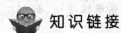 **知识链接**

肾上腺危象

各种应激均可使正常的肾上腺分泌皮质醇增多,约较平时增高2~7倍,严重应激状态下,血皮质醇可高于1mg/L,以适应机体的需要。凡有原发或继发的、急性或慢性的肾上腺皮质功能减退时,就不能产生正常量的皮质醇,应激时更不能相应地增加皮质醇的分泌,因此产生一系列肾上腺皮质激素缺乏的急性临床表现:高热,胃肠紊乱,虚脱,神志淡漠、萎靡或躁动不安,谵妄甚至昏迷,称为肾上腺危象,诊治不及时将威胁患者生命。

【实验室及其他检查】

1.性腺功能测定　男性血清睾酮水平降低,女性血清雌二醇与尿雌激素(雌酮、雌二醇、雌三醇)水平低下。阴道细胞学涂片检查雌激素活性显著减退。

2.甲状腺功能测定　血清总 T_4、游离 T_4 均降低,总 T_3、游离 T_3 可正常或降低。

3.肾上腺皮质功能测定　24 小时尿 17-羟皮质类固醇及尿游离皮质醇均低于正常值。

4.腺垂体激素分泌激素测定　血浆中垂体前叶激素如生长激素(GH)、泌乳素(PRL)、促甲状腺激素(TSH)、促肾上腺皮质激素(ACTH)、卵泡刺激激素(FSH)、促黄体生成素(LH)等均呈低水平。垂体对下丘脑释放激素(如 TRH、LHRH 兴奋试验)的刺激无反应或反应轻微。

5.其他检查　蝶鞍 X 线摄片,蝶鞍扩大可见于下丘脑或垂体肿瘤。微腺瘤蝶鞍无扩大但可有局限性破坏,CT 或 MRI 有助进一步诊断。

【诊断要点】

根据病史、症状、体征结合实验室检查和影像学发现，可作出诊断。需排除多发性内分泌腺功能减退症。

【治疗要点】

1. 病因治疗　评估腺垂体功能减退的病因，针对病因进行治疗。包括垂体瘤手术切除、化疗或放疗等。

2. 激素替代治疗　补充不足的靶腺激素使之接近正常的分泌模式。

(1) 肾上腺皮质激素：氢化可的松 $12.5\sim37.5$ mg/d 或强的松 $5\sim7.5$ mg，分清晨和午后两次服用，早晨用 2/3 量，午后用 1/3 量。遇应激情况（如感染、手术、外伤、分娩等）应将用量临时加大 $2\sim3$ 倍，严重时按危象处理。垂体功能减退患者，大多不需用盐皮质激素。

(2) 甲状腺激素：左甲状腺素，从 $50\mu g$/d 开始，逐渐增加至 $100\sim200\mu g$/d。也可口服甲状腺干粉片。为防止加重肾上腺皮质功能不全，宜在用药前或用药时合用糖皮质激素。

(3) 性激素及促性腺激素：①男性：丙酸睾丸酮 $25\sim50$ mg，肌注，$1\sim2$ 次/周。为促使精子生成可合用促性腺激素（HMG）和人绒毛膜促性腺激素（HCG），前者隔日肌注 $1\sim2$ 支，疗程 3 个月以上；后者每周肌注 $2\sim3$ 次，每次 1 000IU。②女性：绝经期前用人工周期疗法。口服乙烯酚 $0.5\sim1$ mg/d，连用 24 天，第 $21\sim25$ 天加用黄体酮 10mg，肌注，撤药后月经来潮。也可加用小剂量雄激素，如丙酸睾丸酮 12.5mg，肌注，$1\sim2$ 次/周。

3. 中医中药　多以温肾壮阳及补气益血的药物，如右归丸、补中益气汤、十全大补丸等，以提高激素替代疗法的效果。

4. 垂体危象抢救

(1) 抢救低血糖及急性肾上腺功能减退：首先迅速静脉推注 50% 葡萄糖 $40\sim60$ ml，然后用 10% 葡萄糖盐水，每 $500\sim1$ 000ml 中加入氢化可的松 $50\sim100$ mg 静脉滴注。

(2) 对症治疗：出现循环衰竭者按休克治疗；感染者积极抗感染治疗；低温者给小剂量甲状腺激素，注意保暖；水中毒者给予利尿剂的同时加用泼尼松或氢化可的松治疗。

(3) 防止诱发昏迷：禁用或慎用麻醉剂、镇静剂、催眠药或降糖药。

【护理诊断/问题】

1. 性功能障碍　与促性激素分泌不足有关。

2. 活动无耐力　与肾上腺皮质功能、甲状腺功能低下有关。

3. 焦虑　与家庭生活与社交活动受影响有关。

4. 潜在并发症　垂体危象。

【护理措施】

1. 休息与体位　患者应生活规律，避免过劳。注意季节变化，适当增减衣物，避免诱发呼吸系统感染。症状明显者注意卧床休息，更换体位时动作宜缓慢。便秘者，指导患者适当运动，养成定时排便的习惯。

2. 饮食护理　宜给予高热量、高蛋白、高维生素的饮食。血压较低者适当补充钠盐，以利于血压稳定；便秘者，增加高纤维食物的摄入，忌辛辣煎炸食品。

3. 病情观察　观察患者生命体征、意识状态、瞳孔大小、对光反射等，注意有无低血糖、低血压、低温等情况，及早发现垂体危象的征兆，及时报告医生并配合抢救。

4. 对症护理　一旦发生垂体危象，立即报告医生并配合抢救。

(1)迅速建立静脉通路,按医嘱及时准确使用高渗葡萄糖和激素类药物。

(2)保持呼吸道通畅,给予氧气吸入。

(3)低温者,按医嘱给予小剂量甲状腺激素,并用保暖毯逐渐加温使患者体温回升。

(4)循环衰竭者,按抗休克的原则纠正低血容量状态,对有感染、败血症者按医嘱正确及时给予抗感染治疗,高热者予以降温处理。

(5)做好口腔护理、皮肤护理,保持排尿通畅,防止尿路感染。

5.用药护理 向患者解释腺垂体功能减退症为终身性疾病,需终身激素维持治疗。用药过程中注意观察药效及副作用。

6.心理护理 因腺垂体功能减退,可使患者出现闭经、性欲减退、生长发育障碍、记忆力减退、精神萎靡、体力不支等,使其家庭生活与社交活动受到明显影响,心理负担沉重,患者常出现悲观、忧郁、焦虑等心理反应。护理人员应关心体贴患者,鼓励患者诉说使其烦恼的因素,向患者及家属详细解释病情,提供有关的信息咨询服务,帮助患者树立战胜疾病的信心,消除不良心理状态。

【健康教育】

1.生活指导 指导患者规律生活,保持乐观情绪,冬天注意保暖,避免过度劳累。更换体位要缓慢,以免发生晕厥。注意皮肤的清洁,预防外伤,减少去公共场所或人多之处,以防呼吸道感染。

2.疾病知识指导 教会患者及家属识别垂体危象的征象,若有感染、发热、外伤、腹泻、呕吐、头痛等情况发生时,应立即就医。外出时随身携带写有姓名、地址、家庭电话、所患疾病、可能发生的意外、救治方法等内容的识别卡,以防意外发生。嘱患者遵医嘱按时按量服药,不得随意增减药物剂量,向患者说明所服药物名称、剂量、用法及不良反应,如肾上腺皮质激素过量易致欣快感、失眠等;服甲状腺激素应注意心率、心律、体温、体重变化等。

第三节　皮质醇增多症患者的护理

案例分析

患者,女,22岁,因肥胖伴面部痤疮8个月入院。体格检查:T 37℃,P 70次/分,R 18次/分,BP 150/100mmHg,身高161cm,BMI 24.3,发育正常,体形偏胖,满月脸,多血质,面部痤疮,发际低,头发稀疏多油脂,颈部及背部不均匀脂肪堆积,颈后部、腋下、肘窝、双手指间关节摩擦处,可见色素沉着,并逐渐出现双下肢大腿内侧紫纹,四肢毛发增多。辅助检查:血浆皮质醇正常昼夜节律消失;小剂量地塞米松抑制试验为不能抑制反应;大剂量地塞米松抑制试验为可抑制反应;血糖升高;24小时尿17-羟皮质类固醇、尿游离皮质醇增高;肾上腺B超、CT扫描可见双侧肾上腺影均增大;垂体CT扫描未见异常。

临床诊断:库欣综合征

皮质醇增多症又称库欣综合征(Cushing's syndrome)是多种病因引起肾上腺皮质分泌过量的糖皮质激素(主要是皮质醇)所致病症的总称。临床以满月脸、向心性肥胖、痤疮、皮肤紫纹、多血质、高血压、免疫力低下、代谢及性功能异常、甚至精神失常为主要表现。本病好发于成人,女性多于男性,男女发病之比约为1∶3～1∶2。

【病因与发病机制】

皮质醇增多症按病因可分为两大类。

1.依赖 ACTH 的 Cushing 综合征 包括:①Cushing 病:最为常见,约占 Cushing 综合征的 70%。系垂体分泌过多的 ACTH,刺激肾上腺皮质增生,多为垂体微腺瘤所致。②异位 ACTH 综合征:为垂体以外的恶性肿瘤分泌大量 ACTH,刺激肾上腺皮质增生,分泌过量糖质类固醇所致。以小细胞肺癌最常见,甲状腺髓样癌、胰腺癌、胸腺癌亦可见。

2.不依赖 ACTH 的 Cushing 综合征 主要为分泌皮质醇的肾上腺皮脂腺瘤,腺癌少见,双侧肾上腺大结节或小结节性增生极为少见。

【临床表现】

由于皮质醇分泌过多而产生一系列代谢紊乱综合征,临床表现形式多样,典型的表现如下:

1.满月脸、水牛背、向心性肥胖、多血质 皮质醇促使脂肪重新分布于面、颈、胸、腹等处,引起满月脸、水牛背;因肌肉消耗,四肢显得相对瘦小表现为向心性肥胖;红细胞和血红蛋白增加,使面部潮红呈现多血质面容。

2.全身及神经、精神表现 上下肢肌萎缩、四肢肌无力,下蹲后起立困难。情绪不稳、烦躁、失眠,甚至出现精神失常。

3.皮肤表现 皮肤薄,微血管脆性增加,轻微外伤即可引起瘀斑。下腹部、大腿及臀部皮肤可见紫纹。异位 ACTH 综合征和较重的 Cushing 病患者皮肤色素明显加深。手、脚、指(趾)甲、肛周常出现真菌感染。

4.心血管表现 多有高血压。严重者可并发左心室肥大、心力衰竭和脑血管意外。由于凝血功能异常、脂代谢紊乱,易发生动静脉血栓,使心血管并发症发生率增加。

5.免疫力下降 长期皮质醇分泌增多使免疫功能减弱,患者容易感染细菌、真菌和病毒性疾病。化脓性细菌感染往往不易控制,可发展为蜂窝织炎、菌血症、败血症。又因皮质醇增多使发热等机体防御反应被抑制,患者感染后,往往发热不明显,易于漏诊而造成严重后果。

6.性功能异常 女性患者由于皮质醇对垂体促性腺激素的抑制及肾上腺雄激素分泌增多,出现闭经或月经不规则、痤疮、脱发及皮肤多毛,但明显男性化者少见;男性患者则由于皮质醇对垂体促性腺激素的抑制,出现性欲减退、阳痿、阴茎缩小、睾丸变软等。

7.代谢障碍 大量皮质醇减少外周组织对葡萄糖的利用,加强肝糖原异生,有拮抗胰岛素的作用,使血糖升高。部分患者出现糖尿病症状,称类固醇性糖尿病。大量皮质醇有潴钠、排钾作用,钠潴留可致水肿,低钾血可引起肌无力加重。病程较久者由于骨质脱钙出现骨质疏松,易发生骨折。儿童患病后,生长发育受到抑制。

【实验室及其他检查】

1.皮质醇测定 血浆皮质醇水平增高且昼夜节律消失,清晨略高于正常,夜晚下降不明显。24 小时尿 17-羟皮质类固醇、尿游离皮质醇升高,尿 17-酮多为正常,若尿 17-酮明显增高,应考虑肾上腺皮质癌。

2.地塞米松抑制试验 血浆皮质醇不受地塞米松的明显抑制,不低于对照值的 50%。

3.ACTH 试验 垂体性 Cushing 病和异位 ACTH 综合征者有反应,原发性肾上腺皮质瘤者多数无反应。

4.影像学检查　蝶鞍区断层摄片可见垂体肿瘤的蝶鞍增大或被破坏,CT薄层扫描可显示 50% 的垂体微腺癌,皮质醇增多症的肾上腺肿瘤体积多较大,B 超、CT 及 MRI 均可显示,并可借以鉴别腺瘤与腺癌。

【诊断要点】

典型病例根据临床表现即可作出诊断,早期及不典型病例有赖于实验室及影像学检查。

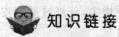 **知识链接**

假性 Cushing 综合征

假性 Cushing 综合征:酒精性肝脏损害时,不仅各种症状及激素水平类似本病,且对小剂量地塞米松给药无反应或反应减弱,但戒酒即可恢复。

【治疗要点】

根据不同病因进行相应治疗。但在进行病因治疗前,对病情严重的患者,最好先对症治疗以改善并发症。

1.Cushing病　本病首选的治疗方法是行经鼻经蝶窦垂体腺瘤摘除术,术后辅以放射治疗或药物治疗。手术失败或不能手术者则行垂体放疗或双侧肾上腺切除术。

2.肾上腺肿瘤　原则上应尽早作肿瘤切除术,肾上腺腺瘤手术切除可根治。肾上腺癌的治疗多不满意,应尽可能早期行单侧肾上腺根治性切除术。

3.不依赖 ACTH 小结节性或大结节性双侧肾上腺增生　行双侧肾上腺切除术,术后作激素替代治疗。

4.异位 ACTH 综合征　应治疗原发性恶性肿瘤,根据具体病情做手术、放疗或化疗,也可配合药物治疗。

5.医源性皮质醇增多症　按照激素使用原则逐渐停药,一般停药 0.5～1 年后可完全恢复。

各类 Cushing 综合征患者,当其他治疗疗效不明显时,均可使用米托坦、美替拉酮等肾上腺皮质激素合成阻滞药。

【护理诊断/问题】

1.自我形象紊乱　与 Cushing 综合征引起身体外观改变有关。

2.有感染的危险　与蛋白质分解增加、机体免疫功能减弱有关。

3.有受伤的危险　与骨质脱钙导致骨质疏松有关。

4.体液过多　与皮质醇过多引起水钠潴留有关。

【护理措施】

1.休息与体位　尽量取平卧位,抬高双下肢,有利于静脉回流,减轻水肿。骨质疏松、关节腰背疼痛者做好安全防护,适当限制运动,防止骨折。

2.饮食护理　给予低热量、低钠、高钾、高蛋白的饮食,避免刺激性食物,禁烟酒。鼓励患者食用柑橘类、枇杷、香蕉、南瓜等含钾高的水果。适当摄取富含钙及维生素 D 的食物,以预防骨质疏松。有糖尿病症状时应按糖尿病饮食计算。

3.病情观察　①注意观察血压、心率、心律变化,以早期发现高血压以及高血压对心脏的影响,一旦出现左心衰竭的症状,应立即给予半卧位,氧气吸入,按医嘱进行抗心衰处理。②观察有无恶心、呕吐、腹胀、乏力、心律失常等低钾血症的表现,及时测血钾和描记心电图,并报告医生配合处理。③注意观察患者有无糖尿病表现,必要时做糖耐量试验或测空腹血糖,以明确诊断。④观察体温变化,定期检查血常规,注意有无感染征象。⑤观察患者有无关节痛或腰背痛等骨质疏松的表现,及时报告医生。⑥观察患者水肿情况,每日测量体重变化,记录 24 小时液体出入量,监测电解质和心电图变化。

4. 对症护理

(1)感染的预防和护理:患者抵抗力下降,易发生各种感染,护理时应注意:①保持病室环境及床单位整洁,按时通风,室内温、湿度适宜。②严格执行无菌技术操作,必要时戴口罩和手套,以避免交叉感染。尽量减少侵入性治疗。③指导患者及家属注意保持皮肤、外阴、衣着、用具等清洁卫生,减少感染源。一旦发生感染,应遵医嘱尽早治疗。

(2)外伤的预防和护理:①对有广泛骨质疏松和骨痛的患者,应嘱其注意休息,避免过度劳累,注意保护患者。②避免剧烈运动,严防摔伤,变换体位时动作轻柔,防止骨折。③减少环境中不必要的家具或摆设,浴室铺防滑脚垫,防止因碰撞或跌倒引起外伤或骨折。④护理人员操作时动作应轻稳,避免碰击或擦伤患者皮肤,引起广泛性皮下出血。

5. 用药护理 应用皮质醇合成抑制剂治疗时,应注意观察疗效和副作用。此类药物的主要副作用是引起食欲缺乏、恶心、呕吐、嗜睡、眩晕、头痛、乏力等。部分药物对肝脏损害较大,注意监测肝功能。

6. 心理护理 评估患者有无抑郁、自卑,有无情绪不稳、失眠、烦躁、精神障碍等表现。对于自我形象紊乱及性生活型态改变的心理护理见本章第一节相关内容。

【健康教育】

教会患者自我调理饮食、休息与活动。保持饮食规律、心情愉快,保证充足的休息,根据体力及病情合理安排运动;减少或避免去公共场所,以免造成感染,向患者宣教疾病过程及治疗方法,指导患者正确用药并学会观察药物疗效和不良反应。

第四节 甲状腺疾病患者的护理

一、单纯性甲状腺肿患者的护理

单纯性甲状腺肿(simple goiter)是指非炎症和非肿瘤原因引起的不伴有临床甲状腺功能异常的甲状腺肿。可呈地方性分布,也可呈散发性分布,当人群单纯甲状腺肿的发病率超过 10% 时,称为地方性甲状腺肿,常为缺碘所致。女性发病率是男性的 2~3 倍。

【病因与发病机制】

1. 缺碘 是地方性甲状腺肿最常见的原因。我国多见于西南、西北、华北等地区。主要由于土壤、水源、食物中含碘很低,特别在生长发育、妊娠、哺乳时,不能满足机体对碘的需要,而影响甲状腺激素的合成。

2. 致甲状腺肿物质 某些物质可阻碍甲状腺激素合成,从而引起甲状腺肿,称为致甲状腺肿物质。常见药物有硫氰酸盐、保泰松、碳酸锂等,常见食物有白菜、包心菜、萝卜、甘蓝等。长期服用含碘药物或食物可阻碍甲状腺内碘的有机化,也可引起甲状腺肿。硫脲类药物用于治疗甲状腺功能亢进症,如剂量过大,常可过分抑制甲状腺激素的合成而引起甲状腺肿大。木薯中含有氰基,在肠道内分解形成硫氰酸盐,抑制甲状腺摄碘。致甲状腺肿物质所引起的甲状腺肿常呈散发性,但也可呈地方性,亦可加重地方性甲状腺肿。

总之,上述原因影响甲状腺素(TH)的合成,导致血浆中甲状腺激素减少,使促甲状腺激素(TSH)分泌增加,引起甲状腺代偿性肥大。部分患者体内 TSH 不增高,但甲状腺组织对 TSH 的反应增强,也可引起甲状腺肿。

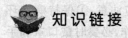 **知识链接**

人体每天需要碘量

健康成人每天最低摄碘量是 $75\mu g$,较适宜的供给量是它的 2 倍。联合国儿童卫生基金会、卫生组织和国际控制碘缺乏病理理事会共同推荐,不同人群每天碘供应量有所不同:1 岁以内 $50\mu g$,$2\sim6$ 岁 $90\mu g$,$7\sim12$ 岁 $120\mu g$,12 岁以后 $150\mu g$,孕妇和乳母 $200\mu g$。

【临床表现】

单纯性甲状腺肿除甲状腺肿大外,往往无其他症状。甲状腺常呈轻度或中度肿大,表面平滑、质软、无压痛。随着病情的发展,甲状腺可逐渐增大,甚至引起压迫症状。压迫气管可引起咳嗽与呼吸困难,压迫食管引起吞咽困难,压迫喉返神经引起声音嘶哑。胸骨后甲状腺肿压迫上腔静脉可使头部、颈部、上肢静脉回流受阻,表现为面部青紫、水肿、颈部与胸部浅表静脉扩张,但均较少见。后期可出现结节,表现为多结节性甲状腺肿。有时结节内可突然出血,出现疼痛,结节明显增大,并可加重压迫症状。

【实验室及其他检查】

1.血液检查   血清 T_3、T_4 正常,TSH 正常或偏高。血清甲状腺球蛋白水平增高,增高程度与甲状腺肿的体积呈正相关。

2.甲状腺摄^{131}I率及 T_3 抑制试验   摄^{131}I率增高但无高峰前移,可被 T_3 所抑制。

3.甲状腺扫描   可见弥漫性甲状腺肿,常呈均匀分布。

【诊断要点】

诊断的主要依据是患者有甲状腺肿大而甲状腺功能基本正常。地方性甲状腺肿地区的流行病史有助于本病的诊断。

【治疗要点】

主要取决于病因,其治疗措施如下:

1.补充碘剂   由于缺乏碘所致者,应补充碘剂,WHO 推荐的成年人每日碘摄入量为 $150\mu g$。在地方性甲状腺肿流行地区可采用碘化食盐防治。成年人,特别是结节性甲状腺肿患者,应避免大剂量碘治疗,以免诱发碘甲亢。由于摄入致甲状腺肿物质所致者,在停用后,甲状腺肿一般可自行消失。

2.甲状腺肿的治疗   一般不需要治疗。甲状腺肿大明显的患者,可采用左甲状腺素(L-T或甲状腺干粉片口服)。有压迫症状时,应积极采取手术治疗。

【护理诊断/问题】

1.自我形象紊乱   与患者甲状腺肿大,颈部外形改变有关。

2.潜在并发症　呼吸困难,声音嘶哑,吞咽困难等。

【护理措施】

1.休息　注意劳逸结合,适当休息。

2.饮食护理　指导患者多食含碘丰富的食物,如海带、紫菜等。避免过多食用花生、萝卜等抑制甲状腺激素合成的食物。

3.病情观察　观察患者甲状腺肿大的程度、质地,有无结节及压痛,颈部增粗的进展情况及有无局部压迫的表现。

4.对症护理　如患者出现心动过速、呼吸急促、食欲亢进、怕热多汗、腹泻等甲状腺功能亢进症表现时,应及时通知医生并进行相应的处理。

5.用药护理　指导患者遵医嘱准确服药,不能随意增多或减少。应用甲状腺制剂应从小剂量开始,逐渐加量,用药时注意观察治疗的效果和不良反应。碘剂补充应适量,以免碘过量引起自身免疫性甲状腺炎和甲状腺功能减退症。避免摄入阻碍甲状腺激素合成的药物,如硫氰酸盐、保泰松、碳酸锂等。

6.心理护理　患者由于颈部增粗,可出现自卑心理及挫折感。由于疾病相关知识的缺乏,而怀疑肿瘤或癌变产生焦虑甚至恐惧心理。护理人员应向患者宣教与疾病有关的知识,与患者一起讨论引起甲状腺肿大的原因,使患者认识到经补碘等治疗后甲状腺肿大可逐渐缩小或消失,消除患者的自卑与挫折感,正确认识疾病。帮助患者进行恰当的修饰打扮,改善其自我形象,树立信心。积极与患者家属沟通,使家属给予患者心理支持。

【健康教育】

1.生活指导　指导患者摄取含碘丰富的食物,并适当使用碘盐,以预防缺碘所致的甲状腺肿,避免摄入阻碍甲状腺激素合成的食物,如卷心菜、花生、菠菜、萝卜等。

2.疾病知识指导　指导患者按医嘱服药,每日碘摄入量适当,必要时可用尿碘监测碘营养水平。当尿碘中位数（MUI）为 $100\sim200\mu g/L$ 时,是最适当的碘营养状态,当 MUI 大于 $300\mu g/L$ 为碘过量。对需长期使用甲状腺制剂患者,应告知其要坚持长期服药,以免停药后复发。教会患者观察药物疗效及不良反应。在地方性甲状腺肿流行地区,开展宣传教育工作,指导患者补充碘是预防缺碘性地方性甲状腺肿最有效的措施。对青春发育期、妊娠期、哺乳期人群,应适当增加碘的摄入量。

二、甲状腺功能亢进症患者的护理

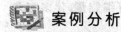 案例分析

患者,女,32 岁。主因怕热、多汗、心悸、消瘦 6 个月,加重 2 周入院。患者半年前无明显诱因出现体重下降、怕热、多汗、心慌、脾气暴躁,食量增加,大便 2~4 次/日,院外未引起注意,未进行治疗。近 2 周来心慌加重,写字时出现手抖,就诊收入院。既往体健。体格检查:T 36.9℃,P 110 次/分,R 17 次/分,BP 110/70mmHg。神志清楚,查体合作,语言较多,急躁。两眼球稍突出,目光有神,瞬目减少,辐辏能力减弱,甲状腺中度肿大,质软,光滑,可闻及血管杂音,颈静脉无怒张。双肺无异常。心界不大,心搏有力,心率 110 次/分,律齐,心尖部闻及 2/6 级收缩期杂音。腹软,肝、脾不大。双下肢无水肿。辅助检查:甲状腺摄[131]Ⅰ测定:3 小时

摄 38％,24 小时摄 65％。甲功三项:血清三碘甲状腺原氨酸(T_3)增高,总甲状腺素(T_4)增高,TSH 降低。胸片示:心肺正常。心电图示:窦性心动过速。

临床诊断:甲状腺功能亢进症

甲状腺功能亢进症(hyperthyroidism)简称甲亢,是指甲状腺腺体本身产生甲状腺素过多而引起的甲状腺毒症。甲状腺毒症(thyrotoxicosis)是指组织暴露于过量甲状腺激素下发生的一组临床综合征。其病因包括弥漫性毒性甲状腺肿(即 Graves 病)、结节性毒性甲状腺肿和自主高功能腺瘤。其中 Graves 病是甲状腺功能亢进症最常见的病因,约占全部甲亢的 80％～85％,下面予以重点阐述。

Graves 病

Graves 病简称 GD,又称毒性弥漫性甲状腺肿,是一种伴甲状腺激素(TH)分泌增多的器官特异性自身免疫病。有显著的遗传倾向,起病多较缓慢,普通人群的患病率约 1％,女性显著高发,男女比例为 1∶4～6,高发年龄为 20～50 岁。临床主要表现为甲状腺毒症、弥漫性甲状腺肿、眼征和胫前黏液性水肿。

【病因与发病机制】

目前公认本病的发生与自身免疫有关,属器官特异性自身免疫性甲状腺病。

1.遗传因素　GD 有明显的遗传倾向,与组织相容性复合体(MHC)基因相关。

2.免疫因素　GD 的发病与甲状腺兴奋性自身抗体的关系十分密切。最明显的体液免疫特征是在患者血清中存在针对甲状腺细胞 TSH 受体的特异性自身抗体,即 TSH 受体抗体(TRAb)。TRAb 可与 TSH 受体结合,产生 TSH 的生物学效应,即甲状腺细胞增生、甲状腺激素合成及分泌增加。另外,在患者外周血及甲状腺内 T 淋巴细胞数量增多,功能发生改变。GD 浸润性突眼主要与细胞免疫有关。

3.环境因素　精神刺激、细菌感染、性激素、应激和锂剂等因素可能都对本病的发生发展有重要影响。

【临床表现】

多数患者起病缓慢,少数在精神创伤或感染等应激后急性起病。

1.甲状腺毒症表现

(1)高代谢综合征:由于甲状腺激素分泌过多导致交感神经兴奋性增高和新陈代谢加速,患者常有疲乏无力、怕热多汗、多食、消瘦,可伴有低热,发生甲状腺危象时可出现高热。

(2)精神神经系统:患者焦躁易怒,精神过敏,伸舌或双手向前平举时有细震颤,伴多言多动、失眠紧张、思想不集中、焦虑烦躁、多疑等。

(3)心血管系统:心动过速多为持续性(心率 90～120 次/分),睡眠和休息时有所降低,但仍高于正常(在静息或睡眠时心率仍增快是本病的特征性表现之一)。心尖部第一心音亢进。收缩压升高、舒张压下降和脉压增大为甲亢的又一特征性表现。合并甲亢性心脏病时可出现心律失常、心脏增大,甚至心力衰竭。

(4)消化系统:稀便、排便次数增加。重者可有肝大及肝功能异常,偶有黄疸。

(5)肌肉骨骼系统:主要是甲亢性周期性瘫痪,多见于青年男性。少数患者有甲亢性肌病,肌无力多累及近心端的肩胛和骨盆带肌群。主要表现为肌肉软弱无力,可伴骨密度(BMD)降低。

(6)血液系统:外周血白细胞总数偏低、淋巴细胞百分比和绝对值及单核细胞增多,有时可出现皮肤紫癜、营养不良,铁利用障碍可引起贫血。

(7)生殖系统:女性患者常有月经稀少,周期延长,甚至闭经。男性可出现阳痿,偶见乳腺发育。

2.甲状腺肿　呈弥漫性对称性肿大,质软,吞咽时上下移动。少数患者的甲状腺肿大不对称或肿大不明显。由于甲状腺的血流量增多,故在上、下叶外侧可听到血管杂音(为连续性或以收缩期为主的吹风样杂音),可触及震颤(以腺体上部较明显)。杂音明显时可在整个甲状腺区听到,杂音和震颤为本病的较特异性体征,有重要诊断意义。

3.眼部表现　大致分为两种类型:①非浸润性眼病:主要系交感神经兴奋眼外肌群和上睑肌所致,表现为轻度突眼、瞬目减少、上眼睑挛缩、睑裂增宽、眼球辐辏不良等。②浸润性眼病:表现为眶内和球后组织容积增加、淋巴细胞浸润、水肿和突眼,患者常诉眼内异物感、视力下降及视野缩小、复视、斜视等;眼睑肿胀肥厚,结膜充血水肿;眼球突出明显,大于18mm;严重者眼球固定,角膜外露可形成溃疡或全眼球炎,甚至失明。

4.特殊临床表现　①甲状腺危象:是甲状腺毒症急性加重的一个综合征,可危及生命。主要诱因为精神刺激、感染、甲状腺手术前准备不充分等,可能与血液中液离甲状腺激素水平增高,心脏和神经系统的儿茶酚胺激素受体数目增加、敏感性增强有关。早期表现为原有症状的加剧,伴中等发热、体重锐减、恶心、呕吐,以后发热可达40℃或更高,心率常在160次/分以上,伴大汗、腹痛、腹泻,甚至谵妄、昏迷。死亡原因多为高热虚脱、心力衰竭、肺水肿及严重水、电解质代谢紊乱。②淡漠型甲状腺功能亢进症:多见于老年人。起病隐匿,高代谢综合征、眼征、甲状腺肿的表现均不明显。主要表现为明显消瘦、心悸、乏力、表情淡漠、腹泻和厌食等,常易发生误诊。

【实验室及其他检查】

主要包括甲状腺激素测定、甲状腺自身抗体测定及甲状腺的影像学检查三大类。

1.甲状腺激素测定

(1)血清甲状腺激素测定:血清总甲状腺素(TT_4)、总三碘甲腺原氨酸(TT_3)增高,但受血甲状腺激素结合球蛋白量和结合力变化的影响;血清游离甲状腺素(FT_4)和游离三碘甲腺原氨酸(FT_3)增高,FT_3、FT_4是血清中具有生物活性的甲状腺激素,不受血甲状腺激素结合球蛋白(TBG)影响,直接反映甲状腺功能状态,是临床诊断甲亢的首选指标。

(2)促甲状腺激素(TSH)测定:是反映甲状腺功能的最敏感指标,甲亢时因TSH受抑制而减少。

(3)促甲状腺激素释放激素(TRH)兴奋试验:GD时血T_3、T_4增高,反馈性抑制TSH,故TSH细胞不被TRH兴奋。当静注TRH后,TSH不增高则支持甲亢的诊断。

2.甲状腺自身抗体测定　患者血清中甲状腺刺激抗体、促甲状腺激素受体抗体阳性,是诊断GD的重要指标之一。

3.甲状腺的影像学检查　①甲状腺摄[131]I率:甲亢时[131]I摄取率表现为总摄取量增加,摄取高峰提前出现,可用于鉴别不同病因的甲亢。②其他影像学检查:超声、放射性核素扫描、CT、MRI等有助于甲状腺、异位甲状腺肿和球后病变性质的诊断。

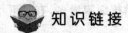
知识链接

基础代谢率

基础代谢率(BMR)是指人体在清醒而又极端安静的状态下,不受肌肉活动、环境温度、食物及精神紧张等影响时的能量代谢率。甲亢患者的基础代谢率超过+15%。+15%～+30%为轻型甲亢;+30%～+60%为中型甲亢;＞+60%为重型甲亢。

【诊断要点】

典型病例询问病史,结合临床表现即可拟诊,早期不典型者,则有赖于甲状腺功能检查和其他必要的检查方可确诊,还要排除其他原因所致的甲亢。

【治疗要点】

甲亢的治疗包括抗甲状腺药物治疗(ATD)、放射性碘治疗及手术治疗三种,各有利弊,其中 ATD 治疗是甲亢的基础治疗。

1. 抗甲状腺药物治疗(ATD)　ATD 是通过抑制甲状腺合成甲状腺激素而达到治疗的目的。常用 ATD 分为硫脲类和咪唑类,其中硫脲类包括丙硫氧嘧啶(PTU)和甲硫氧嘧啶(MTU);咪唑类包括甲巯咪唑(MMI)和卡比马唑(甲亢平)。以 PTU、MMI 较为常用。其适应证为:①病情轻、中度患者;②甲状腺轻度至中度肿大者;③年龄在 20 岁以下,或孕妇、年迈体弱或合并其他严重疾病而不宜手术者;④术前准备或放射性^{131}I 治疗前后的辅助治疗;⑤甲状腺次全切除后复发而不宜用^{131}I 治疗者。药物治疗分为初治期、减量期和维持期,剂量依据病情轻重决定,症状缓解或 T_3、T_4 恢复正常后可减量,约每 2～4 周减量 1 次;症状完全消除,体征明显好转再减至最小维持量,维持时间 1.5～2 年。

2. 放射碘(RAI)治疗　RAI 治疗的机制是^{131}I 被甲状腺摄取后释放出 β 射线,破坏甲状腺组织细胞。β 射线在组织内的射程仅为 2mm,不累及相邻组织。其适应证为:①中度甲亢,年龄在 25 岁以上者;②ATD 治疗无效,或对 ATD 过敏;③不宜手术或不愿手术者;RAI 治疗的禁忌证为:①妊娠、哺乳期妇女;②年龄在 25 岁以下者;③严重心、肝、肾衰竭或活动性肺结核者;④外周血白细胞在 $3×10^9$/L 以下或中性粒细胞低于 $1.5×10^9$/L 者;⑤重症浸润性突眼症;⑥甲状腺危象。术后应注意甲状腺功能减退、放射性甲状腺炎、甲状腺危象或浸润性突眼加重等并发症。

3. 手术治疗　常行甲状腺次全切除术。

4. 甲状腺危象的治疗　①积极去除诱因;②抑制甲状腺激素合成:首选 PTU,首次剂量600mg,口服或胃管注入;③抑制甲状腺激素释放:服 PTU 1 小时后用复方碘口服溶液 5 滴,每 8 小时一次,或碘化钠静滴;④抑制外周组织 T_4 转换为 T_3:PTU、碘剂、β 受体阻滞剂和糖皮质激素均可抑制外周组织 T_4 转换为 T_3,可根据病情使用;⑤降低血甲状腺激素浓度:上述治疗效果不满意时,可选用血液透析、腹膜透析或血浆置换等措施降低血甲状腺激素浓度;⑥降温和其他支持治疗。

【护理评估】

1. 健康史　询问有无感染、创伤、精神刺激等诱因,患病后的检查治疗经过,用药情况。询问患者的家族发病史。评估患病对患者日常生活的影响。

2. 心理-社会状况　评估患者有无心理负担,有无人际关系紧张。伴眼征者,有无忧郁、自卑。评估家庭成员对疾病的认识程度及态度,家庭经济状况等。

3.身体评估 询问患者起病的时间、主要症状,如有无怕热、乏力、多食善饥,女患者有无月经异常,观察患者有无焦躁易怒、失眠多汗、手指震颤、眼球突出、眼裂增宽、畏光,甲状腺是否弥漫性肿大、有无震颤及血管杂音。评估患者的身高、体重、有无消瘦、贫血等营养障碍。

4.实验室及其他检查 评估血清甲状腺素、甲状腺摄^{131}I率、血清 TSH 有无减少,对 TRH 有无反应,基础代谢率有无增高、TRAb 是否阳性等。

【护理诊断/问题】

1.营养失调:低于机体需要量 与代谢率增高、消化吸收障碍有关。

2.活动无耐力 与蛋白质分解增加、甲亢性心脏病、甲亢性肌病等因素有关。

3.焦虑 与神经系统功能改变、甲亢所致全身不适等因素有关。

4.有组织完整性受损的危险 与浸润性突眼有关。

5.潜在并发症 甲状腺危象。

【护理目标】

1.患者摄取的营养能够满足机体需要,体重增加。

2.患者活动量逐步增加,活动时无明显不适。

3.患者能争取认识疾病,主动有效地控制焦虑紧张情绪。

4.患者能采用正确的保护眼睛的方法,不发生角膜损伤。

5.患者不发生甲状腺危象或已经控制。

【护理措施】

1.休息与体位 患者应安置于安静、整洁、舒适的环境中,避免强光和噪音的刺激。轻症患者可照常工作和学习,但不宜紧张和劳累;病情重、心力衰竭或合并严重感染者应严格卧床休息。

2.饮食护理 ①为满足机体代谢亢进的需要,给予高热量、高蛋白、高维生素(尤其是复合维生素 B)及矿物质的饮食,增加奶类、蛋类、瘦肉类等优质蛋白以纠正体内的负氮平衡,两餐之间可加点心。②每日饮水 2 000~3 000ml,以补充出汗、腹泻、呼吸加快等所丢失的水分,对有心脏病患者避免大量饮水,以防水肿和心衰。③避免进食辛辣等刺激性的食物,禁用对中枢神经系统有兴奋作用的浓茶、咖啡等刺激性饮料。④避免进食可增加肠蠕动及导致腹泻的高纤维类食物。⑤避免食用含碘丰富的食物,如海带、紫菜等,以免甲状腺激素合成增加。

3.病情观察 ①观察患者的生命体征,尤其是心率和脉压变化,测量患者清晨心率和血压,注意基础代谢率的变化,以判断甲亢的严重程度。②注意各种激素的监测结果,观察不典型甲亢的表现,及时发现特殊类型的甲亢。③观察有无甲状腺危象的发生,当患者出现原有症状加重、体温升高、心率增快、大汗淋漓、腹泻、严重乏力时,应立即通知医生并协助处理。

4.对症护理

(1)眼部护理:由于高度突眼,球结膜和角膜暴露,易受外界刺激引起充血、水肿,继而感染,因而必须采取保护措施。①佩戴有色眼镜,以防光线刺激以及灰尘、异物的侵害;复视者戴单侧眼罩。②经常用眼药水湿润眼睛,避免过度干燥;睡前涂抗生素眼膏,用无菌生理盐水纱布覆盖双眼。③睡觉或休息时,抬高头部,遵医嘱使用利尿剂,限制钠盐摄入,以减轻球后组织水肿。④指导患者在眼睛有异物感、刺痛或流泪时,勿用手直接揉搓眼睛。⑤按医嘱使用免疫抑制剂、左甲状腺素片等,以减轻浸润性突眼。⑥定期眼科角膜检查,一旦发生角膜溃疡或全眼球炎时,应配合医生做相应处理。

(2)放射性^{131}I护理:①告知患者在治疗前和治疗后1个月避免服用含碘的药物和食物。应按医嘱空腹服用^{131}I,服药后2小时内不吃固体食物,以免引起呕吐而造成^{131}I的丢失;服药后24小时内避免咳嗽、咳痰,以减少^{131}I的丢失;服药后的2～3日,饮水量应达到每日2 000～3 000ml,以增加排尿;服药后第1周避免用手按压甲状腺。②患者的排泄物、衣服、被褥、用具等须单独存放,待放射作用消失后再做清洁处理,以免污染环境,在处理患者的物品及排泄物时戴手套,以免造成自身伤害。③密切观察病情,定期监测甲状腺功能,以尽早发现治疗的并发症。如患者有发热、心动过速、大量出汗、神经过度兴奋等,需考虑有发生甲状腺危象的可能,及时与医生联系,并做好抢救准备。

(3)甲状腺危象的抢救配合:①安置患者于安静、室温偏低的病室中,绝对卧床休息,避免一切不良刺激。烦躁不安者,按医嘱使用镇静剂。呼吸困难时取半卧位,立即给氧。②给予高热量、高蛋白、高维生素饮食和足够的液体入量。对严重呕吐、腹泻和大量出汗患者应通过口服或静脉及时补充足量的液体,以维持体液平衡。③密切观察患者的生命体征、意识状态、心肾功能的变化并记录,准确记录24小时出入量。④躁动不安者使用床栏保护患者安全;昏迷者加强皮肤、口腔护理,定时翻身防止压疮、肺炎的发生;体温升高者迅速采取物理降温措施,如降温效果不佳时,应尽快配合使用异丙嗪、哌替啶静脉滴注,施行人工冬眠降温,避免使用乙酰水杨酸类药物。⑤及时准确按医嘱使用PTU和碘剂。注意碘剂过敏反应。如出现口腔黏膜发炎、腹泻、恶心、呕吐、鼻出血等症状,应立即停药并通知医生处理。

5.用药护理

(1)抗甲状腺药物:①告知患者抗甲状腺药物起效慢,一般在用药4周左右后才开始有效,且对已合成的甲状腺激素无作用,以免患者在用药后不见即时疗效而心生疑虑,加重心理负担。②告知患者初治期、减量期和维持期ATD服用的剂量不同,总疗程在1.5～2年以上,患者不能随便停药或自行变更药物剂量。③ATD的主要副作用有粒细胞减少和药疹。服药过程中,如患者出现发热、咽痛、皮疹等粒细胞减少的症状,白细胞低于3×10^9/L或中性粒细胞低于1.5×10^9/L,应立即停药并与医生联系处理。药疹亦较常见,可用抗组胺药控制,不必停药,严重时出现剥脱性皮炎,应立即停药。

(2)辅助用药的护理:①普萘洛尔:为β受体阻断剂,能起到迅速改善心悸、紧张、震颤等症状的作用。用药过程中须注意观察心率,以防心动过缓。有哮喘病史的患者禁用。②甲状腺片:用于治疗过程中,甲状腺增大或突眼加重但症状缓解的患者。作用是稳定下丘脑-垂体-甲状腺轴的功能,避免T_3、T_4减少后对TSH的反馈抑制减弱。用药从小剂量开始,尤其对冠心病患者应控制好剂量,防止剂量过大引起心绞痛。用药后注意观察患者的心率有无明显增快。

6.心理护理 观察患者有无激动易怒、敏感多疑、忧郁自卑等现象。与患者交流时态度和蔼,关心、体贴患者。鼓励患者表达出内心的感受,理解、同情患者,避免其情绪不安。告诉患者疾病过程中的相关知识,如突眼、甲状腺肿大等体态变化在疾病得到控制后会改善,以减轻患者心理负担。控制各种可能对患者造成不良刺激的信息,帮助患者建立舒畅愉快的生活氛围,鼓励患者参与简单的团体活动,以免社交障碍产生焦虑。指导和帮助患者正确处理生活突发事件。

【护理评价】

1.患者能合理饮食,高代谢状态缓解,体重恢复至正常范围。

2.活动耐力增加,活动时无不适感;保持正常的人际交往,焦虑紧张情绪缓解或消失。

3.能主动保护自己的眼睛,无结膜炎、角膜炎或溃疡的发生。

4.病情得到控制,未发生甲状腺危象。

【健康教育】

1.合理安排生活　指导患者合理地安排工作和休息,避免过度劳累和精神刺激,保持身心愉快。鼓励家属给予更多的心理支持,以减轻患者的精神压力。

2.疾病宣教　告知患者有关甲亢的疾病知识、眼睛的保护方法和饮食的选择,教会患者自我护理。严禁用手挤压甲状腺以免甲状腺激素分泌过多,加重病情。

3.指导用药　患者应长期坚持服药,按时按量服用,不可随意增量、减量和停药。服用抗甲状腺药物者每周查血常规一次,每隔1～2个月做甲状腺功能测定,每日清晨卧床时自测脉搏,定期测量体重,脉搏减慢、体重增加是治疗有效的标志。若出现高热、恶心、呕吐、腹泻、突眼加重等警惕甲状腺危象的可能,应及时就诊。

4.妊娠期甲亢指导　选择抗甲状腺药物控制甲亢,禁用^{131}I治疗,慎用普萘洛尔,告知患者积极避免对孕妇及胎儿造成影响的因素;产后如需继续服药者,则不宜哺乳。

三、甲状腺功能减退症患者的护理

甲状腺功能减退症(hypothyroidism)简称甲减,是由于甲状腺激素的合成、分泌或生物效应不足而引起的一种综合征。其病理特征为黏液性水肿。根据病变部位可分为原发性甲减、继发性甲减和三发性甲减。病因较复杂,以原发性者多见,本节主要介绍成人原发性甲减。

【病因与发病机制】

1.自身免疫损伤　最常见的原因是自身免疫性甲状腺炎,包括桥本甲状腺炎、萎缩性甲状腺炎、产后甲状腺炎等。

2.甲状腺破坏　包括手术、^{131}I治疗、产后垂体坏死致TSH不足而发生继发性甲减。

3.碘过量　碘过量可引起具有潜在性甲状腺疾病者发生甲减,也可诱发和加重自身免疫性甲状腺炎。

4.抗甲状腺药物　如锂盐、硫脲类、咪唑类等。

【临床表现】

1.一般表现　乏力、怕冷、体重增加,面色苍白,眼睑和颊部水肿,全身皮肤干燥、增厚、粗糙多脱屑,非凹陷性水肿,毛发脱落,手脚掌呈萎黄色,少数患者指甲厚而脆裂。

2.神经精神系统　记忆力减退,嗜睡,反应迟钝,多虑,头晕,头痛,耳鸣,耳聋,眼球震颤,共济失调,腱反射迟钝,跟腱反射时间延长,重者可出现痴呆,木僵,甚至昏睡。

3.运动系统　肌肉软弱无力、疼痛、强直,可伴有关节病变如慢性关节炎。

4.肌肉与关节　肌肉软弱乏力,可有暂时性肌强直、痉挛、疼痛等,部分肌肉可出现进行性肌萎缩。

5.心血管系统　心动过缓,心输出量减少,血压低,心音低钝,心脏扩大,可并发冠心病,但一般不发生心绞痛与心衰,有时可伴有心包积液和胸腔积液。重症者发生黏液性水肿性心肌病。

6.消化系统　厌食、腹胀、便秘。重者可出现麻痹性肠梗阻或黏液水肿性巨结肠。

7.血液系统　可因甲状腺激素缺乏引起血红蛋白合成障碍或铁、叶酸、维生素B_{12}吸收障碍导致贫血。

8.内分泌系统　女性常有月经过多或闭经,部分患者有溢乳。男性阳痿,性欲减退。

9.黏液性水肿昏迷　寒冷、感染、手术、麻醉或镇静剂应用不当等应激可诱发。表现为低体温(T<35℃),呼吸减慢,心动过缓,血压下降,四肢肌力松弛,反射减弱或消失,甚至发生昏迷、休克、肾衰竭。

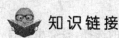 **知识链接**

黏液性水肿

黏液性水肿是由甲状腺功能不全导致甲状腺素缺少,黏多糖沉积所致。特点多是全身性皮肤非凹陷性水肿,色泽苍白或蜡黄色。有特征性的面部表现:表情淡漠、呆板,颜面及眼睑水肿,鼻宽,唇厚,舌大、光滑发红。发音喋喋不清,言语缓慢费力。在治疗上,用甲状腺素片或左旋甲状腺素(L-T_4或L-T_3)均有明显疗效,但上述药物应从小剂量开始,逐渐增加到耐受量。

【实验室及其他检查】

1.一般检查　①血常规检查见轻、中度贫血;②血生化检查常有胆固醇、甘油三酯增高。

2.甲状腺功能检查　血清 TSH 升高、FT_4 降低是诊断本病的必备条件;甲状腺摄^{131}I 率降低、血清 T_4 降低,T_3、FT_3 常正常。

3.TRH 刺激试验　用于病变部位鉴定。静脉注射 TRH 后,TSH 在增高的基值上进一步增高,提示原发性甲减;血清 TSH 不断增高提示垂体性甲减;TSH 延迟升高者提示下丘脑性甲减。

【诊断要点】

怕冷、食欲缺乏、肿胀、乏力、行动迟缓、皮肤干粗、心动过缓是诊断本病的较可靠症状、体征。结合甲状腺摄^{131}I 率、TT_4、FT_4、TT_3、FT_3、TRH 刺激试验等有助诊断。在确诊甲状腺功能减退基础上,进一步确定病变部位,并尽可能作出病因诊断。

【治疗要点】

本病一般不能治愈,需终生替代治疗。

1.替代治疗　首选左甲状腺素(L-T_4)口服。从小剂量开始,逐渐增加至维持剂量,注意个体差异,避免剂量过大诱发和加重冠心病、引起骨质疏松。

2.黏液性水肿昏迷的治疗　①立即补充甲状腺激素。首选 T_3 静脉注射,至患者症状改善、清醒后改为口服。②保持呼吸道通畅,给氧,注意保暖,必要时行气管切开、机械通气等。③氢化可的松持续静滴,待患者清醒、血压稳定后逐渐减量。④纠正水、电解质、酸碱平衡紊乱,按需补液,但入液量不宜过多。⑤控制感染,抢救休克、昏迷。

【护理诊断/问题】

1.排便异常:便秘　与代谢率降低及体力活动减少引起肠蠕动减慢有关。

2.体温过低　与机体基础代谢率降低有关。

3.有皮肤完整性受损的危险　与黏多糖在皮下堆积致黏液性水肿导致抵抗力下降有关。

4.社交障碍　与精神情绪改变造成反应迟钝、冷漠有关。

5.潜在并发症　黏液性水肿昏迷。

【护理措施】

1.休息与体位　室温维持在 22~23℃之间,加强保暖。避免病床靠窗,当风直吹,以免患者受凉。

2.饮食护理　宜进高蛋白、高维生素、低钠、低脂肪饮食,细嚼慢咽、少量多餐,注意食物的色、香、味,以增加患者食欲。桥本甲状腺炎所致甲状腺功能减退症者应避免摄取含碘食物和药物,以免诱发严重黏液性水肿。

3.病情观察

(1)观察体温、脉搏、呼吸、血压、神志的变化,每日记录患者体重。患者若出现体温<35℃、呼吸浅慢、心动过缓、血压降低、嗜睡等表现,或出现口唇发绀、呼吸深长、喉头水肿等黏液性水肿昏迷的症状,应迅速建立静脉通路,立即通知医生配合抢救。

(2)注意黏液性水肿变化,观察皮肤弹性、水肿情况,及服药后改善情况。观察皮肤有无发红、发绀、起水疱或破损等。

4.对症护理

(1)大便护理:指导患者每日定时排便,以养成规律排便的习惯。为卧床患者创造良好的排便环境。指导患者每日进行适度的运动,适当按摩腹部,或以手指按摩肛周,以促进胃肠蠕动和引起便意。多进粗纤维食物,如水果、蔬菜或全麦制品。必要时根据医嘱给予缓泻剂。

(2)皮肤护理:皮肤干燥、粗糙时,可局部涂抹乳液和润肤油以保护皮肤。洗澡时避免使用肥皂等碱性物品。协助患者按摩受压部位,经常翻身或下床活动,避免长期受压、血运不良而造成压疮。

5.用药护理　指导患者按时服用药物,密切观察药物疗效。如出现多食、消瘦、脉搏>100 次/分、发热、大汗、情绪激动等情况时,提示用药过量,应及时报告医生。替代治疗最佳的效果为血 TSH 恒定在正常范围内。长期替代者应每 6~12 个月检测一次。对有心脏病、高血压、肾炎患者,应特别注意剂量的调整,不能随意增减剂量。同时服用利尿剂时,需记录液体出入量。

6.心理护理　以真挚、诚恳的态度与患者沟通,关心患者,建立良好的护患关系;尽可能安排单人病房和固定的医护人员照顾患者,保证环境安静及安全,以减少环境的压力与刺激;鼓励患者倾诉自己的感受,及时给予鼓励,使患者保持乐观的情绪和感受到重视;鼓励患者家属及亲友与患者沟通,理解患者的行为,提供心理支持,使患者感到温暖和关怀,从而增强自信心。

【健康教育】

1.生活指导　制定出院后的活动计划并积极执行,合理饮食,注意保暖。预防感染,避免皮肤破损、感染和创伤。

2.疾病知识指导　对地方性缺碘采用碘化盐;由药物引起者,应注意及时调整剂量。向患者解释终生服药的必要性。应按时服药,不可随意停药或改变剂量,若出现低血压、心动过缓、体温降低(体温<35℃)等,应立即就医。

第五节　糖尿病患者的护理

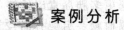 案例分析

患者,女,57 岁。主因多饮、多尿、多食、消瘦 4 年,手脚麻木、视物模糊 1 月入院。患者 4 年前开始口干喜饮,多尿,多食,但人渐消瘦,并感乏力。当地医院诊断为糖尿病。给予 D$_{860}$ 治

疗(剂量不详),并嘱饮食控制,症状逐渐缓解。1个月来,患者时感头昏、心悸、手脚发麻以及视物模糊,为求进一步治疗入院。患者情绪低落,对治疗没有信心。体格检查:T 37℃,P 82次/分,R 20次/分,BP 170/95mmHg,身高1.62m,体重40kg。神清,消瘦,精神稍差。口舌干燥。两肺呼吸音稍低。心率86次/分,律齐,未闻及明显杂音。腹部平软,腹壁皮肤弹性差,余无异常。辅助检查:尿糖(+),空腹血糖10.4mmol/L。

　　临床诊断:2型糖尿病　糖尿病视网膜病变　糖尿病周围神经病变

　　糖尿病(diabetes mellitus)是各种致病因子作用于机体引起的胰岛素分泌缺陷和(或)作用缺陷而致以慢性血葡萄糖(即血糖)水平增高为特征的代谢疾病。典型病例可出现多尿、多饮、多食、消瘦等表现,即"三多一少"症状,久病可引起多系统损害,导致眼、肾、神经、心脏、血管等组织的慢性进行性病变,引起功能缺陷及衰竭。病情严重或应激时可发生急性代谢紊乱,如酮症酸中毒、高渗性昏迷等。

　　目前,临床上将糖尿病分为四大类型:即1型糖尿病(T1DM)、2型糖尿病(T2DM)、其他特殊类型糖尿病、妊娠期糖尿病。其中2型糖尿病占本病群体的95%。随着人们生活水平的提高、生活方式的改变,世界范围内糖尿病患病率有逐年上升的趋势。估计我国现有糖尿病患者约3 000万,居世界第二位。糖尿病已成为发达国家中继心血管病和肿瘤之后的第三大非传染性疾病,是严重威胁人类健康的世界性公共问题,因此对于糖尿病的早期防治应引起广泛重视。

　　【病因与发病机制】

　　糖尿病病因与发病机制极为复杂,至今未完全阐明。但主要是由遗传因素和环境因素共同参与其发病过程,肥胖、感染、应激为常见诱因。

　　1.1型糖尿病

　　(1)自身免疫缺陷:研究发现1型糖尿病患者血液中可查出多种自身免疫抗体,如谷氨酸脱羧酶抗体(GAD抗体)、胰岛细胞自身抗体(ICA)抗体等,可致人体胰岛β细胞损伤。

　　(2)遗传因素:研究表明1型糖尿病有家族倾向性。主要表现在人体第6对染色体的组织相容性抗原(HLA)异常上。

　　(3)病毒感染:相关的病毒有柯萨奇B_4病毒、腮腺炎病毒、风疹病毒、巨细胞病毒、脑炎心肌炎病毒等。这些病毒感染带有1型易感基因的机体后,通过直接损伤胰岛组织引起糖尿病;或损伤胰岛组织后,诱发自身免疫反应,进一步损伤胰岛组织引起糖尿病。

　　2.2型糖尿病

　　(1)遗传易感性:2型糖尿病比1型糖尿病具有更强的遗传倾向,由多基因变异引起。其发病也与环境因素有关,包括人口老龄化、营养过剩、中心性肥胖、体力活动不足、子宫内环境以及应激、化学毒物等。

　　(2)胰岛素抵抗和β细胞功能缺陷:胰岛素抵抗和胰岛素分泌缺陷是2型糖尿病发病的两个要素。胰岛素抵抗时,机体对一定量的胰岛素的生物学反应低于预计正常水平,脂肪组织对葡萄糖的摄取、利用或储存能力降低,糖异生增加,使胰岛β细胞代偿分泌更多胰岛素以维持糖代谢的正常,但随病情进展,血糖不能恢复正常的基础水平,最终导致高血糖。另一方面,2型糖尿病患者的胰岛素分泌反应缺陷,患者在早期可出现餐后低血糖,随着病情进展,血糖可逐渐升高,最终发展为空腹高血糖。而持续的高血糖又促进高胰岛素血症的发展,使胰岛素受体数目下降和（或）亲和力降低,从而加重胰岛素抵抗。

（3）糖耐量减低和空腹血糖调节受损:目前认为糖耐量减低和空腹血糖调节受损均为糖尿病的危险因素。

（4）临床糖尿病:此期可无明显糖尿病症状,但血糖升高,并达到糖尿病的诊断标准。

3.妊娠期糖尿病 与激素异常、遗传及肥胖有关。好发于妊娠第 24～28 周,胎盘产生的多种供胎儿生长发育的激素可以阻断母亲体内胰岛素的作用,引发糖尿病。近 30% 的妊娠期糖尿病患者可发展为 2 型糖尿病。

4.其他特殊类型 与胰岛 β 细胞功能异常、胰岛素受体异常等有关。

【临床表现】

1.主要表现 典型表现为"三多一少",即多尿、多饮、多食和体重减轻。

（1）多尿:患者由于血糖升高引起渗透性利尿,尿量增多,每昼夜尿量达 3 000～5 000ml,最高可达 10 000ml 以上。

（2）多饮:水分丢失过多,发生细胞内脱水,刺激口渴中枢,出现烦渴多饮,饮水量和饮水次数都增多。

（3）多食:由于大量尿糖丢失,能量缺乏,高血糖刺激胰岛素分泌,引起饥饿感。

（4）体重减轻:由于葡萄糖利用率降低,增加了蛋白质和脂肪的消耗,引起体重减轻。

（5）其他症状:可有四肢酸痛、疲乏、虚弱无力、性欲减退、月经失调等,因尿糖局部刺激使外阴皮肤瘙痒较常见。

2.并发症

（1）慢性并发症

①动脉粥样硬化:以大、中动脉粥样硬化常见,临床表现为冠心病、急性脑血管病、肾动脉硬化、肢体动脉硬化等。

②视网膜病变:早期表现为眼睛疲劳、视力下降,严重时可导致视网膜剥离而失明。此外,还可引起白内障、青光眼、屈光改变、黄斑病、虹膜睫状体病变等。

③肾脏病变:肾小球硬化占 25%～44%,尤在 1 型糖尿病中常见,此外,肾盂肾炎、肾小动脉硬化亦常见。死于糖尿病昏迷者可发生急性肾衰竭伴肾小管坏死。

④神经病变:周围神经病变最常见,多为对称性,进展缓慢,下肢较明显。临床表现为肢端感觉异常、肢体疼痛,后期可有肌力减弱、肌萎缩和瘫痪。自主神经损害也较常见,临床表现瞳孔变化、排汗异常、便秘、腹泻、尿潴留、尿失禁、心动过速及直立性低血压等。糖尿病昏迷死亡者脑水肿常见。

⑤糖尿病足:因下肢远端神经异常和不同程度的周围血管病变,导致足部（踝关节或踝关节以下的部分）感染、溃疡和（或）深层组织破坏,不易愈合,是创伤性截肢、致残的主要原因。

（2）急性并发症

①糖尿病酮症酸中毒(diabetic ketoacidosis,DKA):1 型糖尿病患者有自发 DKA 倾向,2 型糖尿病患者在一定诱因作用下也可发生 DKA。常见的诱因有感染、胰岛素剂量不足或治疗中断、饮食不当、妊娠和分娩、创伤、手术、麻醉、急性心肌梗死等,有时亦可无明显诱因。糖尿病代谢紊乱加重时,脂肪动员分解加速,大量脂肪酸在肝脏经 β 氧化产生大量酮体如乙酰乙酸、β-羟丁酸和丙酮。若代谢紊乱进一步加剧,血清酮体积聚显著并大量消耗体内储备碱,超过机体的处理能力时即发生酮症酸中毒。多数患者在发生意识障碍前有糖尿病症状加重表

现,疲乏、四肢无力、极度口渴、多尿多饮。当酸中毒出现时则表现为食欲减退、恶心、呕吐,呼吸深快有烂苹果味(丙酮味)。后期出现严重脱水、尿量减少、皮肤干燥、弹性差、眼窝凹陷,严重时脉搏细速、血压降低、各种反射迟钝甚至消失,出现昏迷。

②高渗性非酮症糖尿病昏迷(hyperosmolar nonketotic diabetic coma):简称高渗性昏迷,是糖尿病急性代谢紊乱的另一临床类型。多见于 50~70 岁的老人,约 2/3 患者于发病前糖尿病病史不明显。常见诱因有感染、脑血管意外、严重肾疾患、血液或腹膜透析、静脉内高营养、不合理限制水分,糖皮质激素、免疫抑制剂、噻嗪类利尿药物的应用等。起病初期有多尿、多饮,但多食不明显或食欲减退。随失水逐渐加重,出现嗜睡、幻觉、定向障碍、偏盲、偏瘫等,最后陷入昏迷。

③感染:糖尿病患者常反复发生疖、痈等皮肤化脓性感染,有时可引起败血症或脓毒血症。足癣、体癣等皮肤真菌感染也较常见,女性患者常合并真菌性阴道炎。肺结核发病率高,进展快,易形成空洞。肾盂肾炎和膀胱炎为泌尿系最常见感染,尤其多见于女性,常反复发作而转为慢性。肾乳头坏死少见,但病死率高。

【实验室及其他检查】

1.尿糖测定 尿糖阳性为诊断糖尿病的重要线索,但尿糖受肾糖阈的影响,不能准确反应血糖的变化,当肾糖阈升高时,虽血糖升高而尿糖呈假阴性。当肾糖阈降低时(如妊娠),血糖正常,尿糖可呈阳性。

2.血糖测定 空腹及餐后 2 小时血糖升高是诊断糖尿病的主要依据。血糖测定又是判断糖尿病病情和控制情况的主要指标。静脉血浆测定血糖的正常范围为 3.9~6.0mmol/L (70~108mg/dl)。

3.口服葡萄糖耐量试验(OGTT) 适用于血糖高于正常范围而未达到诊断标准者。OGTT 方法:试验前 3 天每日进食碳水化合物量不可少于 200g,试验日晨禁食至少 10 小时,空腹取血后将 75g 葡萄糖溶于 250~300ml 水中,5 分钟内服下,服后 30、60、120 和 180 分钟取静脉血浆测血糖。OGTT 2 小时血浆葡萄糖 7.8~11.1mmol/L 为糖耐量降低(IGT);≥11.1mmol/L(200mg/dl)应考虑糖尿病。

4.糖化血红蛋白(GHbA1)和糖化血浆白蛋白测定 糖化血红蛋白(GHbA1)测定可反映取血前 8~12 周血糖的总水平,为糖尿病控制情况的监测指标之一,正常人的 GHbA1 约为 4%~6%;糖化血浆白蛋白 (FA)形成的量与血糖浓度有关。FA 测定可反映糖尿病患者近 2~3 周内血糖总水平,为糖尿病患者近期病情监测的指标。

5.血浆胰岛素和 C-肽测定 两者反映胰岛功能意义相同,有助于了解胰岛 β 细胞功能(包括储备功能)。C-肽清除慢且不受外源性胰岛素干扰,能较准确反映胰岛 β 细胞功能。1型糖尿病患者减少或不能测得;2 型可正常或偏低。

6.其他 病情未控制的糖尿病患者,可有高甘油三酯血症、高胆固醇血症,高密度脂蛋白胆固醇(HDL-C)常降低。

【诊断要点】

2010 年美国糖尿病协会(ADA)糖尿病诊断标准:

1.糖化血红蛋白 A1C≥6.5。

2.空腹血糖(FPG)≥7.0 mmol/L。空腹定义为至少 8 小时内无热量摄入。

3.口服葡萄糖耐量试验时 2 小时血糖≥11.1 mmol/L。

4.在伴有典型的高血糖或高血糖危象症状的患者,随机血糖≥11.1 mmol/L。在无明确高血糖症状时,标准中的第1~3项应进行复查。中国也采用了此诊断方法。

跟过去相比有两个方面的进步:

1.增加了糖化血红蛋白指标。

2.弱化了症状指标,更多人纳入糖尿病范畴,得到早期诊治。

【治疗要点】

国际糖尿病联盟(IDF)提出了糖尿病治疗的5个要点,即饮食控制、运动疗法、血糖监测、药物治疗和糖尿病教育。具体治疗措施以运动锻炼和饮食治疗为基础,根据病情选用药物治疗。

1.口服药物治疗

(1)促进胰岛素分泌剂:只适用于无急性并发症、经饮食控制和运动疗法不能控制的2型糖尿病,包括磺脲类和非磺脲类。①磺脲类:此类药物作用于胰岛β细胞表面的受体,以此促进胰岛素释放,降低血糖,同时提高机体摄取胰岛素的敏感性。常用药物有甲苯磺丁脲(D-860)、氯磺丙脲、格列本脲、格列吡嗪、格列齐特和格列喹酮等。②非磺脲类:作用机制与磺脲类相似,但降糖作用快而短,主要用于控制餐后高血糖。药物有瑞格列奈和那格列奈。

(2)双胍类:常用药物有二甲双胍。是肥胖或超重的2型糖尿病患者的第一线药物。此类药物可增加外周组织对葡萄糖的摄取和利用,抑制糖原异生及糖原分解,加速无氧糖酵解,降低糖尿病时过高的肝糖输出,改善胰岛素敏感性,减轻胰岛素抵抗。

(3)α葡萄糖苷酶抑制剂:适用于餐后血糖明显升高的2型糖尿病患者。此类药物延缓葡萄糖、果糖的吸收,降低餐后高血糖。常用药物阿卡波糖、优格列波糖。

(4)胰岛素增敏剂:主要用于胰岛素抵抗明显,其他降糖药物疗效不佳的2型糖尿病患者。主要作用是增强靶组织对胰岛素的敏感性,减轻胰岛素抵抗。此类药物有瑞格列酮、吡格列酮等。

2.胰岛素治疗

(1)适应证:①1型糖尿病;②2型糖尿病经饮食及口服降糖药治疗未获得良好控制;③糖尿病酮症酸中毒、高渗性昏迷和乳酸性酸中毒伴高血糖时;④合并重症感染、消耗性疾病、视网膜病变、肾病、神经病变;⑤急性应激状态如急性心肌梗死、脑血管意外等;⑥手术、妊娠和分娩;⑦全胰腺切除引起的继发性糖尿病。

(2)制剂类型及作用时间:见表7-1。

表7-1 胰岛素制剂类型及作用时间

作用类型	制剂类型	皮下注射作用时间(小时)		
		开始	高峰	持续
速(短)效	普通胰岛素(RI)	0.5	2~4	6~8
中效	低精蛋白锌胰岛素(NPH) 慢胰岛素锌混悬液	1~3	6~12	18~26
长效	精蛋白锌胰岛素(PZI) 特慢胰岛素锌混悬液	3~8	14~24	28~36

另外,某些患者需要使用混合胰岛素,临床上可有各种比例的预混制剂,如诺和灵 30R、诺和灵 50R 等。

(3)使用原则和剂量调节:应在一般治疗和饮食治疗的基础上进行,由小剂量开始,根据血糖测定结果调整剂量,直到血糖得到良好控制。

3.糖尿病酮症酸中毒的治疗

(1)补液:是抢救 DKA 首要的、关键的措施。开始使用生理盐水或复方氯化钠溶液,当血糖降至 13.9mmol/L 左右时改输 5% 葡萄糖液(每 2~4g 糖加 1U 胰岛素)。如患者无心力衰竭,开始时补液速度应快,在 2 小时内输入 1 000~2 000ml,之后根据脱水情况决定补液量。一般第 1 个 24 小时输液总量约 4 000~5 000ml,严重失水者可达 6 000~8 000ml。

(2)胰岛素治疗:目前采用小剂量(速效)胰岛素持续静滴治疗方案,即每小时给予每公斤体重 0.1U 胰岛素。尿酮体阴性,根据患者尿糖、血糖及进食情况调节胰岛素剂量,或改为每 4~6 小时皮下注射普通胰岛素 1 次。然后恢复平时的治疗。

(3)纠正电解质及酸碱平衡失调:轻、中度酸中毒无需补碱,经充分静脉补液及胰岛素治疗后即可纠正,pH<7.1 的严重酸中毒者予碳酸氢钠静脉滴注。注意监测血钾水平,结合心电图及尿量决定补钾时机、补钾量及速度。

(4)去除诱因和防治并发症:包括休克、心律失常、心力衰竭、严重感染、肾衰竭、脑水肿等。

4.高渗性非酮症糖尿病昏迷的治疗 治疗上大致与酮症酸中毒相近。无休克者目前多主张先用等渗溶液,如治疗前已有休克,应积极补液尽快纠正休克,宜先输生理盐水和胶体溶液。输液的同时给予小剂量胰岛素治疗,以 0.1 U/(kg·h) 速度静滴。当血糖降至 16.7mmol/L 时,改用 5% 葡萄糖溶液并加入普通胰岛素,根据尿量补钾。积极消除诱因和治疗各种并发症。

【护理诊断/问题】

1.营养失调:低于机体需要量或高于机体需要量 与糖尿病患者胰岛素缺陷引起代谢紊乱有关。

2.有感染的危险 与血糖增高,脂代谢紊乱,营养不良,微循环障碍等因素有关。

3.知识缺乏 缺乏糖尿病的预防和自我护理知识。

4.潜在并发症 酮症酸中毒、高渗性昏迷、糖尿病病足、视网膜病变。

【护理措施】

(一)饮食护理

饮食控制是糖尿病重要的基础治疗措施,应严格和长期执行。饮食控制对 1 型糖尿病患者有利于控制高血糖和防止低血糖的发生;对 2 型糖尿病患者有利于减轻体重,改善高血糖、脂肪代谢紊乱和高血压,以及减少降糖药物的用量。应向患者介绍饮食治疗的目的、意义及具体措施,使患者积极配合,以取得最佳效果。

1.制订总热量 根据患者性别、年龄和身高查表或用简易公式计算理想体重:[理想体重(kg)=身高(cm)-105],然后根据理想体重及工作性质,参照原来生活习惯等,计算每日所需总热量。成年人休息状态下每日每公斤理想体重给予热量 105~126kJ(25~30kcal),轻体力劳动 126~146kJ(30~35kcal),中体力劳动 146~167kJ(35~40kcal),重体力劳动 167kJ(40kcal)以上。儿童、孕妇、乳母、营养不良和消瘦以及伴有消耗性疾病者按需酌情增加,肥胖者酌减,使体重逐渐恢复至理想体重的 ±5% 左右。

2.合理分配　碳水化合物约占饮食总热量的50%～60%,提倡粗制米、面和一定量杂粮、忌食用葡萄糖、蔗糖、蜜糖及其制品。蛋白质含量一般不超过总热量15%,成人0.8～1.2g/(kg·d),儿童、孕妇、乳母、营养不良或伴有消耗性疾病者宜增至1.5～2.0g。伴有肾功能不全者,蛋白摄入减量(遵医嘱),脂肪约30%,控制胆固醇摄入量,不超过300mg/d。

3.合理分配每餐热量　每日三餐热量分配可为1/5、2/5、2/5或1/3、1/3、1/3;也可按4餐分为1/7、2/7、2/7、2/7。治疗过程中,可根据患者生活习惯、病情,按照总热量不变的原则,增加一种食物的同时减去另一种食物做适当调整。

4.食用膳食纤维　每日饮食中食用膳食纤维含量以不少于40g为宜,膳食纤维可增加饱腹感,有助于肥胖者控制体重,又可以延缓肠道葡萄糖的吸收,降低餐后血糖高峰。提倡食用绿叶蔬菜、豆类、粗杂粮、含糖成分低的水果等。

5.饮食疗法注意事项　①严格按时进食,尤其对于使用降糖药物或胰岛素治疗的患者。②控制总热量,保证饮食平衡。当患者出现易饥的感觉时,可增加小白菜、油菜、菠菜、芹菜、大白菜、卷心菜、韭菜、西红柿、冬瓜、黄瓜、茄子、茭白、丝瓜等碳水化合物含量小于5%的菜。③严格控制含糖食品,包括各种食糖、糖果、巧克力、甜蛋糕、饼干、冷饮等。体重过重者,少食胆固醇高的食物,炒菜宜用植物油,忌食动物油,忌吃油炸、油煎食物,限制饮酒,限盐,高血压者每天摄入盐量<3g。④补充少量食物后进行体育锻炼,避免空腹运动导致低血糖。⑤监测体重:每周测量体重一次,测重时保证每次衣服重量相同,时间相同,用同一磅秤。若体重波动>2kg,及时报告医生。

(二)病情观察

定期监测血糖、血压、血脂、糖化血红蛋白、眼底、体重等,以正确判断病情。观察有无显著软弱无力、极度口渴、尿量增多伴食欲缺乏、呕吐、呼气呈烂苹果味道等酮症酸中毒的症状。如原来糖尿病较轻,患者出现嗜睡、幻觉、定向障碍、偏盲、偏瘫甚至昏迷时,应考虑为高渗性昏迷。观察体温及相关症状,及时发现感染情况。若患者出现饥饿感、心慌、出冷汗、面色苍白、头晕、四肢无力或颤抖,或睡眠中突然觉醒,皮肤潮湿多汗等表现,提示发生低血糖,应立即采取治疗措施。每日检查双足一次,观察足部皮肤颜色、温度改变、感觉变化,注意检查趾甲、趾间、足底部皮肤有无鸡眼、甲沟炎、甲癣、红肿、水疱、溃疡、坏死等,及时发现糖尿病足,做好相应处理。

(三)对症护理

1.运动疗法的护理　根据年龄、性别、体力、病情等选择合适的运动项目,循序渐进地、规律地进行。适当运动有利于减轻体重、提高胰岛素敏感性,改善血糖和脂代谢紊乱。

(1)运动时间:1型糖尿病患者,餐前皮下注射胰岛素,餐后进行体育锻炼,运动量不宜过大,持续时间不宜过长,避免运动时胰岛素的吸收加速发生低血糖。2型糖尿病肥胖者空腹适当运动可加快脂肪分解,减轻体重。活动时间每次15～30分钟,每日1～3次,每周运动不少于3次,可根据患者具体情况逐渐延长。糖尿病并发急性感染、活动性肺结核、严重急、慢性并发症时应增加卧床休息时间,不宜运动。

(2)运动方式:可结合患者的爱好选择有氧运动,如散步、慢跑、做广播操、打太极拳、球类活动等。其中步行可作为首选的锻炼方式。

(3)运动的注意事项:①应尽量避免恶劣天气,不在酷暑的阳光下或严冬凛冽的寒风中运动;随身携带糖果,当出现饥饿感、心慌、手抖、出冷汗、头晕等低血糖反应时及时食用。②2型糖尿病患者未注射胰岛素或口服降糖药物进行治疗者,在运动前不需补充食物;如使用胰岛素且运动量有所增加时,患者在运动前须适量进食。③指导患者循序渐进地增加运动量及活动时间,避免过度疲劳致血糖升高,病情恶化。④运动时心肌耗氧量增加,心肌供血不足,可引起心绞痛、心肌梗死。同时由于血管收缩、血压增加,使得玻璃体和视网膜出血的可能性增加。因此,若出现胸闷、胸痛、视力模糊等应立即停止运动并及时处理。⑤运动时随身携带糖尿病卡,卡上写有本人的姓名、年龄、家庭住址、电话号码和病情以备急用;运动后应做好运动日记,以便观察疗效和不良反应。

2. 感染的预防和护理　指导患者注意个人卫生,保持全身和局部清洁,尤其要加强口腔、皮肤和会阴部的清洁护理;做到勤洗澡和勤换衣,常按摩皮肤促进局部血液循环;护理操作时严格遵守无菌技术操作原则,以防皮肤及皮下软组织感染,如有皮肤感染发生,伤口应根据细菌培养及药敏试验的结果,选用敏感抗生素,局部不可任意用药,尤其是刺激性药物。

3. 足部护理

(1)促进足部循环:①由远及近按摩足部,促进血液循环,避免直接按摩静脉曲张处。②每日进行适度的运动,避免同姿势站立过久。坐位时,避免两足交叉。③冬天注意足部的保暖,避免长期暴露于寒冷或潮湿环境,使用热水袋应避免烫伤皮肤而引起感染。④禁止吸烟。

(2)避免足部受伤:①患者应选择轻巧柔软、透气性好、宽松合脚的鞋袜。②指导患者不要赤脚走路,以防受伤。③使用电热毯或烤灯时谨防烫伤,严禁使用热水袋。④剪平趾甲即可,不要剪的太深,以免导致甲沟炎,及时治疗鸡眼、脚癣等。

(3)保持足部清洁:①每日用温水(<40°)及软皂清洁足部,保持趾间清洁、干燥。②剪趾甲时注意剪平,但不要修剪过短以免伤及甲沟形成甲沟炎。③局部出现红、肿、热、痛等感染症状时,应立即处理。

(四)用药护理

1. 口服降糖药　应了解各类降糖药物的作用、剂量、用法,注意药物的副作用和注意事项,指导患者正确服用,及时纠正不良反应。①磺脲类药物:餐前半小时服用,其主要副作用是低血糖反应,同时还有不同程度的胃肠道反应、皮肤瘙痒、肝功能损害、血液系统损害等。②双胍类:采用餐中或餐后服药可减轻恶心、厌食、腹泻、口中金属味等胃肠道反应,严重的不良反应为乳酸性酸中毒,应予注意。对正常血糖无降糖作用,单独用药不引起低血糖。③α葡萄糖苷酶抑制剂:应在进食第一口食物后服用,常见不良反应为腹胀、排气增多或腹泻,一般无全身不良反应。④胰岛素增敏剂:主要不良反应为水肿,有心力衰竭或肝病者慎用或禁用。

2. 胰岛素

(1)药物保存:胰岛素需置于冰箱内冷藏(约5°)保存,如无冰箱,可置于阴凉干燥处,避免受热、光照和冻结。

(2)给药方法:注射时间准确,普通胰岛素于饭前半小时皮下注射,中效或长效胰岛素鱼精蛋白锌常在早餐前1小时皮下注射。

(3)注射部位:除紧急情况下,普通胰岛素可静脉给药外,胰岛素大多采用皮下注射法,宜选择上臂三角肌、臀大肌、大腿前侧、腹部等皮肤疏松部位,注射部位应交替使用以免形成局部硬结和脂肪萎缩,影响药物吸收及疗效。

(4)不良反应的观察及处理:①低血糖反应:是最主要的不良反应,与剂量过大或(和)饮食失调、运动量增多有关,典型表现为心慌、出冷汗、手抖、头晕,甚至惊厥、昏迷、死亡。对有低血糖反应者,及时检测血糖,根据病情进食糖果、含糖饮料或静注 50％葡萄糖液 20～30ml。②胰岛素过敏:表现为注射部位瘙痒、荨麻疹样皮疹,全身荨麻疹少见,严重过敏反应罕见。对过敏反应者,立即更换胰岛素制剂种类,使用抗组胺药、糖皮质激素及脱敏疗法等,严重过敏者需停止或暂时中断胰岛素治疗。③注射部位皮下脂肪萎缩或增生,停止该部位注射后可缓慢恢复。

3.酮症酸中毒、高渗性昏迷的护理

(1)患者绝对卧床休息,专人陪护。注意保暖,吸氧,寻找和去除可能存在的诱因。

(2)迅速建立静脉通路:立即开放两条静脉通路,先以生理盐水开通静脉,用于快速补液的通路应用较大的针头、选择较粗直的血管,另一通路为滴注胰岛素备用。准确执行医嘱,确保液体和胰岛素的输入。

(3)严密观察和记录患者神志、生命体征、呼吸气味、皮肤弹性、四肢温度及 24 小时液体出入量等变化。监测并记录血糖、尿糖、血酮、尿酮水平以及动脉血气分析和电解质变化,注意有无水、电解质及酸碱平衡紊乱。

(五)心理护理

评估患者对疾病的反应,对健康和生活的信心,有无焦虑、悲观失望甚至恐惧心理,或对疾病采取消极的态度,不配合治疗及护理。应关心和理解患者,及时将糖尿病的基本知识和预后告知患者和家属,使他们了解糖尿病虽不能根治,但可通过饮食控制、终生治疗、规律生活和适当体育锻炼,而避免并发症的发生,可以和正常人一样生活和长寿。鼓励患者表达心理感受,耐心倾听患者诉说,并与之交流、沟通。帮助患者认识病情,说明不良情绪与病情加重密切相关,解除焦虑、紧张心理。与患者家属共同商讨制定饮食、运动计划,鼓励亲属和朋友多给予亲情和温暖,使其获得感情上的支持。鼓励患者参加各种糖尿病病友团体活动,增加战胜疾病的信心。

【健康教育】

1.疾病知识指导　采取举办集体讲座、发放糖尿病手册和个别辅导相结合的方法,对患者和家属进行全面有效的指导,使其认识到各种治疗方法在控制疾病、防治并发症发生中的作用,自觉地配合各项治疗。

2.饮食指导　教会患者控制饮食总热量、合理配餐、定时进食和选择食物。指导患者通过观察住院期间餐饮的供给量和主要食物的搭配方法,掌握饮食控制的基本做法。为患者准备一份常用食物营养素含量和替换表,使之学会自我饮食调节,长期坚持。

3.用药指导　指导患者掌握口服降糖药的应用方法和胰岛素的注射方法,教会患者观察药物治疗过程中的不良反应,学会低血糖反应的观察和处理。

4.运动指导　让患者了解体育锻炼在治疗中的意义,掌握体育锻炼的具体方法及注意事项。运动时随身携带甜食和病情卡片以备急需,运动中如感到头晕、无力、心悸等应立即停止运动。

5.疾病监测　教会患者尿糖测定方法和结果判断,指导患者每日收集四段尿(即早餐至午餐前、午餐后至晚餐前、晚餐后至睡前、睡后至次日早餐前),摇匀后取出尿液测尿糖定性,并记录结果,作为药物剂量调整的参考。有便携式血糖测定仪者应教会其血糖仪的使用。同时让患者了解尿糖和血糖测定结果的意义。

6.并发症预防　规律生活,注意个人卫生,养成良好的卫生习惯,戒烟、酒。保持全身皮肤,尤其是口腔、足部和外阴的清洁,如有破损或感染应立即就医。告知患者避免引起酮症酸中毒及高渗性昏迷等的诱发因素。

7.定期复查 指导患者出院后定期复查与糖尿病控制有关的各项生化指标,一般每3周复查果糖胺,每2~3个月复查糖化血红蛋白。每年定期对眼底、心血管和肾功能进行检查,以早期发现慢性并发症,及时得到治疗。

第六节 痛风患者的护理

痛风(gout)是一种由于嘌呤生物代谢紊乱,尿酸产生过多或排泄不良而致血中尿酸升高,尿酸盐结晶沉积在关节滑膜、滑囊、软骨及其他组织中引起的反复发作性炎性疾病。其临床特点为高尿酸血症、痛风性急性关节炎反复发作、痛风石沉积,特征性慢性关节炎和关节畸形,累及肾脏引起慢性间质性肾炎和肾形成尿酸结石。痛风根据病因可分为原发性和继发性两大类,本节重点讨论原发性痛风。

【病因与发病机制】

痛风的起因是血尿酸过多。原发性痛风属多基因遗传缺陷,多有家族史,且常伴有原发性高血压、肥胖、冠心病、糖尿病等。继发性痛风可由肾病、血液病、药物以及高嘌呤食物等多种原因引起。在此基础上,根据尿酸生成和代谢情况,又可进一步分为生成过多型和排泄减少型。

1.尿酸生成过多型 属于高排泄型。主要是因为核酸代谢增强所致,即各种原因引起嘌呤碱基合成过多或降解过快,嘌呤代谢产物过多,导致血尿酸增多。

2.尿酸排泄减少 为引起高尿酸血症的主要因素。包括肾小球尿酸滤过减少、肾小管重吸收增多、肾小管尿酸分泌减少及尿酸盐结晶在泌尿系统的沉积,其中以肾小管尿酸分泌减少最重要。

【临床表现】

多见于中老年人,男性占95%以上,女性多见于绝经期后妇女。

1.无症状期 仅有波动性或持续性高尿酸血症,从血尿酸增高至症状出现的时间可长达数年至数十年,有些可终身不出现症状,但随年龄增长痛风的患病率增加,并与高尿酸血症的水平和持续时间有关。

2.急性关节炎期 为痛风的首发症状,是尿酸盐结晶沉积引起的炎症反应,常在夜间因疼痛而惊醒。表现为突然发作,趾、踝、膝、腕、指、肘等关节红肿热痛、功能障碍,可有关节腔积液,伴发热、白细胞增多等全身反应。初次发作常呈自限性,一般经1~2天或数周自然缓解,缓解时局部偶有脱屑和瘙痒表现。缓解期可数月、数年乃至终身。

3.痛风石及慢性关节炎期 尿酸盐沉积所致痛风石为痛风的特征性损害,也称为痛风结节。可存在于任何关节、肌腱和关节周围软组织,一般以耳轮、跖趾、指间和掌指处多见。痛风石通过破溃皮肤排出白色尿酸盐结晶,瘘管周围组织呈慢性肉芽肿不易愈合,但很少继发感染。痛风石的形成与高尿酸血症的程度以及持续时间密切相关。

4.肾病变 包括痛风性肾病和尿酸性尿路结石。痛风性肾病是痛风特征性病理变化之一,为尿酸盐结晶沉积引起慢性间质性肾炎,进一步累及肾小球血管床,可出现蛋白尿、夜尿增多、等渗尿,进而发生高血压、氮质血症等肾功能不全表现。尿酸性尿路结石为尿酸盐结晶在肾形成的结石,可出现肾绞痛、血尿等表现。

5.代谢综合征 常伴发以肥胖、冠心病、高脂血症、糖耐量减低及 2 型糖尿病为特征的代谢综合征。

【实验室及其他检查】

1.血、尿尿酸测定 血尿酸男性＞420mmol/L，女性＞350mmol/L 则可确定为高尿酸血症。限制嘌呤饮食 5 日后，每日尿尿酸排出量＞3.57mmol/L 可认为尿酸生成增多。

2.滑囊液检查 急性关节炎期进行关节腔穿刺，抽取滑囊液检查，在旋光显微镜下可见针形尿酸盐结晶。

3.其他检查 X 线检查可出现骨质的穿凿样、凿孔样、虫蚀样等缺损，为痛风的 X 线特征；CT、MRI 检查可发现关节内的痛风石。

【治疗要点】

目前尚无有效方法根治原发性痛风。防治目的为：迅速终止急性关节炎发作，防止复发；控制高尿酸血症，预防尿酸盐沉积；防止尿酸结石形成和肾功能损害。

1.终止急性关节炎发作 治疗痛风急性发作的特效药是秋水仙碱，对制止炎症、止痛有特效，应尽早使用。非甾体抗炎药(NSAID)效果不如秋水仙碱，但较温和，发作超过 48 小时也可应用，包括吲哚美辛、双氯芬酸、布洛芬、罗非昔布等，禁止同时服用两种以上 NSAID，症状消退后减量。上述两类药无效或禁忌使用时，可应用 ACTH 或糖皮质激素进行治疗，此类药物的特点是起效快、缓解率高，但易出现症状"反跳"，一般尽量不用。

2.间歇期和慢性期处理 ①促进尿酸排泄药：常用的有苯溴马隆、丙磺舒、磺吡酮。②抑制尿酸合成药：主要有别嘌醇。③其他：保护肾功能，关节理疗，手术剔出较大痛风石等。

【护理诊断/问题】

1.疼痛：关节痛 与尿酸盐结晶、沉积在关节引起炎症反应有关。

2.潜在并发症 肾衰竭。

【护理措施】

1.休息与体位 注意休息，避免过度劳累，当痛风性关节炎急性发作时，要绝对卧床休息，抬高患肢。病情控制后，鼓励患者保持适当的活动，可减轻胰岛素抵抗、防止超重和肥胖。

2.饮食护理

(1)控制总热量：限制总热量在 1 200～1 500kcal/d，其中碳水化合物占总热量的 50%～60%，尽量避免进食蔗糖或甜菜糖，因此类物质分解代谢后一半成为能增加尿酸生成的果糖，蛋白质控制在 1g/(kg·d)。

(2)限制高嘌呤性食物：对于防止或减轻痛风急性发作具有重要意义，可减少外源性的核蛋白，降低血清尿酸水平，患者应禁食动物内脏、鲤鱼、鱼卵、虾、沙丁鱼、鹅、鹧鸪、酵母等；限制食用肉类、菠菜、蘑菇、黄豆、扁豆、豌豆等。

(3)增加碱性食物摄入：碱性食物可使患者尿液呈碱性，增加尿酸在尿中的可溶性，促进尿酸的排出。应指导患者进食牛奶、鸡蛋、马铃薯、各类蔬菜、柑橘类水果等碱性食物。

(4)鼓励患者多饮水：多饮水可稀释尿液，增加尿酸的排泄，增加尿量，防止结石的形成。为避免尿液浓缩，可指导患者在睡前或夜间饮水。

(5)禁酒：饮酒易使体内乳酸堆积，乳酸对尿酸的排泄有竞争性抑制作用，故饮酒可使血清尿酸含量明显升高，诱使痛风发作。另外，慢性少量饮酒，还可刺激嘌呤合成增加，使血尿酸水平升高，故应戒酒。

3.病情观察　观察疼痛性质、部位、间隔时间,有无午夜因剧痛而惊醒,受累的关节有无红、肿、热、痛和功能障碍的表现。发病前有无过度疲劳、寒冷、潮湿、饮酒等诱发因素。有无痛风石的体征,了解结石的部位及相应症状,局部皮肤的变化。定期监测血、尿尿酸水平。

4.对症护理

(1)减轻疼痛的护理:避免受累关节负重,可在病床上安放支架支托盖被,减少患部受压,疼痛缓解72小时后恢复活动。当手、腕或肘关节受侵犯时以夹板固定制动,可减轻疼痛,也可在受累关节给予冰敷或25%硫酸镁湿敷,消除关节的肿胀和疼痛。

(2)皮肤护理:因痛风石严重时局部皮肤菲薄,注意患处皮肤的保护,保持患处清洁,避免摩擦、损伤,防止溃疡的发生。

5.用药护理　指导患者正确用药,观察药物疗效,及时处理不良反应。

(1)秋水仙碱:①应及早用药,以提高药物的疗效。②口服秋水仙碱的不良反应以恶心、呕吐、厌食、腹胀和水样腹泻多见,另外可引起白细胞、血小板减少等骨髓抑制现象以及脱发,应予注意。③静脉给药因可引起骨髓抑制、肾衰竭、DIC、肝坏死等严重的不良反应,一般临床上极少应用。必须使用时应注意注射速度要慢,时间不少于5分钟,切勿漏出血管外,以免造成组织坏死。

(2)排尿酸药物:可引起皮疹、发热、胃肠道刺激等不良反应。用药期间,嘱患者多饮水并服碳酸氢钠等碱性药。应从小剂量开始逐步递增。

(3)别嘌醇:不良反应有皮疹、发热、胃肠道反应、肝损害、骨髓抑制等,多发生于肾功能不全的患者。因此,对肾功能不全患者,剂量宜减半。

6.心理护理　因疼痛影响进食和睡眠,疾病反复发作可导致关节畸形和肾功能损害,患者常常有较重的心理负担,担心丧失劳动能力,常出现焦虑、抑郁等情绪反应。护理人员应向其宣教痛风的有关知识,讲解饮食与疾病的关系,并给予精神上的安慰和鼓励,使之能配合治疗。

【健康教育】

1.生活指导　告知患者要劳逸结合,保证睡眠,生活要有规律。保持心情愉快,避免情绪紧张,以消除各种心理压力。肥胖者应减轻体重。

2.饮食指导　教学患者严格控制饮食,避免进食高嘌呤的食物,勿饮酒,戒烟。多饮水,每日饮水量应达到2 000ml以上,有助于尿酸从尿液排出。

3.运动指导　鼓励患者定期且适度的运动,并教导患者掌握保护关节的技巧:①运动后疼痛超过1~2小时,应暂时停止此项运动。②尽量使用大块肌肉完成运动,如能用肩部负重者不用手提,能用手臂者不要用手指。③交替完成轻、重不同的工作,不要让同一肌群长时间持续进行较重工作。④经常改变姿势,保持受累关节舒适,若有局部发热和肿胀,尽可能避免活动该关节。

4.病情监测　教导患者自我检查,如平时定期触摸耳轮及手足关节处是否产生痛风石;嘱患者定期复查血尿酸,有病情变化时及时就诊。

第七节　肥胖症患者的护理

肥胖症(obesity)是一种多因素的慢性代谢疾病,它指人体内脂肪堆积过多和(或)分布异常,体重增加。肥胖症常与2型糖尿病、高血压、血脂异常等一起出现。肥胖症分为单纯性肥胖症和继发性肥胖症两大类。临床上无明显内分泌及代谢性病因所致的肥胖症,称单纯性肥胖症。若继发于其他疾病(如下丘脑-垂体的炎症、肿瘤、创伤、Cushing 综合征、甲状腺功能减退症等),称为继发性肥胖症。据世界卫生组织估计肥胖症是人类目前面临的最容易被忽视,但发病率却在急剧上升的一种疾病(尤其在儿童),肥胖症已逐渐成为重要的世界性健康问题之一。

【病因与发病机制】

肥胖症的病因尚未完全清楚,常为多种因素共同作用的结果。机体依靠食物供给能量,若能量摄入与能量消耗之间的关系通过中枢神经系统和内分泌系统的调节取得平衡,则体重维持在一定正常范围。任何能量摄入增加和(或)消耗减少均引起能量正平衡,过剩的能量便以脂肪的形式逐渐积存于体内。因此,肥胖症是慢性能量平衡失调的结果。与肥胖症发生发展相关的多种因素中,遗传因素、高热量、高脂饮食、体力活动少是肥胖的主要原因。另外,社会城市化、心理因素和某些药物(如抗精神病药、糖皮质激素等)等均可使体重增加。

【临床表现】

引起肥胖症的病因不同,其临床表现也不相同。继发性肥胖症的患者除肥胖外,尚具有原发病的临床表现。肥胖症的临床表现包括肥胖本身的症状和并发症的症状。

1. 肥胖症本身的症状 肥胖症患者因体重增加,可引起腰痛、关节痛、消化不良和气喘。按脂肪组织分布的不同,通常可分为两种体型:①苹果型:脂肪主要分布在腹腔和腰部,多见于男性,故又称内脏型、男性型。其发生糖尿病、高血压、冠心病等代谢综合征的危险性较大。②梨型:脂肪主要分布在腰部以下,以下腹部、臀部、大腿部为主,又称女性型。

2. 并发症 有睡眠呼吸暂停综合征、静脉血栓等,并增加麻醉和手术的危险性。另外,恶性肿瘤发生率升高,如女性子宫内膜癌、绝经后乳腺癌,男性结肠癌、直肠癌、前列腺癌发生率均升高。皮肤皱褶处易发生皮炎、溃疡,易合并化脓性或真菌感染。

【实验室及其他检查】

1. 体重指数(BMI) BMI=体重(kg)/[身高(m)]^2,主要反映全身性超重和肥胖,简单且易测量。较常用的指标是 2000 年国际肥胖特别工作组提出了亚洲成年人 BMI 正常范围为 18.5~22.9;<18.5 为体重过低;≥23 为超重;23~24.9 为肥胖前期;25~29.9 为 I 度肥胖;≥30 为 II 度肥胖。2003 年 4 月卫生部疾病控制司公布我国成人以 BMI 值"24"为超重的界限。BMI 值"28"为肥胖的界限。但应注意肥胖症并非单纯体重增加,若体重增加仅仅是肌肉发达则不认为是肥胖。

2. 腰围 测量第 12 肋骨下缘至髂前上棘之间连线的中点。我国男性腰围≥85cm,女性腰围≥80cm 为腹部脂肪蓄积的界限。

3. CT 和 MRI 测量 可通过测量计算内脏脂肪面积,以腹内脂肪面积 100cm^2 作为判断腹内脂肪增多的切点。

【治疗要点】

治疗的两个主要环节是减少热量摄取及增加热量消耗。强调以行为、饮食、运动为主的综合治疗,必要时辅以药物或手术治疗。

1. 行为治疗 由内科医生、心理学家、营养医生和护理人员组成指导小组,在家庭的配合下,指导患者制定具体可行的计划。从饮食处方开始,逐步实施咨询、定期随访和制定行为干预治疗计划。行为治疗的内容包括食物行为(选购、贮存、烹饪)、摄食行为(时间、地点、陪伴、环境、用具、菜单)和自尊。此治疗方法必须取得患者充分信任、理解、合作和坚持。

2. 药物治疗 减肥药物是饮食、运动治疗的辅助治疗。药物减肥的适应证有：①食欲旺盛，餐前饥饿难忍，每餐进食量较多；②合并高血糖、高血压、血脂异常和脂肪肝；③合并负重关节疼痛；④肥胖引起呼吸困难或有阻塞性呼吸困难暂停综合征；⑤BMI≥24 并有上述并发症情况，或 BMI≥28 不论是否有并发症，经 3～6 个月单纯控制饮食和增加活动量处理仍不能减重 5%，甚至体重仍有上升趋势者。常用减肥药包括非中枢性减肥药，如奥利司他；中枢性减肥药，如西布曲明。

3. 手术治疗 仅用于重度肥胖患者，方法有吸脂、切脂和空肠回肠分流术等。

【护理诊断/问题】

1. 营养失调：高于机体需要量 与能量摄入和消耗失衡有关。

2. 自我形象紊乱 与肥胖对身体外形影响有关。

【护理措施】

1. 休息与体位 帮助患者制订每天活动计划，注意逐渐增加活动量，避免运动过度或过猛。如出现头昏、眩晕、胸痛或胸闷、呼吸困难、恶心、丧失肌肉控制能力等应停止活动。

2. 饮食护理 通过限制能量的摄入，使总热量低于消耗量以减轻体重。

(1)制订合理的饮食计划：①与患者商讨，帮助患者制订饮食行为干预计划和减轻体重的具体目标，监督和检查计划执行情况。②采取低能量、低脂肪、适量优质蛋白、含复杂碳水化合物的饮食，补充足够的新鲜蔬菜(400～500g/d)和水果(100～200g/d)，维持膳食营养素的平衡。③每日摄入的热量比原来日常水平减少，一般女性为 4 184～5 020kJ(1 000～1 200kcal/d)，男性为 5 020～6 694kJ(1 200～1 600kcal/d)，使每周体重下降 0.5～1.0kg。

(2)指导患者建立良好的进食习惯：①建立良好的进食行为，如只限定在家中餐桌进食；进食时集中注意力，避免边看电视、边听广播或边阅读边吃饭；使用小容量的餐具；保证细嚼慢咽；每次进食前先喝水 250ml 等。②不进食油煎食品、方便面、快餐、零食、巧克力，少食甜食等。③克服疲乏、厌烦、抑郁期间的进食冲动。必须满足口欲时，可进食胡萝卜、芹菜、黄瓜等低热量食物。④避免在社交场合的一些非饥饿性因素的进食。

3. 病情观察

(1)注意观察患者的饮食习惯、每日进餐次数及量，食后感觉和消化吸收情况及排便习惯、单位时间内体重增加的情况，评估引起肥胖的原因。

(2)观察肥胖后伴随症状及并发症，有无气急、行动困难、腰痛、头昏、乏力、心悸等及其程度。观察有无热量摄入过低的表现，如衰弱、脱发、抑郁、甚至心律失常等。

4. 对症护理 合理运动，是通过增加身体热量的消耗，达到减轻体重的效果。肥胖症患者应在饮食控制的基础上配合适当的体育锻炼，并长期坚持，否则体重不易下降，或下降后又复上升。①帮助患者制订每日活动计划，运动要循序渐进，逐渐增加活动量，避免运动过度和过猛。②应选择有大肌群参与的有氧运动，如散步、慢跑、游泳、跳舞、做广播体操、太极拳、球类活动等。③运动方式根据年龄、性别、体力、病情及有无并发症等情况确定。④当患者出现头昏、眩晕、胸闷或胸痛、呼吸困难、恶心、丧失肌肉控制能力等表现时，提示活动过量，应立即停止活动。

5. 用药护理 对使用药物辅助减肥者，护理人员应按医嘱指导患者正确服用，并观察和处理药物不良反应。奥利司他每日 3 次进餐时服用，服药后的主要不良反应为胃肠胀气、大便次数增多和脂肪便。西布曲明的不良反应主要有头痛、口干、食欲缺乏、心率快、便秘和失眠,部分患者服药后可有轻度血压增高,故冠心病、充血性心力衰竭、心律失常和脑卒中患者禁用。

6.心理护理　评估患者有无因肥胖而出现自卑感、焦虑、抑郁等相关心理问题。鼓励患者表达自己的感受,与患者讨论疾病的治疗及愈后,增加患者战胜疾病的信心。鼓励患者进行自身修饰,加强自身修养,提高自身的内在气质。根据不同年龄、性别、肥胖程度和情绪状态与患者进行个别交谈,给予恰当的分析、解释和指导,使患者正确对待存在的问题,积极配合检查和治疗。

【健康教育】

对肥胖症患者应加强健康教育,宣传健康的生活方式和基本的营养知识,树立现代的健康观,坚持适当体力活动和运动锻炼;向患者说明体重超重对健康的危害性,使患者了解肥胖症与心血管疾病、高血压、糖尿病等患病率密切相关;明确减肥不等于减体重,减肥是建立在正确方法基础上的持之以恒的过程,不求速效,应因人而异、量力而行;合理安排饮食,防止中国饮食西方化;指导患者正确使用减肥药并学会观察药物疗效和不良反应。

第八节　内分泌代谢性疾病常用诊疗技术及护理

一、基础代谢率测定

基础代谢率是人体在安静休息和空腹状况下,不受精神紧张、肌肉活动、食物和环境温度等因素影响时的能量代谢率,测得的是单位时间内人体能量消耗的水平,通常以氧消耗率为指标。可采用 FJD-80 单筒肺量计测出耗氧量的方法来测量基础代谢率。通过基础代谢仪测得的基础代谢率,如果条件严格,测定准确,可以反映人体全身代谢的基本状况,故可用来作为判断甲状腺功能状态的一项指标,对甲亢的诊断以及调整治疗药物的剂量有一定意义。在无实验室条件时,可通过测量基础心率与基础血压间接计算基础代谢率。公式:基础代谢率(BMR)=[基础心率+(收缩压-舒张压)]-111。正常人的基础代谢率是-10%~+10%。甲亢患者的基础代谢率超过+15%,+15%~+30%为轻型甲亢;+30%~+60%为中型甲亢;>+60%为重型甲亢。

【基础代谢率的影响因素】

1.肌肉活动　肌肉活动时,骨骼产生的热量可以增加若干倍,可占总产热量的75%~80%。其增加的程度与肌肉活动的强度有关。如步行时较安静状态增加约3倍,而剧烈运动时,可增加10~20倍。机体在从事繁忙的脑力劳动时,可通过神经途径加强骨骼肌的肌紧张和肾上腺的活动,也增加产热量。

2.食物的特殊动力效应　机体在进食后的一段时间内,较进食前的产热量有额外增加。蛋白质食物可额外增加产热量30%,糖类或脂肪食物可增加4%~6%。人进食普通混合食物时,每日因进食增加产热 600~800kJ。

3.环境温度　在舒适环境(20~25℃)中,代谢最低。气温高于或低于这个范围,产热量均有所增加。当人体受寒冷刺激时,首先反射性地引起肌紧张增加,继而出现寒战反应。寒战是指骨骼肌发生不随意的小的节律性收缩。其特点是伸、屈肌同时活动,几乎不能做外功,此时所消耗的能量全部变为热量,其最大产热率可达每分钟 39.2kJ/kg,使机体产热较平时提高

4～5倍。气温为 30～45℃时,体内化学反应速度增加,机体产热也会有所增加。

4.内分泌腺的活动 甲状腺素能促使氧化代谢增强。肾上腺素也可使细胞内氧化反应增强,同时引起血糖浓度升高和血糖利用增强,从而使产热量增加。

5.体表面积 基础代谢与人体的体表面积呈比例关系。人体的体表面积与体重及身高显著相关。我国成年人的体表面积可以按下列公式计算:体表面积(m²)＝0.0061×身高(cm)＋0.0124×体重(kg)－0.0099(公式来源:中国期刊全文数据库)。

6.年龄性别 女性的基础代谢率略低于男性。婴儿时期,因为身体组织生长旺盛,基础代谢率最高,以后随着年龄的增长而逐渐降低。

【操作前准备及注意事项】

1.患者准备 检查前 3 天停服甲状腺制剂及抗甲状腺药物,前 1 日晚餐不宜过饱,夜间保证充足睡眠。测定当日晨,患者不进饮食、不吸烟,测定前患者先安静平卧半小时。

2.环境准备 维持室温 20～25℃,湿度适宜。

【操作过程及护理】

核对患者,解释操作目的,取得患者配合。在患者晨起空腹、安静、室温适宜的状态下,测量患者的血压和脉率,测量后将所得数据代入公式:基础代谢率(％)＝(脉率＋脉压差)－111,所得结果即为基础代谢率的值。

二、血糖测定技术

血糖监测是临床上用于直接了解机体实际的血糖水平,有助于判断病情,反映饮食控制、运动治疗和药物治疗的效果,从而指导治疗方案调整的一门科学技术。其方法是运用快速血糖测定仪通过一滴手指血而快速测出血糖浓度的检测方法。快速血糖测定仪可随身携带,操作简单易行,可随时随地监测患者的血糖,及时了解患者的病情。

【操作前准备】

1.用物准备 快速血糖测定仪 1 台;采血笔 1 支;血糖试纸数张;75％乙醇、消毒棉签。检查血糖仪的功能是否正常,试纸是否过期,试纸代码是否与血糖仪相符。

2.评估患者 询问患者病情,评估手指针刺部位皮肤是否完整、患者意识状态及合作程度。核对患者,向患者解释快速血糖测定的目的及配合事项,消除其紧张心理,以取得配合。

【操作过程及护理】

核对医嘱,准备用物,检查血糖仪性能、血糖试纸的有效期,确认血糖试纸与血糖仪编号一致。用温水或中性肥皂洗净双手并擦干,戴口罩,轻揉患者预采血的手指,直至血运丰富。用乙醇棉签消毒欲采血的手指,待干。打开血糖仪开关,将一条试纸插入机内。采血针安装在采血笔内,根据厚薄程度调好采血针的深度。采血笔紧挨手指,按动弹簧开关,从手指指腹侧面刺破手指,取血一滴。将血滴在血糖试纸上(注意:有的血糖仪需将血滴在血糖试纸上,再把血糖试纸插入血糖仪中)。用棉签按压手指 10 秒至不出血为止。从血糖仪上读出血糖值。记下血糖值和检测时间,关机。将采血针套上帽后妥善处理。

【注意事项】

1.血滴要足够大,血量不够,检测结果不准。

2.消毒后,需等乙醇挥发干之后再采血,否则给操作带来困难。

3.在手指侧边采血疼痛较轻,而且血量足。采血时避免用力挤压,因为挤压时会挤出较多的组织液而将血液稀释,导致假性低血糖。

4.采血部位要交替轮换,不要长期刺扎一个地方,以免形成瘢痕。

5.注意血糖试纸的有效期,超过有效期检测结果不准。应将血糖仪代码调到和试纸一样,否则检测结果不准。定期到购买的地方或厂家指定处校正血糖仪是否准确,或到医院与抽血检查结果对比确定其准确性。

6.要保持血糖仪洁净。

 目标检测

1.单纯性甲状腺肿、甲状腺功能亢进症、糖尿病、皮质醇增多症患者应如何进行饮食护理?

2.甲亢合并突眼、甲状腺危象、服用^{131}I治疗的患者应如何护理?

3.简述皮质醇增多症患者自我形象紊乱的护理措施。

4.使用胰岛素的患者应注意什么? 糖尿病患者足部应如何护理?

第八章　风湿性疾病患者的护理

学习目标

【掌握】本系统疾病常见症状、体征及护理；系统性红斑狼疮和类风湿关节炎患者的临床表现、护理诊断及医护合作性问题、护理措施。

【熟悉】本系统常见疾病的病因、治疗要点。

【了解】本系统常见病的发病机制、实验室及其他检查。

风湿性疾病(rheumatic diseases,简称风湿病)是泛指累及骨、关节及周围软组织(包括肌肉、肌腱、滑膜、韧带等),以内科治疗为主的一组疾病。其主要表现为关节疼痛、肿胀、活动功能障碍,病程进展缓慢,发作与缓解交替出现,部分患者可出现不同程度的皮肤、脏器功能损害。

近年来,由于人口老龄化和环境变化等原因,风湿病的患病率呈逐年上升趋势,其病因复杂,主要与感染、免疫、代谢、内分泌、环境、遗传等因素有关。风湿性疾病分类主要有弥漫性结缔组织病、脊柱关节病、骨与软骨病变、感染性关节炎等。其中弥漫性结缔组织病(connective tissue disease,CTD)是风湿性疾病中的一大类,它除了有风湿性疾病的慢性病程、肌肉关节病变外,尚有以下特点:①属自身免疫病,曾称胶原病。②以血管和结缔组织慢性炎症为病理改变基础。③病变累及多个系统,包括肌肉、骨骼系统。④异质性,即同一疾病,在不同患者的临床表现和预后差异甚大。⑤对糖皮质激素的治疗有一定的反应。⑥疾病多为慢性病程,晚期常累及多个器官和系统,只有早期诊断,并进行合理治疗才能使患者得到良好的预后。

 知识链接

风湿性疾病的范畴和分类

类别	主要疾病
弥漫性结缔组织病	红斑狼疮、类风湿关节炎、硬皮病、多肌炎、重叠综合征、血管炎病等
脊柱关节病	强直性脊柱炎、Reiter 综合征、银屑病关节炎、未分化脊柱关节病等
退行性变	骨关节炎(原发性、继发性)
内分泌代谢病	痛风、假性痛风、马方综合征、免疫缺陷病
和感染相关的风湿病	反应性关节炎、风湿热
肿瘤相关的风湿病	A. 原发性(滑膜瘤、滑膜肉瘤) B. 继发性(多发性骨髓瘤、转移瘤等)
神经血管疾病	神经性关节病、压迫性神经病变、雷诺病等
骨与关节病变	骨质疏松、骨软化、肥大性骨关节病、骨炎等
非关节型风湿病	关节周围病变、椎间盘病变、特发性腰痛等
其他有关节症状的疾病	周期性风湿病、间歇性关节积液、药物相关的风湿综合征、慢性活动性肝炎等

第一节　风湿性疾病患者常见症状、体征及护理

一、关节疼痛与肿胀

关节疼痛是风湿病最早、最常见的症状,疼痛的关节可有肿胀和压痛,多为关节腔积液或滑膜肥厚所致,是滑膜炎或周围组织炎的重要体征。评估关节疼痛的起病形式、部位、性质等特点有助于疾病的诊断和鉴别诊断,如类风湿关节炎可侵犯任何可动关节,多见于近端指间关节、掌指关节、腕关节等小关节,呈对称性多关节受累,持续性疼痛,活动后可减轻;系统性红斑狼疮多侵犯指、腕、肘、膝等四肢关节,呈对称性多关节炎,日晒后加重;强直性脊柱炎主要侵犯脊柱中轴关节,以髋、膝、踝关节受累最常见,多为不对称性持续性疼痛;风湿热关节痛多为游走性;痛风多累及单侧第一跖趾关节,疼痛固定剧烈。

【护理评估】

1.健康史　询问患者有无类风湿关节炎、强直性脊柱炎、系统性红斑狼疮、骨性关节炎、干燥综合征、风湿热及痛风等病史;发病前有无受凉、感染、身处潮湿环境、预防接种及外伤等诱发因素;详细询问关节疼痛与肿胀的特点,如疼痛的起始时间、起病特点、发病年龄、发作特征、疼痛的严重程度、疼痛与活动的关系、有无关节畸形和功能障碍、是否伴随其他症状等;有无过敏史和家族史;病后对生活的影响,诊疗过程及用药情况等。

2.心理-社会状况　由于关节疼痛与肿胀反复发作、疼痛明显和活动受限,使患者生活、行动不便,疼痛常给患者带来痛苦,因此易产生焦虑、悲观的情绪。

3.身体评估　评估患者的营养状况、生命体征等有无异常。评估患者关节肿胀程度,受累关节有无触痛、压痛、肿胀、局部发热及活动受限情况。评估患者有无脏器损害的相应体征。

4.实验室及其他检查　自身抗体测定、关节腔滑液检查及关节X线检查等有助于病因的诊断。

【护理诊断/问题】

1.疼痛:慢性关节疼痛　与炎性反应有关。

2.躯体活动障碍　与关节疼痛及关节、肌肉功能障碍有关。

3.焦虑　与疼痛反复发作、病情迁延不愈有关。

【护理目标】

1.患者学会应用减轻疼痛的技术和方法。

2.关节疼痛减轻或消失。

3.最大程度保持躯体活动水平。

4.焦虑程度减轻,生理和心理上舒适感有所增加。

【护理措施】

1.休息和活动　急性活动期关节肿胀伴体温升高,应卧床休息,减少活动。协助患者采取舒适体位,尽可能保持关节功能位,必要时用石膏托、小夹板固定。协助患者完成洗漱、进食、翻身和排便等日常生活活动。为避免疼痛部位受压,可用支架支起床上盖被。

2.病情观察　严密观察患侧肢体情况,注意疼痛的部位、性质、持续时间和缓解方式等;监测生命体征,观察有无发热、咳嗽、咳痰及呼吸困难,及时发现肺部感染;观察有无足下垂、便

秘、压疮等;有无摄入量不足或负氮平衡等情况。

3.协助患者减轻疼痛

(1)合理应用非药物止痛措施:如松弛术、皮肤刺激疗法(冷敷、热敷、加压、震动等)、分散注意力,或采用水疗、蜡疗、磁疗、红外线等物理治疗方法缓解疼痛,也可按摩肌肉、活动关节,防止肌肉挛缩和关节功能障碍。

(2)遵医嘱药物止痛:常用的非甾体类抗炎药有布洛芬、萘普生、阿司匹林和吲哚美辛等,告知患者遵医嘱服药的重要性和有关药物的不良反应。

4.心理护理　给予患者心理支持,鼓励患者说出自己的感受,并评估其焦虑的程度。注意疏导、理解、支持和关心患者,教会患者及家属减轻焦虑的方法,如音乐疗法、香味疗法、放松训练、指导式想象等。主动介绍治疗成功的病例及治疗进展,帮助患者提高解决问题的能力,鼓励其树立战胜疾病的信心。

【护理评价】

1.患者能正确应用减轻疼痛的技术和方法,主动配合休息、药物治疗。

2.疼痛减轻或消失。

3.能认识到焦虑所引起的不良影响,并能应用适当的应对措施,使焦虑程度减轻,舒适感增加。

二、关节僵硬与活动受限

关节僵硬是指关节经过一段时间的静止和休息后,患者试图再活动某一关节时出现的一种局部不适、难以达到平时关节活动范围的现象,通常在活动和热敷后缓解或消失。晨僵,是指病变关节在夜间静止不动后出现较长时间(至少1小时)的僵硬,如胶黏样感觉。晨僵以类风湿关节炎最为典型,是判断关节滑膜炎症活动性的客观指标,其持续时间与炎症的严重程度相一致。关节活动受限早期主要是由关节肿胀、疼痛引起,晚期则主要由于关节骨质破坏、纤维骨质粘连和关节半脱位引起,此时关节活动严重障碍,最终导致功能丧失。

【护理评估】

1.健康史　询问患者有无类风湿关节炎、系统性红斑狼疮、强直性脊柱炎、骨性关节炎、风湿热及痛风等病史;发病前有无受凉、感染、长期生活在寒冷和潮湿环境等诱发因素;询问患者关节僵硬与活动受限的发生时间、部位、持续时间、缓解方式;了解关节僵硬与活动受限对患者生活自理的影响程度;有无药物过敏史和家族史;了解患者的日常生活方式、诊疗过程及用药情况等。

2.心理-社会状况　由于疾病反复发作,疗效不佳,患者关节活动功能受限,生活自理能力下降,严重影响日常生活和工作,患者易产生焦虑、悲观和抑郁的心理。

3.身体评估　评估关节僵硬与活动受限发生的时间、部位、持续时间和缓解方式,关节僵硬与活动的关系,活动受限是突发的还是渐进的,有无关节畸形和功能障碍。评估患者的肌力情况,是否伴有肌萎缩。长期卧床的患者应注意评估有无压疮,如肩胛、肘、骶骨等骨突出有无发红、有无局部缺血。评估有无血栓性静脉炎,有无腓肠肌疼痛、肢体发红、局部肿胀等表现。

4.实验室及其他检查　自身抗体测定、关节X线和关节镜等检查对病因诊断有帮助。

【护理诊断/问题】

1.躯体活动障碍　与关节疼痛、僵硬以及关节、肌肉功能障碍有关。

2.生活自理缺陷　与关节功能障碍、疼痛、僵直有关。

3.有废用综合征的危险　与关节炎反复发作所致关节骨质破坏有关。

【护理目标】

1.患者关节僵硬和活动受限程度减轻。

2.患者能进行基本的日常生活活动和工作。

3.患者能学会并坚持进行全关节活动训练。

【护理措施】

1.休息和活动　根据患者活动受限的程度,协助患者完成日常生活活动。卧床患者应鼓励其有效咳嗽和深呼吸,以防止肺部感染;并协助患者定时翻身、适当使用气圈、气垫等抗压力器材,以预防压疮。

2.饮食护理　合理调整饮食,给予高蛋白、富含维生素、纤维素的食物,满足机体需求、预防便秘和促进疾病康复。

3.病情观察　严密观察患侧肢体情况,防止肌肉萎缩;评估患者营养情况,注意有无热量摄入不足或负氮平衡;监测生命体征,卧床患者应防止肺部感染;观察肢体是否处于功能位,有无足下垂等。

4.保护或促进关节功能

(1)缓解关节僵硬:嘱患者夜间睡眠时注意对病变关节的保暖,预防晨僵。晨起后进行15分钟的温水浴,或用热水浸泡僵硬的关节,而后活动关节。晨僵持续时间长且疼痛明显者,可服用消炎止痛药物。关节僵硬严重者可进行局部按摩、理疗。

(2)预防关节废用:指导患者在坐、立、行或卧位时保持正确的体位或姿势。卧床期间保持肢体功能位,如用枕头、沙袋或夹板保持足背屈曲以防止足下垂。急性期关节肿痛时,应限制活动,保持患者合适体位。急性期后,鼓励患者坚持每日定时进行主动和被动的全关节活动锻炼,以恢复关节功能,加强肌肉力量与耐力。活动量以患者能够忍受为度,如活动后出现疼痛或不适持续2小时以上,应减少活动量。加强保护措施,尤其是患者活动初期应有人陪伴,防止受伤。可配合理疗、按摩,以加强局部血液循环,松弛肌肉,减轻疼痛,防止关节废用。

(3)训练患者自理:评估患者的自理能力,制定合适的措施和训练方法。根据患者的活动受限程度,协助患者洗漱、进食、大小便及个人卫生等,将患者经常使用的物品放在患者健侧手伸手可及之处,鼓励患者用健侧手从事自我照顾活动,尽可能帮助患者恢复生活能力。必要时可提供适当的辅助工具,如拐杖、助行器、轮椅等,指导患者和家属正确使用辅助器材,向患者说明个人安全方面的注意事项,使患者既能避免长时间不活动而致关节僵硬,又能在活动时掌握安全措施,避免损伤。

5.心理护理　注意关心、理解患者,帮助患者接受肢体活动受限的事实,重视发挥自身残存的活动能力。鼓励患者表达自己的感受,允许患者以自己的速度完成工作,以增进患者自我照顾的能力和信心。

【护理评价】

1.患者掌握缓解关节僵硬的方法,关节僵硬程度减轻,关节活动受限情况得以改善,能进行适当关节运动。

2.患者能独自进行穿衣、进食、如厕等日常活动或参加工作。

3.卧床患者未发生压疮、便秘等并发症。

三、皮肤损害

风湿性疾病常见的皮肤损害有皮疹、红斑、水肿和溃疡等,多由血管炎性反应引起。系统性红斑狼疮患者皮肤损害多种多样,最具特征性的皮肤损害为面部蝶形红斑,口腔、鼻黏膜主要表现为溃疡或糜烂。类风湿性血管疾病累及皮肤,可见棕色皮疹、甲床瘀点或瘀斑。类风湿结节是类风湿关节炎较特异性的皮肤表现,多位于肘鹰嘴附近、枕、跟腱等关节隆突部及受压部位的皮下,结节呈对称分布,质硬无压痛,大小不一,直径数毫米至数厘米不等。皮肌炎皮肤损害为对称性眼睑、眼眶周围出现紫红色斑疹和实质性水肿,部分患者可因寒冷、情绪激动等原因的刺激,导致突然发作的肢端和暴露部位的皮肤苍白继而青紫再发红,并伴有局部发冷、疼痛的表现,称为雷诺现象。

【护理评估】

1.健康史 询问患者有无系统性红斑狼疮、类风湿关节炎、皮肌炎、原发性干燥综合征、系统性硬化症等病史;有无进食芹菜、无花果、蘑菇和烟熏食物等;有无服用普鲁卡因胺、异烟肼、氯丙嗪及甲基多巴等药物史;发病前有无受凉、感染、劳累及日光暴晒等;有无过敏史和家族史;女患者应询问月经生育史;询问诊疗经过及用药情况等。

2.心理-社会状况 患者因皮肤损害影响容貌,常不愿与他人接触,易出现自卑、敏感、多疑、孤独和抑郁的心理。

3.身体评估 评估患者的生命体征,皮肤损害的起始时间、部位、形态、面积大小,有无口腔、鼻、指尖和肢体的溃疡,肢体末梢的颜色和温度,有无发冷及感觉异常,皮肤有无苍白、发绀等。评估雷诺现象的诱因、范围、发作频率和持续时间等。

4.实验室及其他检查 皮肤狼疮带实验、肌肉活检、肾活检等检查有助于病因诊断。

【护理诊断/问题】

1.皮肤完整性受损 与血管炎性反应及应用免疫抑制剂等因素有关。

2.外周血管灌注量改变 与肢体血管痉挛、血管舒缩功能调节障碍有关。

【护理目标】

1.患者受损皮肤面积缩小或完全修复,无感染发生。

2.患者学会自我护理皮肤的方法。

【护理措施】

1.休息和活动 指导患者在寒冷天气尽量减少户外工作或活动,外出时要注意保暖,平时要注意肢体末梢的保暖,勿用冷水洗手、洗脚。保持较好的心态,避免情绪激动。

2.饮食护理 指导患者摄入足够的蛋白质、维生素和水分,以维持正氮平衡,满足组织修复的需要。避免进食刺激性食物,忌食芹菜、无花果等含补骨脂素的食物以及蘑菇、烟熏等含联胺基团的食物。

3.病情观察 注意雷诺现象发生的频率、持续时间和诱发因素。观察肢体末梢有无发冷、感觉异常,皮肤有无苍白、发绀等。

4.皮肤护理 除常规皮肤护理,预防压疮外,需注意:①保持皮肤清洁干燥,每天用温水擦洗,忌用碱性肥皂;②外出时采取遮阳措施,避免阳光直射裸露皮肤,忌日光浴。皮疹或红斑处可遵医嘱用抗生素治疗,做好局部清创换药处理;③避免接触刺激性物品,如发蜡发胶、染烫发剂、化妆品及农药等;④避免服用容易诱发风湿症状的药物,如普鲁卡因胺、异烟肼、氯丙嗪等。

5.用药护理　常用抗风湿药为非甾体类抗炎药,包括布洛芬、阿司匹林、萘普生等,主要不良反应为胃肠道反应,此外还可出现肝肾毒性、抗凝作用及皮疹等,故用药期间应严密观察有无不良反应;糖皮质激素可引起向心性肥胖、继发感染、血压升高、血糖升高等不良反应,服药期间定期监测血压、血糖的变化,严格遵医嘱服药;免疫抑制剂主要不良反应为白细胞减少,也可引起胃肠道反应、黏膜溃疡、肝肾损害等,用药期间应严密观察,定期监测血象和肝肾功能。

6.心理护理　让患者了解疾病发生、发展及防治的有关知识,了解皮肤损害是可以通过自己的努力和中西药物等各种治疗措施而得到控制的,不良的心理状态可使病情加重,不利于疾病的治疗与恢复,从而使患者树立战胜疾病的信心。

【护理评价】

患者能说出皮肤防护及避免血管收缩的方法,皮肤受损范围缩小并逐渐愈合,没有出现新的皮肤损伤。

第二节　系统性红斑狼疮患者的护理

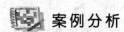 案例分析

女性,19岁,学生。患者半月前无明显诱因出现低热、头晕、乏力、尿色深黄,同时面颊部出现红色皮疹。查体:T 37.6℃,贫血貌,面颊部有散在分布的红斑疹,颊黏膜有一溃疡,腹平软,肝肋下 0.5cm,质软无压痛,脾侧位可触及,双膝关节轻压痛,无红肿。化验:Hb 72g/L,RBC 2.70×10^{12}/L, WBC 3.5×10^9/L, PLT 74×10^9/L,尿蛋白(+),抗 Sm 抗体(+),皮肤狼疮带实验(+)。

临床诊断:系统性红斑狼疮

系统性红斑狼疮(systemic lupus erythematosus,SLE)是一种表现有多系统损害的慢性系统性自身免疫病,其血清具有以抗核抗体为代表的多种自身抗体。本病病程以病情缓解和急性发作交替为特点,有内脏(肾、中枢神经)损害者预后较差。本病以女性多见,尤其是 20～40 岁的育龄女性。通过早期诊断及综合性治疗,本病的预后较前明显改善。

【病因与发病机制】

本病病因未明,可能与遗传、性激素、环境等有关。

1.遗传因素

(1)流行病学及家系调查:资料表明 SLE 患者第 1 代亲属中患 SLE 者 8 倍于无 SLE 患者家庭,单卵双胞胎患 SLE 者 5～10 倍于异卵双胞胎的 SLE 发病率。然而,大部分病例不显示有遗传性。

(2)易感基因:多年研究已证明 SLE 是多基因相关疾病,如 HLA - DR$_2$、HLA - DR$_3$ 等,C_{4a}、C_{1q}、$C_{1r/s}$ 和 C_2 先天缺陷的人群 SLE 患病率明显高于正常人群。

2.雌激素　本病女性患者明显高于男性,育龄女性患病率与同龄男性之比为 9∶1,儿童及老人 SLE 患者中患病女性与男性之比为 3∶1。

3.环境因素

(1)日光:40%的 SLE 患者对日光过敏,紫外线照射可使 DNA 转化为胸腺嘧啶二聚体,后者抗原性强,可刺激机体产生大量自身抗体。

(2)感染:SLE 许多临床表现如发热、疲乏、肌痛也可见于病毒感染的患者。SLE 患者的血清中抗病毒抗体滴度增高,提示 SLE 与病毒感染有关。

(3)食物:某些含补骨脂素的食物(如芹菜、无花果等)可能增强 SLE 患者对紫外线的敏感性。含联胺基团的食物(如烟熏食物、蘑菇等)可诱发 SLE 发病。

(4)药:某些患者在使用普鲁卡因胺、异烟肼、氯丙嗪、甲基多巴等药物后或用药过程中,可出现狼疮样症状,停药后多消失。

【病理】

本病基本病理变化为结缔组织的蛋白纤维样变性、结缔组织的基质发生黏液性水肿、坏死性血管炎。受损器官的特征性改变有:

1.狼疮小体(苏木紫小体)　是由于细胞核受抗体作用变性为嗜酸性团块,为诊断 SLE 的特征性依据。

2."洋葱皮样病变"　即小动脉周围有显著向心性纤维增生,明显表现于脾中央动脉,以及心瓣膜的结缔组织反复发生纤维蛋白变性,而形成赘生物。此外,心包、心肌、肺、神经系统等亦可出现上述病理变化。

3.狼疮性肾炎　几乎所有 SLE 患者均有肾损伤,称狼疮性肾炎。病理改变可位于肾小球、肾间质、肾小管及肾血管。

【临床表现】

SLE 临床表现多样,早期可仅侵犯 1～2 个器官,症状不明显,以后可侵犯多个器官而使临床表现复杂多样。多数患者呈缓解与发作交替病程。

1.全身症状　活动期患者大多数有非特异性的全身症状。约 90%患者在病程中出现各种热型的发热,尤以低、中度热较为常见。此外尚可有疲倦、乏力、体重下降等表现。

2.皮肤与黏膜　约 80%患者可有皮肤损害。在鼻梁和双颧颊部出现呈蝶形分布的红斑,是 SLE 最具特征性的皮肤改变。红斑为鲜红色或紫红色,红斑上毛细血管明显扩张,有鳞屑,去掉鳞屑后可见毛囊口扩大,缓解时红斑可消退,留有棕黑色色素沉着。约 60%患者有广泛性或局限性斑丘疹,多见于日晒部位,亦可为其他皮疹,如盘状狼疮、红点、丘疹、紫癜、水泡等。此外部分患者有光过敏现象、口腔溃疡、脱发等表现,少数患者有雷诺现象。

3.肌肉骨骼　关节痛是常见症状之一,多出现在指、腕、膝关节,常出现对称性多关节疼痛、肿胀,一般不引起关节畸形。部分患者出现肌痛,有时出现肌炎。

4.肾　几乎所有患者的肾组织均有病理变化,但有临床表现者约 75%。狼疮性肾炎可表现为急性肾炎、急进型肾炎、慢性肾炎、隐匿性肾炎和肾病综合征,以慢性肾炎和肾病综合征较常见。早期多无症状,随病情进展,患者可出现蛋白尿、血尿、管型尿、肾性高血压和水肿等表现,晚期发展为尿毒症,是 SLE 死亡的常见原因。

5.心血管　约 30%患者有心血管系统表现,其中以心包炎最常见,可为纤维素性心包炎或心包积液。约 10%患者有心肌炎,可有气促、心前区不适、心律失常等,严重者可发生心力衰竭而死亡。约有 10%患者可发生周围血管病变,如血栓性静脉炎等。

6.肺与胸膜　约 35%患者有胸腔积液,多为中小量、双侧性。约 10%患者可发生狼疮性肺炎,表现为发热、干咳、气促,其特征为双侧弥漫性肺泡浸润性病灶,慢性者则表现为肺间质纤维化,多在双下肺。

7. 神经系统　约20%患者有神经系统损伤,中枢神经系统以脑损伤最为多见,又称神经精神狼疮(neuropsychiatric lupus, NP-SLE)。轻者仅有偏头痛、性格改变、记忆力减退或轻度认知障碍;重者可表现为脑血管意外、昏迷、癫痫持续状态等。出现中枢神经系统症状提示病情活动且严重,预后不佳。

8. 消化系统　约30%患者有食欲减退、腹痛、呕吐、腹泻或腹水等,其中部分患者以上述症状为首发,若不警惕,临床上易于误诊。约40%患者血清转氨酶升高,10%患者肝大,但多无黄疸。少数可并发急腹症,如胰腺炎、肠梗阻、肠坏死,这些往往与SLE活动性相关。

9. 血液系统　活动性SLE中血红蛋白下降、白细胞和(或)血小板减少常见。其中10%属溶血性贫血。血小板减少可引起各系统出血,如鼻出血、牙龈出血、皮肤紫癜、血尿、便血、颅内出血等。约20%患者有无痛性轻、中度淋巴结肿大,以颈部和腋下多见,常为淋巴组织反应性增生所致。约15%患者有脾大。

10. 眼　约15%患者有眼底变化,如出血、视乳头水肿、视网膜渗出等,其原因是视网膜血管炎。另外血管炎可累及视神经,两者均影响视力,重者可数日致盲。早期治疗,多数可逆转。

【实验室及其他检查】

1. 一般检查　血常规检查可有红细胞、白细胞、血小板降低,合并感染时白细胞可增高。尿液检查如出现蛋白尿、血尿及管型尿等提示肾损害。血沉在活动期常增快。

2. 免疫学检查　本病患者血清中可存在多种自身抗体。它们的临床意义是SLE诊断的标记、疾病活动性的指标及可能出现的临床亚型。

(1)抗核抗体(ANA):对SLE的敏感性为95%,但特异性不高,其阳性不能作为SLE与其他结缔组织病的鉴别,是目前SLE最佳的筛选实验。

(2)抗Sm抗体:是SLE的标志性抗体,特异性99%,但敏感性仅25%。

(3)抗双链DNA抗体(抗ds-DNA):抗体特异性高达95%,敏感性为70%,对确诊SLE和判断狼疮的活动性参考价值大。

(4)补体:总补体CH50、C3、C4降低,有助于SLE的诊断,并提示狼疮活动,其阳性率约70%,特异性比较高。

(5)其他:可行抗RNP抗体、抗SSA抗体、抗SSB抗体、抗磷脂抗体和抗组织细胞抗体的检测。

3. 免疫病理学检查　肾穿刺活检对狼疮性肾炎的诊断、治疗和预后估计均有价值。皮肤狼疮带式验阳性代表SLE活动性。

【诊断要点】

对SLE的诊断,国际上目前应用较多的是美国风湿病学会(ARA)在1997年推荐的SLE分类标准(表8-1)。该分类标准的11项中,符合4项或4项以上者,在除外感染、肿瘤和其他结缔组织病后,可诊断SLE。其敏感性和特异性分别为95%和85%。需强调的是,患者病情初始或许不具备分类标准中的4条,随病情的进展方出现其他项目的表现。11条分类标准中,免疫学异常和高滴度抗核抗体更具有诊断意义。一旦患者出现免疫学异常,即使临床诊断不够条件,也应密切随访,以便尽早做出诊断和及时治疗。

表 8-1　美国风湿病学会 1997 年推荐的 SLE 分类标准

1.颊部红斑	固定性红斑,突出或高起,在双颧突出部位
2.盘状红斑	片状高起于皮肤的红斑,黏附有角质鳞屑和毛囊栓,陈旧病灶可有萎缩性瘢痕
3.光过敏	对日光有明显反应,引起皮疹
4.口腔溃疡	口腔或鼻咽部无痛性溃疡
5.关节炎	非侵蚀性关节炎,累及 2 个或更多的周围关节,有压痛、肿胀或积液
6.浆膜炎	胸膜炎或心包炎
7.肾脏病变	尿蛋白>0.5g/24h 或+++;或管型尿(红细胞、血红蛋白、颗粒或混合管型)
8.神经病变	癫痫发作或精神症状,非药物或代谢紊乱所致
9.血液学疾病	溶血性贫血,或白细胞减少,或淋巴细胞减少,或血小板减少
10.免疫学异常	抗双链 DNA 抗体阳性,或抗 Sm 抗体阳性,或抗磷脂抗体阳性
11.抗核抗体	在任何时候和未用药物诱发的情况下,抗核抗体滴度异常

【治疗要点】

由于系统性红斑狼疮的临床表现复杂,治疗上强调早期、个体化方案及联合用药的原则。根据患者有无器官受累及病情活动选择不同的治疗方案。

1.非甾体抗炎药　主要用于发热、皮疹、关节痛、早期浆膜炎,而无明显血液病变的轻症患者,常用药物有阿司匹林、布洛芬、吲哚美辛等。

2.抗疟药　抗疟药物氯喹有抗光敏和控制 SLE 皮疹的作用,口服后主要积聚在皮肤,能抑制 DNA 和抗 DNA 抗体的结合,对皮疹、关节痛及轻型患者有效。

3.糖皮质激素　肾上腺糖皮质激素是目前治疗 SLE 的首选药物,用于急性暴发性狼疮、脏器受损、急性溶血性贫血、血小板减少性紫癜等。常选用大剂量泼尼松,一般为每日 1mg/kg,晨起顿服。轻者可按 0.5mg/(kg·d),病情严重者可增至每日 1.5~2mg/kg,一般治疗4~6周,病情明显好转后开始减量。由于用药量大,应严密观测药物的不良反应。

4.免疫抑制剂　加用免疫抑制剂有利于更好的控制 SLE 活动,减少 SLE 暴发以及减少激素的剂量。主要应用于易复发但因严重不良反应而不能使用激素者。常用药物有环磷酰胺、硫唑嘌呤、长春新碱等。此类药物毒性较大,使用中应定期检查血象、肝功能等。

5.其他疗法　中医辨证施治获得一定效果,雷公藤对狼疮性肾炎有一定疗效,但不良反应较大。静脉注射大剂量丙种球蛋白是一种强有力的辅助治疗措施,适用于病情严重而体质极度虚弱者和(或)并发全身严重感染者。

【护理评估】

1.健康史　询问家族中是否有本病患者;有无与本病发生的有关诱因,如病毒感染、日光过敏、妊娠、过度劳累、药物(普鲁卡因、异烟肼、甲基多巴等)、食物(芹菜、无花果、蘑菇、烟熏食物)和精神刺激等;女患者是否有月经紊乱、流产史及胎儿发育异常等。评估患者患病后对日常生活的影响,如睡眠、饮食、活动量及活动耐力有无改变等。

2.心理-社会状况　本病因病程长、反复发作,严重影响日常生活和工作,患者可出现郁闷、悲观、焦虑等心理反应。因皮肤损害影响容貌,患者不愿与人接触,易出现敏感、多疑、抑郁、自卑和孤独的不良心理。

3.身体评估 了解患者的起病时间及地点,病程的长短及病情变化的情况。观察患者的神智、生命体征有无改变;有无面部蝶形红斑、皮肤丘疹、口腔黏膜溃疡;有无末梢皮肤颜色改变和感觉异常;有无关节畸形及功能障碍,有无肌肉压痛;有无肾损害的相应体征,如肾性高血压、水肿、尿量有无减少等。此外,SLE患者应进行全身各个系统器官的详细评估。

4.实验室及其他检查

(1)检查血沉是否增快,全血细胞有无减少。检查尿液成分有无改变,包括有无白细胞尿、红细胞尿、蛋白尿、管型尿等。

(2)检测抗核抗体、抗Sm抗体和抗双链DNA抗体以及其他自身抗体是否阳性。补体含量有无降低。

(3)皮肤狼疮带试验、肾穿刺活检的结果,对估计预后有一定意义。

【护理诊断/问题】

1.皮肤完整性受损 与疾病所致的血管炎性反应等因素有关。

2.疼痛:慢性关节疼痛 与自身免疫反应有关。

3.口腔黏膜受损 与自身免疫反应、长期使用糖皮质激素等因素有关。

4.焦虑 与病情反复发作、迁延不愈、容貌损毁及多脏器功能损害等有关。

5.潜在并发症 慢性肾衰竭。

【护理目标】

1.患者皮肤受损减轻或修复。

2.主诉关节疼痛程度减轻或消失。

3.口腔黏膜溃疡逐渐愈合。

4.学会避免肾损害的自我护理方法。

5.能接受患病的事实,情绪稳定,生理、心理上舒适感有所增加。

【护理措施】

1.休息与体位 急性活动期患者应以卧床休息为主,卧床期间应注意翻身、被动活动,防止压疮。病室环境应保持安静、整洁,适宜的温度和湿度,减少声、光的刺激,病床宜安排在无阳光直射的地方。缓解期可适当活动,但应避免过度劳累和诱发因素。

2.饮食护理 给予高热量、高维生素、高蛋白、营养丰富、易消化的食物;避免进食辛辣刺激性食物;忌食含有补骨脂素的食物,如芹菜和无花果;忌食含联胺基团的食物,如蘑菇和烟熏食物等,以免诱发和加重病情。肾功能损害者,应给予低盐饮食,适当限水,并记录24小时出入量,尿毒症患者应限制蛋白质的摄入。意识障碍者,给予鼻饲流质饮食,必要时遵医嘱给予静脉补充营养。

3.病情观察 定时监测生命体征、意识、瞳孔的变化,注意观察受累关节、肌肉的部位及疼痛的性质和程度;观察患者皮肤和口腔黏膜的情况;观察患者水肿、尿量、尿色和尿液检查结果的变化,监测血清电解质、血肌酐、血尿素氮的变化;观察患者有无头痛、恶心、呕吐、颈项强直、行为异常等。

4.对症护理

(1)皮肤护理:有皮肤损害者应注意:①避免在烈日下活动,必要时穿长袖衣裤,戴遮阳帽、打伞,避免阳光直射裸露皮肤,忌日光浴。②保持皮肤清洁卫生,可用清水冲洗皮损处,每日 3 次;用 30℃温水湿敷红斑处,每次 30 分钟。忌用碱性肥皂,避免接触化妆品及化学药品,防止刺激皮肤。③脱发患者应减少洗头次数,每周 2 次为宜,用温水边洗边按摩以刺激头发生长,也可用梅花针轻叩头皮,每日 2 次,每次 15 分钟,避免加重脱发。忌染发、烫发、卷发。鼓励患者采用适当方法遮盖脱发,可带帽子、假发等,以维护容貌和自尊。

(2)口腔护理:保持口腔清洁,有口腔黏膜破损时,每日早晚和进餐前后用漱口液漱口;有口腔溃疡者在漱口后用中药冰硼散或锡类散涂敷溃疡部位,可促进愈合;有细菌感染者,用 1:5 000呋喃西林液漱口,局部涂以碘甘油;有真菌感染者用 1%～4%碳酸氢钠液漱口,或用 2.5%制霉菌素甘油涂敷患处。

(3)雷诺现象的护理:指导患者注意保暖,尽量减少户外活动或工作,需要洗涤时宜用温水;避免使用血管收缩药物,禁咖啡和禁烟,以防引起交感神经兴奋,加重血管收缩;遵医嘱给予血管扩张药,如硝苯地平、山莨菪碱等;肢端血管痉挛引起皮肤苍白、疼痛时,可局部涂抹硝酸甘油膏,以扩张血管,改善血液循环,缓解症状。

5.用药护理

(1)非甾体抗炎药:常用药物有阿司匹林、布洛芬、吲哚美辛等。本类药物具有抗炎、解热、镇痛作用,能迅速减轻炎症引起的症状。最主要的不良反应为胃肠道反应,表现为消化不良、恶心、呕吐、上腹痛等,并可引起胃黏膜损伤,所以本药应饭后服用并同时服用胃黏膜保护剂、H_2受体拮抗剂等。长期使用此类药物还可出现肝肾毒性、抗凝作用及皮疹等,故用药期间应严密观察有无不良反应,定期监测肝肾功能。

(2)糖皮质激素:长期服用可出现下列不良反应,如向心性肥胖、血压升高、血糖升高、继发感染、电解质紊乱、股骨头无菌性坏死、骨质疏松、消化性溃疡等。服药期间,应给予低盐、高蛋白、高钾、高钙、易消化的饮食,适当补充钙剂和维生素 D,定期监测血压、血糖、尿糖的变化。强调遵医嘱服药的重要性,患者不能自行停药或减药过快,以免引起"反跳"。

(3)免疫抑制剂:此类药物主要不良反应为白细胞减少,也可引起胃肠道反应、黏膜溃疡、皮疹、肝肾功能损害、脱发、出血性膀胱炎等。在用药过程中应鼓励患者多饮水,观察尿液颜色,及早发现出血性膀胱炎。有脱发者,建议患者戴假发,并做好心理护理。

(4)氯喹:氯喹衍生物排泄缓慢,长期应用可在体内蓄积,引起视网膜退行性病变,需定期做眼底检查,预防眼部病变。

(5)雷公藤:此药不良反应较大,对性腺具有毒性作用,女性可发生停经,男性则出现精子减少,亦可有肝功能损害、胃肠道反应、白细胞减少等。用药期间要定期监测。

6.心理护理 本病患者多为女性,患者常由于面部皮疹、脱发和糖皮质激素治疗副作用引起的容貌改变而带来沉重的心理负担,患者常自卑、忧郁,不愿参加社会活动。护理人员应向患者介绍本病的相关知识,让患者及家属了解本病并非"不治之症",如能坚持治疗,病情可以得到长期缓解。向患者说明良好的心理状态对缓解疾病和改善预后的重要性。针对不同患者的具体病情,给予必要的安慰,鼓励其表达心理感受,以解除疾病所带来的精神痛苦和顾虑,减轻思想负担。帮助患者正确认识和对待疾病,并争取亲属配合,增强治疗效果。

【护理评价】

1.患者能自觉地避免各种加重皮肤损害的因素。

2.关节疼痛程度减轻或消失,皮损面积逐渐缩小或愈合。

3.能自觉配合口腔护理,保持口腔清洁,口腔溃疡逐渐愈合。

4.能遵守饮食限制要求,避免各种加重肾脏损害的因素。

5.能接受患病的现实,情绪稳定,主动配合治疗。

【健康教育】

1.生活指导　在疾病缓解期,鼓励患者参加社会活动和日常工作,活动要循序渐进,注意劳逸结合,避免过度劳累。饮食应忌食芹菜、无花果、烟熏食物和蘑菇等,以免诱发或加重病情;避免进食辛辣刺激性食物。生活中注意个人卫生,保持口腔、皮肤的清洁,禁用各种美容护肤品。

2.疾病知识指导　向患者和家属介绍本病的相关知识,指导患者避免一切可能诱发本病的因素,如阳光照射、妊娠、分娩、药物、手术、劳累、感冒及精神刺激等,避免接受各种预防接种。育龄期妇女应避孕,病情活动伴有心、肺、肾功能不全者属妊娠禁忌。告知患者应严格遵医嘱治疗,不可擅自改变药物剂量或突然停药,保证治疗计划得到落实。向患者详细介绍所用药物的名称、剂量、给药时间和方法等,并教会其观察药物的疗效和不良反应。

第三节　类风湿关节炎患者的护理

案例分析

患者,女,55 岁,对称性多关节疼痛和肿胀 4 个月。4 个月前,患者常有疲倦,自觉双侧手指和脚趾关节疼痛,并有一小时晨僵。由于关节疼痛,患者有一定的生活自理困难。体格检查:T 36.5℃,P 80 次/分,BP 114/86mmHg。轻度贫血貌,消瘦。双侧第三近端指间关节和双侧第二至第五掌指关节有压痛。实验室及其他检查:血象:RBC 2.8×10^{12}/L、Hb 85g/L、ESR 65mm/h、类风湿因子阳性(102U/ml)、C 反应蛋白(CRP):120.5mg/L。X 光检查:双侧掌指、近端指间、腕和跖趾关节周围软组织肿胀,关节附近轻度骨质疏松。

临床诊断:类风湿性关节炎

类风湿关节炎(rheumatoid arthritis,RA)是以对称性多关节炎为主要临床表现的异质性、系统性、自身免疫性疾病。其特征性症状为对称性,多个周围性关节的慢性炎症性病变,可表现为受累关节疼痛、肿胀、功能下降,病变呈反复发作的病程。当炎症破坏软骨和骨时,出现关节畸形和功能障碍。本病可见于任何年龄,其中以 30~50 岁多见,女性约为男性的 2~3 倍。

【病因与发病机制】

RA 的病因研究迄今为止尚无定论,可能与下列多种因素有关。

1.感染因子　目前未证实有导致本病的直接感染因子,但一些感染因素(细菌、支原体和病毒等)可能通过某些途径影响 RA 的发病和病情进展,其机制为:①活化 T 细胞和巨噬细胞并释放细胞因子;②活化 B 细胞产生 RA 抗体,滑膜中的 B 细胞可能分泌致炎因子;③感染因子的某些成分和人体自身抗原通过分子模拟而导致自身免疫性的产生。

2.遗传易感性　流行病学调查显示,RA 的发病与遗传因素密切相关。家系调查发现 RA 患者的一级家属发生 RA 的概率为 11%,单卵双生子同时患 RA 的概率为 12%~30%,双卵孪生子同患 RA 的概率只有 4%。研究发现 HLA - DR4 单倍型与 RA 的发病相关。

3.免疫紊乱　免疫紊乱被认为是 RA 的主要发病机制,是以活化的 CD4$^+$ T 细胞和 MHC-Ⅱ型阳性的抗原递呈细胞浸润滑膜关节为特点的。滑膜关节组织的某些特殊成分或体内产生的内源性物质也可能作为自身抗原被 APC 呈递活化 CD4$^+$ T 细胞,启动特异性免疫应答,导致相应的关节炎症状。细胞因子(TNF-α、IL-1、IL-6、IL-8)增多,促使滑膜处于慢性炎症状态。TNF-α 进一步破坏关节软骨和骨,结果造成关节畸形。IL-1 是引起 RA 全身性症状如低热、乏力、急性期蛋白合成增多的主要细胞因子,是造成 C 反应蛋白和血沉增高的主要因素。

【病理】

滑膜炎是 RA 基本的病理改变,类风湿结节和类风湿血管炎是 RA 重要的病变。急性期滑膜表现为渗出性和细胞浸润性。滑膜下层小血管扩张,内皮细胞肿胀、细胞间隙增大,间质水肿和中性粒细胞浸润。慢性期时滑膜肥厚,形成绒毛状突起,突向关节腔内或侵入到软骨或软骨下的骨质。这种绒毛又名血管翳,有很强破坏性,是造成关节破坏、畸形、功能障碍的病理基础。滑膜下层大量淋巴细胞呈弥漫状分布或聚集成结节状,其中大部分为 CD4$^+$ T 细胞。血管炎可发生在类风湿关节炎患者关节外的任何组织,累及中、小动脉和(或)静脉,可致血管腔狭窄或阻塞。类风湿结节是血管炎的一种表现,常见于关节伸侧受压部位皮下组织。结节中心为纤维素样坏死物,周围有上皮样细胞浸润,外围被肉芽组织包裹,其间有大量的淋巴细胞和浆细胞。

【临床表现】

RA 多以缓慢而隐匿的方式起病,在出现明显关节症状前可有数周的低热、乏力、全身不适、体重下降等表现,以后逐渐出现典型关节症状。少数患者急性起病,数日内便出现多个关节症状。RA 的临床表现多样,从主要的关节症状到关节外多系统受累的表现。

1.关节表现　典型患者表现为对称性多关节炎。主要侵犯小关节,以腕关节、近端指间关节、掌指关节及跖趾关节最常见,其次为膝、踝、肘、肩、髋及颞颌关节等。可有滑膜炎症和关节结构破坏的表现,前者经治疗后有一定可逆性,但后者一经出现很难逆转。其表现有:

(1)晨僵:95% 以上患者早晨起床后病变关节感觉僵硬,称"晨僵",如胶黏着样感,持续时间多数大于 1 小时,活动后可减轻。受累关节因炎症所致的充血、水肿和渗液,使关节肿胀、僵硬、疼痛。晨僵是 RA 突出的临床表现,持续时间与关节炎症的严重程度呈正比,它常被作为观察本病活动的指标之一。

(2)痛与压痛:关节痛往往是本病最早的表现,早期可以是单一关节或呈游走性多关节肿痛,多呈对称性、持续性,时轻时重,常伴有压痛,受累关节的皮肤可出现褐色色素沉着。

(3)关节肿胀:凡受累关节均可肿胀,多因关节腔内积液和关节周围软组织炎症引起,病程较长者可因滑膜慢性炎症后的肥厚而引起肿胀,多呈对称性。

(4)关节畸形:见于较晚期患者。急性发作期由于关节滑液增加和关节外软组织肿胀,使关节肿胀呈梭形,特别是近端指间关节,称梭状指。病变后期,因滑膜炎破坏了软骨和骨质,造成关节纤维性或骨性强直畸形,又因关节周围肌肉的萎缩、痉挛使畸形更严重。最常见的晚期关节畸形是腕关节和肘关节强直,掌指关节半脱位,出现尺侧偏斜、屈曲畸形和天鹅颈样畸形等,严重者生活不能自理。

(5)关节功能障碍:关节肿痛和结构破坏都会引起关节的活动障碍。

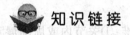 **知识链接**

类风湿性关节炎影响生活程度的分级

美国风湿病学会将类风湿性关节炎影响生活的程度分为 4 级。Ⅰ级:能照常进行日常生活和各项工作。Ⅱ级:可进行一般的日常生活和某种职业工作,但对参与其他项目活动受限。Ⅲ级:可进行一般的日常生活,但对参与某种职业工作或其他项目活动受限。Ⅳ级:日常生活的自理和参与工作的能力均受限。

2.关节外表现

(1)类风湿结节:是本病较常见的关节外表现,多位于关节隆突部位及受压部位的皮下,如前臂伸面、肘鹰嘴突附近、枕、跟腱等处。其大小不一,结节直径由数毫米至数厘米不等,质硬、无压痛、对称性分布。此外,结节也常见于心、肺、眼等脏器。它的存在表示本病的活动。

(2)类风湿性血管炎:是关节外损害的病理基础,多影响、中小血管。体检时常发现指甲下或指端出现小血管炎,可引起甲床梗死、指端坏死或末梢知觉神经病变。眼受累时可表现为巩膜炎,严重者因巩膜软化而影响视力。

(3)肺:侵犯肺部可引起胸膜炎、肺间质病变。

(4)神经系统:神经受压是 RA 患者出现神经系统病变的常见原因。最常受累的神经是正中神经、尺神经、桡神经。脊髓受压表现为渐起的双手感觉异常、力量减弱、腱反射亢进、病理反射阳性。

(5)其他:30%～40%患者出现干燥综合征,可出现口干、眼干等表现。部分患者可出现贫血,一般是正细胞色素性贫血。本病出现小细胞低色素性贫血时,可能是因为病变本身或长期服用非甾体类抗炎药而造成胃肠道长期少量出血所致。RA 患者伴有脾大、中性粒细胞减少,有的甚至有贫血和血小板减少,称弗尔他(Felty)综合征。

【实验室及其他检查】

1.血液检查　有轻至中度贫血,活动期患者血小板可增高,白细胞及分类多正常。活动期时可有血沉增快、C 反应蛋白增高。血沉即红细胞沉降率(ESR),可作为判断炎症活动度的可靠指标,其升降与类风湿的活动度相一致,也可作为判定疗效及诊断的指标。C 反应蛋白,亦称丙种反应蛋白(CRP),正常人为阴性,类风湿早期和急性风湿时,血清中可达 33mg,其阳性率为 80%～90%。CRP 的临床意义与血沉相同,是反映炎症的良好指标。类风湿因子(RF)是一种自身抗体,70%类风湿患者血清中 RF 阳性,其滴度与本病的活动性和严重程度有关。但 RF 并非类风湿关节炎的特异性抗体,5%的正常人也可出现低滴度的 RF,因此 RF 阳性者必须结合临床表现,方能诊断本病。70%患者血清中可检出不同类型的免疫复合物。急性期和活动期,患者血清补体均有升高。

2.关节滑液检查　正常人关节腔内滑液量不超过 3.5ml。在关节有炎症时,关节滑液增多,滑液中白细胞明显增多,且中性粒细胞占优势,其黏度差,含葡萄糖量低于血糖。

3.关节 X 线检查　对 RA 的诊断、关节病变的分期、病变演变的监测均很重要。临床以手指和腕关节 X 片最有价值。早期可见关节周围软组织的肿胀阴影,关节端骨质疏松(Ⅰ期);进而关节间隙因软骨的破坏而变得狭窄(Ⅱ期);关节面出现虫蚀样破坏性改变(Ⅲ期);晚期出现关节半脱位和关节破坏后的纤维性和骨性强直(Ⅳ期)。

【诊断要点】

目前 RA 的诊断标准仍沿用美国风湿病学会 1987 年修订的分类标准：①关节内或周围晨僵持续至少 1 小时；②同时有三个或三个以上关节区软组织肿胀或积液；③腕、掌指和近端指间关节区中，至少一个关节区肿胀；④对称性关节炎；⑤有类风湿结节；⑥类风湿因子阳性；⑦X 线改变（至少有骨质疏松和关节间隙的狭窄）。符合以上 7 项中 4 项者即可诊断。

【治疗要点】

由于本病病因和发病机制未完全明确，目前临床上尚缺乏根治及预防本病的有效措施。减轻关节症状、延缓病情进展、防止关节破坏、保护关节功能、最大限度地提高患者的生活质量，是目前的治疗目标。为达到上述目的，早期诊断和早期治疗是极为重要的。

治疗措施包括：一般治疗、药物治疗、外科手术治疗等。

1.一般治疗　包括休息、急性期关节制动、恢复期关节功能锻炼、物理疗法等。急性期、发热以及内脏受累患者应卧床休息。

2.药物治疗

（1）非甾体类抗炎药：该药是治疗 RA 不可缺少的、非特异性的对症治疗药物，具有退热、止痛、抗炎、消肿的作用。常用药物有阿司匹林，4～6g/d，分 3～4 次服用，为减少胃肠反应，可选用肠溶型阿司匹林。此外，还可选用布洛芬、吲哚美辛等。

（2）改变病情抗风湿药：该类药物发挥作用慢，起效时间长，有改善和延缓病情进展的作用，多与非甾体类抗炎药联合应用。常用药物有甲氨蝶呤、柳氮磺吡啶、来氟米特、氯喹、金制剂、青霉胺、环磷酰胺、环孢素等。

（3）肾上腺糖皮质激素：本药具有强大的抗炎作用，在关节炎急性发作时可给予短效激素，其剂量依赖病情严重程度而调整，一般不应超过泼尼松每日 10mg，可使关节炎症得到迅速而明显地缓解，改善关节功能。有系统症状的重症患者可加大剂量。由于本药不能根治本病，停药后症状会复发，长期使用会产生依赖性并造成停药困难，并可出现许多不良反应，应注意监测。

3.外科手术治疗　包括关节置换和滑膜切除手术，前者适用于较晚期有畸形并失去功能的关节。滑膜切除术可以使病情得到一定的缓解，但当滑膜再次增生时病情又趋复发。

【护理诊断/问题】

1.疼痛　与关节炎性反应有关。

2.躯体活动障碍　与关节疼痛、僵硬、功能障碍有关。

3.生活自理缺陷　与关节功能障碍、疼痛、疲乏有关。

4.有失用综合征的危险　与关节疼痛、畸形引起功能障碍有关。

5.预感性悲哀　与疾病久治不愈、关节可能致残、影响生活质量有关。

【护理措施】

1.休息与体位　关节炎急性活动期、发热及内脏受累的患者应卧床休息，以减少体力消耗，保护关节功能，避免脏器受损。限制关节活动，保持关节功能位。为了干预僵硬和防止肌肉萎缩，不宜绝对卧床休息。待症状缓解后鼓励患者及早下床活动。

2.饮食护理　应给予患者足够的蛋白质、高维生素、清淡易消化的饮食，贫血患者适当增加含铁丰富的食物，避免进食辛辣刺激性食物。

3.病情观察　观察关节疼痛、肿胀和活动受限的变化，晨僵、关节畸形的进展或缓解的情况;关节功能障碍对日常生活的影响;注意观察患者有无发热、胸闷、咳嗽、呼吸困难、心前区疼痛、头痛、腹痛、消化道出血等关节外症状,一旦出现,提示病情严重,应及时报告医生并协助处理。

4.对症护理　关节肿痛、晨僵、预防关节废用、自理缺陷的护理,详见本章第一节相关内容。

5.用药护理

(1)非甾体类抗炎药、肾上腺糖皮质激素:见本章第二节相关内容。

(2)改变病情抗风湿药:柳氮磺吡啶用药时过敏反应较为常见,可表现为药疹,严重者可发生渗出性多形红斑、剥脱性皮炎等,也可出现中性粒细胞减少或缺乏症、血小板减少、再生障碍性贫血和肝肾毒性等,用药期间应监测有无过敏反应的发生,定期监测血象和肝肾功能;金制剂服用过量可导致肝肾损害、剥脱性皮炎和黏膜病变、恶心、呕吐、过度流涎等症状,若出现上述症状,应立即停药;青霉胺不良反应有胃肠道反应、骨髓抑制、皮疹、肝肾损害等,应密切观察。其他药物用药护理详见本章第二节相关内容。

6.心理护理　患者因病情反复发作、顽固的关节疼痛、疗效不佳等原因,常表现出情绪低落、忧虑、孤独,对生活失去信心。护士在与患者接触中要以和蔼的态度,采取心理疏导、解释、安慰、鼓励等方法做好心理护理。重视每一个患者的反应,提供合适的环境使患者表达悲哀,尽量减少外界刺激,帮助患者认识不良的心态不利于疾病的康复。与患者一起制定康复的目标,对已经发生关节功能残障的患者,要鼓励发挥健康肢体的作用,尽量做到生活自理和参加力所能及的工作,体现生存价值。

【健康教育】

1.生活及锻炼指导　强调休息和治疗锻炼的重要性,养成良好的生活方式,在疾病缓解期每日有计划地进行锻炼,增强机体的抗病能力,保护关节功能,延缓关节功能损害的进程。教会患者及家属进行晨僵的护理及如何预防关节废用。给予患者足够蛋白质、高维生素及营养丰富的清淡易消化饮食,忌辛辣刺激性食物。

2.疾病知识指导　帮助患者及家属了解疾病的性质、病程、治疗方案及预后,说明尽早接受正规治疗对关节功能保持的重要性。介绍日常生活中应避免的各种诱发因素,如寒冷、潮湿、疲乏、感染、创伤及精神刺激等,注意保暖。指导患者遵医嘱服药,向患者详细介绍药物用法、用量及可能出现的不良反应,定期监测血、尿常规及肝、肾功能,如有不良反应,应立即停药,并及时处理。

 目标检测

1.何谓风湿性疾病?其皮肤损害有什么特点?如何进行皮肤护理?

2.何谓系统性红斑狼疮?其临床表现有哪些特点?

3.何谓类风湿性关节炎?主要关节表现有哪些?如何进行关节护理?

第九章 神经系统疾病患者的护理

📖 **学习目标**

【掌握】本系统疾病的常见症状、体征及其护理；面神经炎、急性炎症性脱髓鞘性多发性神经病、脑血管病、帕金森病、癫痫和重症肌无力患者的临床表现、护理诊断及医护合作性问题、护理措施；腰椎穿刺、数字减影脑血管造影、高压氧治疗的操作前准备，协助操作和操作后护理。

【熟悉】本系统常见疾病的病因、治疗要点。

【了解】本系统常见病的发病机制、实验室及其他检查。

神经系统由中枢神经系统(central nervous system,CNS)和周围神经系统(peripheral nervous system,PNS)两部分组成，前者包括脑和脊髓，分析综合人体内外环境传来的信息；后者包括脑神经和脊神经，传递神经冲动。神经系统疾病是指神经系统和骨骼肌由于感染、血管病变、肿瘤、外伤、中毒、先天发育异常、营养缺陷、代谢障碍等因素所引起的疾病。其病情复杂，易发生各种并发症，死亡率和致残率较高，因此，对患者应实施系统化整体护理，预防并发症，降低病残率；加强对患者和家属的健康教育，树立战胜疾病的信心，改变不良生活方式，学会康复训练的方法，提高患者的生活质量。

第一节 神经系统疾病患者常见症状、体征及护理

一、头痛

头痛(headache)是神经系统常见的临床症状，指额部、顶部、枕部和颞部的疼痛。由各种因素刺激颅内外的疼痛敏感结构所引起。颅内的血管、神经和脑膜以及颅外的骨膜、血管、头皮、颈肌、韧带等均属头痛的敏感结构，这些敏感结构因挤压、牵拉、移位、炎症、血管的扩张与痉挛、肌肉的紧张性收缩等均可引起头痛。

头痛的常见病因为颅内病变，如脑肿瘤、脑出血、脑水肿、脑脓肿、脑囊肿、脑膜炎，以及各种原因引起的颅内压力增高等；功能性或全身性疾病，如颅内外血管高度扩张引起的偏头痛，颅部及后颈部肌肉收缩所致的紧张性头痛，以及神经性头痛等。头痛的主要分类如下：

1.偏头痛 主要是由颅内外血管收缩与舒张功能障碍引起，常为单侧或双侧颞部搏动性头痛，可反复发作，伴恶心、呕吐，典型偏头痛在头痛发作前先有视觉症状，表现为视物模糊、眼前出现闪光、暗点等。在休息、睡眠或服用止痛药物后，头痛可缓解，常有家族史。

2.高颅压性头痛 颅内肿瘤、血肿、脓肿、囊肿等占位性病变可使颅内压力增高，表现为持续性整个头部的胀痛，呈阵发性加剧，伴有喷射状呕吐及视力障碍。

3.颅外局部因素所致头痛 可以是急性发作，也可为慢性持续性头痛。常见的因素有：青

光眼、虹膜炎、视神经炎、眶内肿瘤、屈光不正等眼部疾患引起的眼源性头痛,多表现为眼眶周围及前额疼痛,一旦眼部疾患治愈,头痛也将缓解;急性中耳炎、外耳道的疖肿、乳突炎等耳部疾病引起的耳源性头痛,多表现为单侧颞部持续性或搏动性头痛,常伴有乳突的压痛;鼻窦炎症引起的鼻源性头痛,多表现为前额头痛,常伴有发热、鼻腔脓性分泌物等。

4.紧张性头痛　亦称精神性头痛,无固定部位,多表现为持续性闷痛、胀痛,常伴有心悸、失眠、多梦、多虑、紧张等症状。

【护理评估】

1.健康史　详细询问患者有无发热、头部外伤、高血压病史,有无头痛的家族史、心理状况、职业状况以及睡眠情况等;了解患者头痛发生的方式、急缓与经过,头痛发作的部位、性质、程度、规律、起始与持续时间,加重、减轻或诱发头痛的因素,以及发病是否与季节、气候、饮食、疲劳等相关;患者有无头痛先兆及伴随症状如头晕、恶心、呕吐、面色苍白、视物不清等。

2.心理-社会状况　患者常因头痛而情绪低落,注意了解患者是否因长期反复发作性头痛而存在焦虑、紧张、恐惧、绝望,是否心理上潜在地依赖止痛剂,了解患者家属及周围的人是否理解患者的痛苦。

3.身体评估　观察患者神志、瞳孔、生命体征的变化,检查患者有无头部外伤,有无颈项强直、Kerning 征等。评估头痛的发病情况、部位、性质、程度、发生时间与持续时间等。

(1)发病情况:急性起病并有发热者常为感染性疾病所致。剧烈头痛伴意识障碍者,提示颅内血管性疾病。反复发作或搏动性头痛,多为血管性头痛或神经症。慢性进行性头痛并有颅内压升高的症状应注意颅内占位性病变。

(2)疼痛部位:评估头痛是单侧、双侧、前额或枕部、局部或弥散。一般颅外病变所致的头痛多位于病灶的附近,较为局限与表浅;颅内病变所致的头痛常较为弥散与深在,并可向病灶同侧的外表放射。

(3)头痛的程度与性质:头痛的程度一般分轻、中、重,但与病情的轻重并无平行关系。三叉神经痛、偏头痛及脑膜刺激性头痛最为剧烈,脑肿瘤的疼痛多为中度或轻度。神经痛多呈电击样痛或刺痛,血管性头痛多为搏动性跳痛。

(4)头痛的发生时间与持续时间:某些头痛可发生在特定时间,如颅内占位性病变往往清晨痛加剧,女性的偏头痛常与月经期有关。

(5)影响因素:咳嗽、喷嚏、摇头可使颅内高压性、血管性、颅内感染性及脑肿瘤性头痛加剧。丛集性头痛在直立时可缓解。偏头痛应用麦角胺可获缓解。

4.实验室及其他检查　头部 CT、MRI 检查可发现颅内组织结构的变化,并对颅内占位性病变如肿瘤、出血等有较高的诊断价值;数字减影血管造影(DSA)可观察脑血管的走行,了解其有无移位、闭塞等;经颅多普勒超声检查(TCD)可了解脑部血流速度及分布情况有无异常;脑脊液检查可发现有无颅内压力增高、脑脊液是否为血性、有无炎性改变等。

【护理诊断/问题】

头痛　与颅内外血管舒缩功能障碍或脑部器质性病变等因素有关。

【护理目标】

1.患者能说出引起或加重头痛的因素,并设法避免。

2.能运用有效的方法缓解头痛,正确使用镇痛药,疼痛发作次数减少或程度减轻。

【护理措施】

1. 休息与体位　提供安静、舒适的环境,保证患者充分休息,减少环境刺激引起头痛;保持舒适的体位休息,一般非器质性头痛在休息或睡眠后可减轻或消失;器质性头痛患者应绝对卧床,头部少活动;颅内压增高的患者,床头抬高 15°～30°,头偏向一侧以防呕吐物误吸引起窒息;低压性头痛应采取去枕平卧位。

2. 饮食护理　给予富含营养、易消化的饮食,多进食新鲜水果、蔬菜,保持大便通畅,避免用力排便等诱发头痛的因素。

3. 病情观察　观察患者头痛的性质、部位、时间、频率、程度和伴随症状,观察患者的面色、表情。高颅压性头痛可引起脑疝,若观察有脑疝先兆表现如瞳孔不等大、意识障碍、呼吸不规律等,要及时通知医生处理。

4. 对症护理　与患者讨论减轻头痛的方法,例如,精神放松、听轻音乐或者指导式想象;皮肤刺激疗法,如用冷敷或热敷,但脑梗死患者禁用冰袋或冷敷,以免影响脑供血,脑出血患者不宜热敷;理疗、按摩、加压等方法均可缓解肌肉痉挛,减轻头痛。向患者解释头痛的原因及引起或加重头痛的诱因如情绪紧张、饥饿、失眠、噪声、强光和气候的变化等,偏头痛患者进奶酪、熏鱼、酒类、巧克力也可诱发头痛,女性患者服避孕药可加重头痛,教会患者避免各种诱因。

5. 用药护理　遵医嘱用药,注意药物的作用效果、不良反应、依赖性等。高颅压引起的头痛遵医嘱快速静脉滴注 20% 甘露醇、呋塞米(速尿)等降颅压。偏头痛可使用麦角制剂治疗。对非偏头痛类血管性头痛遵医嘱用复方解热止痛药,如阿司匹林、去痛片等以改善血管张力。长期使用止痛剂等药物治疗应避免引起药物依赖。

6. 心理护理　及时向患者解释头痛的原因、治疗及护理措施;理解、同情患者的痛苦;指导患者采用自我减轻头痛的方法,如缓慢深呼吸、听轻音乐、理疗、按摩、指压止痛法等。鼓励患者树立治疗的信心,积极配合治疗。

【护理评价】

1. 患者能否说出引起或加重头痛的因素,并设法避免。

2. 能否运用有效的方法缓解头痛,正确使用镇痛药,疼痛发作次数是否减少或程度是否减轻。

二、意识障碍

意识障碍(disorder of consciousness)是指人体对周围环境及自身状态的识别和觉察能力出现障碍。意识是机体对自身、周围环境的感知和理解的功能,并通过人们的语言、躯体运动和行为等表达出来,或被认为是中枢神经系统对内、外环境的刺激所做出的应答反应的能力,该能力减退或消失时会发生不同程度的意识障碍。任何原因引起的大脑皮质、皮质下结构、脑干网状上行激活系统等部位的损伤或功能抑制,均可出现意识障碍。

颅内疾病和全身疾病均可引起意识障碍。引起意识障碍的颅内疾病主要包括中枢神经系统炎症(如脑炎、脑膜炎等),脑血管性疾病(如脑出血、脑梗死等),颅内占位性病变(如脑瘤等);引起意识障碍的全身疾病包括败血症、中毒性肺炎、高血压脑病、肺性脑病、糖尿病酮症酸中毒、肝性脑病、尿毒症等以及安眠药中毒、CO 中毒等。

意识障碍患者常有以下临床表现。

1. 以觉醒度改变为主的意识障碍　按临床表现可分为嗜睡、昏睡、昏迷。

（1）嗜睡：是意识障碍的早期表现。患者呈持续睡眠状态，能被唤醒，唤醒后可勉强配合检查及回答简单问题，停止刺激后很快又入睡。

（2）昏睡：患者处于沉睡状态，不易唤醒。在强烈刺激下（如压迫眶上神经、摇动身体等）可被唤醒，但很快又入睡。醒时答话含糊或答非所问。

（3）昏迷：是严重的意识障碍，可分为浅、中、深昏迷。①浅昏迷：患者意识完全丧失，无自主运动，对声、光等刺激无反应，对强烈刺激如疼痛尚可出现痛苦表情或肢体退缩等防御反应。角膜反射、咳嗽反射、吞咽反射、瞳孔对光反射、眼球运动等可存在。生命体征无明显改变。②中昏迷：患者对周围事物及各种刺激均无反应，对剧烈刺激的防御反射、角膜反射和瞳孔对光反射减弱，眼球无转动。大小便潴留或失禁。生命体征已有改变。③深昏迷：患者全身肌肉松弛，对外界任何刺激均无反应，眼球固定，瞳孔散大，深、浅反射均消失，大小便多失禁。生命体征已有明显改变，呼吸不规则，或有血压下降。

 知识链接

脑死亡

大脑和脑干功能全部丧失时称脑死亡，其确定标准是：患者对外界任何刺激均无反应，无任何自主运动，但脊髓反射可以存在；脑干反射（包括对光反射、角膜反射、头眼反射、前庭眼反射、咳嗽反射）完全消失，瞳孔散大固定；自主呼吸停止，需要人工呼吸机维持换气；脑电图提示脑电活动消失，呈一直线；经颅多普勒超声提示无脑血流灌注现象；体感诱发电位提示脑干功能丧失；上述情况持续时间至少 12 小时，经各种抢救无效；需除外急性药物中毒、低温和内分泌代谢疾病等。

2. 以意识内容改变为主的意识障碍

（1）意识模糊：表现为定向力障碍，出现错觉、思维紊乱、语言不连贯、记忆模糊等。

（2）谵妄：是一种以兴奋性增高为主的高级神经中枢急性功能失调状态。表现为认知、注意力、定向、记忆功能受损，思维推理迟钝，语言功能障碍，幻觉、错觉、躁动不安、睡眠觉醒周期紊乱等，可表现为紧张、恐惧和兴奋不安，甚至可有冲动和攻击行为。急性谵妄状态常见于高热或中毒，如阿托品类药物中毒；慢性谵妄状态多见于慢性乙醇中毒。

3. 特殊类型的意识障碍

（1）去皮质综合征：患者对外界刺激无反应，无自发性言语及有目的动作，能无意识地睁眼、闭眼和无意识地咀嚼、吞咽，光反射、角膜反射存在，睡眠和觉醒周期存在，大小便失禁，肌张力增高呈上肢屈曲、下肢伸直姿势（去皮质强直状态）。常见于缺氧性脑病、大脑皮质广泛损害的脑血管疾病及外伤等。

（2）无动性缄默症：又称睁眼昏迷。患者能注视周围环境及人物，貌似清醒，但不能言语或活动，大小便失禁。肌张力减低，无锥体束征。强烈刺激不能改变其意识状态，存在觉醒和睡眠周期。常为脑干上部和丘脑的网状激活系统受损引起。

（3）植物状态：患者对自身和外界的认知功能全部丧失，呼之不应，不能与外界交流，有自发或反射性睁眼。偶可出现视物追踪，无意义哭笑，吸吮、咀嚼、吞咽等原始反射可存在。有觉醒-睡眠周期，大小便失禁。颅脑外伤后植物状态持续 12 个月以上，其他原因持续在 3 个月以上则为持续植物状态。

【护理评估】

1.健康史 详细了解患者的发病方式及过程；有无高血压、中毒性肺炎、糖尿病等可能与意识障碍有关的疾病；有无外伤或中毒史，有无癫痫病史等。

2.心理-社会状况 急性意识障碍患者常使家属紧张及恐惧，慢性意识障碍患者因给家属增添经济和精神负担，可能产生厌烦心态和不耐心的行为，而影响康复。应注意评估患者的家庭背景、经济状况、家属的心理状态及对患者的关注程度。

3.身体评估 观察患者生命体征有无改变；判断意识障碍的程度并了解是否为特殊类型的意识障碍；检查瞳孔改变，了解患者神经反射的情况，有无病理反射和脑膜刺激征，有无大小便失禁。

4.实验室及其他检查 脑电图检查可提示意识障碍患者脑功能受损的程度；血氨、肝功能、血糖、肾功能、碳氧血红蛋白、心电图、头部影像学等检查，有助于病因诊断。

【护理诊断/问题】

1.意识障碍 与脑部病变致细胞受损有关。

2.有皮肤完整性受损的危险 与意识障碍时患者不能自动变换体位和营养障碍有关。

3.潜在并发症 坠积性肺炎、泌尿系统感染等。

【护理目标】

1.患者意识障碍无加重或神志逐渐清醒。

2.患者家属能叙述导致皮肤损伤的危险因素，住院期间患者不发生压疮。

3.患者未发生并发症或发生并发症后能及时发现、及时处理。

【护理措施】

1.休息与体位 病室环境应安静，减少声、光刺激。患者应取平卧位，头偏向一侧，防止呕吐物误吸入呼吸道；肩下垫高，使颈部伸展，防止舌根后坠阻塞呼吸道。如需约束的患者采取侧卧位，病床安装床档，防止坠伤，制定必要的保护措施。

2.饮食护理 保证营养供给，补充足够的水分。如能进食可给予高蛋白质、高维生素等营养丰富的半流质或流质饮食，昏迷患者应鼻饲富含营养的流质饮食。

3.病情观察 严密观察并记录患者的生命体征、瞳孔和意识变化，观察有无呕吐及呕吐物的性状与量，有无抽搐、脑膜刺激征及大小便失禁，肢体有无瘫痪等。若出现高热、脉搏减慢、血压波动、瞳孔散大表示病情严重，需及时报告医生。

4.对症护理 保持呼吸道通畅，给氧，遵医嘱给予呼吸兴奋剂，必要时气管插管或切开行人工辅助通气。迅速建立静脉通道，维持有效循环血容量。角膜反射消失或睁眼状态者，可使用保护性眼罩，避免角膜受刺激和感染，经常滴眼药水，湿润角膜。保持床单整洁、干燥，定时给予翻身、拍背，合理使用保护性措施，如气垫床、气圈等，预防坠积性肺炎及压疮的发生。清洁口腔，2次/日，去除义齿，防止误咽。大小便失禁时要勤换尿布，每次便后要用温水冲洗，并用滑石粉、氧化锌软膏涂肛门周围，以保持皮肤清洁干燥。对长期排尿异常者可酌情留置尿管，做好导尿护理。

5.用药护理 遵医嘱颅内压增高者给予脱水剂如20%甘露醇、呋塞米等，同时注意观察有无水、电解质平衡紊乱；抽搐时缓慢静注地西泮；给予脑细胞代谢促进剂如 ATP、辅酶 A、胞二磷胆碱、脑活素等;给予促醒药物如醒脑静、纳洛酮等。

6.心理护理 对嗜睡患者避免各种精神刺激。

【护理评价】

1.患者意识障碍程度是否减轻或意识转清。

2.患者有无出现压疮、坠积性肺炎、泌尿系统感染等并发症。

三、言语障碍

言语障碍(disorder of language)可分为失语症和构音障碍。失语症是指患者听、说、阅读和书写能力丧失或残缺。构音障碍是指发音器官异常或运动不协调出现的发声、共鸣、韵律、吐字不清等异常。

失语症是由于大脑皮质与语言功能有关的区域受损害所致,是优势大脑半球损害的重要症状之一。常分为以下几种类型:①运动性失语(Broca 失语):由优势侧额下回后部(Broca 区)病变引起,以口语表达障碍最为突出,表现为讲话费力,发音、语调障碍,找词困难等,而口语理解相对较好。②感觉性失语(Wernicke 失语):由优势侧颞上回后部(Wernicke 区)病变引起,以口语理解严重障碍为突出特点,表现为语量多、讲话不费力、发音清晰、语调正常,但患者对别人和自己讲的话均不理解。③失写:即书写不能,由优势半球额中回后部病变引起。④失读:由优势侧顶叶角回病变引起。患者视觉性符号的认识能力丧失,不识词句、图画,常与失写同时存在。⑤命名性失语:由优势侧颞中及颞下回后部病变引起。是以命名不能为主要特征的失语,呈选择性命名障碍。患者称呼物件及人名的能力丧失,但能说出某物是如何使用的。

构音障碍即口语的语音障碍,患者具有必备的语言形成及接受能力,但不能形成清晰的言语,可由以下病变引起:下运动神经元病变如面瘫可产生唇音障碍;迷走神经和舌下神经的周围性或核性麻痹时发音不清楚、无力,带有鼻音;上运动神经元疾病如急性脑卒中所致一侧皮质脑干束病变只引起暂时的构音障碍;脑性瘫痪、两侧大脑半球病变,如脑卒中、多发性硬化、各种原因所致的假性球麻痹等引起双侧皮质脑干束损害时均产生构音不清;肌肉本身病变如肌营养不良中的面肌麻痹影响发音;重症肌无力侵犯咽部肌肉时可引起构音障碍;锥体外系疾病和小脑病变由于肌张力增高亦出现构音障碍。

【护理评估】

1.健康史 评估患者的职业、文化水平与语言背景,如出生地、生长地及方言等;以往和目前的语言能力;患者的意识水平、精神状态及行为表现,是否意识清楚、配合检查,有无定向力、注意力、记忆力和计算能力等智能障碍。

2.心理-社会状况 观察患者有无孤独、抑郁、烦躁及自卑情绪。

3.身体评估 检查患者有无听觉和视觉缺损;是右利手还是左利手,能否自动书写、听写或抄写;能否按照检查者指令执行有目的的动作;能否对话、看图说话、跟读、物体命名、唱歌、解释单词或成语的意义等;检查患者口、咽、喉等发声器官有无肌肉瘫痪及共济运动障碍,有无面部表情改变、流涎或口腔滞留食物等。

4.实验室及其他检查 头部 CT、MRI 等检查可发现颅内组织结构有无异常,从而明确病因。

【护理诊断/问题】

语言沟通障碍　与大脑语言中枢病变或发声器官的神经肌肉受损有关。

【护理目标】

1.患者及家属对沟通障碍表示理解。

2.患者能最大限度地保持沟通能力,采取有效的沟通方式表达自己的需要。

3.能配合语言训练,语言功能逐渐恢复正常。

【护理措施】

1.休息与体位　病室环境应安静舒适,保证充分的休息时间,安排适当的活动。

2.饮食护理　给予营养丰富、易消化的饮食,保证足够的热量。

3.病情观察　观察患者发音、发声、音调及语速、言语交流、理解、阅读及书写能力,做到能预料患者的问题并能够解决及答复。

4.对症护理　与患者一起制定语言康复训练计划,多与患者交谈,缓慢而清楚地解释每一个问题,直到患者理解为止;对不能很好地理解语言的患者,配以手势或实物一起交谈,通过语言与逻辑性的结合,训练患者理解语言的能力;对说话有困难的患者可以借书写方式来表达;对失去阅读能力的患者可将上学用的词、短语、短句写在卡片上,由简到繁、由易到难、由短到长教患者朗读。

5.用药护理　遵医嘱正确应用药物,并做好药物疗效和不良反应的观察护理。

6.心理护理　应向患者耐心解释不能说话或说话吐词不清的原因,关心、体贴、尊重患者,避免挫伤其自尊心的言行;鼓励患者克服羞怯心理,大声说话,当患者进行尝试和获得成功时给予肯定和表扬;鼓励家属、朋友多与患者交谈,并耐心、缓慢、清楚地解释每一个问题,直至患者理解、满意;营造和谐的亲情氛围和轻松的语言交流环境。

【护理评价】

1.患者能否有效表达自己的基本需要,自我感觉语言障碍是否减轻,自我满足感是否增强。

2.能否满意地使用文字、表情或手势等交流方式进行有效沟通。

3.能否积极参与和配合语言训练,口语表达、理解、阅读及书写能力是否逐步增强。

四、感觉障碍

感觉障碍(disorder of sensation)是指机体对各种形式的刺激无感知、感知减退或感知异常的一组综合征。感觉可分为:①浅感觉:是指皮肤和黏膜的痛觉、温度觉和触觉;②深感觉:是指肌肉及关节的位置觉、运动觉和振动觉;③复合感觉:指大脑皮质的实体觉、定位觉、两点辨别觉和图形觉;④特殊感觉:包括视觉、听觉、嗅觉、味觉、前庭觉和平衡觉。

感觉障碍的病因包括:①神经系统的感染:如脑实质及脑脊髓膜急慢性炎症、吉兰-巴雷综合征等;②脑血管病:脑出血、脑梗死等;③脊髓损伤:脊髓横贯性损伤;④药物及毒物中毒:如铅中毒、农药中毒等;⑤全身代谢障碍:尿毒症、糖尿病等。

1.感觉障碍的临床表现　根据病变的性质,感觉障碍可分为刺激性症状和抑制性症状两大类。

(1)刺激性症状:感觉传导径路受到刺激或兴奋性增高时出现刺激性症状,常有以下几种表现：

感觉过敏：指轻微的刺激引起强烈的感觉，如轻疼痛刺激引起较强的疼痛感。

感觉倒错：指非疼痛性刺激引发疼痛感觉，如热刺激有冷感觉等。

感觉过度：由各种刺激引起的强烈难受感觉，持续一段时间才消失。系兴奋阈提高与反应时间延长引起。

感觉异常：在无外界刺激的情况下出现异常自发性感觉，如麻木感、肿胀感、沉重感、痒感、蚁走感、针刺感、电击感、冷热感等。

疼痛：依病变部位及疼痛特点可分为：①局部性疼痛；②放射性疼痛；③扩散性疼痛；④牵涉性疼痛；⑤灼烧性神经痛。

(2)抑制性症状：是感觉传导径路被破坏或功能受抑制时出现的感觉减退或缺失。同一部位各种感觉均缺失称为完全性感觉缺失；同一个部位仅某种感觉缺失而其他感觉保存，则称为分离性感觉障碍。

2.感觉障碍的定位诊断 不同部位的损伤可产生不同类型的感觉障碍，典型的感觉障碍具有特殊的定位诊断价值。

(1)末梢型：肢体远端对称性、完全性感觉缺失，呈手套袜套型分布，温度觉、触觉减退，可伴有相应区内运动及自主神经功能障碍。见于多发性周围神经病。

(2)周围神经型：感觉障碍局限于某一周围神经支配区，如尺神经损伤累及前臂尺侧及第4、5指。

(3)节段型：①后根型：单侧节段性完全性感觉障碍，如髓外肿瘤压迫脊神经根；②后角型：单侧节段性分离性感觉障碍，见于一侧后角病变（如脊髓空洞症），表现为相应节段内痛觉、温度觉丧失，而触觉、深感觉保留；③前连合型：双侧对称性节段性分离性感觉障碍，见于脊髓中央部病变（如髓内肿瘤早期及脊髓空洞症）。

(4)传导束型：①脊髓半切综合征：表现为病变平面以下对侧痛觉、温度觉丧失，同侧深感觉丧失及上运动神经元瘫痪，见于髓外肿瘤早期、脊髓外伤；②脊髓横贯性损害：病变平面以下完全性传导束性感觉障碍，伴有截瘫或四肢瘫、大小便障碍，见于急性脊髓炎、脊髓压迫症后期。

(5)交叉型：脑干病变为交叉型感觉障碍，如延髓外侧或脑桥病变时，致病侧面部和对侧躯体痛温觉减退或缺失。

(6)偏身型：丘脑及内囊等处病变时，导致对侧偏身（包括面部）感觉减退或缺失。

(7)皮质型：因大脑皮质感觉区分布较广，一般病变仅损及部分区域，故常表现为对侧的一个上肢或下肢感觉障碍，称单肢感觉缺失。典型特点为精细性感觉障碍，如定位觉、图形觉、形体觉等。

【护理评估】

1.健康史 询问患者引起感觉障碍的起因，在无任何刺激的情况下是否有麻木感、潮湿感、冷热感、震动感、自发性疼痛等。评估感觉障碍的分布、程度、性质及频度，是发作性还是持续性，有无加重或减轻的因素。

2.心理-社会状况 评估患者是否因感觉障碍如疼痛感、蚁行感、束带感等而感到焦虑、烦躁、恐惧。

3.身体评估　检查患者感觉障碍的部位、类型、范围及性质;检查有无肢体运动障碍及类型,肌力情况如何;观察患者的全身情况及伴随症状,注意相应区域的皮肤颜色,毛发分布,有无烫伤或外伤疤痕、皮疹、出汗等。

4.实验室及其他检查　肌电图、诱发电位及头部影像学检查等有助于诊断。

【护理诊断/问题】

1.感知改变　与感觉传导径路受损有关。

2.有皮肤完整性受损的危险　与神经性病变导致皮肤感觉丧失有关。

【护理目标】

1.患者能适应感觉障碍的状态。

2.感觉障碍减轻或逐渐消失。

3.生活需要得到满足,不发生损伤等并发症。

【护理措施】

1.休息与体位　病室环境应安静舒适,减少声、光刺激;保证充分的休息时间,安排适当活动;保持床单整洁、干燥,避免局部感染。定时翻身或变换体位,预防压疮发生。

2.饮食护理　给予营养丰富、易消化、温度适宜的饮食。

3.病情观察　观察并记录感觉障碍的分布范围、表现、程度等,是否伴有运动功能障碍,注意意识、瞳孔、呼吸、血压等变化。

4.对症护理　感觉减退的患者注意避免接触温度过高、过低的物体,以免烫伤、冻伤;感觉过敏的患者,应尽量减少一些不必要的刺激。对患肢进行温水擦浴和局部按摩。为患者进行知觉训练:用砂纸、毛线刺激触觉,用冷水、温水刺激温度觉,用针尖刺激痛觉等。

5.用药护理　督促患者按时服药,做好用药观察。

6.心理护理　针对感觉障碍的程度、类型向患者讲解其病情变化,关心体贴患者,安慰患者,消除其不安感。同时让家属了解此病应该注意的事项。

【护理评价】

1.患者有无感觉障碍减轻,舒适感增强。

2.能否配合感觉训练,感觉功能是否逐渐恢复正常。

3.日常生活活动能力是否增强,有无发生烫伤、冻伤和其他损伤。

五、运动障碍

运动障碍(disorder of movement)是以运动异常为特征的各种障碍,可分为瘫痪、僵硬、不随意运动及共济失调等。

1.瘫痪　肢体因肌力下降而出现的运动障碍称为瘫痪。脑脊髓膜和脑实质的急慢性炎症、脑血管病变、颅内占位性病变、神经脱髓鞘疾病、外伤、中毒性疾病等均可引起瘫痪。按受累部位可分为上运动神经元性瘫痪和下运动神经元性瘫痪;按瘫痪的临床表现可分为局限性瘫痪、单瘫、偏瘫、交叉性瘫痪、截瘫、四肢瘫痪等。

(1)上运动神经元性瘫痪和下运动神经元性瘫痪:上运动神经元性瘫痪也称痉挛性瘫痪,是由于上运动神经元,即大脑皮质运动区神经元及其发出的下行纤维病变所致;下运动神经元性瘫痪又称弛缓性瘫痪,指脊髓前角的运动神经元以及它们的轴突组成的前根、神经丛及其周围神经受损所致。上、下运动神经元性瘫痪的区别见表9-1。

表9-1 上、下运动神经元性瘫痪的鉴别

临床检查	上运动神经元性瘫痪	下运动神经元性瘫痪
瘫痪分布	整个肢体为主	肌群为主
肌张力	增高,呈痉挛性瘫痪	降低,呈迟缓性瘫痪
浅反射	消失	消失
腱反射	增强	减弱或消失
病理反射	阳性	阴性
肌萎缩	无或有轻度失用性萎缩	明显
皮肤营养障碍	多数无障碍	常有
肌束颤动或肌纤维颤动	无	可有
肌电图	神经传导速度正常,无失神经电位	神经传导速度异常,有失神经电位

(2)瘫痪的常见临床类型:①局限性瘫痪:为某一神经根支配区或某些肌群无力,如单神经病变、局限性肌病、肌炎等所致的肌肉无力。②单瘫:单个肢体的运动不能或运动无力,多为一个上肢或一个下肢。其病变部位在大脑半球、脊髓前角细胞、周围神经或肌肉等。③偏瘫:一侧面部和肢体瘫痪,常伴有瘫痪侧肌张力增高、腱反射亢进和病理征阳性等体征。多见于一侧大脑半球病变,如内囊出血、大脑半球肿瘤、脑梗死等,病变部位损害同时可引起对侧偏身感觉障碍及对侧同向性偏盲,称为"三偏征"。④交叉性瘫痪:是病变侧脑神经所支配的肌肉瘫痪和对侧上下肢瘫痪。此种交叉性瘫痪常见于脑干肿瘤、炎症和脑血管性病变。⑤截瘫:双下肢瘫痪称截瘫,多见于脊髓胸腰段的炎症、外伤、肿瘤等引起的脊髓横贯性损伤。⑥四肢瘫痪:四肢不能运动或肌力减退,见于颈段脊髓病变(如外伤、肿瘤、炎症等)和周围神经病变等。

2.僵硬 是指肌张力增高所引起的肌肉僵硬、活动受限或不能活动的一组综合征,包括痉挛、僵直、强直等。

3.不随意运动 指患者在意识清醒的状态下出现的不能自行控制的骨骼肌异常运动,由锥体外系病变引起。

(1)震颤:头或手不自主的震颤。安静时症状明显,运动时减轻为静止性震颤,常见于帕金森综合征;安静时症状轻微,动作时症状加重为动作性震颤,见于小脑病变。老年人有摇头、手抖且无肌张力增高和动作迟缓者为老年性震颤。

(2)舞蹈症:由于肌张力降低引起的动作增多,表现为皱眉、挤眼、撅嘴、肢体舞动、扭曲、步行跌撞等。

(3)手足徐动:表现为缓慢的如蚯蚓爬行样的扭转样蠕动,并伴有肢体远端过度伸张如腕过屈、手指过伸且相继屈曲。

(4)扭转痉挛:为变形性肌张力障碍,表现为围绕躯干或肢体长轴的缓慢旋转性不自主运动。

(5)投掷动作:因肢体近端受累,其不自主运动更为强烈,而以粗大的无规律的跨越和投掷样运动为特点。

4.**共济失调** 是因小脑、本体感觉及前庭功能障碍所致的运动笨拙和不协调,而并非肌无力,可累及四肢、躯干及咽喉肌,引起姿势、步态和语言障碍。临床上可分为前庭性共济失调、感觉性共济失调、小脑性共济失调、大脑性共济失调。

【护理评估】

1.**健康史** 了解患者起病的缓急,运动障碍的性质、分布、程度及伴发症状;注意有无发热、抽搐或疼痛,有无损伤;过去有无类似发作病史。

2.**心理-社会状况** 了解患者是否因肢体运动障碍而产生急躁、焦虑情绪或悲观、抑郁心理。

3.**身体评估** 注意检查患者运动障碍的类型、程度,检查四肢的肌力、肌张力,了解有无关节僵硬、活动受限和不自主运动,了解有无肌肉萎缩。检查患者有无腱反射亢进、减退或消失,有无病理征。观察患者步行的姿势、步态、节律、运动是否协调。患者肌力的评估常用6级肌力记录法,具体分级见表9-2。

表9-2 肌力的分级

分级	临床表现
0级	完全瘫痪,肌肉无任何收缩
1级	肌肉可轻微收缩,但不能产生动作
2级	肢体能在床面上移动,但不能抬起
3级	肢体能抵抗重力而抬离床面,但不能抵抗阻力
4级	肢体能做抗阻力运动,但未达正常
5级	正常肌力

4.**实验室及其他检查** CT、MRI、TCD、DSA等检查,可了解中枢神经系统有无病灶。肌电图检查可区分神经肌肉疾病的病损部位和损伤程度,同时对肌肉的瘫痪、萎缩、异常收缩等提供客观的资料。

【护理诊断/问题】

1.**躯体移动障碍** 与运动神经元受损引起的肢体活动障碍有关。

2.**有废用综合征的危险** 与肢体运动障碍、长期卧床有关。

3.**生活自理能力缺陷** 与肢体瘫痪、运动功能障碍有关。

【护理目标】

1.患者能够适应进食、穿衣、沐浴或卫生自理缺陷的状态。

2.能接受护理人员的照顾,生活需要得到满足。

3.能配合运动训练,日常生活活动能力逐渐增强。

4.不发生受伤、压疮、肢体挛缩畸形等并发症。

【护理措施】

1.**休息与体位** 病室环境应安静舒适,温湿度适宜,床铺要清洁、干燥、平整。保持舒适与安全的体位。体位应灵活多变,可取平卧、侧卧、俯卧交替,每2小时翻身1次,用热毛巾擦洗及按摩骨骼隆起受压迫处,每日2次。骨骼隆突易受压处,可放置海绵垫或棉圈、软枕、气圈、支架等,以防受压。更换体位时,动作应轻巧,防止皮肤损伤。注意保持瘫痪肢体于功能位,平卧时在肩部和髋部放置枕头或棉垫,侧卧时使上肢呈肩关节外展、肘关节和腕关节伸直的姿势,下肢稍屈髋、屈膝和踝关节背屈。床要加床挡,防止坠床。床的足端置牵拉带,便于患者借助牵拉带起坐与活动。

2.饮食护理　合理搭配饮食,提供高热量、高蛋白、高维生素、高纤维素的食物,以加强营养、预防便秘发生。

3.病情观察　观察患者肢体运动障碍的类型,有无肌力、肌张力改变,有无肌肉萎缩,有无腱反射改变,是否出现病理反射等,并注意观察生命体征、意识、瞳孔等变化。

4.对症护理　向患者讲解早期活动的重要性,教会患者或家属训练和翻身技巧;对健侧肢体实施主动的全关节活动的锻炼,对患肢实施被动的全关节活动的锻炼,循序渐进;勤翻身,以免瘫痪的肢体长期受压而形成压疮;训练患者平衡和协调能力;观察并教会患者使用拐杖、扶行器、轮椅等;教给患者安全方面的注意事项,如保护患肢的皮肤,坐轮椅时变换姿势等。

5.用药护理　遵医嘱正确用药,做好用药护理。

6.心理护理　加强与患者的沟通,热情、主动、耐心地为患者服务,赢得患者的信赖;避免任何刺激和伤害患者自尊的言行,尤其在喂饭、帮助患者洗漱和处理大小便时不要流露出厌烦情绪;营造一种舒适的休养环境和亲情氛围,鼓励患者克服困难,树立长期康复锻炼的自信心;当锻炼收到一定成效时,要表扬鼓励,增强自我照顾能力。

【护理评价】

1.患者能否适应运动障碍的状态,情绪稳定。

2.能否接受护理人员的照顾,舒适感增强,生活需要得到满足。

3.能否配合和坚持肢体功能康复训练,日常生活活动能力逐渐增强或恢复正常。

4.有无发生压疮、感染、外伤、肢体废用萎缩和关节挛缩畸形等并发症。

第二节　周围神经疾病患者的护理

一、三叉神经痛患者的护理

案例分析

患者,男性,63岁。患者于7年前开始出现刷牙时左鼻内发酸、不适,瞬间疼痛发生,且如闪电冲向左眉之上,痛如刀割,难以忍受,持续时间约1分钟,此后疼痛经常发作。每天发作多时可达30余次,少则10余次,于说话或喝水吃饭时亦可发作。夜间亦常有发作,常因不堪忍受而起床。曾给予对症治疗,效果不佳。患者自发病以来,不敢多说话、勉强回答所问。体格检查:痛苦面容,左眼结膜充血,眉毛脱落,皮肤粗厚。轻叩左颊部可诱发疼痛发作。余查体未见明显异常。

临床诊断:三叉神经痛

三叉神经痛(trigeminal neuralgia)是指三叉神经分布区内短暂、反复发作性剧痛。多发生于中老年人,女性稍多于男性,约为2~3∶1。

【病因与发病机制】

本病病因尚不清楚,周围学说认为病变位于半月神经节到脑桥间部分,是由于多种原因引起的压迫所致;中枢学说认为三叉神经痛为一种感觉性癫痫样发作,异常放电部位可能在三叉神经脊束核或脑干。发病机制仍在探讨之中,可能为各种原因使三叉神经脱髓鞘而产生异位冲动或伪突触传递所致。

【临床表现】

1. 约 70%～80% 的病例发生在 40 岁以上,女性多于男性,多为一侧发病,常局限于三叉神经一或两支分布区,以上颌支和下颌支多见。

2. 疼痛 发作时以面颊上下颌及舌部明显的突发剧痛为特点,表现为电击样、针刺样、刀割样或撕裂样疼痛,持续数秒或 1～2 分钟,突发突止,间歇期完全正常。口角、鼻翼、颊部和舌部最敏感,轻叩即可诱发,故有"触发点"或"扳机点"之称。严重者洗脸、刷牙、谈话、咀嚼都可诱发,因而患者不敢做这些动作,面部口腔卫生差、面色憔悴、情绪低落。

3. 痛性抽搐 严重病例可因疼痛出现面部肌肉的反射性抽搐,口角牵向患侧,称为痛性抽搐。

4. 病程 呈周期性,开始时发作次数较少,间歇期较长,随着病程进展间歇期缩短,甚至整日疼痛不止。本病可缓解,但极少自愈。

5. 其他 原发性三叉神经痛者神经系统检查无阳性体征;继发性三叉神经痛者多伴有其他脑神经及脑干受损的症状和体征。

【实验室及其他检查】

1. 血常规、血电解质检查一般无特异性改变,发病时血象可稍增高。

2. 血糖、免疫项目、脑脊液检查等如有异常则有鉴别诊断意义。

3. 脑电图、眼底检查、心电图检查如有异常则有鉴别诊断意义。

4. 影像学检查:胸部 X 线、头部血管造影、CT 及 MRI 等检查,部分患者可发现颅底血管畸形。

【诊断要点】

根据疼痛发作部位、性质、面部扳机点及神经系统检查无阳性体征,三叉神经痛的诊断不难明确,但应注意与牙痛、舌咽神经痛、偏头痛等相区别,并注意鉴别原发性与继发性三叉神经痛。

【治疗要点】

首选药物治疗,无效或失效时选用其他疗法。

1. 药物治疗:常首选卡马西平,其次可选用苯妥英钠、氯硝西泮等。还可同时辅助应用大剂量维生素 B_{12}。

2. 封闭疗法:服药无效者可用无水乙醇或甘油封闭三叉神经分支或半月神经节。

3. 经皮半月神经节射频电凝疗法。

4. 手术疗法:以上治疗均无效时可考虑三叉神经感觉根部分切断术或三叉神经显微血管减压术等手术治疗。

【护理诊断/问题】

1. 疼痛 与三叉神经损害有关。

2. 焦虑 与疼痛反复频繁发作有关。

【护理措施】

1.休息与体位　为患者提供安静、舒适的环境,建立良好的生活规律,保证患者充分休息,以利于减轻疼痛。

2.饮食护理　患者因进食可诱发疼痛,常不敢进食,故鼓励患者吃软食,禁吃较硬食物,以免诱发疼痛,同时注意营养物质的补充。

3.病情观察　注意观察患者疼痛发作的性质、部位、分布范围、程度、持续时间、诱发因素、伴随症状、有无周期性等特点。

4.对症护理　告知患者洗脸、刷牙、剃须时动作要轻柔,进食时细嚼慢咽,以防止疼痛发作;鼓励患者适当参加娱乐活动,如看电视、听轻音乐、跳交谊舞等,以利于患者身心放松、转移注意力、提高痛阈而减轻疼痛;指导患者运用想象、适当按摩疼痛部位等技巧减轻疼痛。

5.用药护理　嘱患者按医嘱从小剂量开始服用卡马西平,逐渐增量,疼痛控制后逐渐减量,以预防或减轻药物副作用。用药过程中注意观察有无眩晕、嗜睡、恶心、步态不稳、皮疹、白细胞减少等不良反应发生,轻者多在数日后消失,重者应通知医生,给予对症处理。

6.心理护理　向患者及家属介绍疾病的相关知识及恢复良好的病例,使患者树立战胜疾病的信心。关心体贴患者,避免刺激和损伤患者自尊的言行,指导患者正确面对疾病,克服急躁心理和悲观情绪。

【健康教育】

1.疾病知识指导　本病可为周期性发作,病程长,且发作间期随病程延长而缩短,应帮助患者及家属掌握本病的相关知识与自我护理方法,以减少发作频率,减轻患者痛苦。

2.避免诱因　指导患者建立良好的生活规律,保持情绪稳定和愉快心情,培养多种兴趣爱好,适当分散注意力;保持正常作息和睡眠;洗脸、刷牙动作宜轻柔,食物宜软,忌生硬、油炸食物。

3.用药与就诊指导　遵医嘱合理用药,服用卡马西平者应每1~2月检查1次肝功能和血常规,出现眩晕、步态不稳或皮疹时及时就医。

二、面神经炎患者的护理

 案例分析

患者,男性,33岁,律师。主因发现右侧眼裂增大、口角向左侧偏斜1天来院。患者1天前照镜时发现右侧眼裂较左侧大,说笑时双侧口角不对称(左侧向外更明显),伴有右侧乳突部位隐痛不适。患者1周前曾患"上呼吸道感染"。体格检查:T 36.9℃,P 77次/分,R 22次/分,BP 120/75mmHg。神志清楚,右侧额纹消失、眼裂变大,贝尔征(+),右侧鼻唇沟变浅、右侧口角下垂,鼓腮时右口角漏气。

临床诊断:面神经炎(右侧)

面神经炎(facial neuritis)又称特发性面神经麻痹或贝尔麻痹(Bell palsy),系指茎乳孔内面神经非特异性炎症所致周围性面瘫。

【病因与发病机制】

病因尚不完全清楚。多认为是由于面神经有着通过狭窄的骨性面神经管出颅的解剖学基础,当风寒、病毒感染和自主神经功能障碍时致面神经内的营养血管痉挛,使得面神经缺血、水肿。另外,神经病毒感染一直是被怀疑的致病因素,如带状疱疹、单纯疱疹、流行性腮腺炎、巨细胞病毒等。近年的研究证实了受损面神经存在单纯疱疹病毒感染。

【临床表现】

1.任何年龄均可发病,多见于 20～40 岁,男性多于女性。常急性起病,多在数小时至数天达高峰。

2.部分患者发病前 1～2 天有患侧耳后持续性疼痛和乳突部压痛。主要表现为一侧表情肌完全性瘫痪,出现额纹消失,不能皱额蹙眉;眼裂增大,眼睑不能闭合或闭合不全。闭眼时双眼球向外上方转动,显露白色巩膜,称贝尔征(Bell sign);患侧鼻唇沟变浅,口角下垂,示齿时口角歪向健侧;鼓气和吹口哨时漏气;颊肌瘫痪使食物易滞留于病侧齿颊之间;面神经炎多为单侧性,偶见双侧,多为吉兰-巴雷综合征。此外,还可有其他临床表现,如鼓索以上面神经病变可出现同侧舌前 2/3 味觉消失;镫骨肌神经以上部位受损则同时有舌前 2/3 味觉消失及听觉过敏;膝状神经节受累时,除有周围性面瘫,舌前 2/3 味觉消失及听觉过敏外,还有患者乳突部疼痛,耳廓、外耳道感觉减退和外耳道、鼓膜疱疹,称为 Ramsay-Hunt 综合征。

【实验室及其他检查】

神经电生理检查,可见患者面神经出现失神经电位,患侧诱发动作电位 M 波的波幅较健侧低。可依此检查判断其预后,如患侧诱发动作电位 M 波的波幅为健侧的 30% 或者以上,则2 个月内可望恢复;如为健侧的 10%～30%者则需 2～8 个月恢复,并有可能出现并发症;如仅为健侧的 10% 或以下者则需 6～12 个月才能恢复,并多伴有面肌痉挛等并发症。

【诊断要点】

本病依据急性起病、临床表现主要为周围性面瘫即可诊断。

【治疗要点】

治疗原则是改善局部血液循环,减轻面神经水肿,缓解面神经受压,促进面神经功能恢复。

1.药物治疗 急性期应尽早使用糖皮质激素,可用地塞米松静脉滴注或泼尼松口服。并用大剂量维生素 B_1、B_{12},肌内注射,改善神经营养。如系带状疱疹病毒感染引起的 Ramsay-Hunt 综合征,可口服阿昔洛韦。

2.物理治疗 急性期应用红外线照射或超短波深部透热治疗可改善局部血液循环,减轻面神经水肿;恢复期可用碘离子透入疗法、针刺或电针治疗。

3.护眼 眼睑不能闭合者,可戴眼罩防护,根据情况使用眼膏、眼罩、眼药水加以保护。

4.手术治疗 发病 2 年仍未恢复者,可考虑整容手术或面-舌神经或面-副神经吻合术。

【护理诊断/问题】

1.自我形象紊乱 与面神经麻痹所致口角歪斜有关。

2.焦虑 与担心疾病预后有关。

【护理措施】

1.休息与体位 急性期注意休息,避免风寒,特别是患侧茎乳孔周围应加强保护,如出门穿风衣或系围巾等。

2.饮食护理 有味觉障碍的患者,应注意食物的冷热度,防止烫伤与冻伤口腔黏膜。保持口腔清洁,餐后及时漱口,清除口腔患侧残留的食物。

3.病情观察 注意观察面瘫的程度,观察有无眼睑闭合障碍,有无鼻唇沟变浅,及味觉、听觉改变等。

4.对症护理　加强面肌的主动和被动运动,如做按摩疗法、推拿运动、理疗、针灸等治疗。

5.用药护理　注意做好用药护理,观察有无药物不良反应的发生。

6.心理护理　由于面神经炎的患者一侧面部表情肌瘫痪,吃饭、讲话、工作、社交等都受到影响。多数患者产生紧张、低落和情绪及自卑、担忧、焦虑心理。护理人员应耐心细致地向患者解释本病的有关知识,使患者初步了解疾病的发病原因、主要治疗方案、预后及注意事项等,消除内心的紧张和忧郁,积极主动配合治疗,从而促进疾病的康复。

【健康教育】

1.注意保暖、预防感冒,保持情绪稳定、心情舒畅。

2.生活规律,劳逸结合,加强锻炼,避免劳累、紧张,提高机体免疫力,预防各种病毒性感染的发生。

3.饮食清淡,减少烟酒及辛辣食物刺激,保持大便通畅。

4.面瘫未恢复者,做好面部和眼睛的保护,面部勿接触过热、过冷的物品,预防烫伤、冻伤。食物不可过热,进食后漱口,保持口腔清洁。冬天外出时戴好口罩。眼睑闭合不全者,及时点眼药水、涂眼膏或戴眼罩,预防角膜炎及角膜溃疡。

5.定期随访。

三、急性炎症性脱髓鞘性多发性神经病患者的护理

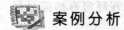 **案例分析**

患者,女性,23岁。主因四肢无力4天,加重伴气促、饮水呛咳半天入院。患者于入院前4天开始出现四肢无力,以双下肢为甚,并进行性加重以致感觉行走困难,今晨自觉轻微气促、饮水呛咳而来我院。体格检查:T 37.3℃,P 86次/分,R 27次/分,BP 116/72mmHg,神志清楚,查体合作,双侧咽反射减弱,心肺检查未见明显异常,双下肢肌力3～4级,肌张力减弱,四肢腱反射减弱,以双下肢更明显,病理征(一)。既往1个月前曾患"感冒",出现头痛、发热、鼻塞流涕、咽部疼痛等症状,自服药物(具体用药不详)后上述症状消失。

临床诊断:急性炎症性脱髓鞘性多发性神经病

急性炎症性脱髓鞘性多发性神经病(acute inflammatory demyelinating polyneuropathy,AIDP)又称吉兰-巴雷综合征,是以周围神经和神经根的脱髓鞘及小血管周围淋巴细胞和巨噬细胞的炎症反应为特点的自身免疫病。

【病因与发病机制】

本病病因及发病机制尚未完全阐明。多数人认为本病属神经系统的一种迟发性过敏的自身免疫性疾病。病变及其发病机制类似于 T 细胞介导的实验性变态反应性神经病,其免疫致病因子可能为存在于患者血液中的抗周围神经髓鞘抗体或对髓鞘有毒性的细胞因子等。

【临床表现】

1.急性或亚急性起病,病前1～3周常有呼吸道或胃肠道感染症状,少数有疫苗接种史。

2.运动障碍　首发症状常为四肢对称性无力,可自远端向近端发展或相反,常由双下肢开始逐渐累及躯干肌、脑神经,严重病例可因累及肋间肌、膈肌而致呼吸麻痹。腱反射减低或

消失。

3.感觉障碍 表现为肢体感觉异常如烧灼感、麻木、刺痛和不适感等,可先于或与运动症状同时出现。感觉缺失相对轻,呈手套、袜套样感觉减退或消失。少数患者可有肌肉压痛。

4.脑神经损害 以双侧面神经麻痹多见,其次为舌咽、迷走神经,动眼、外展、舌下、三叉神经瘫痪较少见。

5.自主神经功能紊乱 表现为多汗、皮肤潮红、手足肿胀及营养障碍;严重病例可有心动过速、心律失常、直立性低血压等。

【实验室及其他检查】

1.脑脊液检查 典型改变为细胞数正常,而蛋白含量明显增高,称蛋白-细胞分离现象,为本病的重要特点。蛋白质增高在起病后第 3 周最明显。

2.肌电图和神经传导速度检查 可帮助确定原发性脱髓鞘改变,有助于明确诊断。

3.心电图检查 严重病例可出现窦性心动过速和 T 波改变。

【诊断要点】

急性或亚急性起病,病前 1~4 周有感染史,四肢对称性弛缓性瘫痪,有脑神经损害,实验室检查有脑脊液的蛋白-细胞分离现象等即可诊断本病。

【治疗要点】

本病的主要危险是呼吸麻痹,呼吸麻痹的抢救是增加本病的治愈率、降低病死率的关键。

1.血浆置换疗法 可去除血浆中致病因子,如抗体成分。

2.静脉注射免疫球蛋白 可获得与血浆置换治疗相近的效果,应在出现呼吸麻痹前尽早施行。

3.皮质类固醇 曾长期广泛地用于本病治疗,但近 20 年临床研究认为该类药物治疗无效,且产生很多不良反应,多已不主张应用。无条件行血浆置换或免疫球蛋白治疗者可应用。

4.辅助呼吸 重症患者可累及呼吸肌导致呼吸衰竭,应给予重症监护,必要时给予气管插管或气管切开接呼吸机进行机械通气治疗。

5.对症治疗及预防并发症 如疼痛时给予止痛药物;应用抗生素预防和控制坠积性肺炎等。

【护理诊断/问题】

1.低效性呼吸型态 与呼吸肌无力、神经肌肉受累有关。

2.躯体移动障碍 与四肢肌肉进行性瘫痪有关。

3.皮肤完整性受损 与四肢瘫痪有关。

4.焦虑 与起病急、四肢瘫痪、呼吸困难有关。

【护理措施】

1.休息与体位 急性期应卧床休息,病室环境应安静舒适,温湿度适宜,床铺要清洁、干燥、平整。安排舒适与安全的体位。经常变换体位。保持瘫痪肢体的功能位。

2.饮食护理 及时补充营养,给予高热量、高蛋白、高维生素、易消化的饮食;如有吞咽困难,喂食速度要慢,温度适宜;吞咽困难严重者,给予插胃管鼻饲流质饮食,保证机体足够的营养摄入,维持正氮平衡。

3.病情观察 密切观察生命体征、吞咽情况、营养状况等,尤其注意患者呼吸功能的监测,一旦出现呼吸费力、烦躁、大汗、口唇发绀等表现,应及时报告医生,宜尽早使用呼吸机。

4.对症护理　保持呼吸道通畅,及时排出呼吸道分泌物,鼓励患者有效咳嗽、深呼吸,帮助患者翻身拍背或体位引流。必要时吸痰。对于四肢瘫痪者,应帮助患者被动运动,防止肌萎缩,配合针灸、理疗等促进肢体功能恢复。

5.用药护理　按医嘱用药,护士应熟悉所用药物的时间、方法及副作用,并向患者解释清楚。根据患者的血、痰培养结果合理使用抗生素。在使用激素时,应防止应激性溃疡导致消化道出血。不轻易使用催眠、镇静药。

6.心理护理　本病发病急,病情进展快,患者常产生焦虑、恐惧等情绪。护士应及时了解患者的心理状况,认真倾听患者的诉说,了解其苦闷、烦恼并加以分析和解释,取得患者的信任,增强患者与疾病作斗争的信心。

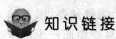 **知识链接**

AIDP 的预后

患者病情一般在 2 周左右达到高峰,继而持续数天至数周后开始恢复,少数患者在病情恢复过程中出现波动。多数患者神经功能在数周至数月内基本恢复,少数遗留持久的神经功能障碍。病死率约为 3%,主要死于呼吸衰竭、感染、低血压、严重心律失常等并发症。

【健康教育】

1.生活指导　建立健康的生活方式,营养均衡,适当活动,增强机体抵抗力,避免受凉、感冒及疲劳等。

2.疾病知识指导　向患者及家属介绍本病的基本知识,鼓励患者积极应对疾病,使患者认识肢体功能锻炼的重要性,指导患者进行肢体功能锻炼,以争取早日康复。

第三节　脑血管疾病患者的护理

一、概述

脑血管疾病(cerebral vascular diseases,CVD)系指各种原因导致的急慢性脑部血管病变。脑血管疾病是神经系统常见病和多发病,是目前导致人类死亡的三大主要疾病之一,存活者中 50%～70%患者遗留瘫痪、失语等严重残疾,给社会和家庭带来沉重的负担。

脑血管疾病依据神经功能缺损持续时间,不足 24 小时者称为短暂性脑缺血发作(TIA),超过 24 小时者称为脑卒中(stroke)。脑卒中又称脑血管意外,是急性脑循环障碍迅速导致局灶性或弥漫性脑功能缺失的临床事件,主要由于血管壁病变、心脏病和血流动力学改变、血液成分和血液流变学改变等所致。根据病理性质可分为缺血性卒中和出血性卒中,前者又称为脑梗死,主要包括脑血栓形成和脑栓塞;后者包括脑出血和蛛网膜下腔出血。

【脑的血液供应】

脑的血液由颈内动脉系统和椎-基底动脉系统供应。

1.颈内动脉系统　颈内动脉由颈总动脉分出,经颈内动脉管进入颅内以后,依次分出眼动脉、脉络膜前动脉、后交通动脉、大脑前动脉、大脑中动脉,供应眼部和大脑半球前 3/5 部分(额叶、颞叶、顶叶、基底节)的血液。

2.椎-基底动脉系统　两侧椎动脉自锁骨下动脉发出,入颅后在脑桥下缘汇合成基底动脉。椎-基底动脉系统依次分支有小脑后下动脉、小脑前下动脉、脑桥支、内听动脉、小脑上动脉、大脑后动脉,供应大脑半球后 2/5 部分、丘脑、脑干、小脑的血液。

两侧大脑前动脉之间由前交通动脉相互沟通,两侧大脑中动脉与大脑后动脉之间由后交通动脉连接起来,它们共同构成脑底动脉环,又称为 Willis 环,是脑部最重要的侧支循环。在某一脑血管狭窄或闭塞时,一定程度上可以沟通脑前后、左右的血液供应,起到调节和平衡脑血流的重要作用。

【脑血液循环的生理和病理】

正常成人脑重量为 1 500g,占体重的 2%～3%,流经脑组织的血液为 750～1 000ml/min,占每分钟心搏出量的 20%。脑能量来源主要依赖于糖的有氧代谢,几乎无能量储备,因此脑组织对缺血、缺氧性损害十分敏感。脑的血供一旦减少或中断,脑组织容易受损而产生严重后果。

脑血流量既要因生理或者病理因素而有所波动,又要维持相对稳定,需要一些调节机制通过生化、生理的作用来完成,其中主要通过有关血管的舒张与收缩达到目的。如颅内压的增加,使血液进入颅腔的阻力增加,会影响脑血流量,故当脑实质内出血、血肿量较大时,几乎必然有血压升高,是因为颅内压升高至一定程度导致脑血流灌注不足,脑干血压中枢缺血而反射性地升高血压,以克服增高的颅内压而维持正常的脑血流量。

【脑血管病的病因】

能够导致脑血管疾病的原因较多,常见的病因有:

1.血管壁病变　以高血压性动脉硬化和动脉粥样硬化引起的血管损害最常见,其次为结核、梅毒、结缔组织疾病和钩端螺旋体等所致动脉炎,以及先天性血管病(如动脉瘤、血管畸形和先天性狭窄)和各种原因(外伤、恶性肿瘤、毒物、颅脑手术、插入导管和穿刺等)导致的血管损伤等。

2.心脏病和血流动力学改变　如高血压、低血压或血压的急骤波动,心功能障碍、传导阻滞、心房纤颤等。

3.血液成分和血液流变学改变　多种原因所致的高黏血症,如脱水、高纤维蛋白血症、红细胞增多症等;凝血机制异常如应用抗凝剂、避孕药和各种血液性疾病等。

4.其他病因　包括空气、脂肪、癌细胞和寄生虫等栓子,脑血管受压、外伤、痉挛等。部分脑血管疾病患者的病因不明。

【脑血管病的危险因素】

脑血管疾病的发生与下列因素密切相关。

1.高血压　是最重要和独立的脑卒中危险因素。控制高血压可显著降低脑卒中的发病率。

2.心脏病　如心脏瓣膜病、冠心病心肌梗死、二尖瓣脱垂和各种原因所致的心力衰竭均会增加 TIA、脑卒中(特别是缺血性脑卒中)的发病率,是肯定的卒中危险因素。

3.糖尿病　是缺血性脑卒中的独立危险因素,但不是出血性卒中的危险因素。

4.TIA 和脑卒中史　也是脑卒中的危险因素,大约 20% 的脑梗死患者有 TIA 史,TIA 发作愈频繁,发生脑卒中的危险性就越高。有脑卒中史者,脑卒中复发率较一般人群高 4 倍。

5.吸烟和酗酒　为脑卒中的重要危险因素。

6.高脂血症　可增加血液黏滞度,加速脑动脉的硬化。

7.其他　危险因素体力活动少、肥胖、高盐高脂饮食、眼底动脉硬化、血液病及血流动力学异常等也与脑卒中的发生有关。

以上因素是可以干预的危险因素,积极预防这些因素可以减少脑血管病的发生。另外一些危险因素如高龄、性别、遗传等则无法干预。

【脑血管病的预防】

1.一级预防　即发病前的预防,在人群中找出高危患者进行预防,积极治疗相关疾病,如高血压、糖尿病、高脂血症等。一级预防是各级预防中最关键的环节。

2.二级预防　对短暂性脑缺血发作、可逆性缺血性神经功能缺失早期诊断、早期治疗,预防发展为完全性卒中。

3.三级预防　脑卒中发生后积极治疗,防治并发症,减少残障率,提高患者的生活质量。通常也将三级预防并入二级预防中。

二、短暂性脑缺血发作患者的护理

短暂性脑缺血发作(transient ischemic attacks,TIA)是指因脑血管病变引起的短暂性、局限性脑功能缺失或视网膜功能障碍,临床症状一般持续10～20分钟,多在1小时内缓解,最长不超过24小时,不遗留神经功能缺损症状,结构性影像学检查无责任病灶。凡临床症状持续超过1小时且神经影像学检查有明确病灶者不宜称为TIA。TIA是缺血性脑卒中的高危因子,近期频繁发作的TIA是脑梗死的特级警报,4%～8%完全性卒中患者发生于TIA之后。据我国调查资料显示,TIA的患病率为每年180/10万,多在50～70岁发病,男女之比约为3:1。

【病因与发病机制】

1.血流动力学改变　基本病因可能是由各种原因(如动脉硬化和动脉炎等)所致的颈内动脉系统或椎基底动脉系统的动脉严重狭窄。在此基础上血压的急剧波动导致原来依靠侧支循环维持的脑区发生一过性缺血。此型TIA的临床症状比较刻板。发作频度较高,每天或每周可有数次发作,每次发作持续时间多不超过10分钟。

2.微栓子学说　颅外动脉粥样硬化斑块脱落或其他来源的微栓子进入脑内动脉,形成微栓塞,从而出现相应的症状和体征。当微栓子自溶或侧支循环开放时,由于脑血流恢复,症状和体征也随即消失。

3.其他因素　如锁骨下动脉盗血综合征,某些血液系统疾病,如真性红细胞增多症、血小板增多、各种原因所致的严重贫血和高凝状态等,也可参与TIA的发病。

【临床表现】

发病突然,历史短暂,最长时间不超过24小时。局灶性脑或视网膜功能障碍,恢复完全,不留后遗症状,反复发作,每次发作表现基本相似。常伴有高血压、动脉粥样硬化、糖尿病或高脂血症等脑血管病危险因素。根据受累的血管不同临床上将TIA分为两大类:颈内动脉系统TIA和椎-基底动脉系统TIA。

1.颈内动脉系统TIA的表现

(1)常见症状:对侧单肢无力或轻偏瘫,可伴有对侧面肌轻瘫,为大脑中动脉供血区或大脑中动脉与大脑前动脉皮质支的分水岭区缺血的表现。

(2)特征性症状:①眼动脉交叉瘫(病变侧单眼一过性黑矇或者失明、对侧偏瘫及感觉障碍)和 Horner 征交叉瘫(病侧 Horner 征、对侧偏瘫);②主侧半球受累可出现失语。

(3)可出现的症状:①对侧单肢或半身感觉异常,为大脑中动脉供血区缺血表现;②对侧同向性偏盲,较少见。

2.椎-基底动脉系统 TIA 的表现

(1)常见症状:眩晕、平衡失调,多数患者不伴耳鸣,为脑干前庭系缺血表现;少数患者出现耳鸣,为内听动脉缺血所致。

(2)特征性症状:跌倒发作、短暂性全面性遗忘症、双眼视力障碍发作等。

(3)可出现的症状:①意识障碍伴或不伴瞳孔缩小;②吞咽困难、构音障碍;③眼外肌麻痹和复视;④一侧或双侧面、口周麻木及交叉性感觉障碍;⑤共济失调。

【实验室及其他检查】

脑电图(EEG)、CT、MRI 检查大多正常,部分病例可见片状缺血灶。数字减影血管造影(DSA)、磁共振血管成像(MRA)或彩色经颅多普勒超声(TCD)可见血管狭窄和动脉粥样硬化斑,血常规及生化检查可有血糖升高和血脂变化等,神经心理学检查可能发现轻微的脑功能损害。

【诊断要点】

由于 TIA 发作持续时间短,多数患者就诊时既无症状又无体征,诊断主要依靠病史。详细的病史询问是 TIA 诊断的主要依据。为预防 TIA 再发作或发生脑梗死,应仔细寻找病因,以协助治疗。

【治疗要点】

治疗的目的是消除病因、减少及预防复发、保护脑功能。

1.病因治疗　对病因明确者需针对病因治疗,如控制高血压、高血糖和高脂血症,纠正血液成分异常,抗心律失常,治疗动脉炎,防止颈部活动过度等。

2.药物治疗

(1)抗血小板聚集:可减少微栓子及 TIA 复发。常用药物:①阿司匹林,每日口服 75～150mg,禁用于消化性溃疡患者和出血性疾病患者;②氯吡格雷,每日口服 75mg;③双嘧达莫,每次 25～50mg,每日 3 次,口服。

(2)抗凝药物:用于心源性栓子引起的 TIA、预防 TIA 复发和一过性黑矇,防止发展为卒中。可选用肝素、低分子肝素、华法林等。

(3)其他:包括血管扩张药物氟桂利嗪、尼莫地平等;扩容药物如低分子右旋糖酐;具有活血化瘀功效的中药如丹参、川芎、红花等。上述药物对治疗 TIA 有一定作用,可以选用。

3.外科治疗　对有颈动脉或椎-基底动脉严重狭窄(>70%)的 TIA 患者,可行血管内介入治疗、动脉内膜切除术或动脉搭桥术等。

【护理诊断/问题】

1.有受伤的危险　与突发眩晕、平衡失调及一过性失明等有关。

2.潜在并发症　脑卒中。

3.知识缺乏　缺乏本病的防治知识。

4.焦虑　与疾病反复发作有关。

【护理措施】

1.运动指导　规律的体育锻炼可改善心脏功能、增加脑血流量、改善微循环,同时可以降低血压、控制血糖水平并降低体重,因此应鼓励患者参加及保持适当的体育活动,如散步、慢跑、踩脚踏车等,做到劳逸结合。经常发作 TIA 的患者,需避免重体力劳动,避免单独外出。转头或仰头不宜过急,幅度不宜过大,以防出现 TIA 或跌倒。

2.饮食护理　宜进低盐、低脂、低糖、高蛋白、高维生素饮食,多食蔬菜、水果,戒烟酒,忌辛辣油炸食物及暴饮暴食。超重者需降低体重。

3.病情观察　频繁发作的患者应注意观察和记录每次发作持续的时间、间隔时间和伴随症状,观察患者肢体无力或麻木是否减轻或加重,有无头晕、头痛或其他脑功能受损的表现,警惕完全性缺血性脑卒中的发生。同时注意观测患者血压、心跳等情况。

4.用药护理　指导患者按医嘱正确服药。告知患者药物的作用机制、不良反应及用药注意事项。如用抗凝剂时要密切观察有无出血倾向;应用阿司匹林宜饭后服用,避免胃肠道刺激,并注意观察有无上消化道出血征象;使用氯吡格雷或奥扎格雷时可出现可逆性白细胞和血小板减少等不良反应,发现异常情况应及时报告医生处理。

5.心理护理　告知患者 TIA 的病因、常见症状、预防和自我护理方法,消除患者的紧张情绪,同时强调本病对身体的危害,帮助患者寻找和去除自身的危险因素,改善生活方式,积极治疗相关疾病,消除恐惧心理,树立与疾病斗争的信心。

【健康教育】

1.生活指导　指导患者了解肥胖、吸烟、酗酒及饮食因素与脑血管病的关系,合理饮食,选择低盐、低脂、低胆固醇、充足蛋白质和丰富维生素的饮食,多食谷类和鱼类、新鲜蔬菜、水果、豆类和坚果,少吃糖类和甜食,限制钠盐和动物油的摄入;忌辛辣、油炸食物和暴饮暴食;控制食物热量,防止过饥饿,保持理想体重;戒烟限酒;适当锻炼,促进血液循环,注意劳逸结合。

2.疾病知识指导　帮助患者及家属了解脑血管病的基本病因、危害、主要危险因素、早期症状、就诊时机以及治疗和预后的关系;指导掌握本病的防治措施和自我护理方法;帮助寻找和去除自身的危险因素,主动采取预防措施,改变不良生活方式。积极治疗高血压、动脉硬化、糖尿病、高脂血症及肥胖症。指导患者遵医嘱正确服药,告知患者药物的名称、剂量、用法及不良反应,并注意观察药物疗效和不良反应。避免精神紧张及操作过度,保持情绪稳定。定期体检,如出现肢体麻木、无力、视力障碍或突然跌倒发作时,需及时就诊。

三、脑梗死患者的护理

脑梗死(cerebral infarct)又称缺血性脑卒中,是指各种原因所致脑部血液供应障碍,导致脑组织缺血、缺氧性坏死,出现相应神经功能缺损。脑梗死是 CVD 的最常见类型,约占全部 CVD 的 70%。依据脑梗死的发病机制和临床表现,可分为脑血栓形成、脑栓塞、腔隙性脑梗死。

脑血栓形成

脑血栓形成(cerebral thrombosis)是在各种原因引起的血管壁病变基础上,脑动脉主干或分支动脉管腔狭窄、闭塞或血栓形成,引起脑局部血流减少或供血中断,脑组织发生缺血、缺氧性坏死,出现局灶性神经系统症状和体征。脑血栓形成是脑梗死最常见的类型,约占全部脑梗死的 60%。本病好发于 50～60 岁以上,男性稍多于女性,患者多患有高血压、冠心病、糖尿病。

【病因与发病机制】

1.动脉硬化 是本病基本病因,特别是动脉粥样硬化,常伴高血压病,高脂血症和糖尿病可加速动脉粥样硬化的进程。脑动脉粥样硬化主要发生在管径 $500\mu m$ 以上的大动脉,粥样硬化斑块导致管腔狭窄和血栓形成,可发生于颈内动脉系统和椎-基底动脉系统的任何部位,以动脉分叉处多见。

2.动脉炎 如结缔组织病、抗磷脂抗体综合征及细菌、病毒、螺旋体感染均可导致动脉炎症,使管腔狭窄或闭塞。

3.其他少见原因 先天性血管畸形、高凝状态等,部分患者病因不明。

【临床表现】

1.一般特点 多见于中、老年人,近来有发病低龄化倾向。常在安静或睡眠中发病,部分病例有 TIA 前驱症状如肢体麻木、无力等,局灶性体征多在发病后 10 余小时或 1~2 日达到高峰,患者多意识清楚或有轻度意识障碍。当发生基底动脉血栓或大面积脑梗死时,可出现意识障碍,甚至出现脑疝,导致死亡。

2.临床分型

(1)完全性卒中:缺血性卒中后神经功能缺失症状较重、较完全,常于 6 小时内达到高峰。

(2)进展性卒中:发病后神经功能缺失症状在 48 小时内呈阶梯式加重进展。

(3)可逆性缺血性神经功能缺失:发病后神经功能缺失症状较轻,持续 24 小时以上,但可在 3 周内恢复。

3.神经系统定位表现

(1)颈内动脉闭塞:临床表现差异颇大,取决于侧支循环状况。颈内动脉卒中可无症状,症状性闭塞出现单眼一过性黑蒙,偶见永久性失明或 Horner 征,伴对侧偏瘫、偏身感觉障碍或同向性偏盲等,优势半球受累伴失语症,非优势半球可有体象障碍。

(2)大脑中动脉闭塞:主干闭塞出现病灶对侧偏瘫、偏身感觉障碍及同向偏盲(三偏征),优势半球受累出现失语,非优势半球受累可出现对侧偏侧忽视症等体像障碍。

(3)大脑前动脉闭塞:近端闭塞时因前交通支侧支循环良好可无症状。前交通支之后闭塞时,可出现对侧运动及感觉障碍,排尿不易控制,精神症状如淡漠、欣快等。

(4)椎-基底动脉闭塞:主干闭塞可致脑干广泛梗死,出现四肢瘫痪、延髓麻痹、昏迷、高热,常因病情危重迅速死亡。若分支闭塞,常出现眩晕、眼球震颤、复视、构音障碍、吞咽困难、共济失调、交叉瘫痪等症状。

(5)大脑后动脉闭塞:可出现对侧同向偏盲、丘脑综合征、小脑性共济失调等,优势半球受损可有失读症。

【实验室及其他检查】

1.神经影像学检查 发病 24 小时内,CT 扫描多正常,24~48 小时后梗死区逐渐出现低密度灶。MRI 可清晰提示早期缺血性梗死、脑干、小脑梗死、静脉窦血栓形成等,梗死灶 T1 呈低信号、T2 呈高信号,出血性梗死时 T1 相有高信号混杂。

2.腰穿检查 仅在无条件进行 CT 检查,临床又难以区别脑梗死与脑出血时进行,一般脑血栓形成患者脑脊液压力、常规及生化检查正常,但有时据此仍不能诊断为脑梗死。

3.其他检查 经颅多普勒超声(TCD)对评估颅内外血管狭窄、闭塞、痉挛或血管侧支循环建立情况有帮助,目前也有用于溶栓治疗监测。检查血糖、血脂、血液流变学等有无异常。

【诊断要点】

中老年患者,有高血压、高血脂、糖尿病等病史,发病前有 TIA 病史,在安静休息时发病为主;症状逐渐加重;发病时意识清醒,而偏瘫、失语等神经系统局灶体征明显等,诊断一般不难,结合头颅 CT 及 MRI 检查,可明确诊断。

【治疗要点】

为获得最佳治疗效果,应以超早期治疗、个体化治疗、整体化治疗为治疗原则。急性期不宜使用或慎用血管扩张剂,不宜使用细胞营养剂如脑活素等。

1. 对症治疗　控制血压,控制感染,控制血糖,控制脑水肿,控制癫痫,预防脑栓塞和深静脉血栓形成,心电监护,预防心律失常和猝死。

(1)血压:血压升高通常不需特殊处理,病后收缩压>220mmHg 或舒张压>120mmHg 及平均动脉压>130mmHg 可用降压药;血压过高(舒张压>140mmHg)可用硝普钠,维持血压在 170~180/95~100mmHg。

(2)脑水肿:脑水肿多于发病后 3~5 天达高峰。可应用 20%甘露醇每次 125~250ml 静脉快速滴注,6~8 小时 1 次;还可使用呋塞米、甘油果糖、七叶皂苷钠和白蛋白治疗。

(3)感染:脑卒中患者(尤其存在意识障碍者)急性期容易发生呼吸道、泌尿系感染等,故应控制感染。

2. 超早期溶栓治疗　超早期溶栓治疗是抢救缺血半暗带的关键,超早期时间窗为 6 小时内。包括静脉溶栓治疗和动脉溶栓治疗。

常用溶栓药物:尿激酶(我国常用)50 万~150 万 U;重组组织型纤溶酶原激活剂(rt-PA)一次用量 0.9mg/kg。患者接受治疗前必须在具有确诊脑卒中和处理出血并发症能力的医院进行。要掌握溶栓适应证、禁忌证和并发症。动脉溶栓较静脉溶栓用药剂量要减少。

3. 脑保护治疗　包括自由基清除剂(维生素 E 和 C、过氧化物歧化酶)、阿片受体阻断剂、电压门控性钙通道阻断剂、兴奋性氨基酸阻断剂和镁离子等。

4. 抗凝治疗　肝素、低分子肝素、华法林,一般用于进展性脑卒中、溶栓后再闭塞,注意出血、监测凝血时间和凝血酶原时间。

5. 抗血小板聚集治疗　可降低发病在 48 小时内患者的死亡率和复发率,常用药物有阿司匹林、噻氯匹定。

6. 其他药物治疗　①降纤治疗:降解血中纤维蛋白原,增强纤溶系统活性以抑制血栓形成,药物有巴曲酶、降纤酶、安克洛酶等;②中药制剂:临床中可应用丹参、川芎嗪、三七和葛根素等。

7. 血管内治疗和外科治疗　符合指征者可行:①血管内治疗:包括经皮腔内血管成形术和血管内支架植入术等;②外科治疗:包括颈动脉内膜切除术、去骨瓣减压术等。

8. 康复治疗　早期进行,遵循个体化原则。对患者进行针对性体能和技能训练,降低致残率,增进神经功能恢复,提高生活质量,早日重返社会。

另外,有条件的医院应组建卒中单元(stroke unit,SU),由多科医师、护士和治疗师参与,将卒中的急救、治疗、护理及康复等有机地融为一体,最大限度地提高治疗效果和改善预后。

知识链接

卒中单元

卒中单元是指在医院的一定区域内,针对脑卒中患者的、具有诊疗规范和明确治疗目标的医疗综合体。它是可延伸到恢复期、后遗症期,针对卒中患者的一个完善的管理体系,其中包括社区医疗、家庭医疗以及各个收治机构。卒中单元主要是以神经内科和 NICU 为依托,针对脑卒中患者制定规范和明确诊疗目标,由神经内科、急诊医学中心、神经介入治疗组、康复科、神经外科多学科专业人员讨论和护理的医疗综合体。卒中单元不是一种具体的疗法,而是针对卒中患者的科学管理系统,能充分体现以人为本的医疗服务理念,以及多学科密切配合的综合性治疗。

【护理评估】

1.健康史　了解患者有无脑动脉粥样硬化、高血压、糖尿病、高脂血症等病史;有无 TIA 发作史及其频率与表现形式;是否经过正规、系统的治疗及目前用药情况;了解患者的生活方式、饮食习惯,注意是否长期摄入高钠盐、高动物脂肪,有无烟酒嗜好;有无家族脑卒中病史。

2.心理-社会状况　患者因偏瘫、失语等影响工作、生活,是否出现焦虑、自卑、依赖、悲观失望等心理反应。长期住院加重患者家庭经济负担,或长期照顾患者是否导致照顾者身心疲惫。

3.身体评估　监测血压、脉搏、呼吸、血压有无异常;评估意识状态,观察患者神志是否清楚,是否存在记忆障碍,对人、物、地点、时间的定向判断能力如何。评估有无肢体运动障碍及其部位,是否有复视、步态不稳或一侧肢体麻木、无力、突然跌倒病史;评估有无四肢活动障碍和感觉障碍;有无步态不稳或不自主运动;四肢肌力、肌张力有无异常。评估患者的语言功能,语言表达能力、吐词是否清楚,对语言和文字的理解力是否准确,判断患者是否存在失语和构音障碍。

4.实验室及其他检查　血糖、血脂、血液流变学和凝血功能检查是否正常;头部 CT、MRI 检查有无异常;TCD 检查有无大血管的闭塞及血管弹性改变。

【护理诊断/问题】

1.躯体移动障碍　与偏瘫或平衡能力降低有关。

2.语言沟通障碍　与大脑语言中枢功能受损有关。

3.感知改变　与感觉通路受损有关。

4.生活自理缺陷　与偏瘫、认知障碍、体力不支有关。

5.焦虑/抑郁　与瘫痪、失语或缺少社会支持等有关。

【护理目标】

1.患者能够配合肢体功能的康复训练,躯体活动能力逐步增强,不发生肌肉萎缩、关节畸形。

2.患者掌握语言康复训练的方法,语言表达能力逐步增强,能用简短文字或其他方式有效表达基本需要。

3.患者皮肤无损伤和发生压疮,学会以其他方法感知事物。

4.患者能够逐步生活自理,或恢复原来日常生活自理水平。

5.患者情绪稳定。

【护理措施】

1.休息与体位 病室环境应安静、舒适、空气新鲜、流通,适宜的温度和湿度,减少声、光的刺激,保证患者休息。急性期患者应绝对卧床休息。清醒患者宜取平卧位,尽量避免半卧位和不舒适体位;意识障碍者应采取侧卧位,并将头部抬高。头部禁用冰袋或冷敷,避免血管收缩,血流缓慢使脑血流量减少。

2.饮食护理 鼓励患者自主进食,给予低盐、低糖、低脂、含丰富维生素、足量纤维素的易消化饮食,避免粗糙、干硬、刺激性食物,少量多餐进食,让患者有充足时间进餐。意识障碍、吞咽困难、饮水呛咳的患者,需鼻饲流食并进行相应护理。

3.生活护理 指导和帮助患者进行洗漱、进食、如厕、穿脱衣服(见本章第一节"运动障碍"的护理)等日常生活。床单要保持整洁、干燥、无渣屑,以减轻对皮肤的机械刺激。2~3 小时翻身一次,每天温水擦拭 1~2 次,促进血液循环。教会和配合患者使用便器,保持皮肤清洁。恢复期鼓励患者尽量独立完成生活自理活动。对意识障碍和躁动不安者,要进行安全防护,如床铺设置护栏,保持地面干燥平整,去除门槛,走廊和厕所等场所均设置扶手,防止患者跌倒。

4.病情观察 定时监测并记录患者生命体征、意识、瞳孔等变化,发病 3 天内要进行心电监护,防止血压过低、心动过缓加重病灶区缺血。警惕梗死灶扩大或合并颅内出血。观察有无肌张力、腱反射的改变及是否出现病理反射等;发现头痛加重、呕吐、血压增高、脉搏变慢等颅内高压症状时,应立即汇报医生并配合处理。观察有无感染、压疮、肌肉萎缩等。

5.对症护理 瘫痪、感觉障碍、语言障碍、大小便障碍的护理见本章第一节相关内容。

6.用药护理 观察药物的疗效和不良反应,遵医嘱正确用药。甘露醇要快速静脉滴注;因甘露醇结晶可阻塞肾小管引起肾损害,需注意检查尿常规,心肾功能不全者慎用。溶栓、抗凝治疗时应注意剂量,监测出凝血时间、凝血酶原时间,注意皮肤及消化道有无出血倾向。静脉滴注血管扩张剂时速度宜缓慢,并监测血压变化。低分子右旋糖酐可引起发热、皮疹甚至过敏性休克等,应注意观察。

7.心理护理 患者对突然发生的肢体瘫痪感到自卑、恐惧,失语、生活不能自理、担心医疗费用等常使患者不安。而不良情绪会使血压升高、病情加重,应关心、开导患者,减轻其焦虑、悲观情绪,帮助树立战胜疾病的信心。对有语言沟通障碍的患者应鼓励其克服害羞心理、大声说话,当患者进行尝试和获得成功时给予表扬。鼓励家属、朋友多与患者交谈,营造和谐的亲情氛围和语言学习环境。

【护理评价】

1.患者能否按计划进行肢体、语言和感觉功能训练,及其是否逐渐恢复。

2.生活能否自理。

3.有无肌肉萎缩、关节畸形和其他并发症。

4.情绪是否稳定,能否积极配合治疗及护理。

【健康教育】

1.生活指导 生活要有规律,患者宜低脂、低胆固醇、低盐、高维生素饮食,戒烟酒。适当运动,合理休息和娱乐。患者变换体位如起坐或低头时速度要慢,防止直立性低血压引起脑血栓形成;转头宜缓慢、洗澡时间不宜过长,外出防止跌倒,避免意外发生。气候变化时注意保暖,防止感染。

2.疾病知识指导　帮助患者和家属了解本病的有关知识,让患者了解积极治疗原发病的重要性,并积极干预危险因素,如高血压、动脉粥样硬化等。发病后及时就诊,早期溶栓治疗,尽快恢复健康。教会患者康复治疗知识和自我护理方法,根据病情特点,制订个体化康复计划,帮助和鼓励患者及家属按计划循序渐进地进行康复活动,使患者得到最大程度的恢复,为患者康复后的学习和生活创造条件。鼓励患者进行力所能及的家务,日常活动尽量不依赖家人,适当参加一些体育锻炼。通过运动、感觉、语言功能等身体功能的康复和心理康复,逐步达到生活自理、职业康复和社会康复。遵医嘱服药,并熟悉所服药物的不良反应,定期复查,发现异常要及时就诊。

脑栓塞

脑栓塞(cerebral embolism)是指各种栓子随血流进入颅内动脉系统,血管腔急性闭塞引起的相应供血区脑组织缺血坏死及脑功能障碍。约占脑卒中的 15%～20%。

【病因与发病机制】

栓子的来源可分为:

1.心源性　占脑栓塞的 60%～75%,最常见原因是心房颤动;其他的原因有心脏瓣膜病、心肌梗死、心房黏液瘤、二尖瓣脱垂、心内膜纤维变性、先天性心脏病等。

2.非心源性栓子　指源于心脏以外的栓子随血流进入脑内造成脑栓塞。常见原因包括动脉粥样硬化斑块脱落性栓塞、骨折或手术时脂肪栓、潜水或高空飞行员发生减压病时的气栓等,败血症、肺部感染也可引起脑栓塞。

3.来源不明　少数病例查不到栓子来源。

【临床表现】

脑栓塞可发生于任何年龄,风湿性心脏病引起者以青壮年多见,冠心病及大动脉病变引起者以中老年多见。多在活动中急骤发病,无前驱症状,局限性神经缺失症状常在数秒或数分钟内发展到高峰,多表现为完全性卒中。多数患者意识清楚或仅有轻度意识模糊,大面积梗死时可出现严重的脑水肿、颅内高压、昏迷及抽搐,病情危重。不同部位血管栓塞会造成相应的血管闭塞综合征,详见脑血栓形成部分。多数患者存在栓子来源的原发疾病表现,如风心病、冠心病等的临床表现。

【实验室及其他检查】

1.神经影像学检查　CT 检查在发病后 24～48 小时内可见病变部位呈低密度改变,发生出血性梗死时可见低密度梗死区出现 1 个或多个高密度影。MRA 可发现颈动脉狭窄或闭塞。

2.脑脊液检查　一般压力正常,大面积脑梗死时压力常增高,如非必要尽量避免此项检查。出血性梗死脑脊液中可呈血性或镜下可见红细胞;感染性脑栓塞如亚急性细菌性心内膜炎产生含细菌栓子;脂肪栓塞脑脊液中可见脂肪球。

3.心电图　应常规检查。有助于发现心源性栓子的原发疾病,如心肌梗死、风湿性心瓣膜病、心内膜炎、心律失常等。

【诊断要点】

突起偏瘫,一过性意识障碍可伴有抽搐或其他部位栓塞,有心脏病史者,诊断不难。若无心脏病史、临床表现似脑栓塞者,应注意查找非心源性栓子的来源,以明确诊断。中老年人应与脑出血等相鉴别。

【治疗要点】

1.脑栓塞治疗 与脑血栓形成治疗原则基本相同,主要是改善循环、减轻脑水肿、防止出血、减小梗死范围。在合并出血性梗死时,应停用溶栓、抗凝和抗血小板药,防止出血加重。

2.原发病治疗 针对性治疗原发病有利于脑栓塞病情控制和防止复发。对感染性栓塞应使用足量有效的抗生素,并禁用溶栓和抗凝治疗,防止感染扩散;对脂肪栓塞,可采用肝素、5%碳酸氢钠及脂溶剂,有助于脂肪颗粒溶解;有心律失常者,予以纠正;空气栓塞者可进行高压氧治疗。

3.抗凝治疗 房颤或有再栓塞风险的心源性疾病、动脉夹层或高度狭窄的患者可用肝素预防再栓塞或栓塞继发血栓形成。最近研究证据表明,脑栓塞患者抗凝治疗引起的梗死区出血,很少给最终转归带来不良影响。治疗中要定期监测凝血功能并调整剂量。抗凝药物用法见前述,抗血小板聚集药阿司匹林也可试用。本病易并发出血,溶栓治疗应严格掌握适应证。

【护理】

见本节脑血栓形成。

四、脑出血患者的护理

脑出血(cerebral hemorrhage)是指原发性非外伤性脑实质内出血,可由颅内动脉、静脉或毛细血管破裂引起,尤以动脉破裂者居多。发病率为每年 60~80/10 万,在我国约占全部脑卒中的 20%~30%,急性期病死率为 30%~40%。

【病因与发病机制】

高血压伴发小动脉硬化是导致脑出血最常见的原因,其次是动脉瘤或动静脉畸形破裂,其他原因包括脑动脉粥样硬化、血液病(白血病、再生障碍性贫血、血小板减少性紫癜、血友病、红细胞增多症和镰状细胞病等)、动脉瘤、动静脉畸形、原发性或转移性肿瘤、梗死后脑出血、抗凝或溶栓治疗等。

长期高血压促使脑小动脉血管壁结构变化,形成脂质透明样变性或小动脉瘤,在血压突然升高时,破裂出血;脑动脉壁薄弱,肌层和外膜结缔组织较少,无外弹力层,这种结构特点可能是脑出血明显多于其他内脏出血的原因;大脑中动脉的分支豆纹动脉等处与主干成直角,较其他部位同等动脉承受血液压力大,易形成小动脉瘤而破裂,成为脑出血最好发的部位。

【临床表现】

高血压性脑出血常发生于 50 岁以上、血压控制不良的高血压患者,男性略多,冬春季易发。通常在活动和情绪激动时发病,出血前多无预兆,50%的患者出现剧烈头痛,常见呕吐,出血后血压明显升高。临床症状常在数分钟至数小时达到高峰,临床表现轻重主要决定于出血量和出血部位。出血量小者,可表现为单纯某一症状或体征,全脑症状轻或无;重症者迅速出现昏迷。

1.基底节区出血 最常见。

(1)壳核出血:约占脑出血的 50%~60%。壳核出血常因累及内囊而出现偏瘫、偏身感觉障碍、偏盲即"三偏"综合征,优势半球出血可伴有失语。其临床症状、预后与出血量关系密切:出血量较大(>30ml)时,临床症状重,患者多出现意识障碍和占位效应,可导致脑疝甚至死亡;出血量小(<30ml)时,临床症状轻,预后好。

(2)丘脑出血:占脑出血的 20%。患者常出现丘脑性感觉障碍(对侧偏身浅感觉减退、感觉过敏或自发性疼痛),丘脑性失语(语言缓慢不清、重复语言、发音困难等),特征性眼征(上视不能或凝视鼻尖、眼球偏斜或分离性斜视、眼球会聚障碍和无反应性小瞳孔),往往出现严重的意识障碍,而肢体瘫痪较轻。

(3)尾状核出血:较少见。表现为头痛、呕吐、轻微脑膜刺激征,无明显瘫痪。

2.脑叶出血 即皮质下白质出血,常出现头痛、呕吐、失语症、视野异常及脑膜刺激征,可有癫痫发作,昏迷较少见。顶叶出血最常见,可见偏身感觉障碍、空间构象障碍;额叶出血可见偏瘫、运动性失语、摸索等;颞叶出血可见感觉性失语、精神症状;枕叶出血出现对侧偏盲。

3.脑干出血 以脑桥出血多见。出血量少时,患者突然出现头痛、眩晕、呕吐、复视、眼震、交叉性感觉障碍及运动障碍、双眼向病灶对侧凝视等,意识可清楚;出血量大(>5ml)时,昏迷出现早且重,双侧瞳孔极度缩小呈针尖样,可表现为中枢性高热、四肢瘫痪、去大脑强直发作等,也可有呼吸不规整,常于24~48小时内死亡。

4.小脑出血 多发生于小脑半球。发病突然,表现为枕部疼痛、眩晕、呕吐、共济失调,可无瘫痪,半数患者出现脑膜刺激征。约20%患者病情迅速进展,可在24小时内出现昏迷,出现枕骨大孔疝而死亡。

5.脑室出血 分为原发性和继发性脑室出血。原发性脑室出血多由脉络丛血管或室管膜下动脉破裂出血所致,继发性脑室出血是指脑实质出血破入脑室。常有头痛、呕吐,严重者出现意识障碍如深昏迷、脑膜刺激征、针尖样瞳孔、眼球分离斜视或浮动、四肢弛缓性瘫痪及去脑强直发作、高热、呼吸不规则、脉搏和血压不稳定等症状。临床上易误诊为蛛网膜下腔出血。

【实验室及其他检查】

1.影像学检查 CT是临床确诊脑出血的首选检查。头颅CT可显示圆形或卵圆形均匀高密度血肿阴影,边界清楚。血肿吸收后变为低密度阴影或囊性变。CT动态观察可发现进展型脑出血。MRI对脑干或小脑小量出血优于CT,能分辨病程4~5周后CT不能辨认的脑出血,还可区别陈旧性脑出血与脑梗死。MRA可发现脑血管畸形、血管瘤等病变。

2.脑脊液检查 只在无CT检查的条件下且无明显的颅内高压时进行,可发现脑脊液压力增高,多呈洗肉水样。须注意脑疝风险,疑诊小脑出血不主张腰穿。

3.其他检查 血液和尿液一般检查、肝肾功能、血糖、血脂等应列为常规检查。

【诊断要点】

50岁以上有高血压病史者,在情绪激动或体力活动时突然发病,迅速出现不同程度的意识障碍及颅内压增高症状,伴偏瘫、失语等体征,应考虑本病。CT等检查可明确诊断。

【治疗要点】

治疗原则:防止继续出血、控制脑水肿、防治并发症,降低死亡率;加强护理、康复训练,降低致残率。

1.急性期治疗

(1)一般治疗:就地诊治,避免长途搬运,患者应保持安静,卧床休息,减少搬动、探视。密切观察生命体征、瞳孔变化和意识改变情况;保持呼吸道通畅,间歇吸氧。

(2)控制血压:一般认为血压控制在150~180/90~100mmHg较为适宜,过高易再出血,过低会出现脑供血不足。收缩压180~230mmHg或舒张压105~140mmHg宜口服卡托普利、美托洛尔等降压药,急性期后颅内压增高不明显而血压持续增高者,需抗高血压治疗,将血压控制在理想水平。急性期血压骤然下降提示病情危重,需及时使用升压药如多巴胺等。

(3)控制脑水肿,降低颅内压:脑出血后脑水肿在48小时左右达到高峰,持续3~5天后逐渐消退。脑水肿引起颅内压升高,形成脑疝,是脑出血主要死亡原因。积极控制脑水肿、降低颅内压是脑出血急性期治疗的关键性措施。可选用药物:20%的甘露醇、10%复方甘油溶液、10%人血白蛋白、呋塞米、地塞米松等。

(4)保证水、电解质平衡及营养供给:每日液体输入量可按尿量加500ml计算,如有高热、多汗、呕吐或腹泻等体液丢失情况,应适当增加入液量,防止低钠血症加重脑水肿。要监测电解质情况。有意识障碍、消化道出血的患者宜禁食24~48小时,之后酌情放置胃管。

(5)并发症的治疗:①感染:意识障碍的老年患者易发生呼吸道感染,或因尿潴留或导尿易并发尿路感染,需给予抗生素治疗。②应激性溃疡:脑出血患者可致消化道出血,常用H_2受体阻滞剂等预防;一旦出血应按上消化道出血处理。③痫性发作:以全面性强直-阵挛发作多见,需静脉缓慢推注地西泮10~20mg控制发作。④中枢性高热:多进行物理降温,效果不佳时可用溴隐亭等药物降温。

(6)外科治疗:外科治疗可挽救重症患者的生命和促进神经功能的恢复。有手术适应证者,可行开颅血肿清除术、钻孔扩大骨窗血肿清除术等。

2.康复治疗　脑出血患者应及早进行康复治疗,促进神经功能恢复,提高生活质量。运用肢体功能训练、理疗、针灸、推拿、高压氧、神经营养药物等综合治疗措施。患者出现抑郁情绪时,可尽早给予药物(如氟西汀)治疗和心理支持。

【护理诊断/问题】

1.急性意识障碍　与脑出血、脑水肿所致大脑功能受损有关。

2.潜在并发症　脑疝、上消化道出血、感染等。

3.躯体移动障碍　与肢体瘫痪有关。

4.生活自理缺陷　与脑出血所致偏瘫、共济失调或医源性限制(绝对卧床)有关。

5.有废用综合征的危险　与脑出血所致意识障碍、运动障碍或长期卧床有关。

【护理措施】

1.休息与体位　急性期需绝对卧床休息2~4周,不宜长途运送及过多搬动;除进食、排泄外,其他活动应严格禁止;翻身、吸痰、导尿、鼻饲等各项操作均需轻柔操作,并尽量集中进行,防止出血加重。翻身时应保护头部。抬高床头15°~30°,头置冰袋或冰帽等,以减轻脑水肿;烦躁患者加床栏,适当约束;维持环境安静,严格控制探视,减少各种刺激。

2.饮食护理　脑出血后24小时内,消化功能减退,进食后会引起胃扩张、食物滞留,加之患者常伴呕吐,易导致吸入性肺炎,故应暂禁食。发病3天后如仍神志不清、不能自口进食者,需予鼻饲流食,并进行鼻饲护理。若可经口进食,应给予低脂肪、低胆固醇、高蛋白、高维生素、易消化、无刺激饮食。注意少量多餐和温度适宜,防止胃黏膜损伤;注意饮食营养成分和饮食结构,保证大便通畅。

3.保持呼吸道通畅　需防止舌根后坠,尽快清除呕吐物、口鼻分泌物、呼吸道内的分泌物,注意翻身叩背,避免误吸、窒息等。必要时进行气管插管及使用呼吸器辅助呼吸;意识清楚患者,应鼓励深呼吸和有效咳嗽。

4.大、小便护理　男性尿失禁患者可用阴茎套连接引流袋,每日清洁会阴部,保持清洁舒适;对女性尿失禁患者,急性期内可短期进行导尿,因可明显减少压疮的发生并增加患者的舒适感。对尿潴留者,应及时导尿,留置导尿管期间需每日进行会阴部护理,予1:5 000呋喃西林溶液膀胱冲洗,每日1～2次,避免泌尿道感染。便秘者使用缓泻剂,排便时避免屏气用力,防止颅内压增高。

5.病情观察　严密观察患者有无剧烈头痛、喷射性呕吐、躁动不安、血压升高、脉搏缓慢、呼吸不规则、一侧瞳孔散大、意识障碍加深等提示脑疝先兆,一旦出现,应及时报告医生,同时迅速输氧和建立静脉通道,遵医嘱给予快速脱水、降颅压药物。

定时测量体温、呼吸、脉搏、血压等,密切观察神志、瞳孔、尿量情况并详细记录。昏迷患者应注意观察呼吸道是否通畅、肺部有无啰音,及时发现肺部感染等并发症,必要时检查血象,并报告医生;注意观察大便颜色、必要时做大便隐血试验;胃管鼻饲的患者,注意回抽胃液,观察胃液性状,以预防和及时发现消化道出血。

6.对症护理

(1)意识障碍、瘫痪、失语的护理见本章第一节。

(2)防治脑疝的护理

①观察患者有无脑疝的先兆:如头痛、呕吐、视乳头水肿、血压升高、脉搏变慢、呼吸不规则,重点观察瞳孔的变化,如有瞳孔大小不等应立即汇报医生。

②配合抢救:一旦脑疝发生,应迅速输氧和建立静脉通道,遵医嘱给予快速脱水剂20%甘露醇125～250ml静脉滴注,15～30分钟内滴完;立即清除呕吐物和口鼻分泌物,保持呼吸道通畅,防止窒息,留置导尿,以了解脱水效果;备好气管切开包、脑室穿刺引流包;紧急做好手术前特殊检查和手术准备;对呼吸骤停者应立即查明原因并行气管插管及人工呼吸,对心脏骤停者应立即给予胸外按压。

③避免诱因:向患者及家属说明引起颅内高压的诱因,如剧烈咳嗽、过度用力、情绪激动、便秘等,并注意避免。

7.用药护理　遵医嘱用药,并观察药物疗效和不良反应。使用10%复方甘油溶液时速度不应太快,避免溶血反应;使用甘露醇时,注意观察尿量、电解质的变化,尤应注意有无低血钾的发生,防止药液外渗,不与电解质溶液等混用,以免发生沉淀,低温出现结晶时,须加温溶解后再使用;消化道出血者,遵医嘱使用保护胃黏膜的药物,如雷尼替丁、奥美拉唑等,并注意用药后的反应。

8.康复护理　肢体瘫痪后关节、肌肉不能活动,往往出现关节强直和畸形,早期要正确摆放肢体位置,以减轻肢体痉挛姿势的出现和发展,为进一步功能训练做准备。鼓励患者早期进行康复训练,以提高患者生活质量、减低致残程度。康复治疗应及早进行,应为患者生命体征稳定、神经症状不再发展后48小时。康复内容包括:保持良好的肢体位置、体位变换、关节的被动运动、床上移动训练、起坐训练、坐位平衡训练、日常生活活动能力训练、移动训练等肢体功能康复训练和语言功能康复训练。

9.心理护理　急性期后常因肢体功能和语言功能恢复缓慢,易产生情绪沮丧、悲观绝望和心情急躁。应鼓励患者增强生活的信心与勇气,消除不良心理反应。在康复护理时首先要求患者达到心理康复,告知患者坚持顽强的功能锻炼,遗留的症状体征在1～3年内可逐渐改善,锻炼愈早效果愈佳,争取达到最佳恢复。

【健康教育】

1.生活指导　生活有规律,注意充足睡眠,避免情绪激动,注意劳逸结合,勿用力排便。饮食需清淡,低盐、低脂、低胆固醇、高维生素饮食,戒烟酒。适当锻炼,避免过度劳累、用脑过度、突然用力过猛。

2.疾病知识指导 帮助患者和家属掌握脑出血的有关知识和自我护理方法,积极治疗原发病,按医嘱正确服药,积极治疗高血压、糖尿病、心脏病等;定期监测血压,将血压控制在适当水平。避免过分喜悦、愤怒、恐惧、惊吓等诱发因素,保持情绪稳定。教会患者和家属康复训练的方法,并制订康复训练计划,使患者尽量做到日常生活自理,康复训练要循序渐进,持之以恒。学会自我监测,必要时复查头颅 CT,以及时发现异常,及时就医。

五、蛛网膜下腔出血患者的护理

各种原因导致的脑底部或脑及脊髓表面的病变血管自发性破裂,血液直接流入蛛网膜下腔所引起的一种临床综合征,称为蛛网膜下腔出血(subarachnoid hemorrhage,SAH),又称原发性蛛网膜下腔出血。因脑实质内出血、脑室出血、硬膜外或者硬膜下血管破裂等血液穿破脑组织流入蛛网膜下腔者,称继发性蛛网膜下腔出血。原发性蛛网膜下腔出血约占急性脑卒中的 10%,占出血性脑卒中的 20%。SAH 任何年龄均可发病,脑血管畸形破裂多发生于青年人,先天性颅内动脉瘤破裂多发生在 30~60 岁,动脉硬化性动脉瘤破裂多见于老年人。本节主要讨论原发性蛛网膜下腔出血。

【病因与发病机制】

1.病因 最常见的病因是颅内动脉瘤(约占 50~80%),其中先天性粟粒样动脉瘤约占 75%,还可见高血压、动脉粥样硬化所致梭形动脉瘤及感染所致的真菌性动脉瘤等。其次是动静脉畸形(约占 SAH 病因的 10%),其中动静脉畸形(AVM)占血管畸形的 80%。其他少见病因有:moyamoya 病(占儿童 SAH 的 20%)、颅内肿瘤、垂体卒中、血液系统疾病、颅内静脉系统血栓和抗凝治疗并发症等。约 10%患者病因不明。

2.发病机制 SAH 的病因不同,其发病机制也不同。上述病因存在情况下,由于重体力劳动、情绪激动、血压突然升高、饮酒特别是酗酒,脑底部及脑表面血管发生破裂,血液流入蛛网膜下腔。破裂出血后,因血凝块的直接刺激,或破坏释放出儿茶酚胺、5-羟色胺等血管痉挛物质,导致继发性脑血管痉挛、脑梗死,加重症状。出血可引起颅内容积增加,导致颅内高压;血液在颅内或脑室内凝固,使脑脊液(CSF)回流受阻,导致急性阻塞性脑积水;血液流入蛛网膜下腔可引起化学性脑膜炎症;血液及其产物直接刺激下丘脑导致神经内分泌紊乱、血糖升高、发热等。

【临床表现】

任何年龄均可发病,由粟粒样动脉瘤破裂所致者好发于 40~60 岁间,男性和女性发病率相近;因血管畸形发病者青少年多见,男性多于女性。多在剧烈活动时发病。

蛛网膜下腔出血典型临床表现是:突然起病,剧烈头痛、呕吐、脑膜刺激征及均匀血性脑脊液。伴随症状有短暂意识丧失、项背部或下肢疼痛,畏光、局灶性或全身性癫痫发作等。最具特征性的体征是颈项强直等脑膜刺激征。受累脑神经以一侧动眼神经麻痹为最常见,提示该侧后交通动脉瘤破裂。少数患者可出现短暂或持久的局灶性神经体征,如偏瘫、偏盲、失语等。眼底检查可见玻璃体下出血,10%的病例可有视乳头水肿。老年患者临床表现多不典型,头痛、呕吐、脑膜刺激征可不明显,而意识障碍较重。重症患者可很快进入深昏迷,出现去大脑强直,因脑疝形成而迅速死亡。常有低至中度发热,为血液吸收所致,1 周左右恢复正常。

常见的并发症:①再出血:SAH 主要的急性并发症,常是致命的主要原因。出血后 2 周内有 20％的患者发生再出血,死亡率可增加一倍。②脑血管痉挛:是死亡和伤残的重要原因。病后 3～5 天开始发生,5～14 天为迟发性血管痉挛高峰期,2～4 周逐渐消失。③急性或亚急性脑积水:起病 1 周内约 15％～20％的患者发生急性脑积水;亚急性脑积水发生于起病数周后,表现为隐匿出现的痴呆、步态异常和尿失禁。④其他:5％～10％的患者发生癫痫发作,少数患者发生低钠血症。

【实验室及其他检查】

1. 颅脑 CT 和 MRI　临床疑诊 SAH 时首选 CT 检查,敏感性高,可早期诊断,并能检出 90％以上的 SAH。CT 检查可显示蛛网膜下腔、脑池的高密度出血征象。CT 增强可发现大多数动静脉畸形和大的动脉瘤。MRI 检查可检出脑干小动静脉畸形,但须注意 SAH 急性期 MRI 检查可能诱发再出血。

2. 脑脊液检查　是诊断蛛网膜下腔出血的重要依据,常见均匀一致的血性脑脊液,压力增高,蛋白增加,糖和氯化物水平多正常。注意腰椎穿刺有增加脑疝形成的危险,在无条件行 CT 检查且病情允许的情况下,或 CT 检查无阳性发现而临床又高度疑诊蛛网膜下腔出血时,方可进行腰椎穿刺。

3. 脑血管造影及数字减影血管造影　可发现病因,是确定脑内动脉瘤、脑血管畸形等的金标准,对制订合理外科治疗方案有重要价值。一般选在发病后 3 天内或 3 周后进行。

【诊断要点】

在活动中或情绪激动时突然出现头痛、呕吐、脑膜刺激征阳性,CT 检查显示蛛网膜下腔内高密度影,脑脊液检查为均匀一致血性,可明确诊断。若能行 DSA 检查,可明确病因(先天性动脉瘤或 AVM)。

【治疗要点】

蛛网膜下腔出血的治疗原则是防治再出血、降低颅内压,防治脑血管痉挛、去除病因和预防复发。

1. 内科治疗

(1)一般处理:患者必须绝对卧床休息 4～6 周,避免用力排便、咳嗽、喷嚏、情绪激动等一切可引起血压及颅内压升高的诱因。烦躁不安者可给予镇静药物;发病后数小时内应进行心电监护,监测心律失常等;昏迷患者应密切观察病情变化,留置导尿管,注意营养支持,防止并发症。

(2)降颅压治疗:蛛网膜下腔出血可致脑水肿及颅内高压,严重者出现脑疝,应积极脱水降颅压,可用药物有 20％甘露醇、呋塞米、白蛋白等。药物脱水效果不佳并有脑疝可能时,为挽救患者生命,可行颞下减压术和脑室引流。

(3)防止再出血:抗纤维蛋白溶解药抑制纤溶酶原形成,推迟血块溶解,防止再出血。常用药物有:①6-氨基己酸(EACA)4～6g 加于 0.9％氯化钠溶液 100ml 内静脉滴注,15～30 分钟内滴完;再以 1g/h 剂量静滴 12～24 小时;之后 24g/d,持续 3～7 天,逐渐减量至 8g/d,维持 2～3 周。②氨甲苯酸(PAMBA)0.1～0.2g 溶于 5％葡萄糖液或 0.9％氯化钠溶液中缓慢静注,每天 2～3 次。③氨甲环酸:每次 0.25～0.5g 加入 5％葡萄糖中静脉滴注,每天 1～2 次。

(4)防止迟发性血管痉挛:钙通道拮抗剂如尼莫地平每次 40mg～60mg,每天 4～6 次,口服,连续 21 天。3H 疗法(triple-H therapy),即扩血容量、血液稀释和升高血压疗法预防血管痉挛,应在排除脑梗死和颅内高压,并已夹闭动脉瘤之后进行。

(5)放脑脊液疗法:腰椎穿刺放脑脊液,每次缓慢放出 10～20ml,每周 2 次,可促进血液吸收、减少脑血管痉挛、缓解头痛。需注意诱发脑疝、颅内感染、再出血的危险性。

2.手术治疗　是根除病因、防止复发的有效方法。动脉瘤引起者可采用动脉瘤颈夹闭术、动脉瘤切除术等,动静脉畸形引起者可采用 AVM 整块切除术、供血动脉结扎术、血管内介入栓塞等。

【护理诊断/问题】

1.头痛　与脑水肿、颅内高压、血液刺激脑膜或继发性脑血管痉挛有关。

2.潜在的并发症　再出血、脑疝。

3.生活自理缺陷　与长期卧床(医源性限制)有关。

4.恐惧　与担心再出血、担心疾病的预后有关。

【护理措施】

1.休息与体位　应绝对卧床休息 4～6 周,抬高床头 15°～30°,避免搬动和过早离床活动,日常活动需专人协助及护理。凡使患者血压及颅内压升高的因素均应避免,如情绪不稳定、用力排便、躁动不安、剧烈咳嗽等,以免再出血。护理人员进行各项护理操作应集中进行,动作轻柔。保持环境安静、舒适,严格限制探视,避免不良刺激。

2.饮食护理　给予高蛋白、高维生素的饮食,多进食蔬菜水果,保持大便通畅。

3.病情观察　监测患者的生命体征、瞳孔、意识、头痛的变化情况。注意脑疝的先兆表现。患者因长期卧床,需注意观察皮肤有无压疮、感染等。蛛网膜下腔出血者再出血发生率较高,尤易发生在前 2 周内。再出血是蛛网膜下腔出血的致命并发症,应密切观察突然再次出现剧烈头痛、呕吐、痫性发作、昏迷和去大脑强直等症状,发现异常及时报告医生并做好抢救准备。

4.对症护理　患者出现头痛或者躁动不安,遵医嘱使用药物止痛、镇静,以保证患者安静休息,防止病情加重。指导患者使用听音乐、缓慢深呼吸等放松技术,以分散患者注意力。便秘者尽早使用缓泻剂和大便软化剂。

5.用药护理　遵医嘱使用甘露醇等脱水剂治疗时应快速静脉滴注,必要时记录 24 小时尿量;使用尼莫地平等解除脑血管痉挛的药物时,可能出现皮肤发红、多汗、心慌等反应,应控制输液速度,密切观察有无不良反应发生。

6.心理护理　稳定患者情绪,避免精神紧张。护理人员应讲清卧床休息的重要性,使患者能自觉安静休息,向患者说明头痛的原因,并告知患者随着出血停止和颅内压降低,头痛会逐渐减轻,以消除紧张、恐惧、焦虑心理,增强战胜疾病的信心。

【健康教育】

1.生活指导　多进高蛋白、富含维生素的食物,多吃蔬菜水果,养成良好的排便习惯。

2.疾病知识指导　告知蛛网膜下腔出血的相关知识,使患者了解其病因及诱因,避免剧烈运动、重体力劳动、用力大便等,并保持情绪稳定。女性患者在发病后 1～2 年内避免妊娠。告诉患者及家属本病的复发率高,应积极配合医生进行病因诊断,如确诊为动脉瘤,应及早手术切除或血管内介入治疗,此为预防再出血的最根本方法。学会自我监测,若再次出现剧烈头痛、恶心、呕吐,可能是再出血,应及时就诊。

第四节　帕金森病患者的护理

案例分析

患者,男性,69岁。因四肢震颤严重收入院。患者沉默不语;口水不能自主下咽,垂涎;面具脸;面部、手、足颜色呈暗红色。右侧肢体明显肌肉萎缩,肌强直。行走时以碎步、前冲动作行走,身体向前弯曲,走路、转颈和转身动作特别缓慢、困难,上肢协同摆动动作消失,步幅缩短。曾有幻听、幻视。

临床诊断:帕金森病

帕金森病(Parkinson's disease,PD)又称震颤麻痹,是以静止性震颤、肌强直、运动迟缓和姿势步态障碍为主要表现的一种常见神经变性疾病。本病多见于中老年人。男性稍高于女性。

【病因与发病机制】

本病病因及发病机制未明,目前认为与年龄老化、环境因素和家族遗传因素有关,且并非单一因素所致。发病机制复杂,目前认为黑质变性为关键所在。黑质变性是以遗传因素为基础,在年龄老化和环境因素作用下,通过氧化应激、线粒体功能衰竭、钙超载、兴奋性氨基酸毒性作用、细胞凋亡、免疫异常等机制所导致。黑质变性不能合成多巴胺,导致纹状体中乙酰胆碱与多巴胺的功能失去平衡。多巴胺的缺乏导致新纹状体运动功能释放,与此同时,对新纹状体具有兴奋功能的乙酰胆碱处于相对优势,而导致帕金森病的发生与发展。

1. 神经系统老化　帕金森病主要发生于中老年人,40岁以前发病十分少见,提示衰老与发病有关,但老年人患病仅是少数,所以衰老只是帕金森病的促发因素。

2. 环境因素　研究认为环境中与一种嗜神经毒 1-甲基-4-苯基-1、2、3、6-四氢吡啶(MPTP)分子结构类似的化学物质可能是帕金森病的病因之一。

3. 遗传因素　在一些家族中呈聚集现象,可能有遗传因素决定本病的易感性。

【临床表现】

本病多发生在 60 岁以后,偶有 30 岁以下发病者。隐匿起病,缓慢进展。症状常始及一侧上肢,逐渐波及同侧下肢,再波及对侧上肢及下肢。

1. 静止性震颤　常为首发症状,多自一侧上肢手部开始,拇指与屈曲的示指间呈"搓丸样"动作,大多数在静止状态时出现或明显,情绪紧张时加剧,随意活动时减轻或停止,入睡后则消失,称为静止性震颤。

2. 肌强直　指被动运动关节时阻力增加,表现屈肌与伸肌同时受累,若被动运动关节时阻力大小始终一致,且不受被动运动的速度和力量的影响,似弯曲软铅管的感觉,称"铅管样强直";若肌强直与静止性震颤叠加,可感觉在均匀的阻力中有断续停顿,似转动齿轮感,称"齿轮样强直"。由于四肢、躯干和颈部肌强直可使患者出现头部前倾、躯干俯屈、上肢肘关节屈曲、腕关节伸直、前臂内收、下肢髋及膝关节略弯曲的特有姿势。

3. 运动迟缓　表现为随意运动始动困难,动作缓慢、笨拙,活动减少。早期表现为手指精细动作如解纽扣、系鞋带等动作缓慢,逐渐发展为全面性随意运动减少、缓慢,晚期因合并肌张力增高使患者翻身、起立、行走、转弯都显得笨拙缓慢。查体可见面容呆板,双眼凝视,瞬目减少,呈现"面具脸";口、咽、腭肌运动障碍,语音低调,语速变慢;写字时笔迹颤动或越写越小,呈现"写字过小征"。

4.姿势步态障碍　指平衡功能减退、姿势反射消失引起的姿势步态不稳、易跌倒。表现为走路时随病情进展,步伐渐变小变慢,启动、起立、转弯或跨越障碍困难,有时迈步后,以极小的步伐越走越快呈前冲状,不能及时停步,称为慌张步态。

5.其他症状　以自主神经功能障碍较普遍,如汗液、唾液及皮脂分泌过多,顽固性便秘,直立性低血压等。部分患者可出现精神症状和认知障碍,以情绪不稳、抑郁、记忆减退多见。约15%～30%的患者在疾病晚期发生痴呆。

【实验室及其他检查】

1.血、脑脊液常规检查均无异常。

2.颅脑 CT、MRI 检查　除脑沟增宽、脑室扩大外,无其他特征性改变。

3.功能性脑影像检测　正电子发射计算机断层扫描(PET)、单光子发射计算机断层扫描(SPECT)进行脑功能显像检测,可发现脑内多巴胺转运蛋白(DAT)功能显著降低,多巴胺递质摄取减低,多巴胺受体早期超敏、后期低敏。

4.分子生物学检查　采用 DNA 印迹技术、聚合酶链反应技术(PCR)、DNA 序列分析、单核苷酸多态性(SNPs)等可发现帕金森病易感基因。

【诊断要点】

根据中老年发病,缓慢进展性病程,必备运动迟缓及至少具备静止性震颤、肌强直或姿势步态障碍中的一项,结合对左旋多巴治疗敏感即可做出临床诊断。

【治疗要点】

应采取综合治疗,包括药物治疗、手术治疗、康复治疗、心理治疗等,其中首选且主要的治疗手段是药物治疗。

1.药物治疗　只能改善症状,不能阻止病情发展,故需终身服用,常用药物有以下几种:

(1)抗胆碱能药物:对震颤和强直有一定的效果,但对运动迟缓疗效较差。适用于早期轻症患者的治疗和作为左旋多巴的辅助药物。常用的有苯海索(安坦)、苯甲托品、开马君等。主要不良反应有口干、眼花、便秘、排尿困难、影响智能,严重者有幻觉、妄想。

(2)金刚烷胺:对少动、强直、震颤均有改善作用,早期患者可单独或与安坦合用。

(3)左旋多巴及复方左旋多巴:是目前治疗本病最基本、最有效的药物,对震颤、强直、运动迟缓等均有较好疗效。

(4)多巴胺受体激动剂:能直接激动纹状体,产生和多巴胺相同作用的药物。有两种类型,其一是麦角类,包括溴隐亭、培高利特等,因其会导致心脏瓣膜病变和肺胸膜纤维化,现已不主张应用;其二是非麦角类,包括普拉克索、罗匹尼罗、吡贝地尔等。

2.手术及干细胞治疗　只要严格选择病例,采用立体定向手术治疗,如苍白球、丘脑毁损术、深部脑刺激术及异体胚胎脑黑质细胞移植术和基因治疗等,都能收到一定的效果。

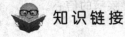 知识链接

脑深部刺激术(DBS)

脑深部刺激术(deep brain stimulation,DBS)是刺激电极通过立体定向技术、微电极记录技术插入脑内特定核团,用持续的高频脉冲电刺激抑制不正常的脑核团放电,达到治疗效果。DBS 包括脑内刺激电极、皮下导线、脉冲发生器及磁铁开关等。脑内刺激电极直径 1.27mm,

有 4 个刺激触点,每个触点间隔 0.5mm 或 1.5mm,供刺激选用。脉冲发生器是产生高频脉冲的仪器,为该系统的核心部分,手术时将脉冲发生器埋置在胸部皮下,脉冲刺激通过皮下导线传到一侧或双侧刺激电极。刺激电极和皮下导线都是永久性的,但脉冲发生器电池容量是一定的,一般可供使用 6~8 年,如电池耗完,需要更换脉冲发生器。磁铁开关是一种简易开关,可开启或关闭脉冲发生器。

3.康复治疗 对患者进行语言、进食、走路及各种日常生活训练和指导,包括语音语调的锻炼,面部肌肉的锻炼,手部、四肢及躯干肌的锻炼,呼吸肌松弛锻炼,步态及平衡的锻炼,姿势恢复锻炼等,可配合体疗、理疗。

【护理诊断/问题】

1.生活自理缺陷 与震颤、肌肉强直、运动减少有关。

2.营养失调:低于机体需要量 与吞咽困难有关。

3.语言沟通障碍 与喉肌及面部肌肉强直,运动减少有关。

4.自我形象紊乱 与身体形象改变有关。

【护理措施】

1.休息与体位 保持病室安静、舒适,注意适当的活动和休息,移开环境中的障碍物,行走时起动和终止给予协助,防止跌倒、摔伤。

2.饮食护理 进食、饮水时尽量保持坐位,如手颤严重可协助进食,给予富含营养、制作精细、黏稠不易反流的食物,少量多餐,多吃水果及蔬菜。对于流涎过多的患者,鼓励细嚼慢咽,亦可使用吸管。

3.病情观察 观察患者有无静止性震颤、肌强直、运动迟缓和姿势步态障碍的表现,观察患者病情变化情况。

4.对症护理 向患者及家属讲解本病相关知识,如起病隐匿,进展缓慢,治疗的目的是减轻症状,预防并发症;做好患者语言、进食、走路及各种日常生活训练和指导。

5.用药护理 指导患者正确服药方法及注意事项,密切观察病情变化及药物的副作用:①服用左旋多巴应注意有无消化道反应、心血管系统的副作用,精神症状及运动障碍等。餐后服药、加用多潘立酮(吗丁啉)对减轻消化道症状有帮助。在服药期间忌服维生素 B_6,以免加重副作用并发高血压。②抗胆碱能药物的副作用为口干、肠鸣音减弱、排尿困难及视力模糊等,青光眼或前列腺增生者禁用。③金刚烷胺的副作用有不宁、神志模糊、踝部水肿等。肾功能不全、癫痫、严重胃溃疡、肝病患者慎用,哺乳期妇女禁用。④多巴胺受体激动剂的副作用与复方左旋多巴相似,不同之处是症状波动和运动障碍发生率低,而体位性低血压和精神症状发生率较高,告知患者在服用此类药物时,不宜站立过久,改变体位时动作应缓慢。

6.心理护理 多与患者交谈,鼓励患者表达自己的感受,避免任何刺激和伤害患者自尊的言行,鼓励患者正确对待疾病,消除忧虑、恐惧及悲观心理,使患者树立战胜疾病的信心。

【健康教育】

1.告知患者注意防寒保暖,预防上呼吸道及肺部感染,勿独自外出,防跌倒、摔伤。

2.在医生指导下根据病情选用药物,按时服药。告知患者常用药物的副作用,定期到医院复查。

3.经常活动躯体的各个关节,防止强直与僵硬,在家属陪同下适当地进行运动锻炼,保持心情舒畅。

第五节　癫痫患者的护理

案例分析

患者,女性,16岁,学生,主因反复发作性意识丧失3年,加重3天入院。患者于入院前3年无明显诱因反复出现尖叫一声后倒地、呼之不应、上肢屈曲、下肢伸直、肌肉强直性抽搐,口吐白沫、两眼上翻、牙关紧闭、头后仰,伴大小便失禁,每次历时几分钟,患者清醒后对发作过程全无记忆。患者诉临近期末考试,近3天上述症状反复发作2次故而来院。

临床诊断:癫痫(全面性强直-阵挛发作)

癫痫(epilepsy)是一组由多种原因导致的大脑神经元高度同步化异常放电所引起的短暂中枢神经系统功能失常的临床综合征,主要表现为运动、感觉、意识、行为和自主神经等不同程度的功能障碍,具有发作性、短暂性、重复性和刻板性的特点。痫性发作是指每次发作或每种发作的过程。

【病因与发病机制】

引起癫痫的原因繁多,根据病因可分为三大类:

1. 症状性癫痫　由各种明确的中枢神经系统结构损伤或功能异常所致,如脑外伤、脑肿瘤、脑血管病、中枢神经系统感染、寄生虫、中毒等。

2. 特发性癫痫　病因不明,脑部无引起癫痫发作的结构变化和代谢异常,而与遗传因素关系密切,常在儿童或青少年期首次发病。

3. 隐源性癫痫　临床表现提示为症状性癫痫,但现有的检查手段不能明确病因。

癫痫的发病机制十分复杂,迄今尚未完全阐明。许多研究表明其电生理本质是大脑神经元异常的过度同步放电的结果,与神经生化学、神经生理学、神经生物学、免疫学等均密切相关。

【临床表现】

癫痫的临床表现极为多样,根据发作类型可分为:

1. 部分性发作　是指源于大脑半球局部神经元的异常放电,包括单纯部分性发作、复杂部分性发作、部分性发作继发全身性发作3类。

(1)单纯部分性发作:发作时程较短,一般不超过1分钟,可分为以下四型:①部分运动性发作:指身体某一局部不自主抽动,多见于一侧口角、眼睑、手指或足趾,也可涉及一侧面部或一个肢体。如发作自一处开始后沿大脑皮质运动区分布顺序缓慢移动,如自一侧拇指→腕部→肘部→肩部扩展,称为Jackson发作;如发作后遗留暂时性(数分钟至数日)局部肢体瘫痪或无力,称Todd瘫痪。②部分感觉性发作:躯体感觉性发作常为一侧肢体麻木感或针刺感,多发生在口角、舌、手指或足趾;特殊感觉性发作可表现为视觉性(如闪光等)、听觉性、嗅觉性、味觉性;眩晕性发作表现为坠落感、飘动感或水平/垂直运动感等。③自主神经性发作:出现烦渴、欲排尿感、出汗、面部及全身皮肤发红、呕吐、腹痛等,很少单独出现,发作年龄以青少年为主。④精神性发作:表现为各种类型遗忘症(如似曾相识、似不相识等);情感异常(如无名恐惧、愤怒、忧郁、欣快);错觉(视物变形、变大、变小,声音变强或变弱)等,可单独发作,但常为复杂部分性发作的先兆,有时为继发的全面性强直-阵挛发作的先兆。

(2)复杂部分性发作:主要特征有意识障碍,以及在感觉运动障碍的基础上形成较为复杂的症状如有错觉、幻觉,自动症等,故也称为精神运动性发作。发作是在先兆之后出现部分性或完全性对环境接触不良,做出一些表面上似有目的的动作,即自动症。患者往往先瞪视不动,然后做出无意识动作,如机械地重复动作,或出现吮吸、咀嚼、舔唇、清喉、搓手、抚面、解扣、脱衣、摸索衣裳和挪动桌椅等,甚至游走、奔跑、乘车上船,也可自动言语或叫喊、唱歌等。

(3)部分性发作继发全面性发作:单纯部分性发作可发展为复杂部分性发作,单纯或复杂部分性发作均可泛化为全面强直-阵挛发作。

2.全面性发作　特征是发作时伴有意识障碍或以意识障碍为首发症状,神经元性放电起源于双侧大脑半球。其表现为:

(1)全面强直-阵挛发作:也称大发作,是最常见的发作类型之一,以意识丧失和双侧强直后出现阵挛为特征。发作可分为三期:①强直期:持续 10～20 秒。患者突然意识丧失,跌倒在地,全身骨骼肌呈持续性收缩;上睑抬起、眼球上翻或凝视、喉肌痉挛、发出叫声;口先强张后突闭,可咬伤舌尖;颈部和躯干先屈曲后反张,上肢先上举、后旋转为内收旋前;下肢自屈曲转变为强直。②阵挛期:持续约 30～60 秒或更长。不同肌群痉挛与松弛交替出现,阵挛频率由快变慢,松弛期逐渐延长,最后一次强烈阵挛后,发作突然终止。以上两期都有心率加快,血压升高,汗液、唾液和支气管分泌物增多、瞳孔散大、对光反射消失、呼吸暂停、发绀。③发作后期:阵挛期以后尚有短暂痉挛,导致牙关紧闭和大小便失禁;呼吸首先恢复,继而心率、血压、瞳孔等恢复正常,意识逐渐苏醒。自发作开始至意识恢复约历时 5～15 分钟。清醒后常感到头昏、头痛、全身酸痛、嗜睡、疲乏无力,对抽搐全无记忆。

(2)强直性发作:表现为与强直-阵挛性发作中强直期相似的全身骨骼肌强直性收缩,常伴有明显的自主神经症状,发作持续数秒至数十秒。多见于弥漫性脑损害的儿童,睡眠中发作较多。

(3)阵挛性发作:表现为重复阵挛性抽动伴意识丧失,之前无强直期。双侧对称或某一肢体为主的抽动,幅度、频率和分布多变,几乎均发生于婴幼儿,持续 1 分钟至数分钟。

(4)失神发作:也称为小发作。表现为意识短暂丧失,无先兆和局部症状。患者突然停止当时的活动,呼之不应,两眼瞪视不动,状如"愣神",手中持物可坠落,持续约 3～15 秒。事后对发作全无记忆,每日可发作数次到数百次。

(5)肌阵挛发作:表现为快速、短暂、触电样肌肉收缩,可遍及全身,也可局限于某个肌群或某个肢体,常成簇发生,声、光等刺激可诱发。可见于任何年龄。

(6)失张力发作:是姿势性张力丧失所致。部分或全身肌肉张力突然降低导致垂颈(点头)、张口、肢体下垂(持物坠落)或躯干失张力跌倒或猝倒发作,持续数秒至 1 分钟,意识障碍可不明显。

3.癫痫持续状态　是指一次癫痫发作持续 30 分钟以上,或连续多次发作以致发作间歇期内仍然昏迷者。常见的原因是突然停药或不规范使用抗癫痫药物。

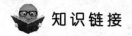 知识链接

难治性癫痫持续状态

难治性癫痫持续状态是指持续的癫痫发作,对最初的一线药物地西泮、氯硝西泮、苯妥英钠、苯巴比妥等无效,连续发作1个小时以上者。因发作时间超过1小时,常致机体内环境破坏,引发中枢神经系统诸多不可逆的损害,需给予紧急救治,首要任务是迅速终止癫痫发作。

【实验室及其他检查】

1.脑电图检查 是癫痫最常用的一种检查方法,发作时有特异性的脑电图改变,多数患者在发作间歇期也可出现棘波、尖波、棘-慢波等痫样放电。

2.影像学检查 头部 CT 和 MRI 检查可确定脑结构异常或损害,有助于癫痫的诊断和分类。

【诊断要点】

详细病史,特别是目击者提供的详细发作过程和表现,结合发作间期脑电图出现痫性放电即可确诊。神经系统检查、影像学检查等有助于病因诊断。

【治疗要点】

1.对继发性癫痫应积极治疗原发病,进行病因治疗,对颅内占位性病变首先考虑手术治疗。

2.合理用药,保证一定的血药浓度。特别是要根据发作类型选择最佳药物。最好单一药物治疗,如两种以上类型发作同时存在,最多只能用两种药。

3.定时测量血中药物浓度以指导用药。

4.发作时治疗:当患者还处在全身抽搐和意识丧失时,原则上是预防外伤及其他并发症,而不是立即用药。应立即让患者就地平卧,解开衣领、衣扣,头偏向一侧保持呼吸道通畅,及时吸氧。尽快将压舌板或筷子、纱布、手帕、小布卷等置于患者口腔的一侧上、下白齿之间,以防咬伤舌和颊部。对抽搐肢体不能用暴力按压,以免骨折、脱臼等。为防止再次发作,可选用地西泮,苯妥英钠、异戊巴比妥钠等药物。

5.发作间歇期治疗:癫痫患者在间歇期应定时服用抗癫痫药物,抗癫痫药物较多,常用药物有苯妥英钠、卡马西平、扑米酮、丙戊酸钠、乙琥胺、苯巴比妥、氯硝西泮等。可根据不同发作类型选择适当药物。药物选择原则为:

(1)从单一药物开始,从小剂量开始,逐渐加量。

(2)一种药物达到最大有效血药浓度而不能控制发作者再加用第二种药物。

(3)偶尔发病,脑电图异常而临床无癫痫症状及 5 岁以下,每次发作都伴有发热的儿童,一般不用抗癫痫药物。

(4)经药物治疗,控制发作 2~3 年,脑电图随访痫性活动消失者可开始减量,不能突然停药。

6.癫痫持续状态治疗:在给氧、防护的同时应迅速制止发作,可依次选用下列药物:地西泮为最有效的首选药物,苯妥英钠针剂、异戊巴比妥钠、10% 水合氯醛 20~30ml 保留灌肠等。给药的同时必须保持呼吸道通畅,给氧,必要时可气管切开;防治脑水肿可给予 20% 甘露醇快速静点;高热可给予物理降温;应用抗生素预防或控制感染;保持水、电解质平衡。

【护理诊断/问题】

1. 有窒息的危险　与癫痫发作时喉头痉挛、气道分泌物增多有关。

2. 有外伤的危险　与突然意识丧失、抽搐、惊厥有关。

3. 知识缺乏　与缺乏自我保健知识有关。

4. 自我形象紊乱　与癫痫发作有关。

【护理措施】

1. 休息与体位　病室环境应安静,保持适宜的温度和湿度,保证患者充分休息,癫痫发作患者(尤其处于癫痫持续状态者),应取头低侧卧位,下颌稍向前,应专人守护,床旁加床档,极度躁动患者必要时给予约束带,但注意约束带切勿过紧,以免影响血液循环。

2. 饮食护理　给予富含营养、易消化的清淡饮食,避免辛辣食物,戒烟酒。保证充足的水分摄入,每天液体入量2 000ml以上。

3. 病情观察　监测生命体征、神志变化。尤其注意观察癫痫发作类型,发作的时间及次数,发作时呼吸频率、节律的改变,意识状态等。

4. 对症护理　避免摔伤和擦伤,嘱患者有前驱症状时立即平卧,对突然发病跌到而易受擦伤的关节处,用棉花及软垫加以保护;防止骨折及脱臼,抽搐发作时切勿用力按压患者身体,头偏向一侧,应及时使用牙垫或压舌板防止舌咬伤;解开患者的衣领和腰带,以利保持呼吸道通畅和减少分泌物吸入气管,及时吸出口腔和气道内分泌物;有发绀者给予吸氧,必要时行气管切开;小便失禁时,应及时清理;少数患者抽搐停止,意识恢复的过程中有短时的兴奋躁动,应加强保护,防止自伤或伤人。

5. 用药护理　护士应熟悉常用抗癫痫药物的用药方法及副作用,监测血象、肝肾功能,使用地西泮、巴比妥类药物静注时注意观察患者呼吸变化。

6. 心理护理　关心、体谅、安慰患者,加强心理沟通,做好解释工作,使患者了解疾病过程、治疗及预后,鼓励患者表达内心感受,进行正确引导,树立信心,去除不良心理。

【健康教育】

1. 告知药物治疗的必要性和可能出现的药物副作用,强调遵医嘱按时服药,不能擅自更改或停药,定期复查。

2. 指导患者保持良好的生活规律、饮食习惯,避免过饱、过饥,食物以清淡为宜,忌辛辣刺激性食物,戒烟酒,避免过度劳累、睡眠不足、情绪激动等诱发因素。

3. 指导患者保持心情愉快,培养个人爱好,进行适当活动与工作,但带有危险的活动,如高攀、游泳、驾驶以及在炉火旁或高压电机旁作业等应禁止。

4. 指导患者注意安全,如出现癫痫前驱症状时要立即平卧,外出要有人陪行,平时不宜从事危险性工作,不宜参加剧烈运动和重体力劳动。

第六节　重症肌无力患者的护理

案例分析

患者,女性,35岁,农民。主因左眼睑下垂1年入院。患者于入院前1年劳累后出现左眼睑下垂,伴有视物模糊,左眼睁眼费力,尤以傍晚后症状明显,休息后可减轻。无咀嚼费力、吞咽困难、饮水呛咳等现象；无四肢无力、呼吸困难等症状。当时曾来我院就诊，给予口服"溴吡斯的明片"治疗，服药后二十分钟内症状可缓解。今为进一步治疗而来我院住院。专科检查：眼外肌：双侧眼裂不等大，左眼睑下垂，遮盖角膜五分之三，左眼外展不完全，双眼左视时有复视，未见眼球震颤，疲劳试验阳性；面部表情肌：双侧额纹、眼裂、鼻唇沟对称，示齿口角不偏，鼓腮有力；咀嚼肌：有力；延髓肌：说话言语流利，吞咽正常；呼吸肌：有力。

　　临床诊断：重症肌无力

　　重症肌无力（myasthenia gravis，MG）是一种神经-肌肉接头传递功能障碍的获得性自身免疫性疾病。由于其神经-肌肉接头突触后膜上乙酰胆碱受体受损引起。临床特征为部分或全身骨骼肌易于疲劳、呈波动性肌无力，常具有活动后加重、休息后减轻和晨轻暮重等特点。

　　【病因与发病机制】
　　重症肌无力的发病机制与自身抗体介导的突触后膜乙酰胆碱受体的损害有关，是一种由乙酰胆碱受体抗体介导的体液免疫、T 细胞介导的细胞免疫依赖性、补体参与的自身免疫性性疾病，胸腺是激活和维持重症肌无力自身免疫反应的重要因素，某些遗传及环境因素也与重症肌无力的发病机制密切相关。机体产生乙酰胆碱受体抗体，在补体激活和参与下与乙酰胆碱受体发生免疫应答，消耗大量乙酰胆碱受体，破坏突触后膜，导致突触后膜溶解破坏、传递障碍等一系列改变，从而发生肌无力症状。

　　【临床表现】
　　本病可见于任何年龄，小至数个月，大至 70～80 岁。发病年龄有两个高峰：20～40 岁女性多于男性发病；40～60 岁发病以男性多见，常合并胸腺瘤。少数患者有家族史。常见诱因有感染、手术、精神创伤、全身性疾病、过度疲劳、妊娠、分娩等。

　　1.受累骨骼肌病态疲劳　表现为骨骼肌稍微活动后即感疲乏无力甚至瘫痪，短时休息后又见好转。肌无力于下午或傍晚劳累后加重，晨起或休息后减轻，呈现较规律的"晨轻暮重"的波动性变化。

　　2.受累肌的分布和表现　全身所有横纹肌均可受累，通常首发症状为眼外肌无力，呈不对称性眼睑下垂、睁眼无力、斜视、复视，有时双眼睑下垂交替出现，重者双眼球固定不动。面肌受累时表情动作无力，皱纹减少。咀嚼肌、咽喉肌受累时咀嚼无力，吞咽困难，饮水呛咳，构音不清。颈肌受累时屈颈抬头无力。呼吸肌受累时出现呼吸困难。肢体无力一般不单独出现，通常上肢和近端较重。

　　3.重症肌无力危象　重症肌无力危象是重症肌无力致死的主要原因，通常有 3 种表现：

　　（1）肌无力危象：最常见，为抗胆碱酯酶药用量不足引起，由各种诱因和药物减量诱发。表现为呼吸微弱、发绀、烦躁、吞咽和咳痰困难、语言低微直至不能出声，最后呼吸完全停止，可反复发作或迁延成慢性。腾喜龙试验后症状减轻。

　　（2）胆碱能危象：为抗胆碱酯酶药过量引起，包括毒蕈碱样症状（呕吐、腹痛、腹泻、瞳孔缩小、多汗、流涎、气管分泌物增多、心率变慢等），烟碱样症状（肌肉震颤、痉挛和紧缩感等）以及中枢神经症状（焦虑、失眠、精神错乱、意识不清、抽搐、昏迷等）。腾喜龙试验后症状加重。

　　（3）反拗性危象：为抗胆碱酯酶药不敏感引起，多在长期较大剂量用药后发生。腾喜龙试验无反应。

　　4.临床分型　Osserman 分型，已被国内外广泛采用。

Ⅰ 眼肌型(15%~20%):病变仅限于眼外肌,出现上睑下垂和复视。

ⅡA 轻度全身型(30%):可累及眼、面、四肢肌肉,生活多可自理,无明显咽喉肌受累。

ⅡB 中度全身型(25%):四肢肌群受累明显,除伴有眼外肌麻痹外,还有较明显的咽喉肌无力症状,如说话含糊不清、吞咽困难、饮水呛咳、咀嚼无力,但呼吸肌受累不明显。

Ⅲ 急性重症型(15%):急性起病,常在数周内累及延髓肌、肢带肌、躯干肌和呼吸肌,肌无力严重,有重症肌无力危象,需做气管切开,死亡率较高。

Ⅳ 迟发重症型(10%):病程达 2 年以上,常由Ⅰ、ⅡA、ⅡB型发展而来,症状同Ⅲ型,常合并胸腺瘤,预后较差。

Ⅴ 肌萎缩型:少数患者肌无力伴肌萎缩。

【实验室及其他检查】

1.抗胆碱酯酶药物试验 ①新斯的明试验:以新斯的明 0.5~1mg 肌内注射,20 分钟后肌无力症状明显减轻者为阳性。②腾喜龙试验:腾喜龙 10mg 用注射用水稀释至 1ml,静脉注射 2mg,观察 20 秒,如无出汗、唾液增多等不良反应,再给予 8mg,1 分钟内症状好转为阳性,持续 10 分钟后又恢复原状。

2.疲劳试验(Jolly 试验) 嘱患者持续上视出现上睑下垂或两臂持续平举后出现上臂下垂,休息后恢复则为阳性。

3.重复神经电刺激 为常用的具有确诊价值的检查方法。

4.单纤维肌电图 本病表现为肌纤维电位间隔时间延长。

5.血清中乙酰胆碱受体抗体滴度检测 对本病诊断具有特征性意义。85%以上全身型重症肌无力患者的血清中乙酰胆碱受体抗体滴度明显升高,但眼肌型患者升高可不明显,且抗体滴度的高低与临床症状的严重程度并不完全一致。

6.胸腺 CT、MRI 检查 可发现胸腺增生和肥大。

【诊断要点】

根据病变主要累及骨骼肌以及一天内症状波动性,晨轻暮重的特点即可做出诊断。

【治疗要点】

1.药物治疗 ①胆碱酯酶抑制剂:是治疗重症肌无力的基本药物,常用溴吡斯的明、溴新斯的明,剂量因人而异,应从小剂量开始,逐步加量,以能维持日常起居为宜。②糖皮质激素:可抑制自身免疫反应,减少乙酰胆碱受体抗体生成,增加突触前膜乙酰胆碱的释放量及促进运动终板再生和修复,改善神经-肌肉接头的传递功能。③免疫抑制剂:适用于对糖皮质激素疗效不佳或不能耐受,或因高血压、溃疡病而不能应用激素者。常用环磷酰胺、硫唑嘌呤、环孢素 A。

 知识链接

重症肌无力的禁用和慎用药物

氨基糖苷类抗生素、新霉素、多黏菌素、巴龙霉素等可加重神经-肌肉接头传递障碍;奎宁、奎尼丁等药物可以降低肌膜兴奋性;另外吗啡、安定、苯巴比妥、苯妥英钠、普萘洛尔等药物也应禁用或慎用。

2.胸腺治疗　进行胸腺切除或胸腺放射治疗。

3.血浆替换疗法　常用于胸腺切除的术前处理,以避免或改善术后呼吸危象。该方法安全但较昂贵。

4.丙种球蛋白　高效价丙种球蛋白 100～200mg/kg,用生理盐水 500ml 稀释后静滴,每日 1 次,5 日为 1 疗程。该法较血浆替换疗法简单易行,用于各种危象。

5.危象的治疗

(1)肌无力危象:明确诊断后加大胆碱酯酶抑制剂的剂量。

(2)胆碱能危象:应停止应用胆碱酯酶抑制剂,待药物排出后重新调整剂量。

(3)反拗危象:应停止应用胆碱酯酶抑制剂,待运动终板功能恢复后再重新调整剂量。

危象是重症肌无力患者最危急的状态,不论何种危象,均应保持呼吸道通畅,当经早期处理病情无好转时,应立即进行气管插管或气管切开,应用人工呼吸器辅助呼吸;停用胆碱酯酶抑制剂以减少气管内的分泌物;防治肺部感染;给予静脉药物治疗如糖皮质激素或大剂量丙种球蛋白;必要时采用血浆置换。

【护理诊断/问题】

1.营养失调:低于机体需要量　无力致吞咽困难有关。

2.自理能力缺陷　与全身肌无力、不能行动有关。

3.潜在并发症　重症肌无力危象。

4.语言沟通障碍　与肌无力及未能掌握语言表达方式有关。

【护理措施】

1.休息与体位　病室环境应安静舒适;发作期应卧床休息,注意劳逸结合,鼓励患者在能耐受的范围内参与适当活动。

2.饮食护理　给予高维生素、高蛋白、高热量易消化饮食。根据病情调整计划,如患者吞咽能力较差时,安排在用药后 15～30 分钟药效较强时进餐;对咀嚼无力者应缓慢进食;进食呛咳、吞咽动作消失、气管插管或气管切开者可予以鼻饲流质饮食,必要时遵医嘱给予静脉营养。经常评估患者的饮食及营养状况,如每天的进食量,以保证正氮平衡。

3.病情观察　注意观察肌张力,呼吸频率、节律及深度的变化等。若突然出现肌无力加重,特别是肋间肌、膈肌、咽喉肌无力,可导致肺通气明显减少,呼吸困难、发绀、咳痰无力,易造成缺氧、窒息死亡。一旦观察出现上述情况,应立即通知医生,并积极配合抢救。

4.对症护理　备好气管插管及气管切开包和呼吸机,如发现患者呼吸困难、发绀应及时进行人工呼吸、吸氧,并立即通知医生;保持气道通畅,抬高床头,及时吸痰,清除呼吸道分泌物;做深呼吸和咳嗽训练,适当做呼吸操,但不要过度疲劳;避免感染、外伤、过度紧张等,以免诱发危象。

5.用药护理　遵医嘱用药,护士应了解药物作用、用药方法,注意观察用药的疗效和副作用。如注射抗胆碱酯酶药后 15 分钟再进食,口服者在饭前 30 分钟服药,若患者出现呕吐、腹泻、腹痛、出汗等副作用,可用阿托品拮抗。用糖皮质激素药时应摄入高蛋白、低糖饮食,并补充钾盐,长期应用者,应严密观察有无消化道出血、骨质疏松、股骨头坏死等并发症。

6.心理护理　做好患者的心理护理是保证治疗的重要环节。护士必须经常巡视病情,耐心仔细地向患者讲解疾病知识及病情加重的诱因,给予生活上的护理,了解患者的心理状况,开导患者使其保持最佳心理状态,并能主动积极与医护人员配合治疗,树立战胜疾病的信心。

【健康教育】

1.告诉患者本病有关特点,不同的临床类型,预后不一样。鼓励患者树立战胜疾病的信心。

2.嘱患者摄入高维生素、高蛋白、高热量、易消化的饮食,要养成细嚼慢咽的习惯,忌烟酒;注意休息,可进行适当的活动,但应避免过劳。

3.避免受凉感冒及各种感染;避免外伤、精神创伤,保持情绪稳定;育龄妇女应避免妊娠、人工流产等。

4.遵医嘱用药,指导患者用药,忌用加重神经-肌肉接头传递障碍的药物如卡那霉素、多黏菌素、链霉素等。

第七节 神经系统疾病常用诊疗技术及护理

一、腰椎穿刺术

腰椎穿刺术(lumbar puncture)是将腰椎穿刺针通过腰椎间隙刺入蛛网膜下腔进行抽取脑脊液和注射药物的一种临床诊疗技术,是神经科临床常用的检查方法之一。常用于测定颅内压、检查脑脊液的性质及椎管有无阻塞,协助中枢神经系统疾病的病因诊断;还可以向鞘内注射药物或行脑脊液置换,实施临床治疗。腰椎穿刺术对神经系统疾病的诊断和治疗有重要价值,简便易行,也比较安全。

【适应证】

1.脑血管病变、各种中枢神经系统的炎性病变、脑肿瘤、脊髓病变、中枢神经系统白血病等,通过脑脊液检查,以协助明确诊断者。

2.脑脊液循环障碍,需明确循环障碍部位者。

3.用于某些造影,如气脑造影和脊髓造影检查者。

4.通过腰穿引流出炎性或血性脑脊液,以缓解颅脑手术后、颅内炎性或出血性疾病患者的症状,以促进恢复。

5.鞘内注射药物治疗。

【禁忌证】

1.穿刺部位的皮肤、皮下软组织或脊柱有感染。

2.颅内压明显增高或已出现脑疝先兆。

3.高颈段脊髓肿物或脊髓外伤的急性期。

4.有全身严重感染性疾病、病情危重、躁动不安者等。

5.血液系统疾病、应用肝素等药物导致出血倾向及血小板计数$<50 \times 10^9$/L者。

【操作前准备】

1.环境准备 环境安静、清洁、温暖,有屏风遮挡。

2.患者准备 评估患者的文化水平、合作程度,向患者说明穿刺目的、过程及注意事项,穿刺时所采取的特殊体位,消除患者紧张心理,以取得充分合作;穿刺前嘱患者排空大小便,在床上静卧15~30分钟。

3.用物准备 无菌腰椎穿刺包(内有腰椎穿刺针、2ml及20ml注射器、7号注射针头、洞巾、纱布、试管)、测压器、2％利多卡因注射液、常规消毒治疗盘、手套、胶布,根据需要可准备培养基。

【操作中配合】

1.体位 安置患者去枕侧卧于硬板床上或将其身下垫一硬板,协助医生保持患者腰穿体位,即侧卧,背部与床面垂直,头向前胸部屈曲,两手抱膝紧贴腹部,使躯干呈弓形;或由助手立于术者对面,用一手搂住患者头部,另一手搂住双下肢腘窝处并用力抱紧,使脊柱尽量后突,以增加椎间隙宽度,便于进针。

2.确定穿刺点 以髂后上棘连线与后正中线交会处为穿刺点,通常取第 3～4 腰椎棘突间隙,也可在上一个或下一个椎间隙进行。

3.消毒、麻醉 暴露穿刺部位,配合进行穿刺部位消毒、术者戴手套、铺巾及 2％利多卡因行局部麻醉。

4.穿刺、测压、取液、注药 术者以左手拇、示二指固定穿刺点皮肤,右手持穿刺针以垂直脊柱方向缓慢刺入,当针头穿过韧带与硬脊膜时,可感到阻力突然消失(成人进针深度为 4～6cm,儿童为 2～4cm),此时将针芯缓慢拔出,即可见无色透明脑脊液流出;接上测压管测量压力,准确读数,亦可计数脑脊液滴数估计压力(正常为 70～180mmH$_2$O 或 40～50 滴/分);撤除测压管,收集脑脊液 2～5ml,送检常规、生化及细菌培养等;如需鞘内注射,应先放出等量的脑脊液,再注入药物。

5.病情观察 穿刺过程中注意询问患者有无不适,观察患者面色、呼吸、脉搏、瞳孔等,发现异常立即通知医生,停止穿刺并做相应处理。若患者感到下肢电击样疼痛,应告之为针尖碰击马尾神经所致,无需处理。

6.穿刺点护理 术毕,当拔出穿刺针后,穿刺点用碘伏消毒后覆盖纱布,胶布固定。整理用物。

【操作后护理】

1.体位 嘱患者去枕平卧 4～6 小时,不可抬高头部,但可翻身,防止发生低颅压性头痛。

2.病情观察 观察有无头痛、腰痛,有无脑疝及感染等穿刺后并发症。当患者出现头痛、呕吐或眩晕,可能为颅内压低所致,应多饮水或静脉滴注生理盐水,将卧床时间延长至 24 小时。

3.防感染 保持穿刺部位的纱布干燥,观察穿刺点有无脑脊液渗漏、出血或感染,如有异常通知医生做相应处理。告知患者 24 小时内不宜淋浴。

二、脑室穿刺和持续引流术

脑室穿刺术(ventriculo centesis)是对某些颅内压增高患者进行急救和诊断的措施之一。通过穿刺放出脑脊液以抢救脑危象和脑疝,同时有效地减轻肿瘤液、炎性液、血性液对脑室的刺激,缓解症状,为继续抢救和治疗赢得时间。

【适应证】

1.脑室扩大引起的颅内压增高。

2.脑室外引流(先天性脑积水、脑出血、术后脑水肿等)。

3.脑室内注药。

4.开颅术中术后颅内压监测。

5.脑室造影。

【禁忌证】

1.穿刺点有明显感染或有近脑室的脑脓肿。

2.广泛脑水肿、脑室狭小。

3.穿刺区域有血管畸形或血供丰富的肿瘤。

4.蛛网膜下腔出血患者的出血原因未去除时应慎用。

5.有明显出血倾向者。

【操作前准备】

1.用物准备　颅骨钻、脑室穿刺包、脑室引流装置、注射器、麻醉剂、皮肤消毒剂、抢救用药。

2.皮肤准备　包括备皮、药物过敏试验等,全头备皮,减少穿刺部位感染。

3.患者准备　由于患者及家属对疾病缺乏了解,对手术有恐惧感,护理人员要耐心解释疾病的性质及危害性,手术的必要性,向患者及家属讲解手术治疗前后的注意事项和方法,消除其恐惧心理,主动配合治疗。

4.病情观察　穿刺前观察患者的意识、瞳孔、血压、脉搏、呼吸、体温,并详细记录,保持静脉管道及呼吸道通畅,给氧。

【操作中配合】

1.协助医师进行操作,根据医生的要求,选择合适的体位,固定患者头部,躁动患者约束上下肢,必要时通知医生适当的应用镇静药物。

2.穿刺时要密切观察患者生命体征、头痛、呕吐情况及神志、瞳孔的变化,一旦出现异常情况及时通知医生抢救。

【操作后护理】

1.颅内压的观察及护理

(1)术后患者绝对卧床,床头抬高15°～30°,以利于静脉回流,降低颅内压及减轻脑水肿。

(2)引流过程中注意观察患者神志、瞳孔、血压、脉搏、呼吸及病情变化,每小时测量并记录一次,注意观察肢体活动情况,早期发现患者低颅压或高颅压的表现,应及时检查引流管是否通畅或适当调整引流袋高度,若患者病情有异常改变,应及时通知医生,并做好抢救准备。

2.引流管的观察及护理

(1)妥善固定引流管:防止堵塞、折断、扭曲、脱落,躁动患者应约束其双手,防止将引流管拔出。如发现引流管不通畅,应考虑血凝块堵塞,应用生理盐水在无菌条件下冲洗,每次不超过5ml,仍不通时应通知医生,复查头颅CT排除引流管脱出或位置不当,必要时应重新置管,防止梗阻性脑积水致使脑疝形成,危及生命。

(2)脑室引流瓶的高度一般为引流瓶的最高点距离脑室10～15cm以维持正常颅内压或遵医嘱,切不可随意移动引流袋的高度,引流瓶过高达不到引流的目的,过低可使引流过快,颅内压骤降易引起脑室内出血或小脑幕裂孔疝等。

(3)保持穿刺部位清洁干燥,无菌纱布及引流瓶应每日更换1次,对引流管的操作必须严格无菌,应先夹闭引流管,接头处严格消毒后更换引流袋,接头处用无菌敷料包裹。如有脑脊液渗漏及时通知医师处理。

(4)注意观察引流液的量、性质及呼吸性移动情况,准确记录在记录单上为治疗提供准确依据。术后应记录每小时引流量,每小时不能超过 20ml 为宜,每日不超过 400ml。引流量过多时应注意适量补液,同时将引流瓶抬高至距侧脑室 20cm 高,使颅内压维持在正常范围的最高水平。引流量少、管内液体呼吸性移动减弱或消失,则说明引流管未发挥正常作用,应尽快排除异常因素。置管期间要注意观察脑积液的性状,术后 1～2 天脑脊液可略带血色,以后转为淡黄色或无色。若术后 1～2 天脑脊液中有大量鲜血或血性脑脊液的颜色逐渐加深,则提示有脑室内出血,应立即报告医生处理。若患者出现剧烈头痛、高热、脑脊液浑浊、呈毛玻璃状或有絮状物,则提示有颅内感染。立即送检脑脊液,全身应用敏感的抗生素控制感染。

(5)拔管的护理:待患者病情好转,头部 CT 检查血肿基本消失,脑脊液变黄或转清,颅内压已缓解,应及早考虑拔管。拔管前应先试行夹闭管 1～2 天,观察患者病情是否平稳,有无不良反应,脑脊液流出量减少后,再拔出引流管,拔管后应观察局部有无潮湿,如有脑脊液漏应及时通知医生处理。

三、数字减影脑血管造影

【适应证】
1.脑血管病变　动脉狭窄、动脉瘤、脑血管畸形、烟雾病等。
2.颅内占位性病变　观察病变的血供与邻近血管的关系及某些肿瘤的定性。
【禁忌证】
1.碘过敏试验阳性者。
2.有严重出血倾向或出血性疾病者。
3.严重的心、肝或肾功能不全者。
4.严重的高血压、动脉粥样硬化等。
5.穿刺部位局部有感染等。
【操作前准备】
1.用物准备　血管造影手术包、造影剂(60％泛影葡胺)、2％利多卡因、生理盐水、肝素钠、手套、沙袋、抢救药物等。
2.患者准备
(1)向患者及家属说明脑血管造影检查的目的、方法、注意事项,造影过程中可能发生的反应,家属签字同意后造影。
(2)儿童和烦躁不安者应使用镇静药或在全身麻醉下进行。
(3)检查患者的出凝血时间及血小板计数,做碘过敏试验,阳性者禁忌进行造影检查。
(4)一般常选用股动脉插管,穿刺部位皮肤要清洗,按手术要求准备皮肤。
【操作中配合】
1.患者平卧于造影床上,暴露腹股沟区皮肤,穿刺点选择在腹股沟韧带下 1.5～2.0cm 股动脉搏动最明显处。
2.配合医生常规消毒、铺单、局部麻醉,对不能配合者需实施全麻。
3.遵医嘱建立两条液路,一条液路与导管鞘连接,另一条液路备用或接 Y 阀导管;对所有连接装置应仔细排气;稀释、抽吸、注射肝素,使肝素盐水充满造影管。
4.接高压注射器并抽吸造影剂,造影剂用量一般不超过 2ml/kg。
5.穿刺成功后,配合医生向血管鞘内滴注肝素,使全身肝素化;造影结束用鱼精蛋白中和。

6. 在注射和造影过程中严密观察有无碘过敏反应,一旦发现患者出现胸闷、气促、心慌、恶心、呕吐、头晕、头痛甚至休克等表现时,应立即配合医生积极进行抢救。

【操作后护理】

1. 术后绝对卧床休息 24 小时,保持穿刺侧下肢制动、伸直 8～12 小时,股动脉穿刺点用沙袋压迫止血 6～8 小时。

2. 密切观察患者呼吸、血压、意识、瞳孔的变化,观察穿刺局部有无血肿、渗血,观察穿刺肢体足背动脉搏动和肢体远端皮肤颜色、温度等,发现病情变化及时通知医生。

3. 遵医嘱应用抗生素,防止感染;补液,以利于造影剂的排出。

四、高压氧舱治疗

高压氧舱治疗是指患者在密闭的加压装置中进行的超过 101.33kPa(1 个大气压)的给氧治疗,以达到提高血氧含量、增加血氧弥散和组织内的氧含量,迅速改善或纠正脑组织缺氧,防止或减轻脑组织缺氧性损害的发生、发展,促进神经功能恢复的目的。高压氧舱治疗所需的特殊设备为加压舱或高压氧舱。按氧舱类型可分为多人舱和单人舱 2 种。一般每日 1 次,每次 2 小时,10～12 次为 1 疗程。

【适应证】

1. 各种急慢性缺氧性疾病:如一氧化碳中毒、缺氧性脑血管病、急性颅脑损伤、脑复苏、气栓病、脑炎、中毒性脑病、神经性耳聋、急性眼底供血障碍、早期神经萎缩等。

2. 多发性硬化。

3. 脊髓及周围神经损伤。

4. 老年性痴呆、植物状态等。

【禁忌证】

1. 绝对禁忌证　未经处理的自发性气胸,多发性肋骨骨折,活动性肺结核,恶性肿瘤特别是已转移的恶性肿瘤。

2. 相对禁忌证　中耳炎或咽鼓管不通畅、肺部感染、肺气肿、出血性疾病、重症甲亢、血压过高、眼压增高、心动过缓、孕妇和月经期、有氧中毒史或高压氧耐受差者。

【操作前准备】

1. 患者准备

(1)严格选择适应证,了解患者的病情及治疗方案,做好必要的体检,配合医生及时发现患者入舱治疗的禁忌证。

(2)心理准备:做好患者的思想工作,向患者和家属介绍高压氧治疗的基础知识及升压过程中人体的正常反应,消除其紧张心理。

(3)教会患者调节中耳气压的各种方法,如捏鼻、鼓气、吞咽等,以便在加压时及时张开咽鼓管;教会患者正确戴面罩吸氧的方法,并告知在舱内如有不适应及时告知操舱人员。

(4)确定患者及陪舱人员未携带任何违禁物品(如火柴、打火机、电动玩具、发火玩具等),入舱前排空大小便,更换纯棉衣服,洗净油脂类化妆品,告之不能乱动舱内设备。

(5)对首次入舱治疗者常规使用 1‰麻黄碱滴鼻。

2. 用物准备

(1)全面检查舱内设备,如照明、仪表、阀门、气源、氧源及应急装置等是否处于完好状态;

开通对讲机,直至减压毕,舱门打开。

(2)检查确认舱内抢救物品及药物,如各类急救药品、静脉输液器、空针、消毒敷料、长血浆分离针头、吸引器、血压计等是否齐全。

【操作中配合】

1.加压

(1)各项准备完毕,关闭舱门,加压开始通知舱内人员做好准备,舱内外人员注意随时沟通。

(2)掌握合适的加压速度,预防各种气压伤的发生。舱压升至 0.16MPa 之前,加压速度应缓慢,并不断询问患者有无耳痛。上述压力若能顺利通过,加压速度可稍加快;若耳痛比较明显,或昏迷患者和儿童在加压时躁动不安,则应暂停加压;如调压仍有困难,耳痛无明显缓解,可适当排气降压,同时向鼻内点滴麻黄碱,经上述处理疼痛消失,可再继续加压;若经各种努力,调压不能成功,应减压出舱,切忌强行加压。

(3)对舱内的重症患者应测量生命体征并做好记录,除此之外,昏迷患者要加强看护,防止坠床,还可向口中滴少量水,帮助吞咽以缓解耳部不适,输液者要调高滴管内的液平面,控制滴速。

2.稳压

(1)当加压达到预定治疗压力后,关闭加压阀,协助患者正确戴紧面罩,平稳呼吸,保证有效吸氧,但不做深呼吸。

(2)密切观察患者有无氧中毒表现,若患者出现面部肌肉抽搐、出冷汗、视觉变化、胸骨后疼痛、进行性呼吸困难等,提示氧中毒,应立即终止吸氧,并做相应处理。

(3)对有四肢末梢循环障碍者,应观察末梢循环情况,询问末梢感觉等。

3.减压

(1)舱内护理人员接"开始减压"通知后,及时告知患者防寒、保暖,指导患者自主呼吸,禁忌屏气,避免肺气压伤发生;操舱人员缓慢减压(尤其在开始时),边减压边通风,防止舱内起雾;按规定的时间减压,不得擅自缩短减压时间;一般情况下,高压氧治疗采用均匀缓慢等速减压法,治疗减压病、肺气压伤或在高压下长期停留的情况采用阶段停留减压法,直至舱压降至常压出舱。

(2)如出现轻度阵发性腹部不适、便意等症状是减压时胃肠胀气、肠蠕动加快所致,一般不需特别处理。

(3)昏迷患者减压时应观察并记录生命体征等变化,以及时发现病情变化;若有气管插管或切开、呼吸道分泌物阻塞、休克、血压不稳、脑水肿反复出现等,应适当延长减压时间。

(4)舱内实施抢救时,若医务人员体质弱或有慢性病、舱内体力消耗过大、对高压环境不习惯或适应性差或 1 个月以上未进舱工作等,也应延长减压时间。

(5)对所有减压出舱人员,要逐一询问有无不适,以及早发现有无皮疹、瘙痒、肌肉关节疼痛、截瘫、呼吸困难、休克等减压病症状,及早给予及时处理。

【操作后护理】

1.生活护理 告知患者加强营养,多饮热饮料、洗热水澡,以利体内氮气的排出,同时注意多休息。

2.病情观察 若患者出现并发症如肺气压伤、氧中毒、减压病、昏迷患者脑水肿加重、肺水肿、伤口渗血或出血等,要留观病情变化,继续进行对症护理。

【注意事项】

1.严格执行"四禁":即严禁火种入舱,舱内绝对禁止吸烟;严禁穿着易产生静电火花的化纤服装或被褥入舱;严禁腐蚀品或易燃易爆品入舱;未经许可,严禁启动舱内一切设备。

2.做好舱内消毒隔离工作:严格执行舱内消毒隔离制度,及时清洁、消毒舱体,防止空气污染和交叉感染。

3.严格遵守高压氧安全操作规程,在治疗或抢救过程中,舱内、外人员应随时联系,密切配合。

4.对需执行抢救的危重患者,生活不能自理、行走不便的老年患者及婴幼儿,需严密观察病情并决定今后治疗方案者,应采取陪舱。

5.高压下稳压吸氧阶段是整个高压氧舱治疗的中心环节,需高度集中注意力,观察舱内情况变化。

 目标检测

1.如何区别上运动神经元瘫痪与下运动神经元瘫痪。

2.急性炎症脱髓鞘性多发性神经病的典型症状、体征是什么? 患者出现什么情况提示病情严重? 应如何护理?

3.常见的脑血管病有哪些? 有何特点? 如何护理?

4.癫痫全面强直-阵挛发作及癫痫持续状态应如何护理? 怎样进行健康教育?

5.简述重症肌无力危象的类型及治疗原则。

第十章　传染病患者的护理

学习目标

【掌握】传染病的基本特征及临床特点、传染病的流行过程及影响因素、传染病的预防；传染病的常见症状、体征及护理；常见传染病的流行病学、临床表现、护理诊断及医护合作性问题、护理措施。

【熟悉】常见传染病的病原学、健康教育。

【了解】常见传染病的治疗要点、实验室及其他检查。

　　传染病是由病原体微生物和寄生虫感染人体后引起的具有传染性的疾病。常见的病原体有细菌、病毒、支原体、衣原体、立克次体、螺旋体、真菌、原虫、蠕虫等。其中，由原虫和蠕虫感染人体后引起的疾病又称寄生虫病。传染病属于感染性疾病，但并非所有的传染病都具有传染性。许多传染病曾严重威胁过人类健康，给我国人民带来重大灾难。新中国成立后，在以预防为主的卫生工作方针引导下，许多传染病被消灭或得以控制。然而，仍有许多传染病，如病毒性肝炎、流行性出血热、感染性腹泻等广泛存在；一些曾经被控制的传染病如肺结核、血吸虫病、霍乱等又死灰复燃；新发传染病的危害已为世人共知，如艾滋病、传染性非典型肺炎、人禽流行性感冒（H5N1）、埃博拉出血热、疯牛病等。因此，传染病的防治工作仍不能放松。

　　传染病护理是传染病防治工作的重要组成部分，它不仅关系到传染病患者的早日康复，对控制和终止传染病在人群中的流行也非常重要。

第一节　概　述

【感染与免疫】

　　1. 感染的概念及其表现　　感染是病原体侵入机体后与人体相互作用、相互斗争的过程，此过程与病原体的作用及人体的免疫应答作用有关。由于病原体和人体宿主之间适应程度不同，双方斗争的结果也各异，因而产生了感染过程的不同表现。感染过程的各种表现包括：

　　(1)病原体被清除：病原体进入人体后，人体通过非特异性免疫或特异性免疫将病原体消灭或排除，无病理变化，也不引起任何临床症状。

　　(2)隐性感染(covert infection)：又称亚临床感染或不显性感染。病原体侵入人体后，仅引起机体发生特异性的免疫应答，而不引起或只引起轻微的组织损伤，病理变化轻微，临床上不显现任何症状、体征，只能通过免疫学检查才能发现。隐性感染后可获得对该传染病的特异性免疫力，病原体被清除。少数转变为病原携带状态，成为病原携带者和重要的传染源。

　　(3)显性感染(overt infection)：又称临床感染。是指病原体侵入人体后，不但引起机体发生免疫应答，而且通过病原体本身的作用或机体的变态反应，导致组织损伤，引起病理改变，出现临床特有的症状、体征。显性感染后可获得特异性免疫力，少数成为恢复期病原携带者。

(4)病原携带状态(carrier state):是指病原体侵入人体后,在人体内生长繁殖,并不断排出体外,成为重要的传染源,而人体不出现任何疾病表现的状态。按病原种类不同分为带病毒者、带菌者、带虫者等。按其携带病原体的持续时间可分为急性病原携带者(<3 个月)和慢性病原携带者(>3 个月)。按发生的时期不同可分为潜伏期病原携带者(发生于显性感染症状出现之前)和恢复期病原携带者(发生于显性感染之后),若发生于隐性感染之后称为无症状病原携带者。

(5)潜伏性感染(latent infection):病原体感染人体后,寄生在机体某些部位,由于机体的免疫功能使病原体局限化而不引起显性感染,但又不足以将病原体清除,这时病原体便可长期潜伏起来,等待机体免疫功能下降时,才导致机体发病,常见于结核病、疟疾等。潜伏性感染期间,病原体一般不排出体外,故不会成为传染源,这是与病原携带状态不同之处。

以上 5 种感染的表现形式可在一定条件下相互转化。一般地说,隐性感染最常见,病原携带状态次之,显性感染比例最小。

2.感染过程中病原体的作用及致病机制

(1)感染过程中病原体的作用:①侵袭力:病原体侵入机体并在机体内扩散的能力。有些病原体可直接侵入人体,有些病原体表面成分可抑制机体的吞噬作用而促使病原体扩散。②毒力:由毒素和其他毒力因子所组成,毒素包括外毒素和内毒素。③数量:在同一传染病中,侵入机体中病原体的数量与致病能力成正比。④变异:病原体可因环境或遗传等因素而产生变异。病原体通过抗原变异而逃避机体的特异性免疫作用从而不断引起疾病发生或使疾病慢性化。

(2)致病机制:①入侵门户:传染病的发病机制与病原体的入侵门户有密切关系,只有入侵门户适当,病原体才能定居、繁殖并引起病变。②机体内定位:病原体成功入侵后,或在入侵部位繁殖,分泌毒素;或在远离入侵部位引起病变;或进入血液循环,定位于某一靶器官引起该脏器的病变;或经过一系列的生活史,最后在某脏器中定居。

3.机体的免疫应答作用 病原体入侵机体后,机体产生免疫应答反应。包括非特异性免疫和特异性免疫。

(1)非特异性免疫:是机体对进入体内异物的一种清除机制,可通过遗传获得,无抗原特异性,又称为先天性免疫。①天然屏障:外部屏障有皮肤、黏膜及其分泌物,内部屏障有血-脑脊液屏障和胎盘屏障等。②吞噬作用:单核-巨噬细胞系统具有非特异性吞噬功能,可清除体液中的颗粒状病原体。③体液因子:包括补体、溶菌酶和各种细胞因子,如白细胞介素、肿瘤坏死因子、γ-干扰素等,可直接或通过免疫调节作用清除病原体。

(2)特异性免疫:通过抗原特异性识别后而产生的针对该抗原的特异性免疫应答,是后天获得的一种主动免疫,包括由 B 淋巴细胞介导的体液免疫和由 T 淋巴细胞引起的细胞免疫。

【传染病的基本特征及临床特点】

1.传染病的基本特征

(1)病原体:每一个传染病都是由特异性的病原体所引起,以细菌和病毒最常见。临床上检出病原体对明确诊断有重要意义。

(2)传染性:指病原体由宿主体内排出,经一定途径传染给另一个宿主的特性。这是传染病与其他感染性疾病的主要区别。传染病患者具有传染性的时期称为传染期,是决定患者隔离期限的重要依据。

(3)流行病学特征:①流行性:在一定条件下,传染病能在人群中广泛传播蔓延的特性称为流行性。按其强度可分为散发、流行、大流行和暴发。②季节性：某些传染病在每年一定季节出现发病率升高的现象称为季节性。③地方性：某些传染病由于受地理气候等自然因素或人们生活习惯等社会因素的影响，仅局限于一定地区内发生，称为地方性传染病。

（4）感染后免疫：人体感染病原体后，无论是显性或隐性感染，都能产生针对病原体及其产物的特异性免疫。

2.传染病的临床特点

（1）发展的阶段性：通常分为四个阶段：①潜伏期：从病原体侵入人体起，至开始出现临床症状为止的时期，称为潜伏期。②前驱期：从病原体侵入人体至出现明显症状为止的一段时期。③症状明显期：指前驱期后，病情逐渐加重而达到高峰，出现某种传染病的特有症状、体征的时期。④恢复期：机体免疫力增长至一定程度，体内病理生理过程基本终止，患者症状及体征基本消失，临床上称为恢复期。

（2）常见的症状与体征：见本章第二节。

【传染病的流行过程及影响因素】

1.流行过程的基本条件　传染病的流行过程是指传染病在人群中发生、发展和转归的过程。流行过程的发生需要三个基本条件：传染源、传播途径、人群易感性。流行过程本身又受社会因素和自然因素的影响。

（1）传染源：是指病原体已在体内生长繁殖并能将其排出体外的人和动物。

①患者：是重要的传染源。由于传染性疾病患者体内有大量病原体繁殖，借助于咳嗽、呕吐物、排泄物等将病原体排出，造成病原体散播，使易感者感染。典型患者不易漏诊，能被及时隔离治疗；轻型患者数量多、症状不明显，而不易被发现，是极重要的传染源。慢性患者常间歇或持续排出病原体，可长期污染环境。

②隐性感染者：隐性感染者由于没有任何症状、体征而不易被发现，但某些传染性疾病，如脊髓灰质炎，隐性感染者是重要的传染源。

③病原携带者：病原携带者（尤其是慢性病原携带者）能排出病原体成为传染源。由于不出现症状而不易被识别，对某些传染病（伤寒、细菌性痢疾等）的流行病学有重要的意义。

④受感染的动物：某些传染性疾病可由动物体内排出病原体，导致人类发病，如鼠疫、狂犬病等，称动物源性传染性疾病。

（2）传播途径：病原体离开传染源后，到达另一个易感者所经过的途径，称为传播途径。由外界环境中的各种因素所组成。

①空气、飞沫、尘埃：主要见于以呼吸道为进入门户的传染性疾病，如麻疹、流行性脑脊髓膜炎等。当患者讲话、咳嗽、打喷嚏时可从鼻咽部排出含有病原体的飞沫，进入到周围空气中飘浮。坠落地上的飞沫和痰液，外层干燥后形成蛋白膜，而随尘埃飞扬到空气中，易感者通过呼吸而传染。

②水、食物：主要见于以消化道为进入门户的传染性疾病。易感者因进食被病原体污染的食物或水源而感染，或进食患病动物的肉、乳、蛋等受到感染。另外，某些传染性疾病，还可通过与疫水接触，病原体经皮肤或黏膜侵入体内，导致感染，如血吸虫病、钩端螺旋体病等。

③手、用具、玩具：又称日常生活接触传播。传染源的分泌物或排泄物通过污染日常生活用具等造成传播，既可传播消化道传染病（如细菌性痢疾），又可传播呼吸道传染性疾病（如白喉）。

④媒介昆虫：分为生物性传播和机械性传播。前者通过吸血节肢动物（如蚊子、跳蚤、白

蛉、恙虫等)在患病动物和人之间叮咬、吸吮血液而传播疾病,如蚊子传播乙型脑炎、虱传播斑疹伤寒;后者指昆虫媒介通过机械携带病原体,污染食物、水源,使易感者感染,如苍蝇、蟑螂传播伤寒、痢疾等。

⑤血液、体液、血制品:见于乙型肝炎、丙型肝炎、艾滋病等。

⑥土壤:当病原体的芽孢、幼虫、虫卵污染土壤时,土壤则成为传播途径,如破伤风、蛔虫病等。

(3)人群易感性:对某一传染病缺乏特异性免疫力的人,称为易感者。易感者在某一特定人群中的比例决定了该人群的易感性。人群对某种传染病易感性的高低明显影响该传染病的发生和传播。易感人群越多,人群易感性越高,则传染病越容易发生流行。

2.影响流行过程的因素

(1)自然因素:自然环境是指地理、气候、土壤、动植物等各种因素。通过作用于流行过程中的三个环节,对传染性疾病的发生、发展起重要作用,寄生虫和虫媒传染性疾病对自然条件的影响尤为明显。传染性疾病的地区性和季节性与自然因素关系密切。

(2)社会因素:包括社会制度、经济、生产、生活条件、文化水平、风俗习惯、宗教信仰等,对传染病的流行有决定性影响。其中社会制度起主导作用。新中国成立后,我国贯彻预防为主的方针,全面开展卫生防疫工作,大搞爱国卫生运动,大力推行计划免疫等,使得某些传染性疾病得到控制或被消灭。

【传染病的预防】

传染病的预防工作可减少传染病的发生和流行。预防工作主要是针对传染病流行过程的三个基本环节,采取综合性预防措施。

1.管理传染源

(1)对患者的管理:对患者的管理应做到"五早":早发现、早诊断、早报告、早隔离、早治疗。建立健全医疗卫生防疫机构,设定传染病监督制度,开展传染病卫生宣传教育,提高人群对传染病的识别能力,对早发现、早诊断具有重要意义。一旦发现传染病患者或疑似患者,应立即隔离治疗。科学管理隔离期,应在临床症状消失后做2～3次病原体检查,结果均为阴性时,方可解除隔离。

2009年4月30日起实施的《中华人民共和国传染病防治法》将39种传染病列为法定管理的传染病,并根据其传播方式、速度及其对人类危害程度的不同,分为甲类、乙类和丙类三类(表10-1)。甲类传染病为强制管理传染病,城镇要求发现6小时内上报当地卫生防疫机构,农村不超过12小时;乙类传染病为严格管理传染病,要求于发现后12小时内上报;丙类传染病为监测管理传染病,要求于发现后24小时内上报。

(2)对接触者的管理:对接触者采取的防疫措施叫检疫。检疫期限是从最后接触之日算起,至该病的最长潜伏期。在检疫期间根据所接触的传染病和接触者的健康状况,分别进行医学检查、留验或卫生处理、紧急免疫接种或预防服药。

(3)对病原携带者的管理:应做到早期发现。凡是传染病的接触者,有传染病史者,流行地区居民和服务性行业、托幼机构、供水行业的工作人员,应定期普查,检出病原携带者。对病原携带者须做好登记,加强管理,指导督促其养成良好的卫生、生活习惯,并定期随访观察,必要时应调换工作、隔离治疗,尽可能减少其传播的机会。

(4)对动物传染源的管理:应根据动物的病种和经济价值,予以隔离、治疗或杀灭。在流行地区对家禽、家畜进行预防接种,可降低发病率。患病动物的分泌物、排泄物要彻底消毒。

表 10-1 我国法定传染病分类

分类	种类	疾病名称
甲类	2	鼠疫、霍乱
乙类	26	传染性非典型肺炎、艾滋病、病毒性肝炎、脊髓灰质炎、人感染高致病性禽流感、麻疹、流行性出血热、狂犬病、流行性乙型脑炎、登革热、炭疽、细菌性和阿米巴性痢疾、肺结核、伤寒和副伤寒、流行性脑脊髓膜炎、百日咳、白喉、新生儿破伤风、猩红热、布鲁氏菌病、淋病、梅毒、钩端螺旋体病、血吸虫病、疟疾、甲型 H1N1 流感
丙类	11	流行性感冒、流行性腮腺炎、风疹、急性出血性结膜炎、麻风病、流行性和地方性斑疹伤寒、黑热病、包虫病、丝虫病,除霍乱、细菌性和阿米巴性痢疾、伤寒和副伤寒以外的感染性腹泻病、手足口病

2.切断传播途径 切断传播途径是以消灭被污染环境中的病原体及传递病原体的生物媒介为目的的措施。根据各种传染病的不同传播途径可分别采取一般性卫生措施、消毒、杀虫、加强管理、防止医源性传播等措施。其中消毒是切断传播途径的重要措施。

3.保护易感人群 保护易感人群可以提高人体对传染病的免疫力和抵抗力,从而降低传染病的发病率。保护易感人群应采取以下措施。

(1)增强非特异性免疫力:主要通过加强体育锻炼、调节饮食、生活规律、养成良好的卫生习惯、改善居住条件、协调人际关系和保持愉悦的心情等方法实现。

(2)增强特异性免疫力:预防接种是提高人群特异性免疫力的关键,特别是儿童计划免疫接种对传染病的预防起非常重要的作用。①人工自动免疫:将减毒或灭活的病原体、纯化的抗原和类毒素制成菌(疫)苗接种到人体内,使人体在接种后 1~4 周产生抗体,称为人工自动免疫。免疫力可保持数月或数年。②人工被动免疫:把含有某种抗体的血清或抗毒素注入易感者的体内,使机体迅速获得免疫力的方法,称为人工被动免疫。免疫持续时间短,仅维持 2~3 周。常用于治疗或对接触者的紧急预防。常用的有抗毒血清、人血丙种球蛋白、胎盘球蛋白和特异性高价免疫球蛋白。

第二节 传染病患者常见症状、体征及护理

一、发热

感染性发热是传染病最常见的、最突出的症状,在急性传染病中具有特别重要的临床意义。发热是由于各种原因引起的机体散热减少或产热增多或者是体温调节中枢功能障碍所致。临床上引起发热的原因很多,传染病的发热多由感染因素引起,如伤寒、结核、细菌性痢疾、流感、脊髓灰质炎、急性传染性肝炎、麻疹、流行性乙型脑炎、肾综合征出血热等。

传染病的发热过程可分为三个阶段:①体温上升期:是指患者在病程中体温上升的时期。若体温逐渐上升,患者可出现畏寒,常见于菌痢、伤寒;若体温突然上升至 39℃ 以上,患者可有畏寒,见于疟疾、登革热等。②极期:是指体温上升至一定高度,然后持续一段较长时间的时

期,如典型的伤寒极期。③体温下降期:是指升高的体温缓慢或骤然下降的时期。有些传染病体温可在一日之内降至正常,此时常伴有大量出汗,如疟疾、败血症等。有些传染病体温则缓慢下降,几日后才降至正常,如伤寒等。

热型是传染病的重要特征之一,具有鉴别诊断的意义。热型可通过每日测量体温、记录并绘制体温曲线得到。常见热型有:①稽留热:表现为体温升高达 39 ℃ 以上而且 24 小时体温变化相差不超过 1 ℃,可见于伤寒、斑疹伤寒等的极期。②弛张热:表现为 24 小时体温相差超过 1 ℃,但最低点未达正常水平,常见于败血症、肾综合征出血热等。③间歇热:表现为 24 小时体温波动于高热与正常体温之间,可见于疟疾、败血症等。④回归热:是指高热持续数日后自行消退,但数日后又再出现高热,见于布氏杆菌病。若病程中多次重复出现并持续数月之久,称为波状热。⑤不规则热:是指体温曲线无一定规律的热型,可见于流感、败血症等。

【护理评估】

1.健康史　注意患者发病的地区、季节、接触史等流行病学特点。倾听患者的主诉,重点询问发热开始的时间、起病急缓、持续时间及其规律性、退热情况等,评估热型。有无发热的一般伴随症状,如头痛、抽搐、全身肌肉酸痛、昏睡、虚弱、食欲缺乏、口渴、皮肤干燥、颊面潮红、出汗增加、寒战等。评估有无发热的相关因素,如最近有无过度疲劳的情况,有无过度暴露于太阳下,是否接受放射线治疗与化学治疗,是否服用某些药物如抗肿瘤药、免疫抑制剂、抗生素等。有无创伤,如外伤感染、手术。询问最近的饮食清洁度。老年人由于生理变化的特殊性和各种疾病的影响,体温更易变化,因此,需评估他们的室内温度,居住环境,活动程度,对天气冷热的反应及疾病史,以判断他们是否体温调节失常。

2.心理-社会状况　患者因为发热可有身体不适、疲乏无力等表现,常会出现焦虑、烦躁等心理。如出现高热,患者和家属担心病情则出现紧张等心理。

3.身体评估　进行全面体格检查,评估患者的生命体征,包括目前的体温、脉搏、呼吸、血压、心率及其变化的规律性;评估精神状态,有无躁动不安、意识模糊的现象;评估皮肤与血液循环状态,如皮肤的完整性,有无皮疹、伤口、结痂、溃疡,观察皮肤的弹性、湿度、颜色等;全身浅表淋巴结及肝脾有无肿大,其他重要脏器如心、肺、肾、中枢神经系统检查是否异常,有无抽搐和惊厥。

4.实验室及其他检查　对感染性发热患者要进行血常规检查、粪便常规检查和病原学检查。另外结合病史还可进行脑脊液检查、血清学检查,必要时进行活体组织病理学检查、X 线检查、CT 检查和 B 超检查等。

【护理诊断/问题】

体温过高　与病原体感染后释放内、外源性致热源作用于体温中枢,导致体温中枢功能紊乱有关。

【护理目标】

1.患者及家属了解发热的相关知识。

2.体温得到有效控制,并逐渐恢复正常。

【护理措施】

1.注意休息　发热时患者由于机体代谢增加、消耗多、进食少等原因,故体质虚弱。休息可使机体代谢维持在较低的水平。高热者应绝对卧床休息,低热者可酌情减少活动。指导患者正确穿衣或盖被,以利散热,患者寒战时宜给予保暖。适宜的室温可防止不必要的能量消耗,体温上升期,由于寒战,室温应稍高些。环境应舒适、安静,避免噪音,防止污染空气与知觉的刺激。

2.饮食护理　向患者解释发热是一种消耗性疾病,一方面代谢增加,使各营养素大量消耗;另一方面,由于交感神经兴奋,胃肠蠕动减弱,消化液分泌减少,影响食物的消化吸收,因此,宜给予高热量、高蛋白、高纤维素、清淡易消化的流质或半流质饮食。可依患者饮食爱好提供美味可口的饮食,并嘱其少食多餐,以增进食欲。指导患者了解摄取充足液体的重要性。除非有肾脏或心脏疾病的限制,否则应保证每日摄水量在 3 000ml 左右,以防止脱水并促进毒素和代谢产物的排出。对不能进食者,应给予静脉补液。

3.病情观察　监测生命体征,重点观察体温的变化。注意发热的过程、热型、持续时间、伴随症状。根据病情定时测体温,一般每日 4 次,高热时 4 小时一次,行降温处理后,半小时再测一次,评价降温效果。同时注意呼吸、脉搏、血压的变化。监测患者 24 小时的出入量,了解体液平衡情况,观察降温过程中患者有无虚脱不适等表现。

4.采取有效降温措施　通常应用物理降温方法,包括冰帽、冰袋冷敷头部或大动脉走行处,可有效降低头部温度,适用于中枢神经系统传染性疾病;对高热伴寒战、四肢端厥冷的患者采用 32～35 ℃的温水擦浴;冷(温)盐水灌肠适用于中毒性痢疾患者;高热惊厥患者可遵医嘱采用冬眠疗法或亚冬眠疗法。

降温时应注意:①冷敷时避免长时间冰敷在同一部位,以防局部冻伤;②注意观察周围循环情况,有脉搏细数、面色苍白、四肢厥冷的患者,禁用冷敷和酒精擦浴;③对全身发疹或有出血倾向的患者禁忌温水擦浴或酒精擦浴;④应用药物降温时,注意不可在短时间内将体温降至过低,以免大汗导致虚脱;⑤应用冬眠疗法降温前,应先补充血容量,用药过程中尽量避免搬动患者,观察生命体征,特别是血压的变化,并保持呼吸道通畅。

5.口腔、皮肤护理　发热患者唾液分泌减少,口腔黏膜干燥,口腔内食物残渣利于细菌繁殖,易引起口腔感染,故应协助患者晨起、餐后、睡前漱口,保持口腔清洁。病情严重或昏迷的患者,给予特殊口腔护理。高热患者在退热后常大量出汗,故应及时用温水擦拭,更换浸湿的衣物、被套、床单,促进患者舒适,保持皮肤清洁、干燥。对病情严重或昏迷的患者,应协助翻身,防止压疮的发生。

【护理评价】

1.患者及家属能说出发热的相关知识。

2.体温逐渐恢复正常,未发生并发症。

二、发疹

许多传染病在发热的同时伴有发疹(rash),称为发疹性传染病。发疹包括皮疹(外疹,exanthem)和黏膜疹(内疹,enanthem)两大类。皮疹的出现时间、分布、形态、出疹的先后次序对发疹性传染病的诊断和鉴别诊断有重要的参考价值。如水痘的皮疹常出现于发病后的第 1日,皮疹主要集中在躯干,呈向心性分布;猩红热的皮疹常出现于第 2 日,发疹从颈部、耳后开始,自上而下迅速遍及全身,在皮肤褶皱处皮疹密集,因压迫出血而呈紫红色线状,称为“帕氏线”;麻疹常出现于第 4 日,其出疹顺序和猩红热相似,早期会出现特征性的黏膜斑(科氏斑,Koplik spot);斑疹伤寒出现于第 5 日,多散布于躯干部,向四肢发展,面部很少;伤寒常在第 6日出现淡红色小斑丘疹(玫瑰疹),主要分布于胸、腹,也可见于背部及四肢,多在 2～4 日内消失。但上述传染病的发疹时间上也有例外。

皮疹的形态可分为四大类：①斑丘疹(maculopapule)：斑疹(macule)是不突出于皮肤的红色皮疹，多见于猩红热、斑疹伤寒；丘疹(papule)为突出于皮肤的红色皮疹，见于麻疹，伤寒的玫瑰疹也属于丘疹；斑疹和丘疹均为充血疹，压之褪色，两者同时存在时即为斑丘疹，见于麻疹、风疹、伤寒等疾病。②出血疹(petechia)：压之不褪色，表现为瘀点和瘀斑，多见于败血症、登革热、肾综合征出血热等传染病。③疱疹(herpes)：突出于皮肤表面，皮疹内含有液体，见于水痘、单纯性疱疹等病毒性传染病。疱疹液呈脓性称为脓疱(pustule)。④荨麻疹(urticaria)：结节状突出于皮肤表面的皮疹，多见于病毒性肝炎、血清病等。

【护理评估】

1.健康史　注意患者发病的地区、季节、接触史等流行病学特点。询问发疹开始的时间、顺序、部位、形态、持续时间、进展情况等，有无伴随发热、乏力、食欲缺乏、恶心、呕吐、腹泻等不适症状。出疹后患者的自觉症状变化情况，是否出现并发症。

2.心理-社会状况　患者因皮肤的皮疹造成自身形象的改变，常会出现自卑、抑郁等心理。患者因担心疾病的传染性，不敢参与社会活动，常出现社交障碍。

3.身体评估　评估患者的生命体征、神志及全身情况。观察皮疹的形态、大小有无变化，有无融合或出现溃疡、合并感染，出疹的进展及消退情况。观察皮疹消退后有无脱屑、脱皮、结痂、色素沉着等变化。注意全身皮肤黏膜有无红肿，浅表淋巴结有无肿大，心、肺、肾及腹部查体有无异常。

4.实验室及其他检查　对发疹患者要进行血常规检查、尿常规检查和粪常规检查，必要时进行病原学监测，注意血清学检查中抗原、抗体的检测结果。

【护理诊断/问题】

皮肤完整性受损　与病原体和(或)其代谢产物引起皮肤、黏膜损伤，毛细血管炎症有关。

【护理目标】

1.患者和家属了解发疹的相关知识。

2.患者皮疹消退，受损组织恢复正常，未发生继发感染。

【护理措施】

1.休息　患者应卧床休息。环境安静、整洁，每日通风，保持适宜的温度和湿度。病床宜安排在无阳光直射的地方，避免强光刺激和对流风直吹。

2.饮食护理　给予高热量、高维生素、高蛋白、营养丰富、易消化的饮食，避免进食辛辣、刺激性食物。

3.病情观察　监测生命体征，观察患者体温、意识的变化。注意出疹的进展情况和消退情况，皮疹消退后有无脱屑、脱皮、结痂、色素沉着等变化。有无出现呼吸困难、心悸气短、尿量减少等其他脏器损害的表现。

4.皮肤护理　保持局部皮肤清洁干燥，每日用温水清洗皮肤，禁用肥皂水和酒精擦洗。衣被保持清洁、干燥、柔软、平整，勤换洗。长期卧床者，每2小时翻身一次，避免局部皮肤受压。翻身时动作轻柔，避免拖、拉、拽等动作，以免损伤皮肤。患者剪短指甲，婴幼儿可包裹手部，避免抓破皮肤。局部皮肤瘙痒较严重者，可用炉甘石洗剂、2%龙胆紫涂擦患处。脱皮不完整时，可用消毒剪刀修剪，不可用手撕扯，以免加重损伤，导致出血、感染。对出现大面积瘀斑、坏死的皮肤，局部用海绵垫、气垫圈加以保护，防止大小便浸渍，避免发生溃疡和继发感染。瘀斑破溃后,可用无菌生理盐水清洗局部,辅以红外线灯照射,加涂抗生素软膏,再覆盖无菌敷料。

5.口腔黏膜疹的护理　每日常规用温水或朵贝液漱口。进食后用清水漱口,以保持口腔清洁、黏膜湿润。出现溃疡者,可用3%过氧化氢溶液漱口后,涂以冰硼散或西瓜霜。

6.眼部护理　观察患者眼部有无结膜充血、水肿,可用生理盐水或4%硼酸水清洗眼睛,滴氯霉素眼药水或抗生素眼膏以防继发感染。

【护理评价】

1.患者及家属能说出发疹的相关知识。

2.患者皮疹完全消退,受损组织恢复正常,未发生继发感染。

第三节　病毒性肝炎患者的护理

案例分析

李先生,45岁。乏力、厌食、恶心及肝区不适10年,加重7天。10年前患者无明显诱因出现乏力、恶心及肝区不适,乙肝三系统检查发现HBsAg阳性,曾服用一般保肝药物,未用干扰素等抗病毒药物治疗。2年前做肝功能检查发现血清转氨酶偏高,7天前劳累后因上述症状明显加重而入院。既往无手术和输血史。体格检查:T 36.8℃,P 80次/分,R 19次/分,BP 120/80mmHg。可见前胸部5个小蜘蛛痣。心肺无异常,腹平软,肝肋下1cm,脾肋下可及。无腹水和水肿。实验室检查:ALT 300IU/L,AST 620IU/L;HBsAg(＋),HBeAg(＋),抗-HBc(＋),抗-HBs(－),抗-HBe(－),HBV-DNA(＋)。

临床诊断:慢性乙型肝炎

病毒性肝炎(viral hepatitis)是由多种嗜肝炎病毒引起的以肝细胞炎性坏死为主要病变的一组全身性疾病。具有传染性强、传染途径复杂、流行面广和发病率高等特点。目前常见的病毒性肝炎分为甲型、乙型、丙型、丁型和戊型,各型病原不同,临床表现相似。主要表现为疲乏无力、食欲减退、肝大、肝功能异常,部分患者可出现黄疸、发热等症状。

甲型及戊型主要表现为急性肝炎,而乙型、丙型及丁型可转化为慢性肝炎并可发展为肝硬化,且与肝癌的发生有密切的关系。

【流行病学】

1.传染源　急、慢性患者,亚临床感染者和病毒携带者是本病的传染源。

(1)甲型与戊型肝炎:主要传染源是急性肝炎患者和亚临床感染者。病毒主要通过粪便排出体外,自发病前2周至发病后1周,从粪便排出的病毒数量最多,传染性最强,其唾液、胆汁及十二指肠液亦均有传染性。

(2)乙、丙、丁型肝炎:三种肝炎的传染源都是急、慢性患者和病毒携带者。急性患者自发病前数周即开始具有传染性,并持续于整个急性期。HBsAg携带者和慢性患者,是乙型肝炎最重要的传染源,其中以血中HBeAg、HBV-DNA、DNAP阳性患者传染性最大。丙型肝炎的传染源是急、慢性患者和无症状病毒携带者。丁型肝炎患者发生于HBV感染的基础上,也以慢性患者和携带者为主要传染源。

2.传播途径

(1)粪-口途径传播：是甲型肝炎和戊型肝炎主要的传播途径。粪便中排出的病毒通过污染的手、水、苍蝇和食物等经口感染，以日常生活接触为主要方式，通常引起散发性发病。

(2)血液传播和体液传播：是乙型、丙型、丁型肝炎的主要传播途径。①血液传播：是主要的传播方式，包括输注含肝炎病毒的血液及血制品，使用污染的注射器或针刺，共用牙刷、剃刀等；②生活上的密切接触：生活上的密切接触史是次要的传播方式，主要与各种体液和分泌物的接触有关，如唾液、精液和阴道分泌物等，因此性接触传播也不容忽视；③医源性传播：可见于牙科器械、血液透析或医疗物品传染等，随着一次性注射用品的普及，医源性传播呈下降趋势。

(3)母婴垂直传播：是乙型肝炎感染的一种重要传播途径，主要通过胎盘、分娩时产道血液、哺乳及密切接触等方式传播。

3.人群易感性 人类对各型肝炎普遍易感，各种年龄均可发病。①甲型肝炎：初次接触HAV 的儿童最为易感，发病者以儿童居多。感染后机体可产生较稳固的免疫力，成年人血中普遍存在甲型肝炎抗体。②乙型肝炎：新生儿普遍易感，发病主要为儿童和青少年，成人则多为慢性迁延型及慢性活动型肝炎。③丙型肝炎：各个年龄组均普遍易感。④丁型肝炎：普遍易感，目前仍未发现对 HDV 的保护性抗体。⑤戊型肝炎：普遍易感，尤其以孕妇感染率较高，感染后具有短暂的免疫力。

4.流行特征 病毒性肝炎的分布遍及全世界，但在不同地区各型肝炎的感染率有较大差别。中国属于甲型及乙型肝炎的高发地区。①甲型肝炎秋冬季为发病高峰，通常为散发，发病年龄多在 14 岁以下，且可发生大的流行。②乙型肝炎见于世界各地，我国是高发区，人群HBsAg 携带率约 10%～15%，其中北方各省较低，西南方各省较高，农村高于城市。其发病无明显季节性，一般散发，但常见家庭集聚现象。③丙型肝炎主要为散发，发病无明显季节性，易转为慢性。④丁型肝炎在世界各地均有发现，但主要聚集于南美洲、中东等地区，在我国西南地区感染率较高。⑤戊型肝炎多发生于雨季或洪水泛滥之后，主要流行于亚洲和非洲。

【临床表现】

潜伏期:甲型肝炎为 5～45 日，平均 30 日；乙型肝炎为 30～180 日，平均为 70 日；丙型肝炎为 15～150 日，平均 50 日；丁型肝炎为 28～140 日；戊型肝炎为 10～70 日，平均为 40 日。

(一)急性肝炎

急性肝炎可分为两型:急性黄疸型肝炎和急性无黄疸型肝炎。

1.急性黄疸型肝炎 病程可分为 3 个阶段。

(1)黄疸前期:平均 5～7 日。表现为食欲减退、厌油、恶心、呕吐、腹胀和腹泻等消化系统症状，同时还可出现畏寒、发热、乏力及全身不适等病毒血症表现。甲型和戊型肝炎起病较急，常有 38℃以上的发热。乙型肝炎起病较缓慢，多无发热或发热不明显，少数病例可出现皮疹、关节痛等症状。

(2)黄疸期:可持续 2～6 周。尿色加深，巩膜及皮肤出现黄染，且逐日加深，多于数日至 2周内达高峰。部分患者可出现皮肤瘙痒、大便颜色变浅、心动过缓等肝内阻塞性黄疸症状。本期肝脏肿大，有轻度压痛及叩击痛，部分患者有轻度脾大。

(3)恢复期:本期平均持续 4 周。上述症状消失，黄疸消退，肿大的肝脏逐渐回缩，触痛及叩击痛消失，肝功能恢复正常。

2.急性无黄疸型肝炎 较黄疸型肝炎多见。起病大多徐缓，临床症状较轻，仅有乏力、食欲缺乏、恶心、肝区痛和腹胀等症状。不少病例并无明显症状,常不易被发现,成为容易被忽视的传染源。

(二)慢性肝炎

病程达半年以上者称为慢性肝炎。见于乙型、丙型、丁型肝炎。部分患者发病日期不确定或无急性肝炎病史,但临床有慢性肝炎表现,即反复出现乏力、食欲缺乏、腹胀、肝区痛等症状,晚期可出现肝硬化和肝外器官受损的表现。

(三)重型肝炎

重型肝炎是肝炎中最为严重的一种类型。各型肝炎均可引起,常因劳累、感染、饮酒、服用肝损药物、妊娠等诱发,病死率可高达 50%～80%。

1.急性重型肝炎　亦称暴发性肝炎。起病急,病情发展迅猛,病程短(一般不超过 3 周),出现肝功能衰竭。主要表现为高热、消化道症状严重、极度乏力。在起病数日内出现肝性脑病、黄疸迅速加深、出血倾向、肝脏迅速缩小、腹水及肝肾综合征。常因肝性脑病、继发感染、出血、肝肾综合征等并发症而死亡。

2.亚急性重型肝炎　又称亚急性肝坏死。起病初期类似一般急性黄疸型肝炎,但病情进行性加重,病程多为 3 周至数月。晚期可出现肝肾综合征,提示预后不良。

3.慢性重型肝炎　在慢性活动性肝炎或肝硬化的病程中病情恶化出现重型肝炎的临床表现。预后极差。

(四)淤胆型肝炎

以肝内胆汁淤积为主要表现的一种特殊类型肝炎,亦称毛细胆管型肝炎。起病及临床表现类似急性黄疸型肝炎,乏力及食欲减退等症状较轻,而黄疸重且持久,有皮肤瘙痒、粪便颜色变浅等梗阻性黄疸的表现。病程长,可达 2～4 个月或较长时间。

(五)肝炎后肝硬化

在肝炎基础上发展为肝硬化,表现为肝功能异常及门静脉高压征。

【实验室及其他检查】

1.血清检查

(1)血清酶检测:丙氨酸氨基转移酶(ALT)在肝功能检测中最为常用,是判定肝细胞损害的重要指标。急性黄疸性肝炎常明显升高;慢性肝炎可持续或反复升高;重型肝炎时,因大量肝细胞坏死,ALT 随黄疸迅速加深而下降,称为胆-酶分离。天门冬氨酸氨基转移酶(AST)可随 ALT 升高。其他酶类,如 γ-GT 在肝炎时亦可升高。

(2)血清蛋白检测:慢性肝病可出现清蛋白下降,球蛋白升高和 A/G 比值下降。

(3)血清和尿胆红素检测:黄疸型肝炎时,血清直接和间接胆红素均升高,尿胆原和胆红素明显增加;淤胆型肝炎时,血清直接胆红素升高,尿胆红素增加,尿胆原减少或阴性。

(4)凝血酶原活动度(PTA)检查:PTA 与肝损害程度成反比,可用于重型肝炎临床诊断及预后判断。重型肝炎 PTA 常<40%,PTA 越低,预后越差。

(5)血氨浓度检测:若发生肝性脑病,可有血氨升高。

2.肝炎病毒病原学(标记物)检测

(1)甲型肝炎

①血清抗-HAV-IgM:是诊断甲肝病毒(HAV)近期感染的指标,是确诊甲型肝炎最主要的标记物。

②抗-HAV-IgG：见于甲型肝炎疫苗接种后或既往感染 HAV 的患者，为保护性抗体。

（2）乙型肝炎

①表面抗原（HBsAg）与表面抗体（抗-HBs）：HBsAg 阳性见于乙肝病毒（HBV）感染者。HBV 感染后 3 周血中首先出现 HBsAg。抗-HBs 阳性主要见于预防接种乙型肝炎疫苗或过去感染 HBV 并产生免疫力的恢复者。

②e 抗原（HBeAg）与 e 抗体（抗-HBe）：HBeAg 一般只出现在 HBsAg 阳性的血清中，HBeAg 阳性提示 HBV 复制活跃，传染性较强。抗-HBe 在 HBeAg 消失后出现，其阳性在临床上有两种可能：一是 HBV 复制减少或消失，此时患者病情趋于稳定；二是 HBV 前 C 区基因发生变异，此时 HBV 仍然复制活跃，有较强传染性，甚至病情加重。

③核心抗原（HBcAg）与核心抗体（抗-HBc）：HBcAg 主要存在于受感染的肝细胞核内，如检测到 HbcAg，表明 HBV 有复制。抗-HBc 出现于 HBcAg 出现后的 3～5 周，抗-HBc-IgM 存在于急性期或慢性乙型肝炎急性发作期，抗-HBc-IgG 是过去感染的标志，可保持多年。

④乙型肝炎病毒脱氧核糖核酸（HBV DNA）和 DNAP：均位于 HBV 的核心部分，是反应 HBV 感染最直接、最特异、最灵敏的指标。两者阳性提示 HBV 的存在、复制，传染性强。HBV DNA 定量检测有助于抗病毒治疗病例的选择及疗效判断。

 知识链接

乙肝五项检测结果分析

HBsAg	HBeAg	抗-HBs	抗-HBe	抗-HBc	结果分析
+	−	−	−	−	HBV 感染、无症状携带者
+	+	−	−	−	急、慢性乙肝、无症状携带者
+	+	−	−	+	急、慢性乙肝（传染性强）
+	−	−	+	+	急性感染趋向恢复
−	−	+	+	+	既往感染恢复期
−	−	+	+	+	既往感染恢复期
−	−	−	+	+	既往感染或"窗口期"
−	−	+	−	−	既往感染或接种疫苗

（3）丙型肝炎

①丙型肝炎病毒核糖核酸（HCV RNA）：在病程早期即可出现，而于治愈后很快消失，因此可作为抗病毒治疗病例选择及判断疗效的指标。

②丙型肝炎病毒抗体（抗-HCV）：是丙肝病毒感染的标记，抗-HCV-IgM 见于丙型肝炎急性期，病愈后可消失。

（4）丁型肝炎：血清或肝组织中 HDAg 和（或）HDV RNA 阳性有确诊意义。

（5）戊型肝炎：常检测抗-HEV-IgM 及抗-HEV-IgG。近期感染指标需结合临床进行判断。

【诊断要点】

有不洁饮食史者有助于甲、戊型肝炎的判断。有输血或应用血制品史、不洁注射史、手术史及肝炎密切接触史等,有助于乙、丙、丁型肝炎的判断。最近出现食欲减退、恶心、厌油、乏力、巩膜黄染、茶色尿、肝脏肿大、肝区痛等临床表现者,应考虑本病。病原学或血清学检测的阳性结果有助于确诊。

【治疗要点】

病毒性肝炎目前尚无可靠的抗病毒药物治疗。一般采用综合疗法,以适当休息和合理营养为主,给予适当的药物辅助治疗,同时避免饮酒、使用肝毒性药物及其他对肝脏不利的因素。

1.急性肝炎　主要是支持疗法和对症治疗,强调患者早期卧床休息,可选用护肝药物和中草药进行治疗。急性甲、戊型肝炎为自限性疾病,无需抗病毒治疗。成人乙型肝炎多数可以恢复,一般不主张抗病毒治疗。急性丙型肝炎应早期应用干扰素,其近期疗效可达70%。

2.慢性肝炎　根据患者具体情况采取抗病毒、免疫调节、降低转氨酶、保护肝细胞等中西医结合的治疗措施,以达到防止肝脏纤维化、改善肝功能、改善机体微循环的治疗效果。常用保肝药物有维生素类药物(如复合维生素 B、维生素 C、维生素 K 等)、促进解毒功能的药物(如葡醛内酯、还原型谷胱甘肽等)、促进能量代谢药物(如肌酐、ATP、辅酶 A 等)、促进蛋白代谢的药物(如肝安)等;抗病毒药物有干扰素和核苷类药物(如拉米夫定、阿的福韦、恩替卡韦等)。

3.重型肝炎　应加强护理、进行监护、密切观察病情。可采用阻断肝细胞继续坏死、促进肝细胞再生等治疗方法,改善肝脏微循环,预防和治疗各种并发症。有条件者可采用人工肝支持系统,争取肝移植。

【护理诊断/问题】

1.活动无耐力　与肝功能受损、能量代谢障碍有关。

2.营养失调:低于机体需要量　与食欲下降、呕吐、腹泻、消化和吸收功能障碍有关。

3.体温过高　与肝炎病毒感染、继发感染、大量肝细胞坏死有关。

4.有皮肤完整性受损的危险　与胆盐沉积刺激皮肤末梢神经引起瘙痒、水肿、长期卧床有关。

5.潜在并发症　上消化道出血、肝性脑病、干扰素治疗的不良反应。

【护理目标】

1.患者体力增强,能参加轻微的体力活动。

2.患者食欲恢复,体重增加,皮肤瘙痒减轻或消失,未发生破损及感染。

3.患者无并发症或并发症症状缓解。

4.患者了解肝炎的一般知识,积极配合治疗。

【护理措施】

1.休息与活动　休息可使全身及肝脏代谢降低,减轻肝脏的负担,增加肝脏的血流量,有利于肝脏病损的恢复。全身症状明显时,应严格卧床休息,保持情绪稳定,由护士照顾日常生活。症状减轻时,酌情增加活动量,以不疲劳为度。临床治愈出院后,应休息 1～3 个月,半年内不参加体力劳动。

2.饮食护理　急性期患者宜进食清淡、易消化、富含维生素的流质饮食,多食蔬菜和水果,保证足够热量,碳水化合物 250～400g/d,适当蛋白质(动物蛋白为主)1.0～1.5g/(kg·d),适当限制脂肪的摄入,腹胀时应减少牛奶、豆制品等产气食物的摄入,食欲差时可遵医嘱静脉补充葡萄糖、脂肪乳和维生素,食欲好转后应少食多餐,避免暴饮暴食。慢性肝炎患者宜进食适当高蛋白、高热量、高维生素、易消化的食物,蛋白质(优质蛋白为主)1.5~2.0g/(kg·d),但避免长期摄入高糖、高热量食物和饮酒。重型肝炎患者宜进食低盐、低脂、高热量、高维生素饮食,有肝性脑病倾向者应限制或禁止蛋白质摄入。

3.病情观察 观察患者消化道症状、黄疸、腹水等的变化和程度;观察患者的生命体征和神志变化,有无并发症的早期表现和危险因素。一旦发现病情变化,应及时报告医师,积极配合处理。

4.消毒与隔离 甲型和戊型肝炎患者应进行肠道隔离,隔离期为3~4周,患者的粪便及便器须用3%漂白粉浸泡消毒,食具用0.5%~1%过氧乙酸溶液浸泡消毒30~60分钟。乙型、丙型和丁型肝炎患者按血源性传染病及接触传染病隔离,患者的血液、唾液及其污染物、医疗器械,均需消毒,一次性注射器等用后即焚毁。凡被血液等污染的物品,要进行高压蒸汽消毒或焚毁。乙、丁型肝炎急性期患者应隔离到 HBsAg 转阴,恢复期仍不能转阴者,按 HBsAg携带者处理;丙型肝炎急性期患者隔离至病情稳定。乙型肝炎表面抗原携带者需要随诊,可以工作(但不应从事饮食、幼儿、自来水、血制品等工作),不能献血,严格遵守个人卫生。为阻断母婴传播,对新生儿最适宜的预防方法是应用乙肝疫苗加上高效价乙肝免疫球蛋白注射。

5.用药护理 遵医嘱用药,注意观察药物的疗效和不良反应。使用干扰素前应向患者及家属解释使用干扰素治疗的目的和不良反应,嘱患者一定要遵医嘱服药,不可自行停药或加量。常见的不良反应有:①发热:一般在注射干扰素的最初3~5次发生,以第1次注射后2~3小时发热最明显,低热至高热不等,可伴有头痛,肌肉、骨骼酸痛,疲乏无力等。反应随治疗次数增加逐渐减轻。应嘱患者多饮水,卧床休息,必要时对症护理。②胃肠道反应:部分患者可出现恶心、呕吐、食欲减退、腹胀等胃肠道症状,一般对症处理,严重者应停药。③脱发:有1/3~1/2的患者在疗程中、后期出现脱发,但停药后可恢复。④肝功能损害:极少数患者发生肝功能损害,出现黄疸、ALT 升高等,酌情继续治疗或停药。⑤神经精神症状:极少数患者在疗程后期可出现忧郁、焦虑等神经精神症状,严重者应减药或停药。⑥周围血象改变:患者会出现白细胞减少。若白细胞$>3\times10^9$/L,应坚持治疗,遵医嘱给予升白细胞药物;若白细胞$<3\times10^9$/L 或中性粒细胞$<1.5\times10^9$/L 或血小板$<40\times10^9$/L 可减少干扰素的剂量,甚至停药。

6.心理护理 护士应经常与患者沟通,建立良好的护患关系。鼓励患者宣泄悲伤和孤独等情绪,并为患者保密。向患者讲解疾病的治疗、自我保健及预后,使患者正确了解自身疾病的传染性,树立患者积极的人生观,使其保持乐观的情绪和战胜疾病的信心。

【护理评价】

1.患者体力是否增强,能否参加轻微的体力活动。

2.患者食欲有无恢复,体重有无增加,皮肤瘙痒是否减轻或消失。

3.患者有无并发症发生。

4.患者是否了解肝炎的一般知识,积极配合治疗。

【健康教育】

1.疾病知识指导 向患者及家属宣传病毒性肝炎的家庭护理和自我保健知识。慢性患者和无症状携带者应做到:①正确对待疾病,保持乐观情绪;②生活规律,劳逸结合,恢复期患者可参加散步、体操等轻微体育活动,待体力完全恢复后参加正常工作;③加强营养,适当增加蛋白质摄入,但要避免长期高蛋白、高热量饮食,戒烟酒;④不滥用药物,以免加重肝损害;⑤实施适当的家庭隔离,如患者的食具、用具及洗漱用品应专用,患者的排泄物、分泌物可用3%漂白粉消毒后弃去。患者应自觉注意卫生,养成良好的卫生习惯,防止唾液、血液及其他分泌物污染环境。家中密切接触者可行预防接种;⑥定期复查肝功能、病毒的血清学指标,以指导调整治疗方案。

2.疾病预防指导　甲型和戊型肝炎应预防消化道传播,重点在于加强粪便管理,保护水源,严格饮用水的消毒,加强食品卫生和食具消毒。乙、丙、丁型肝炎预防重点则在于防止通过血液和体液传播。对供血者进行严格筛查,做好血源检测。凡接受输血、手术及应用血制品的患者,定期检测肝功能及肝炎病毒标记物,以便早期发现由血液和血制品所致的各型肝炎。生活用具应专用。接触患者后用肥皂盒和流动水洗手。

3.易感人群指导　甲型肝炎易感者可接种甲型肝炎疫苗,接种者可在10日内注射人血清免疫球蛋白以防止发病。母亲 HBsAg 阳性者,新生儿出生后应立即注射高滴度抗-HBV-IgG(HBIG)及乙肝疫苗。医务人员、保育员及与 HBsAg 阳性者密切接触者,应考虑给予乙型肝炎疫苗接种。完成疫苗接种程序后1~3个月,如抗-HBs>10IU/L,提示已有保护作用。

第四节　麻疹患者的护理

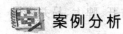 案例分析

患儿,2岁,发热咳嗽5天,伴眼睑水肿、呼吸困难,胸部、躯干皮肤出现散在红色皮疹3天,入院就诊。体格检查:T 38.8℃,P 100次/分,R 34次/分。眼结膜出血,胸腹、躯干可见散在红色皮疹,口腔两颊黏膜见柯氏斑,双肺闻及少许湿啰音。实验室检查:WBC 11.1×10⁹/L,RBC 4.12×10¹²/L,Hb 126g/L。X线胸片显示双肺散在点片状模糊阴影。

临床诊断:麻疹

麻疹(measles)是由麻疹病毒引起的急性呼吸道传染病,临床表现以发热、流涕、咳嗽、眼结膜充血、口腔麻疹黏膜斑及皮肤斑丘疹为特征。本病传染强,易造成流行。病后有持久免疫力。

【病原学】

麻疹病毒属副黏液病毒,只有一个血清型。电镜下呈球状或丝状,直径150~200nm,病毒中心为单链 RNA,外层为脂蛋白包膜,包膜有3种结构蛋白。其中基质蛋白(M蛋白)与组合病毒成分及病毒繁殖有关;血凝素(H蛋白)能够识别靶细胞受体,使病毒黏附于宿主细胞;融合蛋白(F蛋白)在病毒扩散时促使病毒细胞与宿主细胞融合。

麻疹病毒在外界生活能力较弱,对热、紫外线和一般消毒剂敏感,日光照射20分钟即可失去致病力,耐寒、耐干燥,低温下可生存数月或数年,在空气飞沫中保持传染性不超过2小时。

【流行病学】

1.传染源　人是麻疹病毒的唯一宿主,患者是唯一的传染源,从潜伏期最后2天至出疹后5天内,眼结膜、鼻、咽、气管的分泌物中都含有病毒,传染性最强,出疹后逐渐减退,恢复期不带病毒。

2. 传播途径 主要通过空气飞沫直接传播,密切接触者也可经手传播,间接传播少见。

3. 易感人群 未患过麻疹者均易感,易感者接触患者后 90% 以上发病,主要在 6 个月至 5 岁小儿间流行,6 个月内婴儿受母体保护,很少患病。一般患病后会有持久免疫力。

4. 流行特征 麻疹是一种传染性很强的传染病,全年均可发生,以冬、春季为多。因长期疫苗免疫的结果,平均发病年龄后移。青少年及成人发病率有所上升,育龄妇女患麻疹增多,甚至在局部地区有小的流行。

【临床表现】

潜伏期为 6~21 天,平均为 10 天左右。接种过疫苗可延至 3~4 周,潜伏期末有低热、全身不适。

1. 典型麻疹

(1)前驱期:从发热到出疹为前驱期,一般持续 3~4 天,起病急。主要以上呼吸道感染、发热和麻疹黏膜斑为特征,并伴有咳嗽、流涕、打喷嚏、流泪、畏光、结膜充血、眼睑水肿、全身乏力等。90% 患儿在发热 2~3 天双侧第二磨牙对面的颊黏膜上出现麻疹黏膜斑,此斑为 0.5~1mm 大小的灰白色小点,周围有红晕,一般在 2~3 天消失,具有早期诊断价值。

(2)出疹期:发热第 3~5 天开始出现典型皮疹,初见于耳后发际、颈部,渐至面部、躯干、四肢及手心、足底,为淡红色充血性斑丘疹,压之褪色,大小不等,直径 2~4mm,散在分布,继而皮疹增多,呈鲜红色,以后逐渐融合成暗红色,疹间皮肤正常。出疹高峰时全身毒血症状加重,体温可达 40℃,患者可有嗜睡或烦躁不安,甚至谵妄、抽搐。浅表淋巴结与肝、脾大,易并发肺炎、喉炎等,可出现心功能衰竭。

(3)恢复期:出疹 3~4 天达高峰后,体温开始下降,皮疹按出疹先后顺序消退,有糠麸样脱屑及浅褐色色素沉着,经 1~2 周消失,2~3 周内退尽,其他症状随之好转。

2. 非典型麻疹

(1)轻型麻疹:潜伏期长(21~28 天),发热程度低、发热时间短,皮疹稀疏色淡,无麻疹黏膜斑或不典型,病程 3~5 天,并发症少,多见于接受过疫苗免疫者。

(2)重型麻疹:起病急,持续高热,早期大量融合性皮疹,伴气促、发绀、抽搐,甚至昏迷。重型麻疹可分为中毒性、休克性、出血性及疱疹性麻疹。病情重,死亡率高。

(3)异型麻疹:发生在接种麻疹灭活疫苗后 4~6 年,再与麻疹患者接触者。病情较重,表现为高热、头痛、肌肉痛、无麻疹黏膜斑,发病后 2~3 天出现皮疹,由四肢逐渐扩散至躯干,伴有呼吸道卡他症状和四肢水肿。肝、脾有肿大。为自限性疾病,一般无传染性。

3. 常见并发症

(1)支气管肺炎:最常见,发生率为 12%~15%,麻疹病毒并发细菌性肺炎病情加重,有高热、咳嗽、脓痰、口唇发绀、肺部湿啰音等表现。白细胞增多,痰细菌培养可见金黄色葡萄球菌、肺炎球菌、流感杆菌等,也可是多种细菌混合感染。

(2)心肌炎:婴幼儿多见,有面色苍白、发绀、气急、心率快、肝大、心衰等症状。心电图显示 T 波和 ST 段改变。

(3)喉炎:2~3 岁小儿多见,有吸气性呼吸困难、缺氧等呼吸道梗阻症状。

【实验室及其他检查】

1. 血常规 白细胞计数正常或减少,淋巴细胞增多。若中性粒细胞增多提示继发细菌感染,淋巴细胞严重减少,提示预后不好。

2.血清学检查 可检测患者血清中的抗麻疹 IgM,有早期诊断价值。

3.病原学检查 早期从鼻咽部及眼分泌物和血液白细胞中分离出麻疹病毒可做特异性诊断。

【诊断要点】

典型麻疹诊断不难。在麻疹流行期间,易感者在 3～4 周内有麻疹接触史,典型麻疹的临床表现,如急起发热、上呼吸道卡他症状、结膜充血、口腔麻疹黏膜斑及典型皮疹等,即可诊断。非典型患者需依赖实验室检查。

【治疗要点】

1.一般治疗 呼吸道隔离,让患者卧床休息,室内保持温度、湿度适宜,清洁、通风,畏光患者房内光线要柔和,眼、鼻、口腔及皮肤可用生理盐水清洗,给予易消化富含高蛋白的食物,补充水分。

2.对症治疗 高热时可用小剂量解热药物和头部冷敷;咳嗽可用祛痰止咳药;剧烈咳嗽和烦躁时可用少量镇静药;继发感染时可用抗生素;患儿可给予维生素 A;必要时给氧;保证水、电解质及酸碱平衡。

【护理诊断/问题】

1.体温过高 与病毒血症、继发感染有关。

2.皮肤完整性受损 与麻疹病毒感染有关。

3.营养失调:低于机体需要量 与高热消耗多,食欲缺乏有关。

4.气体交换受损 与麻疹引起的支气管并发症有关。

5.潜在并发症 肺炎、喉炎、心肌炎、心力衰竭、呼吸衰竭。

【护理措施】

1.休息与隔离 呼吸道隔离,对患者隔离至出疹后 5 天,有并发症者延至出疹后 10 天。接触的易感者隔离观察 21 天。病室每天通风,保持安静、舒适,患者衣物每天暴晒 2 小时,减少探视与陪护,以预防继发感染。

2.饮食护理 发热期间消耗较大,鼓励患者少食多餐,进食清淡易消化的流质或半流质饮食,如牛奶、豆浆、稀粥等,经常更换食物品种增加食欲。多饮热汤,利于排毒、退热、透疹。恢复期应添加高蛋白、高维生素的食物,无需忌口。

3.病情观察 麻疹并发症多而且重,应密切观察生命体征;皮疹的出疹顺序、部位、颜色、量及形状;有无脱水、酸中毒及电解质紊乱、消化道异常、肺炎、心肌炎等并发症的表现。一旦出现相关病症,及时通知医生予以相应处理。

4.对症护理 绝对卧床休息至皮疹消退、体温正常。前驱期体温不超过 39℃可不予处理,体温太低会影响发疹。体温过高超过 40℃,可进行温水擦浴等物理降温方法(忌用酒精擦浴),或服用小剂量的退热药,以免发生惊厥。保持床单干燥和皮肤清洁。每日温水擦浴,勤剪指甲,以防抓伤皮肤引起继发感染。注意口、鼻、眼的清洁,可用生理盐水清洗双眼,再涂以抗生素眼液或眼膏。多饮水,每次进食后温水漱口,保持口腔清洁、黏膜湿润。皮疹痒者可涂擦炉甘石洗剂。

5.用药护理 未发现特异抗病毒的药物,病情严重的患者可早期使用丙种球蛋白肌内注射,高热者可给小剂量退热剂,咳嗽剧烈时予以镇咳药。

6.心理护理 注意观察和评估麻疹患者及家属的心理反应,对于患者因发热、皮疹导致的焦虑、烦躁现象,应做好解释工作,消除不良情绪,尽量满足患者的生理及心理需要,积极配合治疗。

【健康教育】

1.疾病知识指导 向患者、家属及其社区广泛宣传麻疹的病程、隔离时间、并发症及预后。为提高患者免疫力,8个月以上未患过麻疹的小儿需接种麻疹减毒活疫苗;体弱、年幼的患者可肌内注射人血丙种球蛋白或胎盘球蛋白。

2.预防疾病指导

(1)控制传染源:实施呼吸道隔离,做好宣传防治工作。

(2)切断传播途径:室内保持清洁、通风,密切接触患者的家属和医护人员,必须在流通空气中或日光下停留20分钟,才可接触其他易感者。

(3)保护易感人群:接种麻疹减毒活疫苗是预防麻疹的主要措施。

第五节 水痘患者的护理

案例分析

患儿,10岁。2天前出现发热、咽痛等不适症状,前胸和背部出现红斑、丘疹伴瘙痒,今日症状加重并出现水疱,来诊。体格检查:T 36.6℃,P 84次/分,R 20次/分,BP 114/76mmHg。神志清楚,营养良好,全身散在红斑、丘疹,红斑中有水疱,疱液清亮,部分破溃,以四肢、躯干为甚。全身浅表淋巴无肿大,双肺呼吸音欠清,未闻及干、湿啰音。血常规:WBC 8.5×10^9/L。

临床诊断:水痘

水痘(chickenpox)是由水痘-带状疱疹病毒引起的一种传染性极强的出疹疾病,多见于儿童。临床特征是同时出现的全身性丘疹、水疱及结痂,全身症状轻微。病后可获持久免疫力。

【病原学】

水痘-带状疱疹病毒属疱疹病毒科,呈球形,为双链的脱氧核糖核酸(DNA)病毒,直径150~200nm,为有包膜的对称20面体。该病毒只有一个血清型,人是已知的自然界唯一宿主。该病毒对外界抵抗力弱,不耐酸,不耐高温,不能在痂皮中存活,易被乙醚等消毒剂灭活。

【流行病学】

1.传染源 患者是主要的传染源,病毒存在于鼻咽分泌物及疱疹液中,出疹前1~2天至疱疹完全结痂均有传染性,易患儿童接触后90%发病,传染性极强。

2.传播途径 主要通过空气飞沫经呼吸道和直接接触疱疹的疱液传播,潜伏期供血者可通过血液传播,孕妇分娩前6天患病,可感染胎儿。

3.易感人群 任何年龄均可感染,6个月以下婴儿及大于20岁者较少发病,以15岁以下儿童发病为多,病后免疫力持久。

4.流行特征 呈全球性分布,一年四季均可发生,以冬、春季较多见。城市每2~3年可发生周期性流行,偏远地区偶可暴发。

【临床表现】

1.典型水痘 潜伏期为14~16天(10~24天),年长儿和成人在皮疹出现前24小时可出现前驱症状,表现为低热、咳嗽、咽痛、厌食、全身不适等,婴幼儿无前驱表现,皮疹和全身症状同时出现。发热 1～2 天后出疹,特点是:①分批出现红色斑疹或斑丘疹,迅速发展为卵圆形、清亮、泪滴状小水疱,周围有红晕,疱液先透明而后浑浊,疱疹易溃破,伴有瘙痒,1～2 天后疱疹从中心看是干枯和结痂的,持续一周左右痂皮脱落,一般不留瘢痕;②皮疹向心性分布,头部、躯干部密集而四肢皮疹散在,是水痘又一特征;③部分患者皮疹可发生在口腔、咽喉、结膜和阴道黏膜,早期为红色小丘疹,迅速变为水疱疹,易破溃形成浅溃疡;④水痘为自限性疾病,10 天左右自愈。

2.并发症　常见继发性皮肤细菌感染,也可并发水痘后脑炎、肝炎、肺炎等。

【实验室及其他检查】

1.血常规检查　血细胞计数正常或增高,淋巴细胞增多。

2.血清学检查　补体结合试验:患者出疹后 1～4 天出现补体结合抗体,2～6 周达高峰,6～12个月下降。

3.病原学检查

(1)病毒分离:将疱疹液接种于人胚成纤维细胞,分离病毒后鉴定。

(2)电镜:取新鲜疱疹基底组织直接在电镜下观察病毒颗粒。

(3)聚合酶链反应(PCR)方法:检测鼻咽部分泌物的 DNA,是快速而敏感的早期诊断方法。

【诊断要点】

在冬、春水痘好发季节,学龄前儿童出现发热和呼吸道症状,应注意仔细查体,询问有无与水痘患者的接触史。根据皮疹的特点,疱液特征,呈向心性分布,分批出现,瘙痒明显,各种疹型同时存在,出现黏膜疹,全身症状轻微或无,多能确立诊断。

【治疗要点】

1.对症治疗　隔离患者,发热期卧床休息,补充足够水分和营养,加强护理,防止疱液破溃感染。皮肤瘙痒可用炉甘石洗剂或口服抗组胺药。皮疹破溃可涂甲紫或新霉素软膏。继发感染早期选用敏感的抗生素。有并发症时及时对症治疗。

2.药物治疗　阿昔洛韦是目前首选用药,在发病后 24 小时用药有效。早期用干扰素可抑制皮疹发展。对有免疫缺陷及免疫抑制的患者,应尽早使用抗病毒药物治疗。

3.防止并发症　发现皮肤出现继发感染应选用有效抗菌药物。

【护理诊断/问题】

1.皮肤完整性受损　与水痘病毒对皮肤损害有关。

2.体温过高　与病毒血症、继发感染有关。

3.舒适改变　与皮肤瘙痒有关。

4.营养失调:低于机体需要量　与卧床休息、食欲下降有关。

5.潜在并发症　皮肤继发感染、肺炎、脑炎等。

【护理措施】

1.休息与隔离　让患者卧床休息。采取针对飞沫传播和接触传播的隔离预防措施。确诊的患者应隔离至全部皮损干燥结痂为止,接触过水痘的患者也要隔离观察 3 周。

2.饮食护理　给予高蛋白、高热量、富含维生素的易消化的流质、半流质饮食,如鸡蛋面、粥等;避免辛辣、油腻、刺激性食物。

3.病情观察 认真观察患者生命体征和皮疹的性质、分布、范围,有无继发感染,注意并发症的表现,一旦出现异常变化及时通知医生予以相应治疗。

4.对症护理 患者衣服宽大柔软,经常更换,保持床单位整洁、平整,以免造成不适。剪短指甲,保持双手清洁,防止抓破疱疹化脓感染,愈合后遗留疤痕。皮肤瘙痒未破溃处可涂擦炉甘石洗剂或碳酸氢钠。疱疹破溃、继发感染可局部使用抗生素软膏或口服抗生素药物。

5.用药护理 阿昔洛韦是治疗水痘的首选药物,口服或静脉滴注,使用时要注意观察胃肠道反应,及时监测肾功能。

6.心理护理 经常与患者沟通,多给予安慰,消除烦躁、焦虑的心理反应,安排一些利于身心健康的娱乐活动,保持心情愉快和充足的睡眠。

【健康教育】

1.疾病知识指导 在水痘的流行季节向社区的群众普及水痘知识,讲解水痘的发病过程及表现,实施适当的家庭隔离,加强皮肤护理,保持皮肤的完整性,给予营养丰富的饮食,注意观察病情的变化,正确使用药物,避免并发症的发生。

2.疾病预防指导 培养良好的卫生习惯,避免传染病和交叉感染,对易感儿童接种水痘疫苗,接种后15天产生抗体,30天抗体达高峰,免疫力持久。密切接触者应立即给予水痘减毒活疫苗,起到预防作用。患者应隔离至疱疹全部结痂为止,呼吸道分泌物、污染物应消毒。

第六节 流行性腮腺炎患者的护理

案例分析

患者,女,13岁,学生。因高热、乏力、头痛4天,呕吐2天入院。5天前,和正患有腮腺炎的表妹接触过。体格检查:T 39.5℃,P 86次/分,R 20次/分。嗜睡,轻度烦躁,皮肤无出血点,咽部红肿。实验室检查:WBC $3.9×10^9$/L,RBC $5.8×10^9$/L,L 0.3。

临床诊断:流行性腮腺炎

流行性腮腺炎(epidemic parotitis)俗称痄腮,是由腮腺炎病毒侵犯腮腺引起的急性呼吸道传染病。常可累及其他腺体组织及神经系统,引起脑膜脑炎、睾丸炎、卵巢炎和胰腺炎等。本病为自限性疾病,预后良好。

【病原学】

腮腺炎病毒属于副黏病毒,系核糖核酸(RNA)型,病毒直径为100～200nm,抵抗力不强,不耐热,对紫外线和一般消毒剂敏感。室温下,2～3天传染性即消失。感染腮腺炎病毒后发病与否都能产生免疫反应,再次发病少见。

【流行病学】

1.传染源 早期患者和隐性感染者为传染源。病毒存在于唾液中时间较长,患者腮腺肿大前7天至腮腺肿大后9天可从唾液中分离出病毒,这期间有高度传染性。

2.传播途径 空气飞沫及密切接触传播,孕妇也可通过胎盘传播。

3.易感人群 普遍易感。以1～15岁,尤其5～9岁儿童多见,成人曾患过显性或隐性感染后获得一定免疫力,发病率较低。病后有持久免疫力。

4.流行特征　一年四季均可发病,以冬、春季为发病高峰。一般散发,在卫生条件不良及人群密集处容易暴发流行。

【临床表现】

1.腮腺炎的主要表现　潜伏期为14~25天,平均18天。前驱期短,有发热、畏寒、咽痛、头痛、恶心、乏力等症状。起病急,以耳下部肿胀为首发症状。发病1~2天后,一侧腮腺肿大,发热,体温达40℃以上,耳后疼痛,腮腺逐渐肿大;2~3天后对侧肿大。腮腺肿大以耳垂为中心,向前、后、下发展,边界不清,局部皮肤紧张,表面发亮、发热但不红,呈梨形,有弹性,触之疼痛。张口、咀嚼、吞咽、进食酸性食物时腺体分泌增加,疼痛加剧。无脓性分泌物。腮腺肿大1~3天达高峰,持续4~5天,一周左右逐渐消退恢复正常。

2.腮腺炎病毒侵入神经系统、其他器官的症状

(1)脑膜脑炎:儿童腮腺炎中最常见的并发症,多数发生在腮腺肿大后4~5天,表现为发热、头痛、颈项强直等症状。预后良好,重症可引发后遗症或死亡。

(2)睾丸炎:多在腮腺肿大开始消退时患者又出现高热,睾丸明显肿胀和疼痛,可并发附睾炎、鞘膜积液和阴囊水肿。睾丸炎多为单侧,约1/3的病例为双侧受累。部分患者睾丸炎后发生不同程度的睾丸萎缩,严重者引起不育。

(3)卵巢炎:成年女性会表现为下腹部及腰背部疼痛,一般症状轻微,不影响受孕。

(4)胰腺炎:发生于腮腺肿大后数天,表现为发热、恶心、呕吐、上腹部剧痛等。

【实验室及其他检查】

1.血常规检查　白细胞计数正常或稍减少,淋巴细胞相对增高。

2.血清、尿淀粉酶测定　患者在发病早期血清和尿淀粉酶增高,可作为早期诊断依据,一般2周左右恢复正常。

3.血清学检查　血清特异性IgM抗体检测敏感性高、特异性强,结果阳性提示近期有感染。

4.病原学检查

(1)病毒分离:患者的唾液、血液、尿、脑脊液可分离出腮腺炎病毒。

(2)病毒RNA检测:用聚合酶链反应(PCR)技术检测,可明显提高可疑患者的诊断率。

【诊断要点】

依据流行史、接触史、症状和腮腺肿痛等特点,本病不难诊断。对可疑病例可进行血清学检查及病毒分离以确诊。

【治疗要点】

1.一般治疗　患者卧床休息,隔离,注意口腔卫生,多饮水,避免摄入酸性食物。

2.对症治疗　体温过高可采取物理降温和药物降温,疾病早期可给予利巴韦林静脉注射。

3.中医治疗　口服板蓝根冲剂或肌内注射板蓝根注射液;可用紫金锭、醋调如意黄金散、醋调青黛散外敷减轻疼痛、肿胀;必要时口服去痛片、阿司匹林等。

【护理诊断/问题】

1.体温过高　与腮腺炎病毒感染有关。

2.疼痛　与腮腺炎引起的肿胀有关。

3.营养失调:低于机体需要量　与高热消耗增多,进食、吞咽困难有关。

4.潜在并发症　脑膜炎、胰腺炎、卵巢炎、睾丸炎等。

5.焦虑 与腮腺炎引起的机体不适有关。

【护理措施】

1.休息与隔离 卧床休息。严密监测体温变化,给予物理降温,如温水擦拭、冰袋冷敷,必要时遵医嘱药物降温。采取呼吸道隔离,患者应隔离至腮腺完全消肿;密切接触者应观察3周;患者污染的用物用紫外线消毒。

2.饮食护理 给予高热量、高蛋白、富含维生素的易消化流质、半流质饮食,避免酸性、刺激性食物,维持水、电解质平衡。

3.观察病情 密切观察患者体温、脉搏、呼吸、血压,腮腺肿胀部位的变化,有无高热、剧烈头痛、呕吐、烦躁、惊厥的表现,注意有无并发症,发现异常及时通知医生采取相应的护理措施。

4.对症护理 用中药制剂调和外敷,保持湿润,以发挥药效并防止干裂引起的疼痛;局部冷敷也可减轻肿胀及疼痛;必要时可服用镇痛药。

5.用药护理 病情较重同时伴有脑膜炎、睾丸炎的患者可短期使用肾上腺皮质激素,使用时注意观察胃肠道反应、心悸等副作用。

6.心理护理 评估患者及家属的心理反应,认真做好解释工作,以亲切和蔼的态度讲解疾病的发生、发展、预后情况,消除其焦虑情绪,使其能积极配合治疗,早日康复。

【健康教育】

1.疾病知识指导 向患者及家属讲解流行性腮腺炎的临床特征和隔离措施、护理知识,做好隔离、用药、发热、疼痛、饮食等护理,密切观察病情,预防并发症。

2.预防疾病指导

(1)控制传染源:隔离患者至临床症状消失,有密切接触者应医学隔离3周,疑似患者应暂时隔离。

(2)切断传播途径:采取呼吸道隔离,患者污染的用物可用煮沸消毒处理,室内空气可用紫外线消毒。

(3)保护易感人群:主动采取腮腺炎减毒活疫苗进行皮内、皮下注射,也可采取气雾吸入法或喷鼻,免疫期为1年。孕妇、对鸡蛋白过敏者、先天或获得性免疫低下者禁用。易感儿接种麻疹、风疹、腮腺炎三联疫苗,也有良好的保护作用。

第七节 流行性乙型脑炎患者的护理

案例分析

患儿,5岁,因发热头痛4天,病情加重1天,高热呕吐2次就诊。体格检查:T 40℃,颈硬,双侧瞳孔小,膝反射亢进,巴氏征阳性。脑脊液:无色透明,压力250mmH$_2$O,WBC 100×10^6/L,N 0.75,L 0.25,糖2.8mmol/L,氯化物119 mmol/L,蛋白质0.8g/L。血象:WBC 14×10^9/L,N 0.86,L 0.14。居所蚊虫较多,居住环境条件差,有蚊虫叮咬史。近一周同村有十余名儿童以同样病状住院。

临床诊断:流行性乙型脑炎

流行性乙型脑炎(epidemic encephalitis B)简称乙脑,是由乙型脑炎病毒引起的以脑实质炎症为主要病变的中枢神经系统急性传染病。本病经蚊虫传播,常流行于夏秋季。临床特征为高热、意识障碍、抽搐、呼吸衰竭。病死率高,部分病例可留有严重后遗症。

【病原学】

乙型脑炎病毒简称乙脑病毒,属黄病毒科,为 RNA 病毒。病毒呈球形,直径 40~50nm。此病毒能寄生在人或动物的细胞内,尤其在神经细胞内更适宜生长繁殖,故又称嗜神经病毒。本病毒抵抗力不强,不耐热,56℃30 分钟或者 100℃2 分钟即可灭活,但对低温和干燥的抵抗力较强,用冰冻干燥法在 4℃冰箱中可保存数年。

【流行病学】

1.传染源　乙脑是人畜共患的自然疫源性疾病,人与许多动物都可成为本病的传染源。人被乙脑病毒感染后,可出现短暂的病毒血症,但病毒数量少且持续时间短,所以人不是本病的主要传染源。动物中的家畜、家禽和鸟类均可感染乙脑病毒。特别是猪的感染率高,幼猪经过一个流行季节几乎 100%受到感染,感染后血中病毒数量多,病毒血症期长,加上猪的饲养面广,更新率快,因此猪是本病的主要传染源。

2.传播途径　乙脑主要通过蚊虫叮咬而传播。库蚊、伊蚊和按蚊的某些种都能传播本病,而三带喙库蚊是主要传播媒介。在家禽的圈里,这种蚊虫最多,当它们叮咬感染乙脑病毒的动物尤其是猪后,病毒进入蚊体内迅速繁殖,然后移行至唾液腺,在唾液中保持较高浓度,经叮咬将病毒传给人和动物。由于蚊虫可携带病毒越冬,并且可经卵传代,所以蚊虫不仅为传播媒介,也是长期储存宿主。此外,被感染的候鸟、蠛蠓、蝙蝠也是乙脑病毒的越冬宿主。

3.人群易感性　人对乙脑病毒普遍易感,感染后多数呈隐性感染,感染后可获得较持久的免疫力。出现典型症状的只占少数。病例主要集中在 10 岁以下儿童,以 2~6 岁发病率最高,大多数成人因隐性感染而获得免疫力,婴儿可从母体获得抗体而具有保护作用。近年来由于儿童和青少年广泛接种疫苗,成人和老年人的发病率则相对增加。

4.流行特征　乙脑主要分布在亚洲。我国多数地区有本病流行。在热带地区乙脑全年均发生;温带和亚热带地区,乙脑呈季节性流行,80%~90%集中在 7、8、9 三个月,这主要与蚊虫繁殖、气温和雨量等因素有关。乙脑一般呈散发,家庭成员中少有多人同时发病。

【临床表现】

潜伏期为 4~21 天,一般为 10~14 天。典型病例可按病程分期。

1.初期　为病初的 1~3 天。起病急,体温在 1~2 天内上升至 39~40℃,伴有头痛、精神倦怠、食欲差、恶心、呕吐和嗜睡。少数患者可出现颈项强直和抽搐。

2.极期　病程的第 4~10 天,除初期症状加重外,突出表现为脑实质受损的症状。

(1)高热:体温高达 40℃以上,一般持续 7~10 天,发热越高,热程越长,病情越重。

(2)意识障碍:表现为嗜睡、谵妄、昏迷、定向力障碍等。神志不清最早可见于病程第 1~2 天,但多发生于第 3~8 天,通常持续 1 周左右,重型者可长达 1 个月以上。

(3)惊厥或抽搐:可由于高热、脑实质炎症及脑水肿所致,是病情严重的表现。表现为先出现面部、眼肌、口唇的小抽搐,随后肢体抽搐、强直性痉挛,历时数分钟至数十分钟不等,均伴有意识障碍。长时间或频繁抽搐,可导致发绀、脑缺氧和脑水肿,甚至呼吸暂停。

(4)呼吸衰竭:多见于重型患者。由于脑实质炎症、缺氧、脑水肿、颅内高压、脑疝和低血钠脑病等所致,其中以脑实质病变为主要原因。主要表现为中枢性呼吸衰竭,其特点为:呼吸节律不规则及幅度不均,可为双吸气、叹息样呼吸、潮式呼吸等,最后呼吸停止。此外,因并发肺炎或脊髓受侵犯而出现周围性呼吸衰竭,主要表现为呼吸困难、胸式或腹式呼吸减弱、发绀、呼吸频率先快后慢,但节律始终整齐。

高热、抽搐和呼吸衰竭是乙脑极期的严重表现,三者互相影响,呼吸衰竭为引起死亡的主要原因。

(5)颅内高压征:患者颅内压增高,表现为剧烈头痛、呕吐、血压升高和脉搏变慢。婴幼儿常有前囟隆起,重者发展为脑疝,常见有小脑幕切迹疝(主要压迫中脑)及枕骨大孔疝(压迫延髓)。脑疝的表现为颅内高压症状、昏迷加深、频繁抽搐、瞳孔忽大忽小、对光反射消失,最后常出现呼吸突然停止。

(6)其他神经系统症状和体征:多在病程10天内出现,第2周后很少出现新的神经系统表现。常有浅反射减弱或消失,深反射如膝、跟腱反射等先亢进后消失,病理性锥体束征阳性。昏迷患者可有肢体强直性瘫痪、偏瘫或者全瘫,肌张力增高。常出现脑膜刺激征(婴幼儿可无脑膜刺激征,但可出现前囟膨隆)。

3.恢复期   患者体温逐渐下降,神经系统症状和体征日趋好转,一般患者于2周左右可完全恢复,但重型患者需1~6个月才能逐渐恢复。

4.后遗症期   患病6个月后如仍留有精神、神经症状者称后遗症。主要有失语、肢体瘫痪、意识障碍、精神失常及痴呆等,经积极治疗后可有不同程度的恢复。

【并发症】

发生率为10%,以支气管肺炎最常见,多因昏迷使呼吸道分泌物不易咳出或应用人工呼吸器后引起。其次为肺不张、败血症、尿路感染、压疮等。重型患者可因应激性溃疡而发生上消化道大出血。

【实验室及其他检查】

1.血常规   白细胞总数增高,一般在$(10\sim20)\times10^9/L$,中性粒细胞达80%以上。部分患者血象始终正常。

2.脑脊液   外观无色透明或微浑浊,压力增高,白细胞多在$(50\sim500)\times10^6/L$之间,分类早期以中性粒细胞稍多,氯化物正常,糖正常或偏高。

3.血清学检查   ①特异性IgM抗体测定:该抗体在病后3~4天即可出现,2周时达高峰,可作为早期诊断指标。②补体结合试验:补体结合抗体,具有较高的特异性,抗体水平可维持1年,不能用于早期诊断,主要用于回顾性诊断或流行病学调查。

【诊断要点】

根据夏、秋季发病,10岁以下儿童多发等流行病学资料;临床表现为急起高热、头痛、呕吐、意识障碍、抽搐、呼吸衰竭、病理反射及脑膜刺激征阳性;实验室检查白细胞计数及中性粒细胞比例均增高,脑脊液呈无菌性脑膜炎改变可作出临床诊断。血清学检查,尤其是乙脑IgM抗体阳性可助确诊。

【治疗要点】

目前尚无特效抗病毒药物,主要是对症、支持、综合治疗。重点处理好高热、抽搐、呼吸衰竭等危重症状,具体方法如下:

1.高热   采取综合措施控制体温,使体温控制在38℃左右。

2.惊厥或抽搐   应针对引起抽搐的不同原因分别进行处理,通常进行脱水治疗、应用镇静剂并应注意保持呼吸道通畅。

3.防止呼吸衰竭　应根据病因进行相应治疗。脑水肿所致者用脱水剂治疗;中枢性呼吸衰竭者可用呼吸兴奋剂,如洛贝林、尼可刹米等;呼吸道分泌物梗阻所致者,应注意吸痰、体位引流、雾化吸入化痰药物等。吸氧及必要时使用人工呼吸器是维持有效呼吸功能、减少死亡率及后遗症的重要措施之一。还可选用血管扩张剂如山莨菪碱或东莨菪碱,以改善脑内微循环、解痉以及兴奋呼吸中枢。

此外,支持、综合治疗亦应重视,如给予高热量多维生素的饮食,保持水和电解质平衡、预防继发感染等。后遗症期应注意进行功能训练,可行理疗、针灸、体疗、高压氧治疗等。

【护理诊断/问题】

1.体温过高　与病毒血症及脑部炎症有关。

2.意识障碍　与中枢神经系统损害有关。

3.气体交换受损　与呼吸衰竭有关。

4.有皮肤完整性受损的危险　与昏迷、长期卧床有关。

5.有受伤的危险　与惊厥、抽搐发作有关。

6.潜在并发症　颅内压增高、脑疝、继发感染。

【护理措施】

1.休息与体位　将患者安置于安静、光线柔和、配有防蚊设备的房间内,室温至少控制在30℃以下,防止声音、强光刺激,住院隔离至体温正常;嘱患者卧床休息,意识障碍者可专人看护,做好生活护理及皮肤、眼、鼻、口腔的清洁护理,防止压疮形成;有计划地集中安排各种检查、治疗及护理操作,减少对患者的刺激,以免诱发惊厥或抽搐。

2.饮食护理　按不同病期给予不同饮食,以补充营养。早期可鼓励患者多进食清淡流质饮食,如牛奶、米汤、豆浆、绿豆汤、果汁等;有吞咽困难或昏迷不能进食者给予鼻饲,每日少量多次缓慢注入,以防冲击胃壁引起反射性呕吐,或按医嘱静脉补充足够的营养和水分;恢复期应逐步增加有营养、高热量的饮食。

3.病情观察　密切观察呼吸频率及节律、血压、意识状态、瞳孔形状及大小变化、对光反射等。如发现患者两眼呆视,面部及口角、指(趾)抽动、惊厥等,及时告知医生,并积极协助处理。及早发现并发症,如患者出现咳嗽、呼吸困难、面色发绀警惕合并肺炎;出现呕血或黑便要警惕上消化道出血的可能。

4.对症护理

(1)高热:采取以物理降温为主,药物降温为辅的措施,如效果不佳可按医嘱使用退热药物;如高热伴有四肢厥冷者提示有周围循环不良,禁用冷敷和酒精擦浴。

(2)惊厥或抽搐:当出现惊厥或抽搐时,将患者置于仰卧位,头偏向一侧,保持呼吸道通畅,及时清除口咽部分泌物,如吸痰等。若舌后坠阻塞呼吸道,可用缠有纱布的舌钳拉出,必要时行气管切开。抽搐时可用缠有纱布的压舌板或开口器置于患者上下臼齿之间,防止舌咬伤,注意患者安全,防止坠床。

5.用药护理　遵医嘱用药,正确使用呼吸兴奋剂、镇静剂、脱水剂,注意观察药物疗效和不良反应。

6.心理护理　疾病初期患者常由于起病突然、症状明显、担心病情恶化而出现焦虑不安、紧张、急躁等不良情绪;刚清醒的患者其思维能力及接受外界刺激的能力均较差,感情脆弱,易哭泣和激动;疾病后期有功能障碍或后遗症者,易产生抑郁、悲观等不良情绪,迫切希望得到家人和医务人员的关心和支持。因此,在护理过程中要尽可能避免对患者的各种刺激,使其保持安静,尤其对有功能障碍或后遗症者,要帮助患者适应环境,要有高度的责任心和同情心,给予患者关心和照顾,并鼓励患者积极配合治疗,同时引导其家属和亲友给予患者心理支持和帮助,以使其尽快康复。

【健康教育】

1.疾病知识指导　乙脑患者出院时如仍遗留有瘫痪、失语、痴呆等神经精神症状时,应向患者及家属阐明积极治疗的意义,尽可能争取在 6 个月内恢复,以防成为不可逆的后遗症。鼓励患者坚持康复训练和治疗、定期复诊,指导家属采取切实可行的护理措施及康复疗法,如鼻饲、按摩、肢体功能锻炼及语言训练等,协助患者恢复健康。

2.疾病预防指导　夏季应大力开展防蚊、灭蚊工作,冬季应消灭越冬蚊,春季应消灭蚊的幼虫及其孳生地;在流行季节利用蚊帐、避蚊油、烟熏剂等防止蚊虫叮咬。对 10 岁以下的儿童和从非流行区进入流行区的易感者进行乙脑疫苗的接种是预防乙脑流行的关键;加强对家畜的管理,流行地区在流行季节前,对猪接种疫苗能有效地控制乙脑在猪群中的传播流行,有助于降低人群发病率。介绍乙脑的流行病学特点、主要临床特征等,以便及时发现患者,使在流行季节出现高热、头痛、意识障碍等表现的患者能尽快送医院诊治。

第八节　艾滋病患者的护理

案例分析

李先生,48 岁。因"食欲减退、盗汗、消瘦、咳嗽与咳痰半年,乏力、低热及腹泻 2 月"入院。8 年前曾在非洲援外工作 2 年。体格检查:T 37.8℃,P 85 次/分,R 20 次/分,BP 110/80mmHg。舌苔两侧缘有白斑,颌下、颈部及腋下淋巴结肿大、质软、无压痛、无粘连、可活动。右肺可闻及湿啰音,律齐,心脏无杂音。两前臂有瘀斑,腹部皮肤可见大小不一的疱疹。血常规:WBC 3.5×10^9/L,N 0.7,L 0.3,CD4$^+$T 淋巴细胞降低。血清学检查:抗-HIV-1(+)。痰培养及镜检发现卡氏肺孢子虫。

临床诊断:获得性免疫缺陷综合征

艾滋病,即获得性免疫缺陷综合征(acquired immune deficiency syndrome,AIDS)是由人类免疫缺陷病毒(简称 HIV)所引起的慢性致命性传染病。HIV 特异性侵犯并破坏辅助性 T 淋巴细胞(CD4$^+$T 淋巴细胞),导致机体免疫功能部分或完全丧失,继而发生机会性感染和恶性肿瘤等。AIDS 主要经性接触和血液途径传播。

【病原学】

艾滋病病毒是单链 RNA 病毒,属反转录病毒科慢病毒亚科,分为 HIV-1 型和 HIV-2 型,世界各地的 AIDS 主要由 HIV-1 型引起,HIV-2 型在西非等地方性流行。成熟 HIV 为球形,直径 90~140nm。核心呈棒状或球状结构,含有 2 条单链 RNA、反转录酶、蛋白酶和整合酶。包膜由双层脂质外膜糖蛋白(gp120)、跨膜糖蛋白(gp41)和磷脂蛋白构成。HIV 在外界的抵抗力不强,对热敏感,56℃环境中 30 分钟就可灭活,25%以上浓度的乙醇、0.2%的次氯酸钠和漂白粉都能将其灭活。对 0.1%的甲醛、紫外线、γ 射线不敏感。

【流行病学】

1. 传染源 患者和无症状 HIV 携带者是本病的传染源。病毒主要存在于血液、精液、子宫与阴道分泌物中,唾液、眼泪和乳汁也有传染性。

2. 传播途径

(1)性接触传播:为艾滋病的主要传播途径。

(2)注射和血源途径:静脉药瘾者共用针头或输注含病毒的血液和血制品。

(3)母婴传播:感染 HIV 孕妇可通过胎盘、分娩过程及产后分泌物、哺乳传给婴儿。

(4)其他途径:移植入 HIV 感染者器官、被污染针头刺伤或破损伤口被污染等。

3. 易感人群 人群普遍易感。性乱者、静脉药瘾者以及血制品应用者为本病的高危人群。

【临床表现】

本病潜伏期长,一般认为约 2～10 年可发展为艾滋病。

1. 艾滋病分期

(1)急性 HIV 感染期(Ⅰ期):感染 HIV 2～6 周后,可出现急性病毒感染症状,表现为发热、咽痛、头痛、皮疹、肌痛、关节痛、腹泻及淋巴结肿大等,持续 3～14 日后自行缓解。此期 HIV 大量复制,HIV 抗体可呈阳性反应。

(2)无症状 HIV 感染期(Ⅱ期):此期可延续 2～10 年,除可有持续性全身淋巴腺病外,很少有其他症状或体征。血清学可检出 HIV 和 HIV 抗体。

(3)持续性全身淋巴结肿大期(Ⅲ期):除腹股沟淋巴结外,全身其他部位(如颈、枕下、腋下等)两处或两处以上淋巴结肿大。淋巴结一般肿大持续 3 个月以上,无自觉症状。

(4)艾滋病期(Ⅳ期):艾滋病病毒感染的最终阶段。此期临床表现复杂,因免疫功能严重缺陷,易发生机会性感染和恶性肿瘤,可累及全身各个系统和器官,且常有多种感染和肿瘤并存,出现各种严重的综合病症。常有以下 5 种表现:①体质性疾病:发热、乏力、盗汗、体重下降、厌食、慢性腹泻、肝脾大等。②神经系统症状:头痛、癫痫、下肢瘫痪、进行性痴呆。③机会性感染:原虫、真菌、结核杆菌和病毒感染。④继发肿瘤:常见卡波西肉瘤和非霍奇金淋巴瘤。⑤继发其他疾病:慢性淋巴性间质性肺炎等。

2. 各系统临床表现

(1)肺部:以肺孢子菌肺炎最常见,且是本病机会性感染死亡的主要原因,表现为间质性肺炎。念珠菌、疱疹和巨细胞病毒、结核菌、卡波西肉瘤均可侵犯肺部。

(2)消化系统:念珠菌、疱疹和巨细胞病毒引起口腔和食管炎症或溃疡最为常见,表现为吞咽疼痛和胸骨后灼烧感。胃肠黏膜常受到疱疹病毒、隐孢子虫、鸟分枝杆菌和卡波西肉瘤的侵犯,引起腹泻和体重减轻。隐孢子虫、鸟分枝杆菌、巨细胞病毒感染肝脏,可引起肝大和肝功能障碍。

3. 中枢神经系统

(1)机会性感染:如脑弓形虫、隐球菌脑膜炎及巨细胞病毒脑炎等。

(2)机会性肿瘤:如原发性脑淋巴瘤和转移性淋巴瘤。

(3)HIV 直接感染中枢神经系统:引起艾滋病痴呆综合征和无菌性脑炎。

4. 皮肤黏膜 肿瘤性病变,如卡波西肉瘤可引起紫红色或深蓝色浸润或结节。机会性感染可有白色念珠菌或疱疹病毒所致的口腔感染。

5. 眼部 巨细胞病毒、弓形虫引起视网膜炎、眼部卡波西肉瘤等。

【实验室及其他检查】

1.常规检查 可有不同程度贫血,血小板减少,血沉加快。

2.免疫学检测 T细胞绝对值下降,CD4$^+$T细胞计数下降,CD4/CD8比值<1.0。

3.血清学检查

(1)HIV-1抗体:p24和gp120抗体,ELISA法2次阳性,经免疫印迹法(WB)或固相放射免疫沉淀法(SRIP)证实阳性可确诊。

(2)HIV抗原检测:ELISA检测p24抗原。

4.HIV RNA检测 用免疫印迹法或RT-PCR法,定量检测既有助于诊断,又可判断疗效及预后。

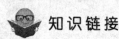 **知识链接**

酶联免疫吸附剂测定

酶联免疫吸附剂测定(enzyme linked immunosorbent assay,ELISA)指将可溶性的抗原或抗体吸附到聚苯乙烯等固相载体上,进行免疫反应的定性和定量方法。ELISA现已成为目前分析化学领域中的前沿课题,它是一种特殊的试剂分析方法,是在免疫酶技术的基础上发展起来的一种新型的免疫测定技术。此方法对于机体各部位的感染和损伤的检测具有非常重要的临床意义。

【诊断要点】

艾滋病病毒抗体阳性,又具有下述任何一项者为实验确诊(疑似)艾滋病患者。①近期内(3~6个月)体重减轻10%以上;②间歇或持续发热达1个月以上;③慢性咳嗽或腹泻1个月以上;④全身淋巴结肿大;⑤反复出现带状疱疹或慢性散播性单纯疱疹;⑥口腔念珠菌感染。

【治疗要点】

目前缺乏根治HIV感染的有效药物,临床上多采用综合治疗:即抗HIV治疗、预防和治疗机会性感染、增加机体免疫功能、支持疗法及心理咨询。其中以抗病毒治疗最为关键,其可能取得的效果是:最大程度的抑制病毒复制,重建机体免疫功能,提高感染者生活质量,从而降低和减少与HIV相关疾病的发生率和死亡率。目前抗HIV的药物可分为三大类:①核苷类似物反转录酶抑制剂,如齐多夫定、拉米夫定等,是本病的主要治疗药物。②非核苷类似物反转录酶抑制剂,常用药有奈韦拉平。③蛋白酶抑制剂,包括沙奎那韦、茚地那韦等。

【护理诊断/问题】

1.有感染的危险 与免疫功能受损有关。

2.营养失调:低于机体需要量 与食欲缺乏、慢性腹泻及并发机会感染和肿瘤消耗有关。

3.活动无耐力 与HIV感染、并发各种机会感染和肿瘤有关。

4.社交孤立 与对患者实施强制性管理及被他人歧视有关。

5.潜在并发症 各种机会性感染、肿瘤。

【护理措施】

1.休息与隔离 急性感染期和艾滋病期应绝对卧床休息,以减轻症状;无症状感染期时,可以正常工作,但应避免过度劳累。病室环境宜安静、舒适、空气新鲜。艾滋病患者应在执行血液/体液隔离的基础上实施保护性隔离措施,并加强口腔及皮肤护理,防止继发感染。

2.饮食护理 给予高热量、高蛋白、高维生素、易消化的饮食,以保证营养供给,增强机体抗病能力。同时根据患者的饮食习惯,注意食物的色香味,少量多餐,设法促进患者食欲。若有呕吐,应在餐前 30 分钟给予止吐药。有腹泻,但能进食者应给予少渣、少纤维素、高蛋白、高热量、易消化的流质或半流质饮食,鼓励患者多饮水,忌食生冷硬及刺激性食物。对不能进食、吞咽困难者给予鼻饲。必要时静脉补充机体所需营养和水分。

3.病情观察 全面观察患者的情况,定期测量体重,监测体温、脉搏、呼吸、血压等的变化及精神状况的改变。密切观察有无肺部、胃肠道、中枢神经系统、皮肤黏膜等机会性感染的发生,以便早期发现、及时治疗。

4.对症护理 针对患者出现的各种症状,如发热、咳嗽、呼吸困难等进行对症护理。长期卧床者应定时翻身,防止压疮发生;长期腹泻者做好肛周皮肤的护理;若有呕吐,遵医嘱给予止吐药,及时清理呕吐物,保持患者衣服及床单位清洁。

5.用药护理 观察抗病毒药物的疗效和不良反应。齐多夫定等药物在应用时,应注意其严重的骨髓抑制作用,检测全血细胞计数,早期表现为巨幼红细胞性贫血,晚期可有中性粒细胞和血小板减少,亦可出现恶心、头痛和肌炎等症状。若中性粒细胞$<1.5\times10^9$/L 时,应报告医生。

6.心理护理 艾滋病患者具有特殊的心理状态,尤其是由不良行为造成的 AIDS 患者,除忍受一般疾病的痛苦外,还常处于亲人的埋怨、朋友离弃的境地,常受到社会的歧视。一般具有孤独、恐惧、自责、羞愧、自卑的心理障碍,所以护理人员应了解患者的心理状态和情绪变化,尊重患者,承诺保守隐私,关心体谅患者。注重谈话方式和技巧,认真倾听,取得患者的信任。鼓励亲属、朋友给患者提供生活和精神上的帮助,解除患者的孤独、恐惧感。

【健康教育】

1.疾病知识指导 向患者、家属及其社区群众讲解艾滋病的基本知识、传播方式、预防措施及保护他人和自我健康监控的方法。对 HIV 感染者实施管理,包括:①定期或不定期的访视及医学观察;②出现症状、并发感染或恶性肿瘤者,应住院治疗;③严禁献血、献器官、精液,性生活应使用避孕套;④患者的血、排泄物、分泌物应用 0.2% 次氯酸钠或漂白粉等消毒液进行消毒;⑤已感染 HIV 的育龄期妇女应避免妊娠、生育,以防母婴传播,HIV 感染的哺乳期妇女应人工喂养婴儿。

2.预防疾病指导 开展广泛的宣传教育和综合治理,通过传媒、社区教育等多种途径使群众了解艾滋病的病因和传染途径,做好自我防护,尤其加强性道德教育;保障安全血液供应,提倡义务献血,严格血液及血制品管理;注射、手术、拔牙等应严格无菌操作,使用一次性注射用品,不共用针头、注射器;加强静脉药物依赖者的管理。

第九节 细菌性痢疾患者的护理

案例分析

患儿,6 岁,其母述患儿昨日玩耍正常,晚 10 点出现发热,夜间体温升至 40℃,口服退热药无效。今晨突然四肢抽搐,两眼上翻,口吐白沫,持续数分钟。病后未见咳嗽及咽痛。未解大便,小便少。病前一日有食未洗生黄瓜史。体格检查:T 40℃,P 150 次/分,神志不清,呼之不应,呼吸急促,面色苍白,口唇发绀,四肢末梢冰冷,双侧瞳孔等大,对光反应迟钝。颈软,心肺及腹部查体未发现阳性体征。双侧膝腱反射稍活跃,克氏征、布氏征及巴氏征均阴性。实验室检查:WBC $22×10^9$/L,N 0.90。

临床诊断:急性中毒型细菌性痢疾(混合型)

细菌性痢疾(bacillary dysentery)简称菌痢,是由志贺菌属细菌(痢疾杆菌)引起的肠道传染病,故亦称为志贺菌病(shigellosis)。主要临床表现为畏寒、高热、腹痛、腹泻、排黏液脓血便以及里急后重等。严重者可出现感染性休克和(或)中毒性脑病。

【病原学】

病原菌为志贺菌属,革兰阴性杆菌。无鞭毛及荚膜、有菌毛。对营养要求不高,在普通培养基上可以生长。

按其抗原结构和生化反应不同分为 4 群 40 个血清型(不包括亚型):A 群(志贺菌群)、B 群(福氏菌群)、C 群(鲍氏菌群)、D 群(宋内氏菌)。我国流行的菌群以 B 群为主,其次为 D 群。各血清型均可产生内毒素,是造成患者全身中毒症状的主要原因。痢疾杆菌还可产生外毒素(志贺毒素),具有神经毒、选择性细胞毒和肠毒样作用,引起更严重的临床表现。

该菌在外界环境中生存能力较强,可在瓜果、蔬菜以及污染物上生存 1~3 周。但对理化因素的抵抗力较弱,日光直接照射 30 分钟、加热 60℃10 分钟、煮沸 2 分钟均可死亡。对各种化学消毒剂敏感。

【流行病学】

1.传染源　患者和带菌者为传染源,其中后者及慢性患者或轻症患者易被忽略,因此在流行病学上意义更大。

2.传播途径　通过粪-口途径传播。粪便中的病原菌污染食物、水或手,经口感染。

3.易感人群　人群普遍易感。患病后可获得一定的免疫力,但持续时间较短,且不同菌群和血清型之间无交叉免疫,易于反复感染。

4.流行特征　本病终年散发,但有明显季节性,以夏秋季多见,与苍蝇活动、气候条件、夏季饮食习惯等因素有关,多见于卫生条件较差地区。

【临床表现】

潜伏期 1~2 天。根据临床表现分为急性菌痢和慢性菌痢。

1.急性菌痢

(1)普通型(典型):起病急,有畏寒、发热、体温可达 39℃。腹痛、腹泻及里急后重,每天排便数十次。初为稀便或水样便,可迅速转变为黏液脓血便,里急后重更为明显,可出现左下腹压痛和肠鸣音亢进。大多数患者 1 周左右痊愈,少数患者可转为慢性。

(2)轻型(非典型):全身毒血症状轻,腹泻次数少,大便糊状或稀便,常无脓血,腹痛轻,病程短,3~6 天后可自愈,少数患者亦可转慢性。

(3)中毒型:多见于 2~7 岁儿童,成人少见。起病急骤,突起畏寒、高热,体温可达 40℃以上,病势凶险,有严重的全身毒血症状,精神萎靡、反复惊厥,可迅速发生循环衰竭和呼吸衰竭,而消化道症状多不明显,可无腹泻和脓血便。如做生理盐水灌肠或直肠拭子取标本镜检,可发现大量脓细胞和红细胞。临床上分为 3 型:

①休克型(周围循环衰竭型)：较为多见,以感染性休克为主要表现。患者可出现面色苍白、四肢湿冷、脉搏细速、血压正常或偏低。后期血压下降甚至测不出,皮肤花纹明显,伴有不同程度意识障碍,并可出现心、肾功能不全的症状。

②脑型(呼吸衰竭型)：中枢神经系统症状为其主要临床表现。由于脑血管痉挛导致脑缺氧、脑水肿、颅内压增加,甚至脑疝。患者可出现烦躁不安、惊厥、昏迷、瞳孔不等大和对光反射消失等。严重者出现中枢性呼吸衰竭,最终可因呼吸衰竭而死亡。

③混合型：具有以上两型的表现。常先出现高热、惊厥,如未能及时抢救,则迅速发展为呼吸衰竭和循环衰竭。是最凶险的类型,病死率很高。

2.慢性菌痢　菌痢反复发作或迁延不愈,病程超过 2 个月以上者,即为慢性菌痢。慢性菌痢分为以下三型。

(1)慢性迁延型：急性菌痢后,病情迁延不愈,表现为长期反复出现腹痛、腹泻或腹泻与便秘交替。大便为稀便、黏液便或脓血便,大便间歇排菌。

(2)急性发作型：有慢性菌痢病史,常因进食生冷食物、受惊或劳累等因素,而诱发急性菌痢样症状,但发热等全身毒血症症状不明显。

(3)慢性隐匿型：1 年内有急性菌痢病史,长期无临床症状,但大便培养阳性,乙状结肠镜检有异常发现。

【实验室及其他检查】

1.血常规　无特异性,急性期患者的白细胞数及中性粒细胞数增加,慢性患者可有轻度贫血。

2.粪便检查　黏液脓血便,量少,常无粪质。镜检可见满视野散在的红细胞以及大量成堆的白细胞或脓细胞和少量巨噬细胞。

3.病原学检测　大便培养检出志贺菌有助于菌痢的确诊及抗菌药物的选用。在抗菌药物使用前采集新鲜标本,及时取脓血部分送检以及早期多次送检均有助于提高细菌培养阳性率。

【诊断要点】

典型菌痢患者的诊断并不困难,如遇发热、腹泻、腹痛及排脓血便的患者均应考虑菌痢的可能。粪便常规检查和细菌培养对临床诊断和确诊有重要价值。儿童在流行季节突发高热、惊厥,需要警惕是否为中毒型菌痢,应做肛拭或灌肠取大便镜检或培养。

【治疗要点】

1.急性菌痢

(1)一般治疗：有脱水者口服或静脉补液,保证水、电解质及酸碱平衡。高热患者可用退热药物或物理降温。腹痛剧烈者给予解痉药如阿托品。

(2)病原治疗：喹诺酮类药物对痢疾杆菌有较强的杀菌作用,是目前治疗细菌性痢疾较理想的药物,如环丙沙星、诺氟沙星、左氧氟沙星等。复方磺胺甲基异噁唑、第 3 代头孢菌素等也可酌情选用。

2.中毒性菌痢　病情凶险、变化迅速,故需密切观察病情变化,采取综合措施抢救治疗。应用有效药物静脉滴注,如选用环丙沙星、氧氟沙星或选用头孢菌素如头孢噻肟。亦可两药合用,原则上疗程不短于 5 天。对症采取降温、抗休克、降低颅内压等急救措施。

3.慢性菌痢　由于慢性菌痢病因复杂,可采用全身与局部相结合的治疗原则。

(1)病原治疗：根据病原药敏结果选用有效抗菌药物。可联合应用 2 种不同类型的抗菌药物,疗程须适当延长,必要时可予多个疗程治疗。亦可给予药物保留灌肠疗法,灌肠液中添加小剂量肾上腺皮质激素可提高疗效。

(2)对症治疗:有肠道功能紊乱者可用镇静或解痉药物。抗菌药物使用后,菌群失调引起的慢性腹泻可予微生态制剂服用。

【护理诊断/问题】

1.体温过高　与痢疾杆菌感染有关。

2.腹泻　与痢疾杆菌引起的肠道病变有关。

3.组织灌注量改变　与内毒素导致微循环障碍有关。

4.潜在并发症　中枢性呼吸衰竭。

【护理措施】

1.休息与体位　实施消化道隔离,对粪便、呕吐物及污染物进行严格消毒。急性期应卧床休息,对频繁腹泻伴发热、虚弱无力者协助其床边排便以减少体力消耗;中毒型菌痢患者应绝对卧床休息,专人监护,安置平卧位或休克位,注意保暖。

2.饮食护理　严重腹泻呕吐时暂禁食,可静脉补充所需营养。待病情缓解能进食后,给予高蛋白、高维生素、易消化、清淡流质或半流质饮食,少量多餐,忌生冷、多渣、油腻或刺激性食物,并逐渐过渡到正常饮食。

3.病情观察　密切观察排便次数、粪便量和性状;重点观察生命体征、脱水体征、休克征象、脑水肿及脑疝表现等。发现异常及时报告医生,并配合抢救。

4.对症护理　腹痛剧烈者可用热水袋热敷,或遵医嘱使用阿托品或颠茄制剂;发热时除采取常规降温措施外,可用2%冷(温)盐水低压灌肠,以达到降温和清除肠内积物的目的;对惊厥患者应注意安全,防止跌伤或舌咬伤,并保持病室安静,避免声光刺激;有休克表现者可调高室温、加盖棉被或用热水袋,给予吸氧。

5.用药护理　应注意给药剂量、用法、间隔时间及观察不良反应。

6.心理护理　由于患者及其家属对本病认识不足,往往伴有焦虑、恐惧、紧张等心理障碍,因此,要注意做好心理支持,使患者保持情绪稳定。通过解释、鼓励和提高患者的认知水平来调节情绪。

【健康教育】

1.疾病知识指导　向患者及家属讲解对休息、饮食、饮水的要求。教给患者做肛门周围皮肤护理的方法和留取粪便标本的方法。还应告知患者遵医嘱及时、按时、按量、按疗程坚持服药,一定要在急性期彻底治愈,以防转变成慢性痢疾。患者出院后仍应避免过度劳累、受凉、暴饮暴食,以防菌痢再次发作。向慢性痢疾患者介绍急性发作的诱因,如进食生冷食物、暴饮暴食、过度紧张、劳累、受凉和情绪波动等。

2.疾病预防指导　对患者进行消化道隔离,并给予全程治疗,直至症状消失,两次便检培养阴性后方可解除隔离。对接触者观察1周,对从事饮食、保育、供水系统等重点行业人群应定期进行粪便检查,发现带菌者即调离工作,并彻底治疗。搞好个人及环境卫生,注意饮食及饮水卫生。在痢疾流行期间,口服多价痢疾减毒活菌苗可增强机体免疫力。

第十节 猩红热患者的护理

案例分析

患者,女,9岁,学生。因 2 天前发热、咽痛、食欲降低、乏力,耳后、躯干、四肢有红色斑疹,伴痒感入院。体格检查:T 39.3℃,P 89 次/分,R 20 次/分,扁桃体肿大,全身出现粟粒状皮疹,腋下出现帕氏线。实验室检查:WBC $12×10^9$/L,N 0.82%。

临床诊断:猩红热

猩红热(scarlet fever)是由 A 组 β 型溶血性链球菌(又称化脓链球菌)所引起的急性呼吸道传染病。临床表现为起病急,发热、咽峡炎、全身弥漫性鲜红色皮疹和皮疹消退后脱屑明显。少数患者病后可出现变态反应性心、肾、关节并发症。

【病原学】

A 组 β 型溶血性链球菌是本病的致病菌,直径为 $0.5～2.0\mu m$,呈球形或卵圆形,革兰染色阳性。该菌对热和干燥抵抗力较弱,56℃30 分钟和一般消毒剂均可将其杀灭,在脓液和痰液中能生存数周。致病力由细菌本身及其产生的毒素和蛋白酶类引起。主要毒素有:红疹毒素,可引起发热和皮疹,抑制吞噬系统功能;溶血素,溶解红细胞、杀伤白细胞、血小板及损伤心功能。主要的酶有链激酶、透明质酸酶等。

【流行病学】

1. 传染源 主要是患者和带菌者,A 组 β 型溶血性链球菌引起的咽峡炎患者,排菌量大,是重要传染源。自发病 24 小时至疾病高峰传染性最强。

2. 传播途径 主要通过空气、飞沫直接传播;也可由食物、衣服等间接传播;还可经皮肤伤口或产道感染。

3. 易感人群 人群普遍易感,以 3～7 岁儿童发病率高,感染后机体可产生抗菌免疫和抗毒素免疫。

4. 流行特征 本病多见于温带地区。全年均可发病,以冬、春季较多。可见于任何年龄,以儿童最为多发。

【临床表现】

潜伏期 1～7 天,一般 2～3 天,临床表现差别较大。

1. 普通型

(1)发热:持续性发热,体温可达 39℃,伴头痛、乏力、全身不适。

(2)咽峡炎:咽痛、吞咽痛、扁桃体肿胀、充血,局部有脓性渗出物,颌下及颈淋巴结呈非化脓性炎症改变。

(3)皮疹:为猩红热最显著的症状,发热后 24 小时开始发疹,皮疹为均匀分布的弥漫充血性针尖大小的丘疹,压之褪色,伴有痒感,疹间无正常皮肤。开始于耳后、颈部及上胸部,迅速波及全身。在皮肤皱褶处如肘窝、腋窝、腹股沟等处,皮疹密集或该处因摩擦、压迫引起出血,形成紫红色线状,称为帕氏线(又称线状疹)。颜面部仅有充血而无皮疹,口鼻周围相对苍白,称为"口周苍白圈"。病程初期,舌面覆盖白苔,红肿乳头突出白苔之外,称为"草莓舌";后期,白苔脱落,乳头红肿突起,称为"杨梅舌"。皮疹 48 小时达高峰,按出疹顺序消退,持续一周左右。退疹后开始脱屑,呈片状脱皮,手掌、足底呈套状,面部、躯干为糠屑状。

2.脓毒型 以咽峡炎表现为主,渗出物形成脓性假膜。细菌扩散至周围组织,形成化脓性中耳炎、鼻窦炎,颈部淋巴结肿大,还可引起败血症。

3.中毒型 表现为毒血症,还伴有高热、头痛、剧吐、中毒性心肌炎和感染性休克。

4.外科型 病原菌由创口或产道侵入,皮疹先出现在伤口周围,然后蔓延至全身。

【实验室及其他检查】

1.血常规检查 白细胞总数升高达$(10\sim20)\times10^9/L$,中性粒细胞多在 80% 以上。

2.尿常规检查 出现肾脏并发症时,尿蛋白增高,出现红细胞、白细胞管型。

3.咽拭子或脓液培养 咽拭子和病灶分泌物分离出 A 组 β 型溶血性链球菌可确诊。

4.荧光法检测咽拭子 可快速诊断是否为 A 组 β 型溶血性链球菌,可确诊。

【诊断要点】

依据病史是否有猩红热或咽峡炎患者的接触史,临床表现为骤起发热、咽峡炎、全身皮肤弥漫潮红,呈针尖大小的红色皮疹,伴有典型的帕氏线、口周苍白圈、草莓舌、杨梅舌,疹退后脱屑。白细胞增高,咽拭子、脓液培养出 A 组 β 型溶血性链球菌。

【治疗要点】

1.一般治疗 进行呼吸道隔离,让患者卧床休息。

2.对症治疗 发热患者给予物理降温,补液维持水、电解质平衡。

3.病原治疗 首选青霉素,常规剂量一个疗程 7 天。对青霉素过敏者可选用红霉素、复方磺胺甲噁唑。

【护理诊断/问题】

1.体温过高 与毒血症、A 组 β 型溶血性链球菌感染有关。

2.疼痛 与咽部及扁桃体充血、炎症有关。

3.皮肤完整性受损 与红疹毒素引起的皮疹、皮肤脱屑有关。

4.舒适改变 与皮肤瘙痒有关。

5.潜在并发症 风湿热、急性肾小球肾炎。

【护理措施】

1.休息与隔离 保持病室安静,急性期卧床休息 2~3 周,防止并发症出现。采取呼吸道隔离,隔离至症状消失后一周,连续 3 次咽拭子培养阴性。

2.饮食护理 给予营养丰富、高维生素、清淡易消化的流质、半流质饮食。多饮水,有助于散热和排出毒素。

3.病情观察 认真监测体温、脉搏、呼吸、血压,观察皮疹变化、咽痛及咽部分泌物变化、尿量、眼睑有无水肿、血尿及并发症的出现。

4.对症护理 发热患者卧床休息,适当物理降温,可头部冷敷、温水擦拭或服用退热药物。多饮水,利于散热。保持皮肤清洁。修剪指甲,避免抓伤感染。脱皮时可涂凡士林避免干燥。脱皮时不要强行撕脱,让其自然脱落。咽痛时可用硼酸溶液漱口。

5.用药护理 青霉素是治疗猩红热的首选药物,肌内注射,对青霉素过敏者可用红霉素静脉输入。

6.心理护理 经常与患者及家属沟通,及时了解其心理状况和情绪变化,对于烦躁不安、不配合治疗的患者,要给予心理支持,注重交谈的语气和方式,便于患者接受。

【健康教育】

1. 疾病知识指导　向患者及家属解释猩红热的临床特征,对典型表现如口周苍白圈、帕氏线、草莓舌、杨梅舌能够判断,掌握治疗的药物、疗程及病情的观察等,告知患者及家属在病中2～3周容易出现并发症,做好并发症的防治。对发热及皮疹的护理方法给予正确指导。

2. 预防疾病指导

(1)控制传染源:对患者进行呼吸道隔离,自治疗日起不少于7天;做咽拭子培养3次均为阴性可解除隔离。接触猩红热患者的应医学观察7天。有化脓性感染应隔离至痊愈。

(2)切断传播途径:流行期间避免去人群密集的场所,保持室内的空气流通,患者的分泌物及污染物消毒处理。

(3)保护易感人群:有密切接触者应隔离观察,也可使用药物预防。

第十一节　流行性脑脊髓膜炎患者的护理

案例分析

患者,男,13岁。2日前突然高热、头痛伴呕吐,就诊当日头痛剧烈,食后呕吐不止,不能进食。体格检查:T 39.5℃,P 120次/分,R 28次/分,BP 110/60 mmHg,患者精神萎靡,神志清,胸部及四肢散在出血点,心脏不大,两肺(一),腹部(一),颈强直,克尼格征(＋)。实验室检查:WBC 20×10^9/L,N 0.92。脑脊液:外观浑浊,WBC 0.85×10^9/L,多核细胞0.96,单核细胞0.04,蛋白质740mg/L,糖0.24 mmol/L,氯化物118 mmol/L。

临床诊断:流行性脑脊髓膜炎

流行性脑脊髓膜炎(meningococcal meningitis)简称为流脑,是由脑膜炎奈瑟菌引起的化脓性脑膜炎。主要临床表现有高热、头痛、呕吐、皮肤黏膜瘀点及颈项强直等脑膜刺激征。严重者可有感染性休克和脑实质损害。

【病原学】

病原体为脑膜炎双球菌,属奈瑟氏菌属,革兰阴性球菌,呈肾形双球菌,直径为0.6～1.0μm,常成对排列,有荚膜。该菌仅存在于人体,在患者鼻咽部、血液、脑脊液和皮肤瘀斑中均可发现,也可从带菌者鼻咽部分离。普通培养基上不易生长,巧克力或血培养或卵黄培养基上生长良好。细菌对外界抵抗力弱,对干燥、湿热、寒冷、阳光、紫外线及一般消毒剂极敏感,在体外易自溶而死亡。

细菌表面的荚膜多糖有很强的群特异性和抗原性,是细菌分群的物质基础。根据荚膜多糖抗原的不同分为A、B、C、D、X、Y、Z、29E、W135、H、I、K、L13个亚群。不同群致病力不同:C群最强,Y群最弱,所引起的流行范围大小也不同。人群中致病菌群也不断变化,多数由A、B、C群引起。

【流行病学】

1. 传染源　带菌者和流脑患者是本病的传染源。本病隐性感染率高,流行期间人群带菌率高达50%,感染后细菌寄生于正常人鼻咽部,不引起症状不易被发现,而患者经治疗后细菌很快消失,因此,带菌者作为传染源的意义更重要。

2.传播途径 病原菌主要经咳嗽、打喷嚏等由飞沫经呼吸道直接传播。因本菌在外界生活力极弱,故经日用品、玩具等间接接触传播的机会较少,但密切接触如同睡、怀抱、喂乳等对2岁以下婴幼儿的发病有重要意义。

3.人群易感性 人群普遍易感,易感性与人群抗体水平密切相关。新生儿自母体获得抗体而很少发病,在6个月至2岁时抗体降到最低水平,以后因隐性感染而逐渐获得免疫。因此,以5岁以下儿童尤其是6个月至2岁的婴幼儿的发生率最高。感染后产生持久免疫力,各群间有交叉免疫,但不持久。

4.流行特征 本病遍及世界各地,冬春季节多见,儿童发病率高。

【临床表现】

潜伏期平均为2～3天,最短1天,最长7天。按病情可分为以下各型。

1.普通型 此型约占发病者的90%,可分为四期。

(1)上呼吸道感染期:主要表现为上呼吸道感染症状,如低热、鼻塞、咽痛等,此期约为1～2天,但因发病急,进展快,此期易被忽视。

(2)败血症期:一般起病急骤,高热、寒战、体温迅速高达40℃以上,伴明显的全身中毒症状,头痛及全身痛,精神极度萎靡。幼儿常表现为哭闹、拒食、烦躁不安、皮肤感觉过敏和惊厥。70%左右的患者皮肤黏膜可见瘀点或瘀斑。病情严重者瘀点、瘀斑可迅速扩大,且因血栓形成发生大片坏死。约10%的患者常在病初几日在唇周及其他部位出现单纯疱疹。多数患者于12～24小时发展至脑膜脑炎期。

(3)脑膜脑炎期:出现明显的中枢神经系统症状,头痛加剧、喷射性呕吐频繁、烦躁、畏光、颈后部及全身疼痛。由于神经根受刺激而出现脑膜刺激征阳性。婴幼儿因中枢神经系统发育尚未成熟,颅骨缝和囟门未闭合,脑膜刺激征可能缺如,而表现为前囟膨隆,张力增大。神志改变以淡漠、嗜睡多见,严重者可致昏迷和惊厥。多于2～5天进入恢复期。

(4)恢复期:经治疗体温逐渐下降至正常,意识及精神状态改善,皮肤瘀点、瘀斑吸收或结痂愈合。神经系统检查均恢复正常。患者一般在1～3周内痊愈。

2.暴发型 多见于儿童,起病急骤,病情凶险,病死率高。根据表现可分为三型。

(1)休克型:严重中毒症状,急起寒战、高热,严重者体温不升,伴头痛、呕吐。短时间内出现瘀点、瘀斑,可迅速增多融合成片。随后出现面色苍白、唇周与肢端发绀、皮肤发花、四肢厥冷、脉搏细速、呼吸急促。若抢救不及时,病情可急速恶化,周围循环衰竭症状加重,血压显著下降,尿量减少,昏迷。

(2)脑膜脑炎型:主要表现为脑膜及脑实质损伤,常于1～2天内出现严重的神经系统症状,患者高热、头痛、呕吐,意识障碍加深,迅速出现昏迷。颅内压增高,脑膜刺激征阳性,可有惊厥、锥体束征阳性,严重者可发生脑疝。

(3)混合型:同时具有上述两种类型的临床表现,病情更为严重。

3.轻型 流行期间部分人群被感染后,暂时性菌血症患者仅出现皮肤、黏膜瘀点而无其他症状。涂片染色镜检可发现脑膜炎球菌。感染后2周血清中能测出特异性抗体增高。

4.慢性型 由于抗菌药物的早期应用,此型已很少见。病程可迁延数周甚至数月。常表现为间歇性发冷、发热,每次发热历时12小时后缓解,相隔1～4天再次发作。每次发作后常成批出现皮疹,亦可出现瘀点。常伴关节痛、脾大、血液白细胞增多。血液培养可为阳性。

【实验室及其他检查】

1.血象　白细胞总数明显增加,一般在$(10\sim20)\times10^9/L$以上,中性粒细胞升高在$80\%\sim$$90\%$以上。并发 DIC 者血小板可减少。

2.脑脊液检查　病程早期,脑脊液仅有压力增高,外观正常,稍后则呈浑浊如米汤样,细胞数增高至$1000\times10^6/L$,分类以多核细胞为主。蛋白含量升高,糖及氯化物降低。

3.细菌学检查　是确诊的重要方法。

(1)涂片:皮肤瘀点处的组织液或离心沉淀后的脑脊液做涂片染色。阳性率约$60\%\sim$$80\%$。瘀点涂片简便易行,应用抗生素早期亦可获得阳性结果,是早期诊断的重要方法。

(2)细菌培养:取瘀斑组织液、血或脑脊液,进行细菌培养。应在使用抗菌药物前收集标本。有脑膜炎奈瑟菌生长时,应做药物敏感性试验。

4.血清免疫学检查　常用对流免疫电泳法、乳胶凝集试验、反向间接血试验、酶联免疫吸附试验(ELISA)法等进行脑膜炎奈瑟菌抗原检测。

【诊断要点】

本病主要见于儿童,多发生于冬春季;临床表现为急性起病,高热、头痛、呕吐、皮肤和黏膜瘀点、脑膜刺激征阳性等;实验室检查白细胞总数增高伴核左移,呈化脓性脑脊液改变。皮肤瘀点或脑脊液涂片发现革兰阴性球菌,脑脊液或血培养阳性为确诊依据。

【治疗要点】

1.普通型　重点是进行病原治疗,抗菌药物首选青霉素,其次还可用第三代头孢菌素、磺胺类药物、氯毒素等。

2.暴发型

(1)休克型治疗:①尽早应用抗菌药物:可联合用药。②抗休克:原则为扩充血容量、纠正酸中毒、应用血管活性药物等抗休克治疗。③DIC 的治疗:高度怀疑 DIC 者宜尽早应用肝素,应用时注意监测凝血时间。④肾上腺皮质激素:有减轻毒血症状、稳定细胞膜、解除小血管痉挛和增强心肌收缩力作用,有利于纠正休克。常用氢化可的松、地塞米松。

(2)脑膜脑炎型的治疗:①抗菌药物的应用。②防治脑水肿、脑疝:治疗关键是及早发现脑水肿,积极脱水治疗,预防发生脑疝。③防治呼吸衰竭:在积极治疗脑水肿的同时,保持呼吸道通畅,必要时气管插管,使用呼吸机治疗。

3.混合型　此型患者病情复杂严重,应积极治疗休克,又要顾及脑水肿的治疗。因此应在积极抗感染治疗的同时,针对具体病情,有所侧重,二者兼顾。

【护理诊断/问题】

1.体温过高　与脑膜炎双球菌感染导致败血症有关。

2.组织灌注无效　与内毒素导致微循环障碍有关。

3.有皮肤完整性受损的危险　与意识障碍、内毒素损伤皮肤小血管有关。

4.营养失调:低于机体需要量　与高热、呕吐导致丢失过多,昏迷导致营养摄入不足有关。

5.有受伤的危险　与意识障碍、惊厥有关。

6.潜在并发症　惊厥、脑疝、呼吸衰竭。

【护理措施】

1.休息与体位　患者绝对卧床休息,病室应保持空气流通、舒适、安静。尽量集中治疗和护理操作,少搬动患者,避免惊厥的发生。呕吐时,头偏向一侧。发现休克症状者立即将患者置于平卧位或抗休克位并采取保暖措施,但注意防止烫伤。颅内高压的患者抬高头部,腰穿后,去枕平卧 6 小时。

2.饮食护理 给予高热量、高蛋白、高维生素、清淡易消化的流质或半流质饮食。鼓励患者少量、多次饮水,保证入量 2 000～3 000ml/d,对频繁呕吐、进食困难及意识障碍患者遵医嘱给予鼻饲、静脉补液及营养支持。

3.病情观察 流脑可从普通型转为暴发型,病情急剧恶化,此阶段密切观察病情十分重要。监测生命体征、意识状态、瞳孔变化,有无抽搐、惊厥先兆,记录 24 小时出入量。发现颅内高压、脑疝的症状体征,如意识障碍、烦躁不安、剧烈头痛、喷射状呕吐、血压升高等及时通知医生。

4.对症护理

(1)发热:体温超过 39℃者给予头部冷敷,或遵医嘱给予解热镇痛药。高热造成反复惊厥者,遵医嘱给予亚冬眠疗法。

(2)头痛:轻者无需处理,较重者可按医嘱给予止痛药或进行脱水治疗,并向患者说明头痛原因。

(3)呕吐:呕吐时患者应取侧卧位。呕吐后及时清洗口腔,并更换脏污衣服、被褥,创造清洁环境。呕吐频繁者可给予镇静剂或脱水剂,并观察有无水、电解质紊乱表现。

(4)皮疹:流脑患者可出现大片瘀斑,甚至坏死,因此应注意皮肤护理。①对有大片瘀斑的皮肤应注意保护,定时进行皮肤消毒,翻身时应避免拖、拉、拽等动作,防止皮肤擦伤,也可使用保护性措施,如海绵垫、气垫等,尽量不使其发生破溃;②皮疹发生破溃后应注意及时处理,小面积者可涂以甲紫或抗生素软膏,大面积者用消毒纱布包扎,防止继发感染;③患者内衣应宽松、柔软,并应勤换洗。床褥应保持干燥、清洁、松软、平整,必要时被服可高压消毒后使用。

(5)呼吸衰竭:及时吸痰,保持呼吸道通畅;给予吸氧;准备好各种抢救物品和药品,如气管插管或气管切开包、呼吸兴奋剂等。出现呼吸衰竭时,遵医嘱使用呼吸兴奋剂。如果患者呼吸停止,应立即配合医生行气管切开、插管,施行机械通气。

(6)循环衰竭:一旦发生应立即通知医生紧急处理。使患者处平躺位或抗休克体位,保暖、给氧,迅速建立静脉通道,备齐各种抢救药物和物品,遵医嘱用药。

5.用药护理 ①应用青霉素药物时,须询问有无过敏史,皮试及用药期间须密切观察用药反应,严格用药剂量、间隔时间及疗程。应用磺胺类药物的患者,鼓励多饮水,遵医嘱使用碱性药物以碱化尿液,避免出现肾损害,定期复查尿常规。应用氯霉素治疗,应注意有无胃肠道反应、骨髓抑制现象等。②应用甘露醇等脱水剂时,要注意观察呼吸、血压、心率、瞳孔的变化,颅内高压及脑膜刺激征表现有无改善,同时注意监测电解质平衡状况。③应用强心剂时,严格掌握用药剂量、用法、时间,观察心率、心律的变化。④应用肝素治疗 DIC 时,要注意观察有无过敏反应及出血情况。

6.心理护理 因本病起病急、病情重,患者、家属均可产生紧张、焦虑及恐惧心理。护理人员要密切观察病情变化,以认真负责的工作作风和精益求精的技术操作,取得患者及家属的信赖,使其产生安全感。耐心作好安慰、解释工作,使患者增强治疗信心,积极配合治疗。

【健康教育】

1.疾病知识指导 指导患者卧床休息,进食富含营养、易消化的流质或半流质食物,多饮水。向患者及家属讲解隔离的方法和时间、病情观察内容、治疗、用药的知识、皮肤自我护理方法等。留有神经系统后遗症者应指导患者实施功能锻炼、按摩等措施,促进早日康复。

2.疾病预防指导　做好隔离工作,早期发现患者就地进行呼吸道隔离和治疗,做好疫情报告工作。患者须隔离至症状消失后 3 日,但不少于发病后 7 日。加强卫生宣传,搞好个人及环境卫生,减少大型集体活动,居室开窗通风,个人应勤晒衣服,多晒太阳,避免到拥挤的公共场所。体质虚弱者做好自我保护,如外出戴口罩等。宣传菌苗预防接种对预防流脑的重要作用,鼓励群众按时接种。

 目标检测

1.传染病的基本特征有哪些? 其流行过程的基本条件有哪些? 传染病的预防措施有哪些?

2.传染病发热过程有哪三个阶段? 发热的热型有哪些? 如何采取有效的降温措施?

3.传染病发疹的特点有哪些? 发疹有哪些类型? 如何针对发疹进行皮肤和黏膜的护理?

4.病毒性肝炎传播途径有哪些? 其临床表现有哪些? 如何进行肝炎病毒病原学的检查?

5.艾滋病的传播途径是什么? 其临床分期和各系统表现有哪些? 如何对艾滋病患者进行健康教育?

6.简述典型麻疹的临床表现。

7.简述典型水痘的出疹特点。

8.简述普通型猩红热的临床表现和健康教育。

9.简述典型流行性乙型脑炎极期的临床特征。

10.简述流行性脑脊髓膜炎的流行特点。

11.简述细菌性痢疾患者的护理措施。

主要参考文献

［1］尤黎明,吴瑛.内科护理学[M].4 版.北京:人民卫生出版社,2008.

［2］刘杰,吕云玲.内科护理[M].北京:人民卫生出版社,2010.

［3］陆再英,钟南山等.内科学[M].7 版.北京:人民卫生出版社,2009.

［4］李秋萍.内科护理[M].北京:人民卫生出版社,2006.

［5］李秋萍.内科护理学[M].2 版.北京:人民卫生出版社,2008.

［6］金中杰,林梅英.内科护理[M].2 版.北京:人民卫生出版社,2008.

［7］贾建平.神经病学[M].6 版.北京:人民卫生出版社,2008.

［8］郭奉银.西医内科学[M].2 版.北京:人民卫生出版社,2010.

［9］井霖源,于晓斌.内科学[M].北京:中国中医药出版社,2010.

［10］张建欣,陈宽林.内科护理[M].南京:江苏科学技术出版社,2011.

［11］吕云玲,南桂英.内科护理[M].2 版.西安:第四军医大学出版社,2011.

［12］李丹,张琳.内科护理[M].北京:高等教育出版社,2009.

［13］章正福.内科护理[M].南京:东南大学出版社,2009.